JN017422

まえがき

「洗練さるべき技術として，また専門職としての看護は，近代的なものである。しかし実践としての看護は，洞窟に住む人たちの間で，母親が病める子どもの額を小川の水で冷やした，漠とした過去に遡る。」（**W. オスラー**）

J. A. ドラン著，小野泰博・内尾貞子訳，看護・医療の歴史，誠信書房より

近代における人間の歴史においては，19 世紀の自然科学の発展とともに，病気の原因の究明や治療方法についての研究が堅実なものとなり，20 世紀にはそれらの探究が積み重ねられ，多様な医薬品や治療方法及び医療機器が開発された。私たち人間は生命の危機的状況の多くを乗り越えることができるようになり，生活においても多くの恩恵を享受することとなった。

看護学においては，19 世紀におけるナイチンゲール（F.Nightingale）の功績の後，20 世紀中頃より，数多くの看護理論家が誕生し，看護の哲学を受け継ぎながら，人間ニーズ理論，人間関係理論，問題解決理論，システム理論，及び現象学的立場の考え方等に基づく豊かな看護理論が発展した。これにより看護学としての人間の見方や実践の方向性に理論的基盤をもって一層明解に提示できるようになり，看護の対象である人間を身体的・心理的・スピリチュアル・社会的側面から統合的にみる学問としての基盤が築かれた。

さらに，21 世紀に入ると，グローバル化・AI 化が一挙にすすみ，目まぐるしく変化する社会となると同時に，地球環境の変化等により予測困難な社会ともなり，この傾向には一層拍車がかかっている。現代社会に生きる私たちは，変貌を続ける社会から多くの恩恵を受けながら，その一方では絶えざる緊張感に晒されたり，どこか切ない思いを抱いたりしている。そのようななかにあって看護学は，人間が本来有している自分らしく‘生きようとするちから’に働きかけて支援するという方向性を見失うことなく，看護の知識・技術・哲学の深化を続けている。

冒頭のオスラーの言葉が示すように，看護学は実践を基盤とし，一人ひとりの状況を見極め，その人々が生きている日々の生活における健康支援を包摂する創造的なケア構築を目指している。また，生老病死という人間が避けることのできない事象を深く探究する学問としての姿も有している。すなわち，時間とともに急速に変化する時代であるとしても，看護学は，地域で日々を生きる人々を“生活者”ととらえ，人々の具体的な生活に主軸をおき，状況を見極め，健康へのケアを構築することを可能にする。そしてそれは，人々の人生観や思いに沿って支えることに繋がっている。

本書は，未来の看護･看護学を目指す皆様のための成人看護学のテキストである。成人期の人々は，社会のなかで一人ひとりが重要な役割を果し，同時に次世代を育んでいる。その人々の「生活」を中核とし，健康･健康障害，看護実践の基礎理論，地域における支援等で構成している。第 1 章では人の成長・発達過程における「成人期」の位置づけ，第 2 章では成人を取り巻く社会環境と成人の生活の特性，第 3 章では成人の健康の動向と保健・医療・福祉政策，第 4 章では，成人期にある人々と健康障害の特性，看護における人間関係の形成プロセス，患者・家族の意思決定及び健康学習支援，第 5 章では，ヘルスプロモーション・急性状況・慢性状況・リハビリテーション・がん医療等における支援，及び人生の最期を迎える人と家族に寄り添うこと，第 6 章では，地域・在宅における療養生活への支援などに焦点がおかれている。

本書をとおして，看護学を学ぶ皆様が，看護が目指すべきことと，その実現に求められる知識・技術・哲学は何かを学びながら，豊かな思考を創生し，未来の看護に思いを馳せることができれば，望外の喜びである。

2021 年 12 月

著者を代表して

黒江ゆり子

執筆者一覧

編集

黒江　ゆり子　前岐阜県立看護大学学長・理事長／甲南女子大学看護学研究科特任教授

執筆（執筆順）

黒江　ゆり子　前岐阜県立看護大学学長・理事長／甲南女子大学看護学研究科特任教授
奥村　美奈子　岐阜県立看護大学教授
坪井　桂子　神戸市看護大学教授
梅津　美香　岐阜県立看護大学教授
松下　光子　岐阜県立看護大学教授
布原　佳奈　岐阜県立看護大学教授
岩村　龍子　和歌山県立医科大学保健看護学部教授
山田　洋子　岐阜県立看護大学教授
北山　三津子　岐阜県立看護大学学長・理事長
木下　幸代　山梨県立大学大学院看護学研究科特任教授
任　和子　京都大学大学院医学研究科人間健康科学系専攻教授
矢田　眞美子　前関東学院大学看護学部教授・学部長
北村　直子　岐阜県立看護大学教授
野川　道子　北海道医療大学名誉教授
古川　直美　岐阜県立看護大学教授
大石　ふみ子　聖隷クリストファー大学看護学部教授
藤澤　まこと　岐阜県立看護大学教授
加藤　由香里　岐阜県立看護大学准教授

目次

第1章

成人看護の対象である「成人」とは

この章では

- 成人看護の対象である「成人」の定義を理解する。
- ライフサイクルにおける成人期の位置づけを理解する。
- 成人を理解するための様々な視点を学ぶ。
- 青年期，壮年期，向老期にある人の，それぞれの身体的特徴，心理・社会的特徴と発達課題を理解する。
- 青年期，壮年期，向老期にある人の，それぞれの健康問題を理解する。

I 人の一生における成人期の位置

A 「成人」の定義

「成人」とはどのように定義されるだろうか。

❶法律上の「成人」

「成人」を『広辞苑』(第7版)で調べてみると,「幼いものが成長すること」「成年に達すること」「おとな」などと記されており，成人と大人はほぼ同じ意味として用いられている。

ここでいう「成年」とは，社会的に一人前と認められる年齢のことであり，法律上の用語である。この年齢に達すること，すなわち成年に達することを一般に「成人になる」という。日本では民法第 4 条で満 20 歳を成年と定めており，成年に達すると喫煙・飲酒が許可される。一方,結婚や運転免許の取得など成年以前に行えるものもあり,法律によって大人とみなされる年齢に幅がある。また，近年，日本おいては憲法改正国民投票の投票権年齢や，公職選挙法の選挙権年齢などを 18 歳に定め，国の重要な事項の判断に 18 歳・19 歳を大人として扱う政策が進められ，民法の改正によって 2022 年 4 月から成年年齢を 20 歳から 18 歳に引き下げることになった。

成年(成人とみなす年齢)は，国や地域によっても異なり，幅が認められる(表 1-1)。たとえば，イギリスやドイツなどは 1960 ～ 1970 年代にかけて成年を 21 歳から 18 歳へ引き下げている。このように，法律上の「成人」の定義は国や地域によって異なり，社会状況や時代によっても変化している。

❷身体的側面からみた「成人」

身体的側面(生理学的側面)から「成人」をみると，第二次性徴が発現し，身体が成熟し

表 1-1 各国の成年の例

成人年齢	国名
16 歳	ネパール
18 歳	イタリア，オーストラリア，インド，エチオピア，サウジアラビア，スイス，スペイン，中国，フィリピン，ベトナム，ロシア，ドイツ，デンマーク，トルコ，フランス，メキシコ，モンゴル，ラオス，リビアなど
19 歳	アルジェリアなど
20 歳	日本，韓国，タイ，台湾，パラグアイ，モロッコ，ニュージーランドなど
21 歳	アルゼンチン，インドネシア，カメルーン，ザンビア，南アフリカなど
国内で異なる	アメリカ合衆国：18 歳(45 州)，19 歳(2 州)，21 歳(3 州) イギリス：スコットランドが 16 歳，ほかは 18 歳 カナダ：18 歳(6 州)，19 歳(4 州および 3 準州)など

資料／法務省：世界各国・地域の選挙権年齢及び成人年齢(平成 20 年 8 月 5 日現在). https://www.moj.go.jp/content/000012508.pdf (最終アクセス日：2018/8/6)

て生殖能力を獲得することが「成人になる」一つの基準となる。日本でもかつて初経の発来を一人前になった証として近隣で祝う習慣があった。一方，身体の成長や成熟の度合は個人差や性差があり，初経発来の低年齢化など時代や地域によっても異なっている。

❸精神的･社会的側面からみた「成人」

社会的側面から「成人」をみると，職を得て経済的に自立することや，職場や家庭，地域社会の一員として期待される責任を果たすことなどであると考えられるが，社会的側面での行動は精神的側面と相互に関連し合っている。「民法の成年年齢に関する世論調査」[1)]では,子どもが大人になる条件として「自分がしたことについて自分で責任を取れること」「自分自身で判断する能力を身に付けること」「精神的に成熟をすること」の 3 項目が上位にあがっている（図 1-1）。この結果から，私たちの社会では「精神的な成熟」や「社会的に責任ある態度がとれる」ことが大人であることの重要な基準となっていることがわかる。

❹多面的にとらえる

ここまで「成人とは」「大人とは」について述べてきたが，こうして考えてみると，全体をとらえて説明できる明快な定義はなく，多義性に富んでおり，単に暦(れき)年齢や身体的な発達だけでとらえることができないことがわかる。また，時代や国，地域が育んできた文化

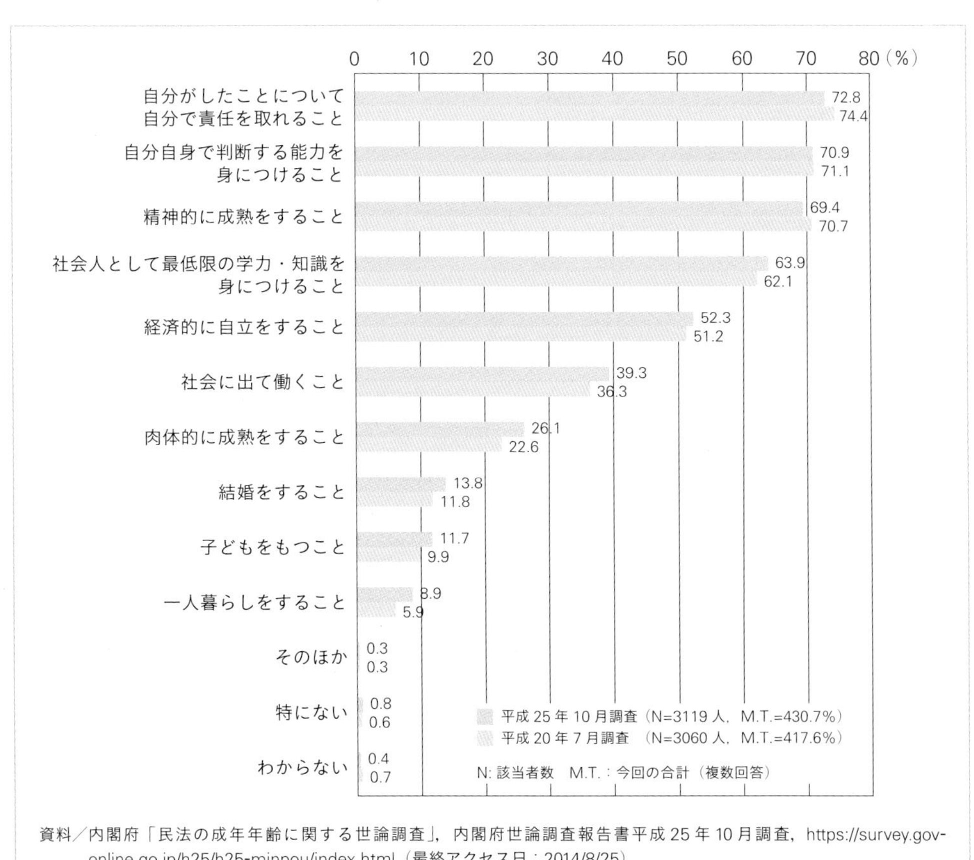

資料／内閣府「民法の成年年齢に関する世論調査」，内閣府世論調査報告書平成 25 年 10 月調査，https://survey.gov-online.go.jp/h25/h25-minpou/index.html（最終アクセス日：2014/8/25）

図 1-1 子どもが大人になるための条件

によってもとらえ方が異なり，社会状況と関連し合いながら変化し，個人によっても異なっている。これらのことから，成人をとらえていくには多面的な視点に立つ必要がある。

B 成人期にある人の理解

1. ライフサイクルからみた成人期の位置づけ

1 ライフサイクルと発達段階

人は生まれ，様々な生活体験を重ねながら「成長」「発達」という変化をとげ，老いて次の世代にバトンを渡し，死んでゆく。この過程は連続的で，順序性と方向性をもっている。このような人の一生を**ライフサイクル**（life cycle）といい，発達段階によっていくつかに区分して考えられている。

発達段階（developmental stage）とは，ある時期がほかの時期と異なる特徴をもっている場合，その時期を一つの段階とするもので，社会的慣習や教育制度，身体的発達，特定の精神機能，全体的な精神諸機能の発達的変化などの観点で区分されている[2)]。この区分は，学問領域や提唱者の考え方によって異なっており，WHO（世界保健機関）は生涯に起こる変遷期の出来事に注目し，8 段階に区分している（図 1-2）。

2 ライフサイクル上の成人期の位置づけ

ライフサイクルのなかで「成人期」は，どのように位置づけられているのだろうか。年

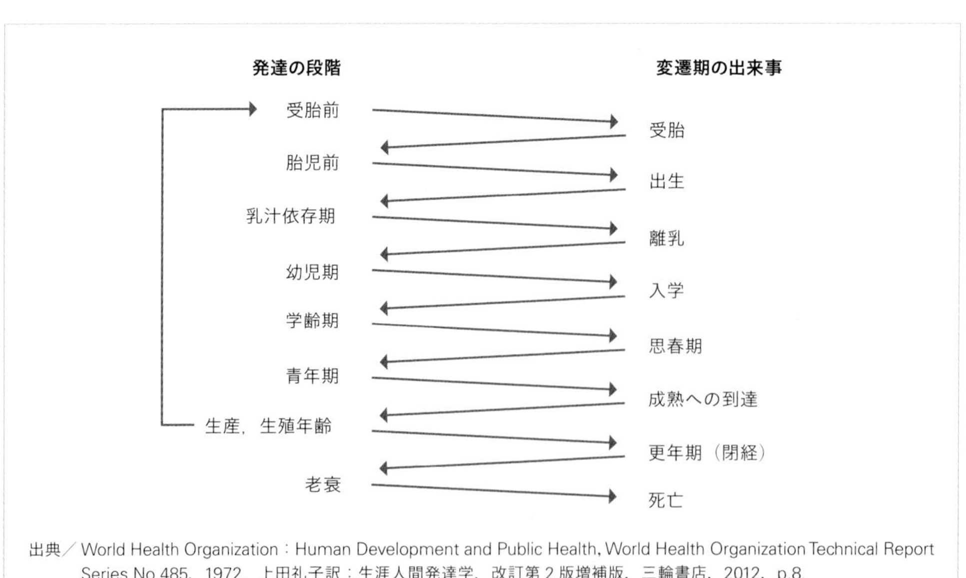

出典／World Health Organization：Human Development and Public Health, World Health Organization Technical Report Series No.485, 1972. 上田礼子訳：生涯人間発達学，改訂第 2 版増補版，三輪書店，2012，p.8.

図 1-2 人間のライフサイクル（WHO）

齢区分については諸説あるが，日本では社会慣習的に15歳頃から64歳頃のおよそ50年間程度を成人期ととらえ，成人期をさらに青年期，壮年期，向老期に区分している。これらの時期を歴年齢と合わせて明確に区分するのは困難であるが，本書では青年期を15～30歳頃，壮年期を30～60歳頃，老年期への移行の時期である向老期を60～64歳頃とする（図1-3，表1-2）。

日本人の平均寿命は，2021（令和3）年現在，男性が81.47歳，女性87.57歳である（厚生労働省「簡易生命表」）が，そのなかで，成人期が15歳頃から64歳頃までのおよそ50年間を指すことを考えると，ライフサイクルのなかで非常に長い期間を占めていることがわかる。また，成人期に相当する年齢層は，日本の年齢3区分別人口*のうちの生産年齢人口に当たり，全人口に占める割合は59.4％（2022（令和4）年10月1日現在，総務省統計局「人口推計」）である。生産年齢とは，わが国の生産活動の中核を担う労働力人口を意味しており，成人期にある人たちは社会の中心的な働き手であり，社会を支えていく大きな役割を担っているといえる。

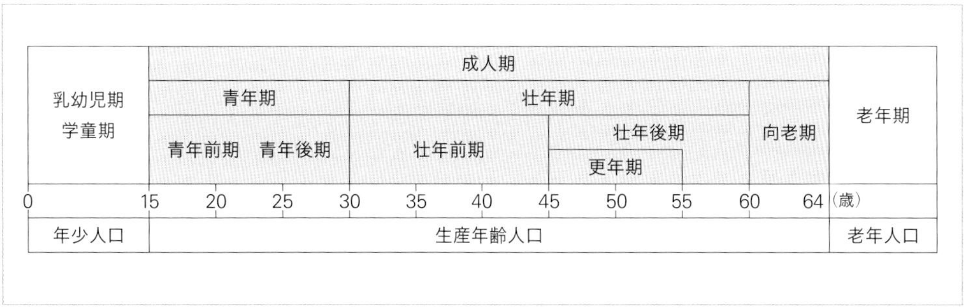

乳幼児期
学童期
成人期
青年期
青年前期　青年後期
壮年期
壮年前期
壮年後期
更年期
向老期
老年期
0　15　20　25　30　35　40　45　50　55　60　64（歳）
年少人口
生産年齢人口
老年人口

図1-3 成人の年代区分図

表1-2 各時期の特徴

時期	おおよその年齢区分	特徴
青年期	15～30歳頃	子どもから大人への移行期であり，大人になる基礎がつくられる。身体的には急激な成長を経て成熟し，安定する。 心身機能が高く活発な時期である。また就職や親からの独立など，社会的自立を始める時期である。
壮年期	30～60歳頃	心身ともに最も充実し，安定した時期である。家庭や社会において中心的な存在として活躍する。次世代の育成を担い，親世代を支える時期でもある。 身体機能は30歳代より緩やかに低下しはじめ，50歳代頃には老化の速度が増す。
向老期	60～64歳頃	老年期への移行の時期である。心身の老化や衰退が顕著になる。定年退職などの社会的役割の移行によって心理的なゆらぎや老後への不安を抱える一方，充実した老年期を送るための準備をする時期である。

***年齢3区分別人口**：総人口を年齢階級別に区分したもので，年少人口（0～14歳），生産年齢人口（15～64歳），老年人口（65歳以上）の3区分をいう。

2. 生涯発達と成人

1　生涯発達とは

成長とは，身長が伸びる，体重が増えるといった，人が育つ過程において生じる量的な変化を意味し，長さや重さという単一の尺度で測定することができる。一方，**発達**は質的な変化であり，単一の尺度で進むものではなく，身体機能や知的能力，社会性の獲得など，生物，事象が，より高次の段階へ向かう質的変化の過程を意味する[3)]。

人の生涯を成長の側面でとらえると，人は青年期の頃に成長のピークに達して安定し，加齢とともに衰退していく。一方，成人期や老年期を対象とした研究によって，知的作業や情緒的変化は必ずしも衰退という一方向の変化をとらないことが明らかにされてきた。そして，人は生涯にわたり変化する能力をもち，出生から死に至るまで発達しつづけることが広く認知されてきた。このように，生涯をとおして発達しつづける存在として人をとらえるのが**生涯発達**の考え方である。

2　成熟への過程

成人期のおよそ50年間は，成長の高まりと安定，そして加齢に伴う衰退のはじまりを自覚していく時期である。その一方，多様な体験を重ねながら人としてより豊かに成熟していく過程であるともいえる。

教育者であるノールズ（Knowles, M.）[4)]は，成人教育の観点から人々が次の 3 つのニーズをもつとしている。

❶ 特定の能力を獲得すること
❷ 自己が可能な限り発達を遂げて，完成された自己のアイデンティティを構築すること
❸ 成熟すること

そして，成熟の諸次元とその成長の方向性を提示している（図 1-4）。このように，人とは，生涯発達しつづけ，成熟していく存在であるととらえることで，成人期にある人たちを，より豊かに，そして深く理解することができる。

3. 成人期における発達課題

発達課題とは，個人が健全な発達を遂げるために，ライフサイクルの各時期に果たさなければならない課題のことで，その時期にある個人の欲求の充足と同時に，所属する社会が期待する知識や技術，態度を達成することである。ここでは，発達課題の考え方について，エリクソン（Erikson, E. H.），ハヴィガースト（Havighurst, R. J.），レビンソン（Levinson, D. J.）の各理論をもとに述べる。

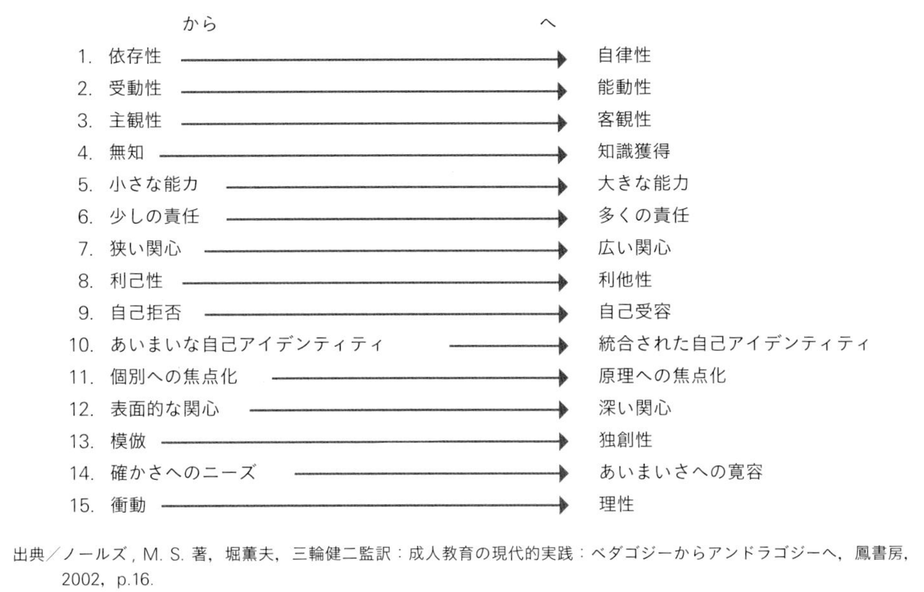

図 1-4 成熟の諸次元

1 エリクソンの漸成的発達理論

精神分析学者であるエリクソン（1902～1994）は，師であるフロイト（Freud, S.）の精神分析理論に基づきながら，老年期までを視野に入れ，自我の発達を社会や文化，時代といった社会的要因との関連のなかでとらえて独自の発達理論を築いた。

▶ 漸成発達　エリクソンは，人間の一生を，①乳児期，②幼児期初期，③遊戯期（幼児期後期），④学童期，⑤青年期，⑥前成人期，⑦成人期，⑧老年期の 8 段階に分け，各段階に達成されるべき一対の心理・社会的課題を想定した（図 1-5）。そして，人は発達のプログラムを内在していると考え，人の発達をある段階から次の段階へと順序性をもって生涯にわたって進む**漸成発達**(ぜんせい)*ととらえた。各段階の課題解決の取り組みは，個人の能力を向上させていくためには重要だが，一方で内的な葛藤を引き起こす。このような心理・社会的危機を発達的危機といい，以前の危機を解決できたかどうかは，現在や将来の危機の解決にも影響を及ぼすとした。

2 ハヴィガーストの発達課題論

教育学者であるハヴィガースト（1900～1991）[5]は，人生を，①乳児期および幼児期，②児童期，③青年期，④成人前期，⑤中年期，⑥老年期の 6 つの段階に区分し，各期の

＊ **漸成発達**：漸成とは「生物の形態や構造は発生過程を通じて漸次形成されていく」という生物学の概念である。心理学にこの概念を取り入れ，人格の発達も 1 つの段階から次の段階へと順序性をもって漸次発達するととらえたのが漸成発達論である。

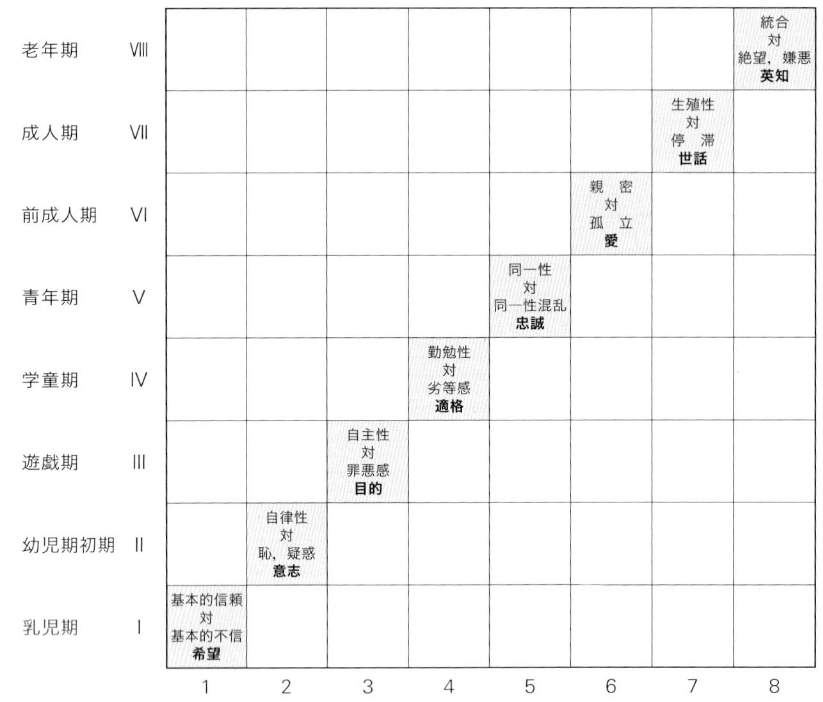

		1	2	3	4	5	6	7	8
老年期	VIII								統合 対 絶望，嫌悪 **英知**
成人期	VII							生殖性 対 停　滞 **世話**	
前成人期	VI						親　密 対 孤　立 **愛**		
青年期	V					同一性 対 同一性混乱 **忠誠**			
学童期	IV				勤勉性 対 劣等感 **適格**				
遊戯期	III			自主性 対 罪悪感 **目的**					
幼児期初期	II		自律性 対 恥，疑惑 **意志**						
乳児期	I	基本的信頼 対 基本的不信 **希望**							

出典／エリクソン, E. H.，エリクソン, J. M. 著，村瀬孝雄，近藤邦夫訳：ライフサイクル，その完結，増補版，みすず書房，2001，p.73.

図 1-5　エリクソンの漸成発達理論

発達課題を示した（表 1-3）。ハヴィガーストは自らの著書の中で，発達課題という概念を用いるうえでエリクソンの影響を受けたことを述べている。

▶ **社会文化的要請である発達課題**　ハヴィガーストは，発達課題について，下記の 3 つを源泉として，これらの要因が相互に作用して生じるとしている。

❶ **身体的成熟**：身体の成長に伴う歩行の学習，中年期の生理的変化への適応など
❷ **社会文化的要請**：読みの学習，社会的に責任ある行動をとるための学習など
❸ **個人的な価値観や希望**：職業の選択や準備，価値尺度や人生観をもつことなど

発達課題は人が学ばなければならない人生の課題であり，個人が健全な成長をとげるために各時期に生じる。発達課題をうまく達成すれば，その人は幸福になり，次の発達段階の課題達成も容易になるが，その反面，失敗した場合は社会から承認されず，不幸を招き，その後の発達課題の達成も困難になると論じている[5)]。

ハヴィガーストが示した発達課題については，心理学というよりも教育的ないし教育社会学的な性格が強いことを特徴とすることや，主に西欧社会に適用されたものであることから，西欧社会以外ではその文化に適した発達課題を考える必要があるといった意見もある[6)]。

表1-3 ハヴィガーストの発達課題

Ⅰ．乳児期および幼児期 （誕生からほぼ 6 歳まで）	1．歩くことを学ぶ 2．かたい食べ物を食べることを学ぶ 3．話すことを学ぶ 4．排泄をコントロールすることを学ぶ 5．性のちがいと性にむすびついた慎みを学ぶ 6．概念を形成し，社会的現実と物理的現実を表す言葉を学ぶ 7．読むための準備をする 8．良いことと悪いことの区別を学んで，良心を発達させはじめる
Ⅱ．児童期 （ほぼ 6 歳から 12 歳）	1．普通のゲームをするのに必要な身体的スキル（技能）を学ぶ 2．成長している生物としての自分について健全な態度をきずく 3．同じ年頃の仲間とうまくつきあっていくことを学ぶ 4．男性あるいは女性としての適切な社会的役割を学ぶ 5．読み，書き，計算の基本的スキル（技能）を学ぶ 6．日常生活に必要な概念を発達させる 7．良心，道徳性，価値基準を発達させる 8．個人的な独立性を形成する 9．社会集団と社会制度にたいする態度を発達させる
Ⅲ．青年期 （12 歳から 18 歳）	1．同性と異性の同じ年頃の仲間とのあいだに，新しいそしてこれまでよりも成熟した関係をつくりだす 2．男性あるいは女性としての社会的役割を獲得する 3．自分の身体つきを受け入れて，身体を効果的につかう 4．両親やほかのおとなからの情緒的独立を達成する 5．結婚と家庭生活のために準備をする 6．経済的なキャリア（経歴）に備えて用意する 7．行動の基準となる価値と倫理の体系を修得する―イデオロギーを発達させる 8．社会的責任をともなう行動を望んでなしとげる
Ⅳ．成人前期 （18 歳から 30 歳）	1．配偶者を選ぶ 2．結婚した相手と一緒に生活していくことを学ぶ 3．家族を形成する 4．子どもを育てる 5．家庭を管理する 6．職業生活をスタートさせる 7．市民としての責任をひきうける 8．気のあう社交のグループを見つけだす
Ⅴ．中年期 （ほぼ 30 歳から，だいたい 60 歳くらいまで）	1．ティーンエイジに達した子どもが責任を果たせて，幸せな大人になることを助ける 2．成人としての社会的責任と市民としての責任を果たす 3．自分の職業生活において満足できる業績を上げて，それを維持していく 4．成人にふさわしい余暇時間の活動を発展させる 5．自分を一人の人間として配偶者に関係づける 6．中年期に生じてくる生理的変化に適応して，それを受け入れる 7．老いていく親への適応
Ⅵ．老年期 （60 歳から後）	1．体力や健康の衰えに適応していく 2．退職と収入の減少に適応する 3．配偶者の死に適応する 4．自分と同年齢の人びとの集団にはっきりと仲間入りする 5．社会的役割を柔軟に受け入れて，それに適応する 6．物質的に満足できる生活環境をつくりあげる

出典／ハヴィガースト, R. J. 著，児玉憲典，飯塚裕子訳：ハヴィガーストの発達課題と教育：生涯発達と人間形成，川島書店，1997.

3 レビンソンのライフサイクル論

レビンソン（1920～1994）[7] は，ライフサイクルを出発点（誕生，始まり）から終了点（死亡，終わり）までの過程，または旅ととらえ，人や文化によって様々な形で進む一方，万人に共通するパターンがあるとした。また，人生を四季に例え，それぞれの季節自体は安定した時期だが，季節の移行には変化を伴う過渡期が必要であると述べている。

▶ **生活構造の発展**　レビンソンは，就職や結婚，出産などのライフイベントに対する成人男性のストレス対処の仕方に着目し，個人の生活構造の発展という観点から発達理論を築いた。生活構造とは，ある時期におけるその人の生活の基本パターンないし生活設計のことをいう。この研究は1960年代末から1970年代の初頭にかけて行われ，成人期の工場労働者，企業の管理者，生物学者，小説家，各10人の生活史に基づいている。レビンソンは，この研究をとおして，成人期では生活構造は比較的順序正しく段階を経て発達していることを明らかにした。

レビンソンによれば，成人期の生活構造の発展は，生活構造が築かれる「生活構造建設期（安定期）」と生活構造が変わる「生活構造変化期（過渡期）」とが交互に現れ進む。生活構造建設期の発達課題は，重要な選択を行い，それを中心に生活をつくり上げ，豊かにし，そのなかで自分の目標と価値観を追究していくことである。また，生活構造変化期の発達課題は，そのときの生活構造を見直し，自己および外界を変える可能性を模索し，次に続く新しい生活基盤を築くことである。生活構造変化期は成人の発達において重要な役割を果たすが，転換期であるため深刻な内面的葛藤が生じ，危機にもなるとしている（図1-6）。

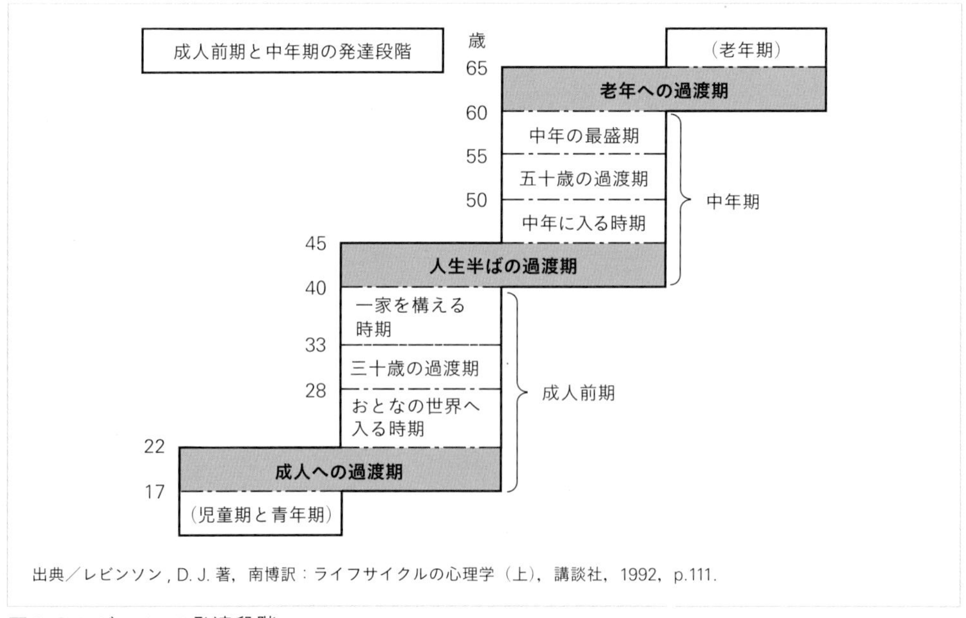

出典／レビンソン，D. J. 著，南博訳：ライフサイクルの心理学（上），講談社，1992，p.111.

図1-6 レビンソンの発達段階

C 社会の姿とともに変化するライフサイクル

アリエス（Aries, P.）は『〈子供〉の誕生』[8] のなかで，西欧社会において子どもを大人と異なる存在ととらえるようになったのは17～18世紀頃であり，これ以前の西欧社会では排泄が自立する頃までの短い期間を子どもの時期とし，その後は「小さな大人」としてとらえられていたと記している。さらに，子どもの時期が明確になることの延長上に「青年期」の概念が形成されてきたと指摘している。すなわち，都市に住む人たちが子どもたちを学校に入れることで，家庭が担っていたしつけや学習の一部を学校が担うようになったこと，さらに，学校教育が制度化されていく過程で長期にわたって学校教育にとどまる時期が生まれ，「大きな子ども」であるが「大人」というには若すぎる，曖昧な時期を過ごす若者の時期，つまり「青年期」という概念が形成されたと論じている。

一方，加藤[9] は日本においては明治初年頃には「青年期」という言葉がまだ一般化されておらず，日本の近代化とともに明治の後期になって，現在の私たちがイメージする青年期の概念が次第に明確になったと述べている。

また，小此木[10] は現代社会の青年期の問題をとらえるなかで，かつて12～13歳頃から22～23歳頃までとされてきた「青年期」が，今は30歳頃まで延長していることを紹介している。その背景には高学歴社会，継承されるべき知識・技術の高度化による修得期間の長期化，社会的責任や義務が猶予（ゆうよ）（モラトリアム）されることの居心地の良さ，社会の豊かさなどが影響していると指摘している。そして心理学者のケネス・ケニストン（Keniston, K.）が，従来の「青年期」と「成人期」の間（18～30歳）をユース（若者期）と提唱したと紹介している。

近年の平均寿命の伸展や医療の進歩，少子化による労働人口の減少などは，成人期から老年期への移行や長期化する老年期のとらえ方にも影響している。このように，ライフサイクルが社会変化と連動していることを理解し，これまで提唱されていることを基盤にしながら，現代を生きる成人期の人たちの姿をとらえていくことが重要である。

II 成長・発達過程からみた成人の特徴

A 青年期

青年期は，子どもから自立した大人への移行期である。身体的には成長のピークに達し，人として成熟した身体となり安定する。また，社会的な責任を負うようになり，就職や親からの独立などによって社会的自立を始める時期でもある。子どもから大人への過渡期にあって心理的な葛藤を経験しながら，心理社会的に発達していく。

1.身体機能の発達

▶ **成長（思春期）スパート**　乳幼児期から成長を続けてきた身体は，思春期を迎え，性ホルモンが分泌されることで成長を加速し，青年期の前半頃にピークに達して安定する。このような思春期における急速な変化を**成長（思春期）スパート**といい，この時期には年間発育量が急増する。

身長，体重，胸囲ともに増加し，身長が安定するのは男子が 18 ～ 19 歳頃，女子が 16 ～ 17 歳頃である（図 1-7）。また，第二次性徴の発現によって体型も変化する。女子は皮下脂肪の増加によって丸みを帯び，男子は筋肉質となり，外見上も性差がはっきりしてくる。女子は乳房の発育や初経の発来を認め，規則正しい月経周期となっていく。男子は精巣や陰茎が増大し，精通を経験する。また，男女ともに腋毛・陰毛などの発毛を認める（図 1-8）。身体機能の高まりに伴って，体力も向上する。図 1-9 の結果が示すように，筋力・持久力（上体起こし，20m シャトルラン）や柔軟性（長座体前屈）は 14 ～ 19 歳頃，敏捷（びんしょう）性や瞬発力（反復横とび，立ち幅とび）は 16 ～ 19 歳頃にピークに達する。

▶ **発達（成長）加速現象**　ここまで，青年期は成熟した人としての身体を獲得する時期であることをみてきたが，身長や体重など体格の発育や初経の発来をはじめとする性的成熟の時期は世代を追うごとに早まる傾向にある。このように世代が新しくなるにつれて身体的成長発達が早まる現象を**発達（成長）加速現象**，特に第 2 次性徴の発現時期が早くなることを**成熟期前傾現象**といい，栄養状態の改善，都市化に伴う多様な人々との交流や商品，広告などの様々な刺激が影響していると考えられている。

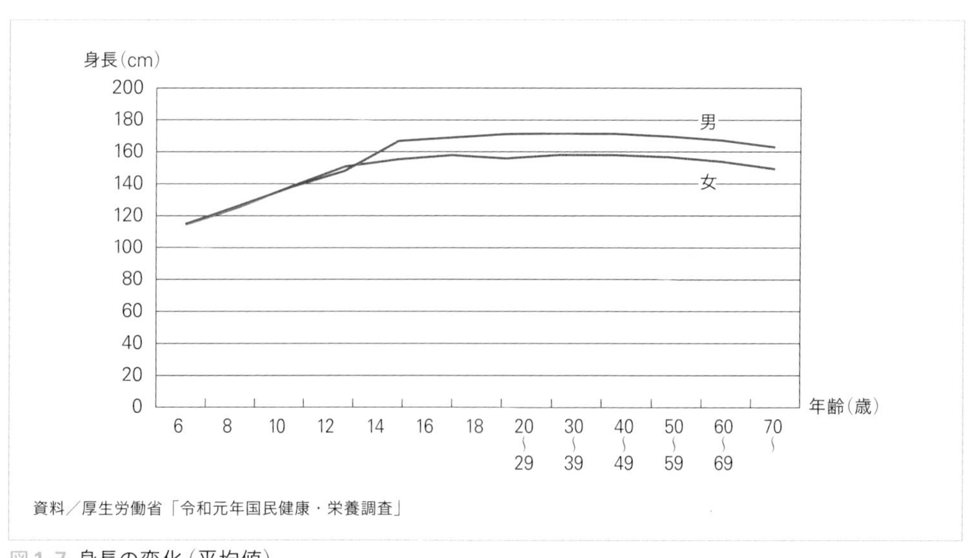

資料／厚生労働省「令和元年国民健康・栄養調査」

図 1-7 身長の変化（平均値）

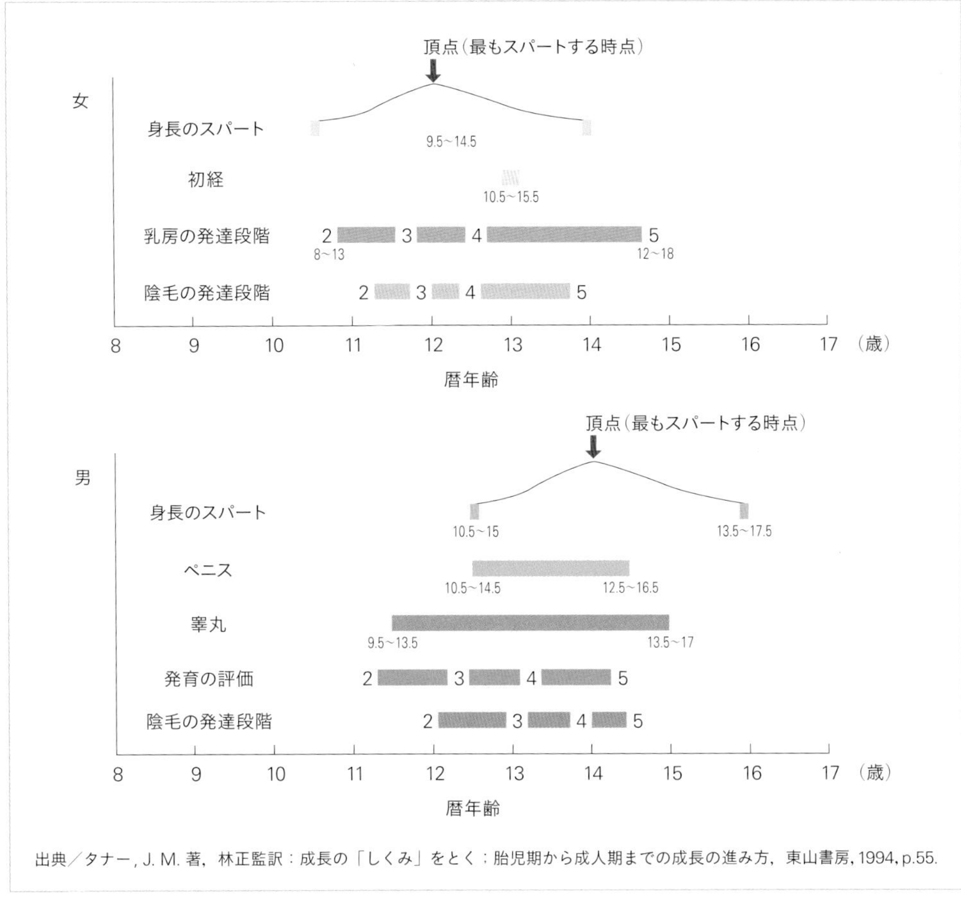

出典／タナー, J. M. 著, 林正監訳：成長の「しくみ」をとく：胎児期から成人期までの成長の進み方, 東山書房, 1994, p.55.

図 1-8 思春期における身体的特徴の出現順序

2. 認知機能の発達

一般的に，流動性知能といわれる基礎的な情報処理能力や過去の経験によらず新しい問題へ柔軟に対処する能力は，青年期にピークに達し，その後衰退するといわれている。一方，学習経験によって獲得される結晶性知能は青年期を経て壮年期にピークを迎える[11]。青年期では機械的記憶より論理的な記憶が顕著に発達し，また具体的思考から抽象的思考へと発達する。

また，ピアジェ（Piaget, J.）は認知機能の発達を，①感覚運動期（0 ～ 2 歳），②前操作期（2 ～ 7 歳），③具体的操作期（7 ～ 11，12 歳），④形式的操作期（11・12 歳～）の 4 段階に分けている。形式的操作期の特徴は具体的なものや現実から離れて抽象的，仮説的に思考することが可能となることであり，青年期ではこうした能力が発達する。さらに，自分を取りまく様々な事柄だけでなく自分自身にも目を向け，判断，批判することを始める。既存の文化や価値を批判する一方，新たなものや独自のものの創造を模索するが，実体験が乏しいために観念的で主観的である。しかし，青年期後期になると，こうした思考から

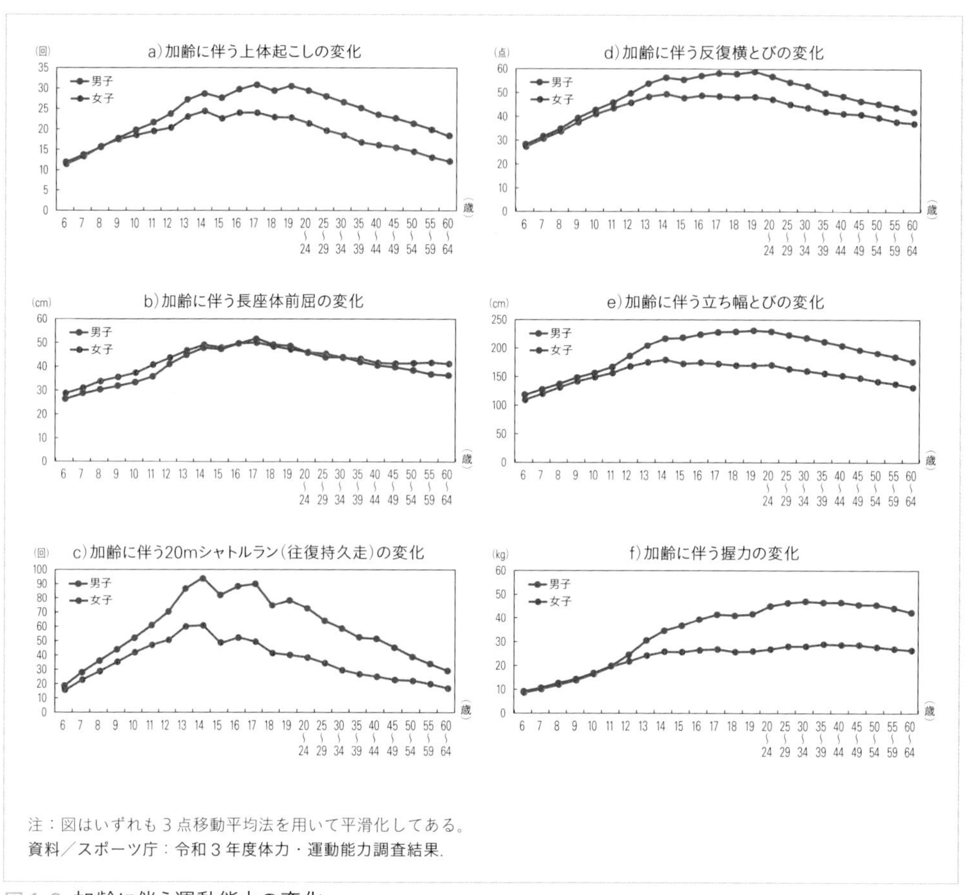

図 1-9 加齢に伴う運動能力の変化

脱して，徐々に現実的でその状況に応じた思考へと変化していく[12)]。

3. 心理社会的特徴と発達課題

1 心理面の発達

❶自我同一性の確立

エリクソンは，青年期を自我同一性*（エゴ・アイデンティティ：ego-identity）の確立の時期であり，「同一性確立と同一性の拡散（混乱）」の葛藤の時期としている（図 1-5 参照）。自我同一性の確立とは，自分とは誰なのか，どんな人間なのか，こうありたいと描いている姿は何か，何になり得るのかという自己への問いに向き合いながら，自己のイメージの修

* **自我同一性**：同一性（アイデンティティ）の構成要素には，性的同一性（男性，女性という性別），社会的同一性（たとえば日本人としての自分），家庭的同一性（どういう家庭にいる自分か），職業的同一性（たとえば看護師としての自分），倫理的同一性（道徳的な意味での自分）など，複数のものがある。そして，自我同一性とは，これらのそれぞれの同一性を統合する人格的同一性をいう。さらに内省的に体験される統合的な自己に対して「自己同一性」が，それぞれの同一性を統合する自我の統合機能に対応して「自我同一性」の概念が用いられる[13)]。しかし，この両者は明確に区別されずに用いられることがある。

正と統合を繰り返し，これが自分だという答えを見出していくことである。また，エリクソンは，身体的にも知的にも成熟しているが，同一性（アイデンティティ）を確立するために社会的な義務や責任を猶予されている準備期間を**モラトリアム**とよんでいる[14]。

一方，子どもから大人への移行期である青年期は，心理社会的に中途半端で不安定で動揺しやすい時期でもあり，アイデンティティを確立するという課題は容易ではない。こうありたいと描く自分がたくさんあって，わからなくなり混乱したり，自分が何ものかを見いだせず，自分自身に確信をもてなくなったりして，アイデンティティの拡散を引き起こすこともある。エリクソンは青年期のこのような混乱自体は，標準的で必然的な経験であるとしながら，場合によっては病理的退行を助長する危険性もあると述べている[15]。

エリクソンはアイデンティティを確立することで得られる強さとして忠誠性をあげているが，混乱や葛藤を経験しながらも自己への問いかけに答えを出せたならば，それに自分自身の忠誠心を捧げていくことができる。

2 社会面の発達

❶親や重要な大人からの情緒的な自立

青年期は，心理的に親からの自立を始め，自我の確立に伴って親の心理的な支配から上手に逃れるようになり，親と適切な距離をとれるようになる時期である。

まず，思春期における自我の覚醒は，これまで培った価値観や道徳観，自己感を問うことになり，その多くは親や重要な大人である教師などから取り入れてきたものとなる。それまで「親や教師が言ったから」と決めていた態度が「自分がこう思うから」へと変わり，自らの行動規範についても疑問をもつようになる[16]。そのため，親や教師に対して批判的な態度を取るようになる一方，依存性もあり，時に不安定な様相を示す。このような行為を通じて独自性を確立し，情緒的な自立を果たしていく。

❷友人や異性との関係形成

青年期には，親や保護的な立場にあった大人から離れ，自分と同じ考えをもつ友人を選択し関係を形成するようになる。表 1-4 に示すように，青年期になると相談相手には友人が多くなるが，悩みを打ち明け相談することで情緒的な安定が得られ，交流を通じて自己を客観視することもできる。また，相互に影響し合える友人関係によって，自己形成や人間観・価値観の形成，社会的スキルを学ぶ。互いに理解し合い，支え合うことができる友

表 1-4 青年期の悩みや心配事の相談相手

相談相手／年齢	父	母	学校の先生	学校の友だち	学校時代の友だち	仲の良い異性の友だち
15 ～ 17 歳	21.9	45.2	7.0	70.2	12.2	10.6
18 ～ 21 歳	21.7	46.1	4.4	43.9	31.0	18.9
22 ～ 24 歳	23.6	50.6	2.3	15.3	38.7	22.7

複数回答（%）

資料／内閣府：第 2 回青少年の生活と意識に関する基本調査報告書，2000.

人の存在は，親などからの心理的な独立においても大きな精神的支援となる。

また，青年期は身体的成熟に伴って異性への関心も強くなる。特に青年後期になると，愛情と性的な欲求が一致し，特定の異性に恋愛感情をもつようになる。このような恋愛感情は青年期における心理的発達を促す。さらに，青年後期になると，親からの心理的および経済的独立を果たしていき，これからを共に歩むパートナーを選択し，結婚生活を現実のものとして考えるようになる。

❸職業や進路の選択

青年期は心理的な独立とともに，経済的な自立を果たす時期であり，自分自身がどうなりたいか，どのような職業を選択するかを問い，見いだした方向に向かって取り組んでいくことが課題である。

しかし，就職や将来の進路については，自分自身が描く将来設計や価値観，適性などに基づきながら選択していくために悩みも大きく，図 1-10 で示すように大学生の不安・悩みの第 1 位にあげられている。また，いったん就職しても離職する場合もあり，職業選択の難しさを示している。

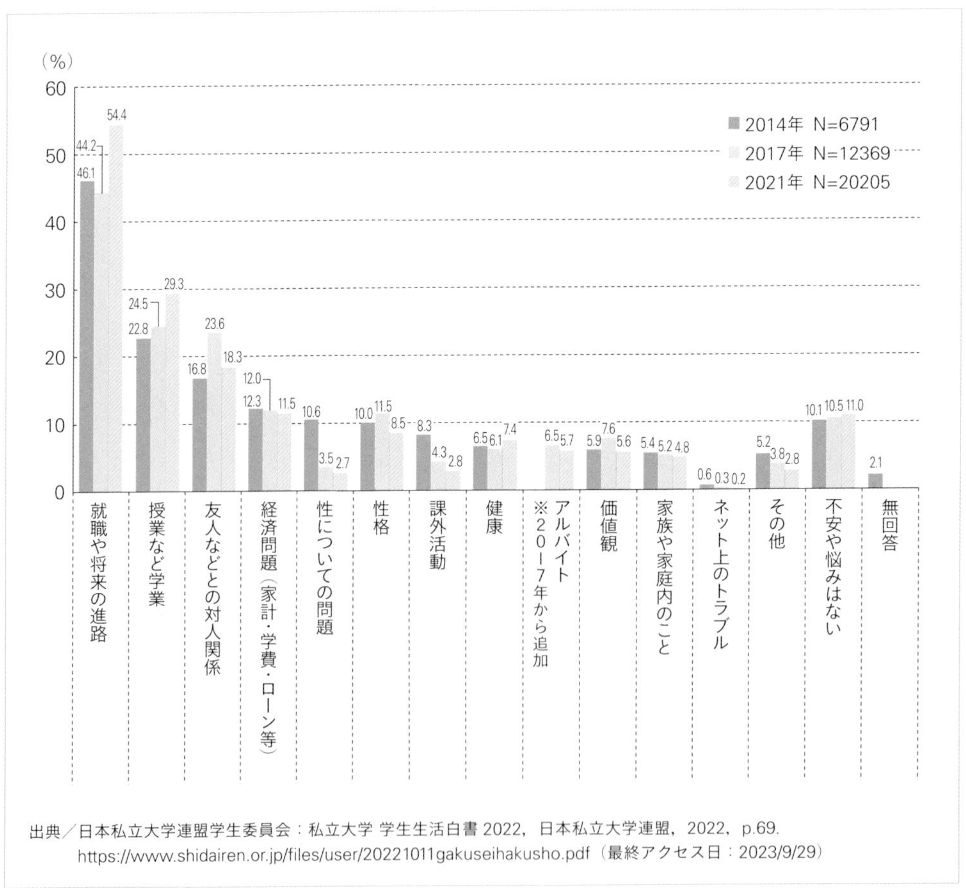

出典／日本私立大学連盟学生委員会：私立大学 学生生活白書 2022，日本私立大学連盟，2022，p.69. https://www.shidairen.or.jp/files/user/20221011gakuseihakusho.pdf（最終アクセス日：2023/9/29）

図 1-10 大学生の不安・悩みの内容

4. 青年期を生きる人々と健康

1 生活習慣からみる健康問題

青年期は，体力的にもピークにあり活動性が高く，有病率も低く死亡数も少ない。また，今後の長い人生を健康に過ごしていくための基礎づくりの時期である。

しかし，自身の健康や体力を過信し，不規則，不摂生な生活となったり，自立，独立していく過程で生活に乱れや逸脱が生じたりすることがある。成年に達すると法律上喫煙や飲酒が許可され，日常的に嗜(たしな)むことが可能となるが，こうした行動が習慣化することで将来的に健康に影響を及ぼす要因にもなりうる。飲酒については，近年，大学や職場の仲間との会合で強制的に飲ませるアルコールハラスメントが社会問題となっている。

また，食生活については，図 1-11 に示すように 20 歳代の男性の 3 割，女性の 2 割程度が朝食を欠食しており，全年齢階級のなかでも高い割合を示している。この点も，健康な体づくりのうえで問題である。

2 青年期の死因順位からみる健康問題

15 ～ 24 歳の死因をみると第 1 位が「自殺」，第 2 位が「不慮の事故」，第 3 位が「悪性新生物〈腫瘍〉」となっている（厚生労働省「人口動態統計」，2022 年）。特に第 1 位の自殺では，20 ～ 24 歳の割合が高い。原因として健康問題（うつ病が多い），次いで家庭問題や経済・生活問題などがあげられている（警察庁「令和 4 年中における自殺の状況」）。

❶経済的な自立の難しさ

青年期の課題の一つに，将来設計を描き，就職し独立を果たしていくことがある。本来

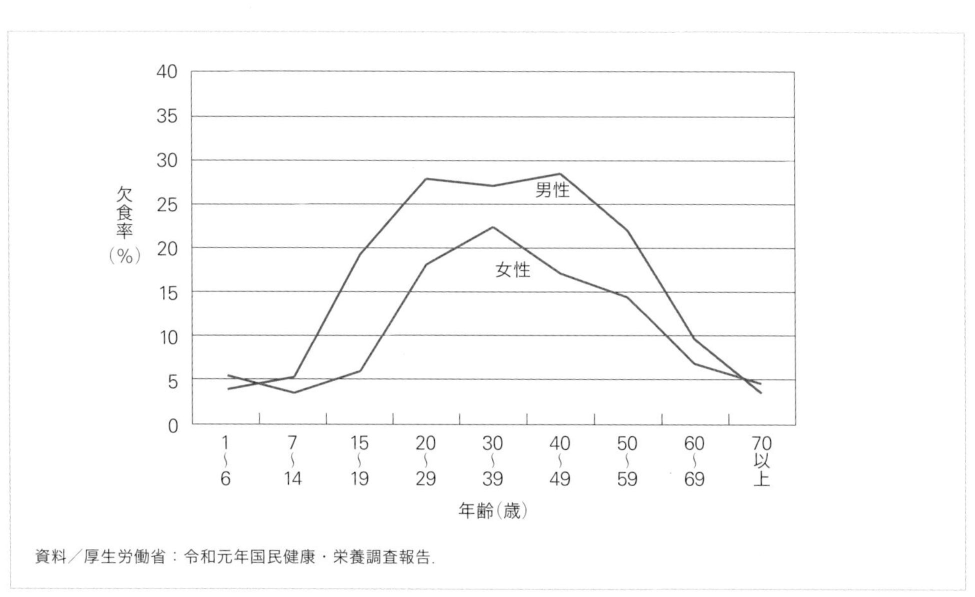

図 1-11 朝食欠食率（性・年齢階級別）

その過程は困難でありながらも希望に満ちたものでもある。しかし，先行きが不透明な社会状況下にあって，現代を生きる若者のなかには就職後も希望を見いだせずにいる現状がある。

また，いわゆる「ひきこもり」の調査によると，広義のひきこもり*の数は約61.3万人である（2018年現在，内閣府「令和元年版子ども・若者白書」）。きっかけの上位には，退職や，人間関係がうまくいかなかったこと，病気，職場になじめなかったことがあがっている[17]。

❷社会からの逸脱行動

青年期は，子どもから大人への過渡期にあって，時には社会への強い反発を示したり，興味本位で社会の規範から逸脱したり，危険な行動をとったりすることがある。死亡原因の第2位の「不慮の事故」では交通事故が最も多く，また，ほかの世代に比べて車の法定速度に違反する速度超過が目立っている。

近年，社会の変化に伴って法律で禁じられている薬剤が一般の生活に入り込む危険性が高まる傾向があり，若者のなかには好奇心で薬物を乱用する者も認められ，社会問題となっている。

❸身体的な成熟に対する拒否

青年期の重要な発達課題として，性差を意識し自己の性的役割を自覚することがあげられる。特に女性は，この時期に次世代を育む性として身体的にも成熟していく。一方，身体的に成熟することへの拒否による摂食障害や，やせた体型に憧れ不適切なダイエットによって栄養状態の低下や月経不順を招くことが問題となっている。

B 壮年期

壮年期の年代区分はおよそ30～60歳頃で，青年期と向老期の間にあって人生で最も安定し，充実した時期である。一方，身体機能は青年期にピークに達し，壮年期に入って徐々に低下しはじめ，特に壮年期後半では老化を自覚しはじめるようになる。壮年期にある人たちは，このような生理的変化に適応しながら，職場や家庭，地域社会において中心的な存在として活躍し，次世代の育成や親世代を支えるといった役割を担い，人としてさらに成熟していく。

1. 身体的特徴

身体的諸機能は青年期に成長のピークに達し，壮年期では加齢に伴って緩（ゆる）やかに低下していく。30歳での生理機能を100％として変化をみると，最大呼吸容量は壮年期の終わりでは60％程度となっている（図1-12）。

* **広義のひきこもり**：狭義のひきこもりである「ふだんは家にいるが，近所のコンビニなどには出かける」「自室からは出るが，家からは出ない」「自室からほとんど出ない」と，準ひきこもりである「ふだんは家にいるが，自分の趣味に関する用事のときだけ外出する」を合わせたものである（内閣府「平成25年度子ども・若者白書」）。

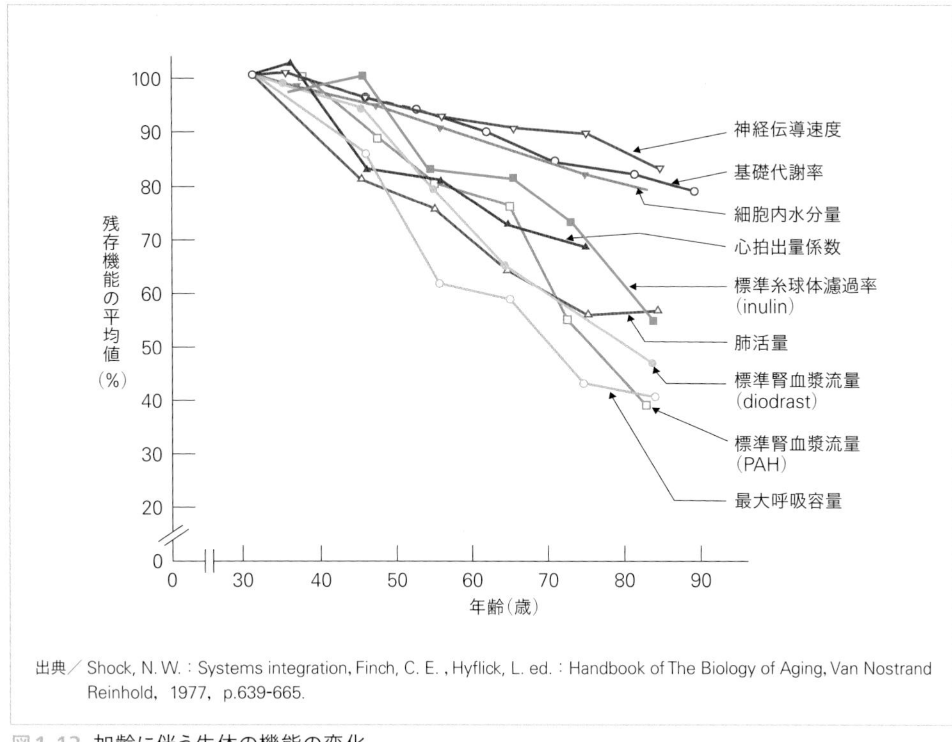

出典／Shock, N. W.：Systems integration, Finch, C. E. , Hyflick, L. ed.：Handbook of The Biology of Aging, Van Nostrand Reinhold, 1977, p.639-665.

図 1-12 加齢に伴う生体の機能の変化

また，基礎代謝量は男性が 15 〜 17 歳頃，女性は 12 〜 14 歳頃がピークとなり，それ以後は低下する（図 1-13）。一方，日常的な運動不足やエネルギー（カロリー）摂取などが要因となって，体重は男女ともに 50 歳代頃まで増加する傾向にある（表 1-5）。

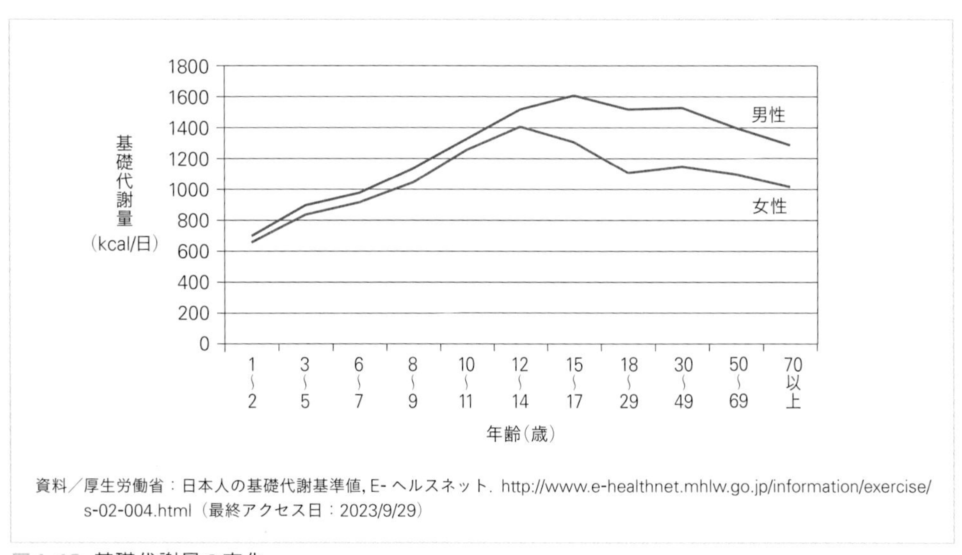

資料／厚生労働省：日本人の基礎代謝基準値, E- ヘルスネット. http://www.e-healthnet.mhlw.go.jp/information/exercise/s-02-004.html（最終アクセス日：2023/9/29）

図 1-13 基礎代謝量の変化

表 1-5 体重の変化

年齢（歳）	体重（kg，平均値）	
	男	女
15	59.2	51.2
16	60.8	48.9
17	64.0	52.6
18	61.2	49.6
19	60.6	48.7
20	57.0	49.0
21	64.8	54.6
22	65.3	52.3
23	72.7	51.3
24	68.6	49.2
25	63.6	52.4
26～29	70.4	53.4
30～39	70.0	54.3
40～49	72.8	55.6
50～59	71.0	55.2
60～69	67.3	54.7
70 以上	62.4	51.1

資料／厚生労働省：令和元年度国民健康・栄養調査．

1 感覚機能の変化

❶聴覚機能

聴覚機能は 20 歳代が最も良く，その後，徐々に聴音レベルが低下していく。しかし，低下はわずかであるため，多くの人は壮年期をとおして自覚することは少ない。図 1-14 に示すように，50 歳代頃から電子音や子どもの声のような周波数が高い音の弁別力が低下する。

❷視覚機能

視覚機能については，加齢に伴い水晶体の弾力性や水晶体の厚さを調整する毛様体筋の作用が低下することで，眼の調節力が衰える。そのため，壮年後期では近くのものを見るときの調整がうまくできなくなり，老視を自覚するようになる。また，50 歳代頃から動体視力の低下も進む（図 1-15）。

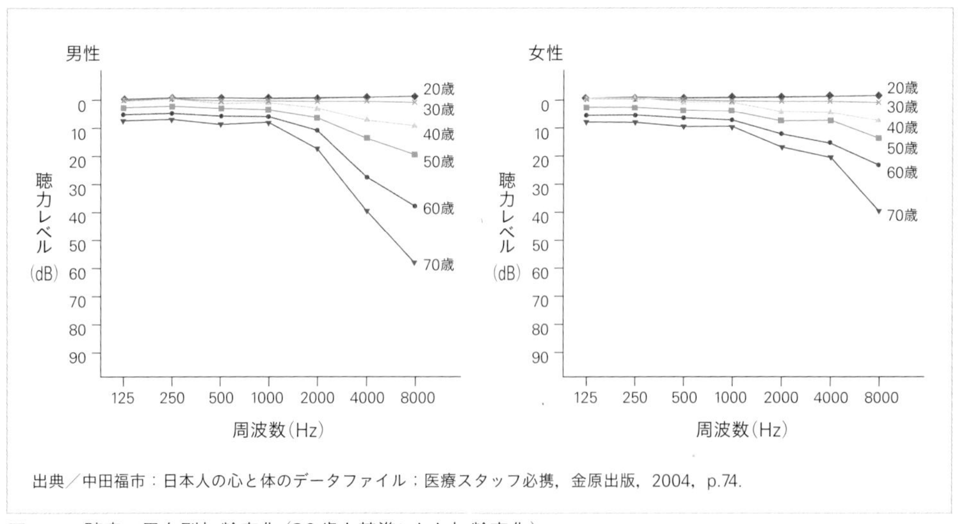

出典／中田福市：日本人の心と体のデータファイル：医療スタッフ必携，金原出版，2004，p.74.

図 1-14 聴音の男女別加齢変化（20 歳を基準にした加齢変化）

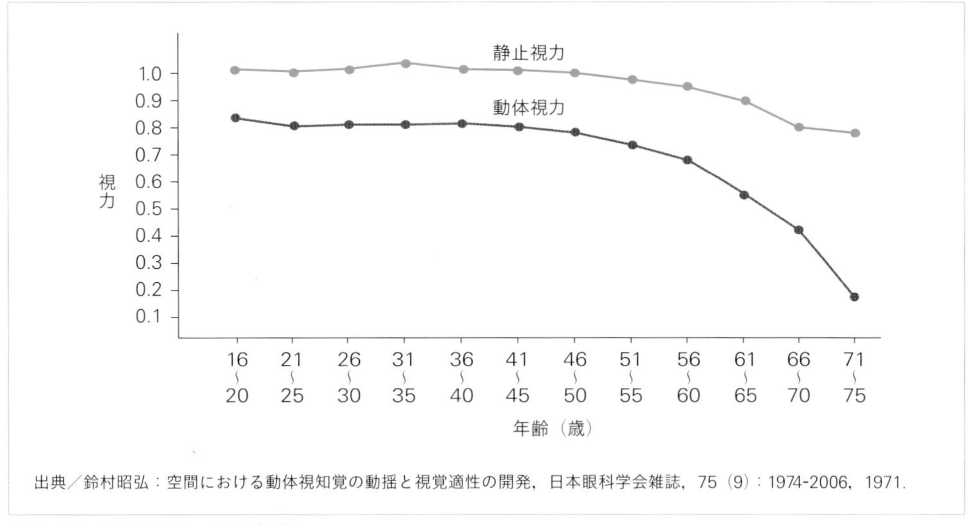

出典／鈴村昭弘：空間における動体視知覚の動揺と視覚適性の開発，日本眼科学会雑誌，75（9）：1974-2006，1971.

図1-15 年齢と静止・動体視力

2 生殖機能の変化

❶女性の場合

女性の場合，思春期に女性ホルモンともいわれるエストロゲン（卵胞ホルモン）の分泌が十分な量に達することで月経が発来する。その後，青年期に入って排卵周期のリズムがほぼ順調となり，20～30歳代中頃まではエストロゲンが順調に分泌されるため，妊娠の適齢期となる。しかし，40歳代になると卵巣機能の低下や卵胞数の急激な減少がみられ，それに伴ってエストロゲンの分泌量も減少し，排卵周期が不順となって50歳頃に閉経する。

閉経前後5年間を**更年期**といい，45歳くらいから55歳くらいまでがこの時期となる。その後，エストロゲンは完全に分泌されなくなり生殖器も萎縮する。更年期には，エストロゲンの急激な減少の影響で，動悸，顔のほてり感，発汗，頭痛，肩こりといった身体症状や，意欲低下，不安感，不眠などの精神神経症状といった自律神経の失調症状が出現する。このような症状によって日常生活に支障をきたす状態を**更年期障害**という。また，エストロゲンは骨の形成や血管の弾性保持，脂質代謝にも関係しているため，閉経後の女性は骨量の減少や動脈硬化などに注意する必要がある（図1-16）。

❷男性の場合

男性の場合は，女性ほど顕著な変化は認められないが，40歳頃から男性ホルモンであるテストステロンが減少しはじめることで男性更年期があるとされている。女性の症状と同様に，ほてり感や不眠などの身体症状，不安や集中力の低下といった精神・心理症状などがあり，男性特有の症状として勃起障害（erectile dysfunction；ED）や性欲減退などの性機能に関連する症状がある。

▶ ストレスの影響　更年期障害の出現は男女ともに個人差があるが，職場や家庭のストレスも大きく影響しているといわれている。

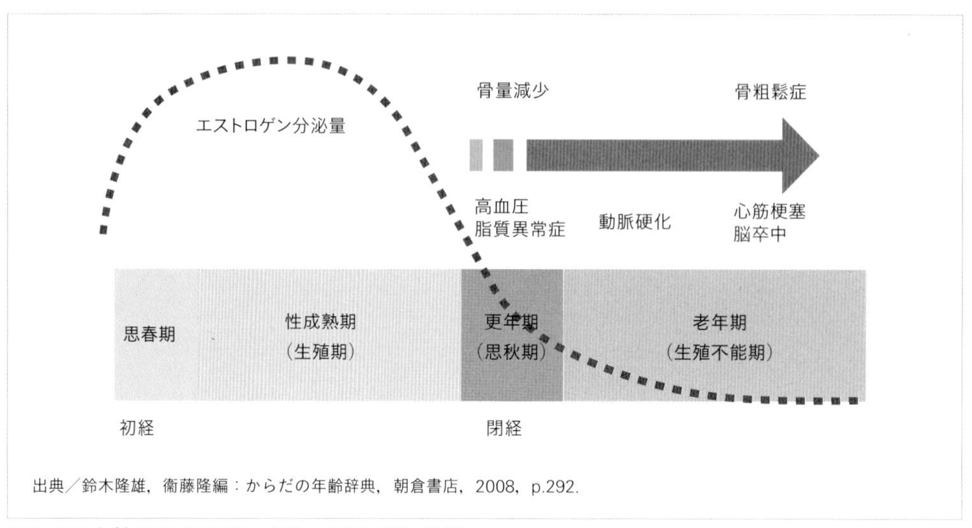

出典／鈴木隆雄，衞藤隆編：からだの年齢辞典，朝倉書店，2008，p.292.

図 1-16 女性のライフステージとエストロゲン分泌

3 排泄機能の変化

壮年後期の女性では，出産，加齢，運動不足，肥満が要因となって，骨盤内臓器を支持する骨盤底筋や尿道括約筋（かつやくきん）が弛緩し，頻尿や腹圧性尿失禁をきたす場合がある。

4 皮膚や毛髪の変化

壮年期になると，皮膚の保水量やコラーゲン量の減少，コラーゲンを支えるエラスチンなどの弾性線維網の復元力の低下などによって皮膚の肌理（きめ）が粗（あら）くなり，加齢とともに皺（しわ）も深くなり，しだいに不可逆的になる[18]（図 1-17）。

また，図 1-18 のように毛髪も加齢とともに変化し，毛根基部の毛母にあるメラニン形成細胞（メラノサイト）の機能の低下や消失によってメラニンの生成が停止し，いわゆる白髪が出現したり，髪の量の減少を自覚する[19]。

5 体力

前項-A「青年期」でも述べたように，筋力・持久力，柔軟性，敏捷性（びんしょうせい），瞬発力は，17 ～ 20 歳頃にピークに達し，壮年期では低下していく（図 1-9 参照）。しかし，筋力（握力）は 30 歳代にピークがあり，その後，徐々に低下する。

壮年期の体力は，過去の運動経験や現在の運動習慣，職業，生活環境によっても個人差が大きい。

2. 認知機能の発達

壮年期では，加齢とともに新しい事柄を記憶したり，短期間で物事を処理したりする能力が低下してきたと感じることが多い。一方，難しい問題に対処する場面では，これまで

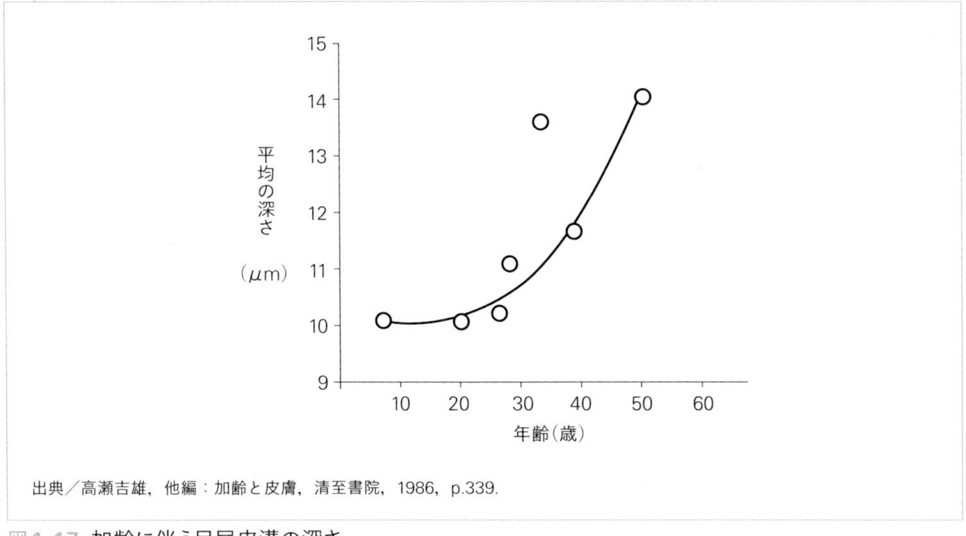

図 1-17 加齢に伴う目尻皮溝の深さ

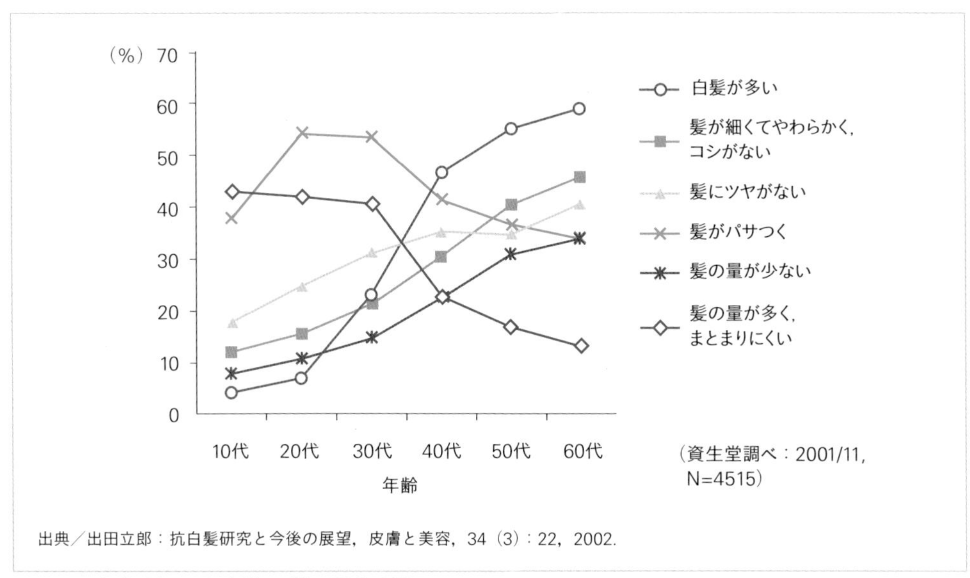

図 1-18 年代別にみた女性の髪に関する悩み

の経験や知識を駆使して解決するなど，経験に培（つちか）われた能力を発揮できるようになる。

認知機能においては，一般的な知能検査で測定される能力は青年期でピークに達し，それ以後は低下していくが，言語能力，思考力，理解力，判断力，洞察力などは加齢による衰えは少なく，むしろ年齢を重ね，学習や経験を積むことでより一層円熟していく。キャッテル（Cattel, R. B.）やホーン（Horn, J. L.）は，人間の知能は，基礎的な情報処理や過去の経験によらず新しい問題に柔軟に対処する**流動性知能**と，判断力や理解力のようなこれまで学んだ知識や学習経験の影響によって獲得される**結晶性知能**で構成されるとし，流動性知能は 30 歳前後で低下していくが，結晶性知能は発達に時間はかかるが加齢によって容易

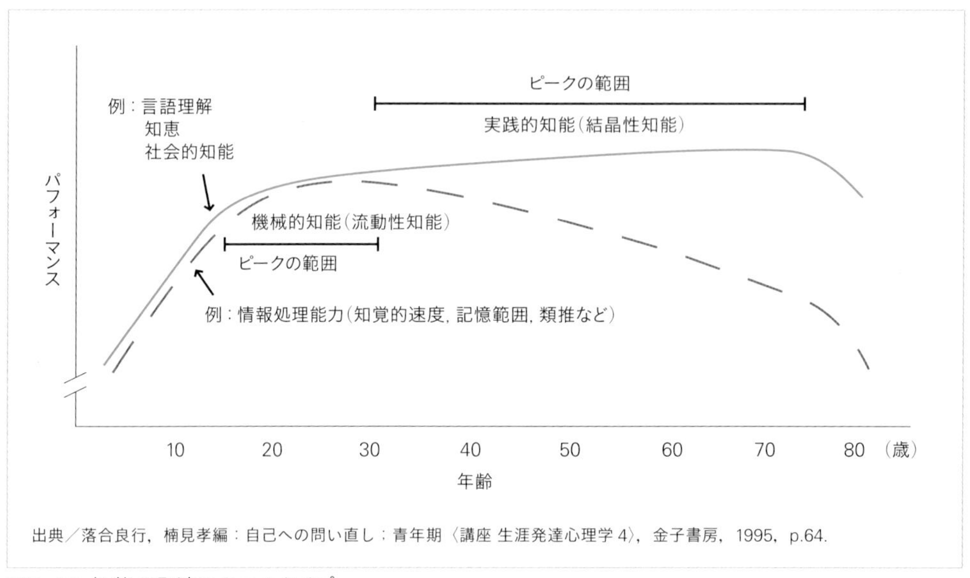

出典／落合良行，楠見孝編：自己への問い直し：青年期〈講座 生涯発達心理学 4〉，金子書房，1995，p.64.

図1-19 知能の発達の2つのタイプ

に衰退しないとしている[20]（図1-19）。

3. 心理社会的特徴と発達課題

青年期は自分自身に関心を向け自己を形成する時期であったが，壮年期は関心を他者に向け，人とのかかわりをとおして自己の理解を深め，社会性を発達させていく。

具体的には，仕事や地域社会での活動を通じて，「大人」として責任をもって役割を果たしたり，人生を共に歩んでいくパートナーを選び，互いに信頼し高め合える仲間を獲得したりしていくことで自己の発達を図る。また，子育てや社会的に次世代にかかわることで親の役割を遂行（すいこう）し，同時に自分たちの親の世代をも支援する役割も担っていく。そして，人生の折り返し点に至って，これまで生きてきた過程を評価し，今後の生き方を考える時期でもある。

1 職業人として生活する

❶働くことの意義

壮年期は職業人として社会で活躍する時期である。青年期以降，徐々に親から独立し成熟した一人の人として生活を営むようになるが，その過程で経済的な自立も果たしていく。仕事で得られた収入は，人として独立した生活を営むうえでの源泉として不可欠である。しかし，働くことは単に経済的な自立や安定だけを意味するのではない。仕事を選択することは，自分の人生に対する責任を強く自覚する機会になる。さらに，仕事を通じて多様な年代の人たちとの友情や連帯感を培い，自分の役割や社会における責任を自覚し，自己表現や創造性を発展させることができる。

このように，壮年期の人たちにとって仕事は，社会と自己をつなぐ重要な媒介であり，仕事を通じて自己を発達させていく。

❷仕事上の悩み，ストレス

一方，図 1-20-a に示すように男女とも 30 ～ 50 歳代の 2 ～ 3 割が仕事についての悩みやストレスを抱えており，現代社会では職業人として活動することには困難を伴うことも多いことがわかる。悩みやストレスの原因には職場の人間関係や立場に応じて課せられる責任の重さなどがあげられるが，特に壮年期後半では，仕事の範囲が広がり，責任と負担が増えてくることが多い。仕事量や質の変化はこれまでの実績への評価であり充足感が得られる一方，心身の負担も増加する。

❸発達課題

壮年期では，このような仕事に伴うストレスをコントロールし職業人としての生活を遂行していくことも重要な発達課題となる。

2 新しい家族を形成する

青年期に自己のアイデンティティを確立できると，次に他者との人間関係を深めていくようになる。人として成熟した男女は，今後の人生を共に歩むパートナーと出会い，新しい家庭を築くことが多い。しかし，生まれ育った家庭を離れて新しい生活を営むことは，人生の大きな転機であり，人としての真の自立という大きな課題に向き合うことにもなる。

❶新たな生活スタイルへの適応

異なった価値観をもった者どうしが親密で安定した生活を営んでいくには，相手の文化や生活習慣を理解し，互いに相違を出し合いながら折り合いをつけ，新たな生活スタイルに適応していかなければならない。このような日々の生活で経験する協調や支え合いをとおして，人として成熟していく[21)]。また，互いをより理解し親密な関係を促進させ，深い人格的な交わりへと導くためにも，相手への尊敬と慈(いつく)しみに基づく豊かな性的関係をもてることも，この時期の重要な課題である。

❷次世代の育成

次に，子どもという新たな家族を得て親となり，自分以外の人の命に責任を担い，次世代を育てるという役割を果たしていく。

育児は命の不思議さや子どものかわいさを味わうことのできる体験であるが，自分の欲求を抑制し他者のために生きることを求められる厳しい体験でもある[22)]。特に育児に直面している 30 ～ 40 歳代の女性はストレスを感じ，悩みを抱えやすい。近年，男性も同様の傾向がみられている（図 1-20-b）。一つの命を守り育てていくために，子どもがいる家族のあり方を模索し，互いに生活の優先順位を組み替え，生活スタイルを調整していくことが必要となる。

❸発達課題

このように，新しい家族を形成していく過程で，男女のパートナーシップや親の役割をどのように受け止めて果たしていくか，自分たちが形成した家庭をどう維持し発展させて

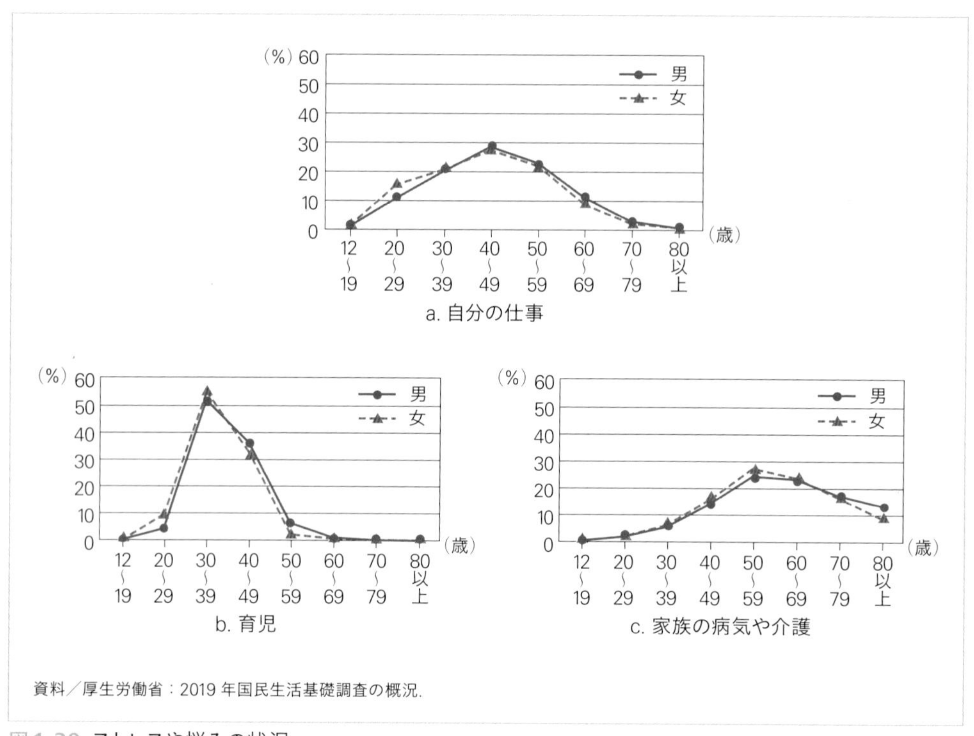

図1-20 ストレスや悩みの状況

いくかが，この時期の発達課題となる。

3 社会の一員としての責任を果たす

エリクソンは成人期の発達課題として「生殖性」と「停滞」の両極をあげている。「生殖性」については世代から世代へ生まれていくあらゆるものを指し，子どもはいうまでもなく，新しい制作物，観念など，あらゆるものを生み出すことだとしている[23]。

ハヴィガーストは，このエリクソンの「生殖性」の意味を受け，「生殖性」とは公正な社会をつくり次世代に伝えることであり，家庭の中だけなく，市民としてより大きな社会的責任を引き受けることを通してなされると論じている[24]。

壮年期にある人たちは，社会活動の中核を担っており，その責任は現在にとどまらない。社会の一員として，よりよい社会を創り出し，それを維持して次世代に継承するという役割を自覚し，その責任を果たしていくことが求められる。

4 生理的衰退や役割変化への適応と人生の問い直し

❶生理的衰退

壮年期は人生で最も充実した時期であるが，壮年期中頃から加齢による外見的な変化を認めるようになり，体力や回復力の低下，記銘力や集中力の低下など，生理的機能の衰退を徐々に自覚するようになる。

❷様々な役割変化

また，壮年期は，人生の折り返し点に至って心理社会的にも変化していく時期でもある。職業上では，これまでの経験を基盤に自信と安定感をもって仕事に臨み，達成感や充実感を感じる一方，加齢に伴う心身の変化や定年までに残された時間を意識し，職業人としてのゴールが見えはじめるようになる。

家庭にあっては，子どもたちが思春期から青年期へ移行し自立への階段を登っていくことで，これまでのような親子の愛着を育む関係から，親から分離していく過程を経験することになる。さらに，子どもの成長や自立はパートナーとの関係を見直す機会にもなる。

加えて，この時期は自分の親の衰えが顕著になってくるため，50 歳代以降では高齢の親の世話も大きな課題となり（図 1-20-**c**），親の死に直面したり，時には友人や身近な人たちの病気や死に遭遇したりすることで，人としての衰退や有限性へと関心を向けていくようになる。

❸中年の危機と発達課題

このような人生の折り返しの頃に生じる生理的機能の低下，家族や職場における大きな変化は，様々な心理的混乱を招きやすく「中年の危機」といわれている。レビンソンはこの時期を「人生半ばの過渡期」とし，過去を見なおすこと，今後に向けて生活構造を修正すること，人生半ばの個性化の主要課題である「若さと老い」「破壊と創造」「男らしさと女らしさ」「愛着と分離」の対立を克服することを，発達上の課題としている[25)]。

加齢に伴う衰退と家庭や職場における役割の変化を受け入れていくなかで，自己と向き合い，これまで生きていた過程とこれからを視野に入れながら自分の生の意味を問い直し，家族との関係も含めて後半の人生を考えることが，この時期の重要な発達課題となる。

4. 壮年期の人々と健康

1　疾患の罹患傾向

壮年期の死因順位をみると，第 1 位は 30 歳代は自殺であるが 40 歳代以降は悪性新生物となり，年齢が上がるとともに心疾患や脳血管疾患が上位を占めるようになる。

また，加齢とともに糖尿病，高血圧，脂質異常症などによる受療率も上昇し，生活習慣病が大きな健康問題となっていく。この背景には，加齢による生理的機能の低下とともに，長年の生活習慣の乱れ（不規則な生活，食習慣の乱れ，運動不足，喫煙など）の蓄積がある。

2　「中年の危機」と様々な葛藤

壮年期は人生のなかで最も安定し充実した時期であるが，他者からの期待とともに社会的な責任も重くなる世代でもある。

他者からの期待は，それまでの実績が認められた結果であり，これに応えて成果を出すことで達成感や充実感が得られ，自己肯定感を高める。一方，壮年期の心理社会的特徴でも述べたように，壮年期にある人々は「中年の危機」という時期に差しかかり，生理的機能の低下と職場や家庭での役割の変化などを背景に，様々な葛藤を抱え，自己のあり方を根底から問い直すような体験もする。

そのため，身体的な不調や気力の低下，うつ状態などの問題を抱えることになる。適切な対応がなされない場合には，アルコール依存や自殺に至る場合もあり，壮年期の深刻な健康問題となっている。特に壮年期の後半では，子どもの成長や独立による「空(から)の巣(す)ライフイベント」を体験する。空の巣とは，雛鳥が成長して巣立った後に親鳥だけが残される様子に例えたものであるが，子どもの独立は，親としての責任を果たしたことへの安堵や開放感と同時に，寂しさを感じる体験である。子どもの独立を契機に親役割が大きく変化するなかで，無力感や孤立感，自分自身の価値が見いだせないなどの心理状態に陥ることがある。これを**空の巣症候群**（empty nest syndrome）という。

また，子どもの自立はパートナーとのあり方を見なおす機会ともなるが，近年，夫婦関係の長い人たちの離婚率が増加していることも，人生の折り返し点を通過していく世代の難しさを示している。

C 向老期

向老期について明確に定義された文献が少ないなかで，レビンソンの発達段階理論において，向老期は老年期への過渡期と定義されている。本章-Ⅰ「人の一生における成人期の位置」で述べたように，エリクソンとレビンソンの理論は，人間はそれぞれ発達段階という区分ごとに発達課題があり，その発達課題を段階ごとに達成していくことで成長するという点で共通している。

レビンソンは，エリクソンの理論に発達段階を自我という内面だけでなく，生活構造の発展という視点を組み入れたことや，人生を四季に例えたことで知られている[26)]。

1. 向老期という発達段階の意味

1 残された人生の過ごし方を考える老年期への過渡期

発達段階を自我という内面だけでなく，生活構造の発展ととらえたレビンソンは，成人期に 3 つの過渡期があることを明らかにした[27), 28)]。1 つめは「成人への過渡期」である 17 ～ 22 歳，2 つめは成人前期から中年期の間の「人生半ばの過渡期」である 40 ～ 45 歳，3 つめは「老年への過渡期」である 60 ～ 65 歳である（図 1-6 参照）。そして，後者を向老期の年齢区分とした。

これら 3 つの過渡期は成人期において重要な転換の時期であり，それまでの人生を振り返り，今後の人生に展望を抱き準備することができれば，次の発達段階への移行は容易となり，その後の人生を活力あるものとして過ごすことができる。逆に，様々な困難を乗り越えることができなければ，危機的状況をもたらす。特に，60 ～ 65 歳の過渡期は，老年期を目前とした成人期の最終段階であることから，これまでの人生を振り返るとともに今後の人生を考える時期となる。つまり，向老期の過ごし方や生き方は人生を統合する意味からも重要な位置づけにあるといえよう。

2 生涯発達と人生のリニューアル

一方，南[29]によれば，成人期以降の人間の変化の過程に発達という概念を当てはめることは，私たちの常識に照らして，それほど自明ではないという。だからこそ，「**生涯発達**」という観点の提唱が人間観の革命を迫るほど意義深いものであるという。

南はさらに，人間の発達をみていく視点として，「発達現象をみていく単位を“人”から“人プラス状況”へ転換すること」と「発達を機能の向上としてではなく，安定した構造の“破れ”から一時的な混乱を経て再び新しい構造ができていく構造の更新（renewal）のプロセスを記述する概念としてとらえなおすこと」を提案している。ここでいう「状況」とは，人を取り巻くすべてのものであり，生活することや生きることによって変化すると考えられるため，発達現象をみていく際には多様な個々の生活や人生による影響を考慮する必要があるだろう。

3 次世代の育成をとおした自身のさらなる成長

エリクソンは，成人期の発達課題の中心は**世代性**（generativity）であるとしている。そして，世代性には，次世代を育成するという課題達成をとおして自身も成長・発達を遂げる**相互性**（mutuality）が関与している。すなわち，成人期の発達課題の達成は，他者へのかかわりあいをもって自己の成長をなすという特徴がある。そして，成人期の最終段階である向老期においては，老年期に比べ，身体的，心理的，社会的に安定していることを生かし，自らの力でこれまでの人生を統合させていくことが可能と考えられる。

2. 高齢社会を生きる向老期の人々の特徴

急速に高齢社会を迎えたわが国の現状を踏まえたうえで，向老期にある人々の特徴を身体的・心理的・社会的側面からみてみよう。これは，急速な社会の高齢化が及ぼす影響が，老年期の人々だけでなく向老期にある人々の様相をとらえる手がかりになるだろう。

1 高齢社会

まず，世界の高齢化率の推移[30]をみてみよう（図 1-21）。左側のグラフは欧米と日本，右側のグラフはアジアと日本を示している。高齢化率とは総人口のうち 65 歳以上の人口が占める比率をいう。高齢化率が 7 %を超えると**高齢化社会**，14% を超えると**高齢社会**，21%を超えると**超高齢社会**という。ここでは，高齢化率が 7 %から 14%に達した年数に注目したい。日本は 1970 年に 7 %，その後 1994 年に 14%に達している。その間わずか

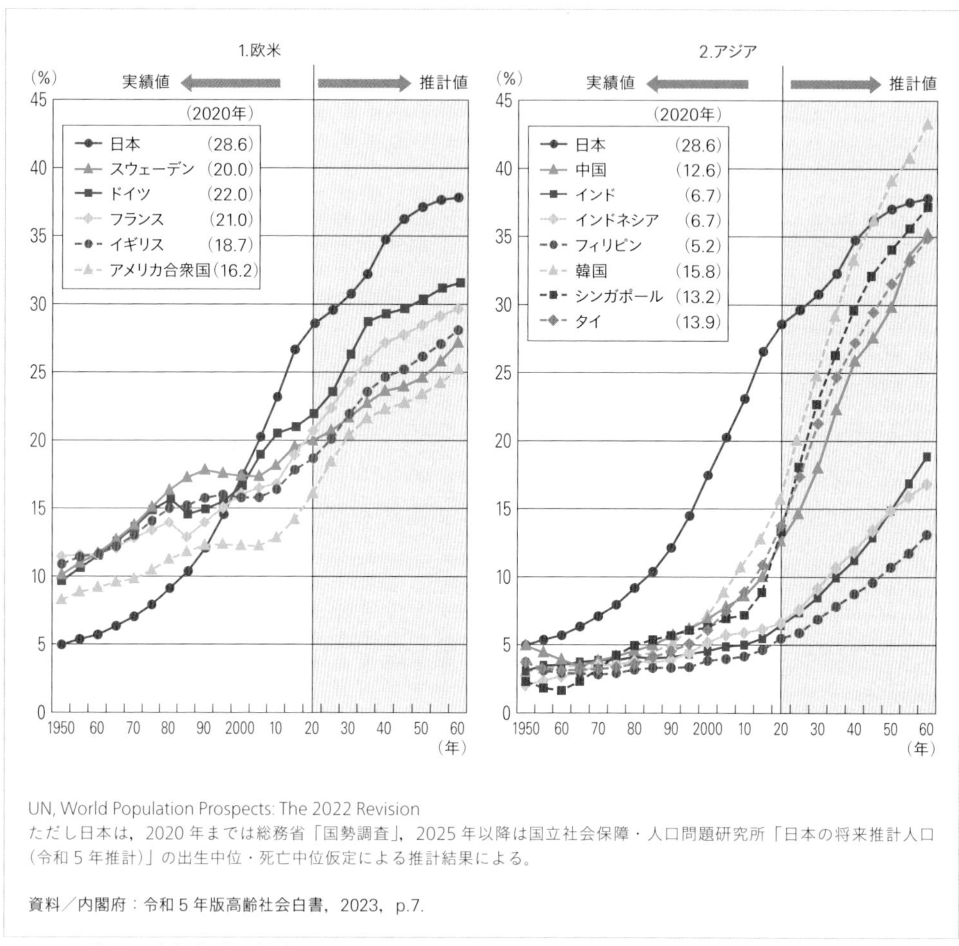

UN, World Population Prospects: The 2022 Revision
ただし日本は，2020 年までは総務省「国勢調査」，2025 年以降は国立社会保障・人口問題研究所「日本の将来推計人口（令和 5 年推計）」の出生中位・死亡中位仮定による推計結果による。

資料／内閣府：令和 5 年版高齢社会白書，2023，p.7.

図 1-21 世界の高齢化率の推移

24 年しか経過していない。それに比較し，フランスは高齢化率 7 %から 14%に達するまで 126 年の時間を要しており，日本とは約 100 年の差がある。

この差は，日本では増加した高齢者に対して社会が対応できるための準備期間が非常に短いことを意味する。つまり，日本は高齢社会を迎える準備が十分とはいえないまま高齢社会となった。その一方，日本は世界のなかで高齢化率のトップにあるため，その施策，ケアモデルの創出などが各国から注目されている。

2 身体的特徴

向老期の人々の身体的特徴として生理機能の変化[31]があげられる（図 1-12 参照）。各機能の残存率について 30 歳時を 100%としたとき，年齢を経るごとに神経伝達速度，基礎代謝率，細胞内水分量，心拍出量係数，標準糸球体濾過率，肺活量，標準腎血漿流量，最大呼吸容量が低下している。60 歳時をみると，最大呼吸容量は約 40%，肺活量は約 30%の低下を示しており，呼吸機能の加齢による変化は肺炎など呼吸器疾患の増加につながっている。

また，生理機能の低下に加え人体の構造も変化する。加齢による変化として，細胞の変性・破壊・消失，臓器の萎縮などが徐々に進行する。

さらに，体力や気質などの遺伝的素因に，自然的・物理的・化学的・人的環境などの要因，食事・排泄・活動・運動・休息と睡眠のパターンなどの生活習慣が影響して老化は進行し，生活機能の低下という形で現れる。

3 心理的特徴

向老期の人々の心理的特徴として，定年退職などによる社会的役割の移行に伴う心理的なゆらぎや老後への不安などがあげられるものの，発達段階の途上にある。

❶長寿化と老後の伸長による影響

図 1-22 は，平均寿命と健康寿命の推移[32)] を示している。**平均寿命**とは 0 歳の時点からの平均余命をいい，**健康寿命**とは日常生活に制限のない期間をいう。

2019（令和元）年，男性の平均寿命は 81.41 歳，健康寿命は 72.68 歳，女性の平均寿命は 87.45 歳，健康寿命は 75.38 歳であった。男女ともに平均寿命と健康寿命の差は広がる傾向にあるが，これは，日常生活に介護を必要とするなどの支障をきたして亡くなるまでの期間が延長されることを表しており，老後に対する不安の一因となっている。

図 1-23 に統計でみた**平均的なライフサイクル**[33)] を示した。夫の引退（定年退職）から妻の死亡までの老後期間は 1920（大正 9）年が 5.3 年，1961（昭和 36）年は 16.3 年，1980（昭

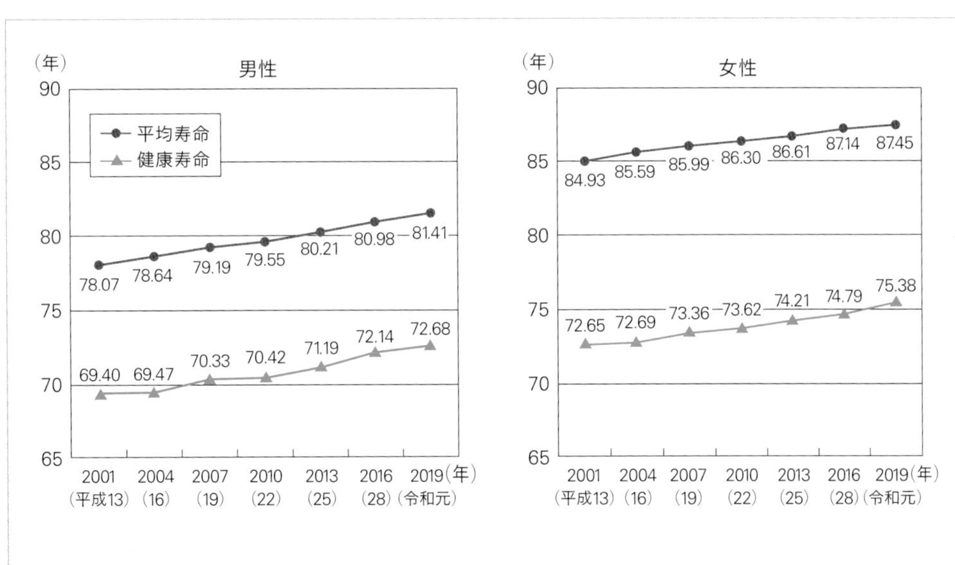

平均寿命：平成 13・16・19・25・28 年・令和元年は，厚生労働省「簡易生命表」，平成 22 年は「完全生命表」
健康寿命：厚生労働省「第 16 回健康日本 21（第二次）推進専門委員会資料」，2021.

資料／内閣府：令和 5 年版高齢社会白書，2023，p.27.

図 1-22 平均寿命と健康寿命の推移

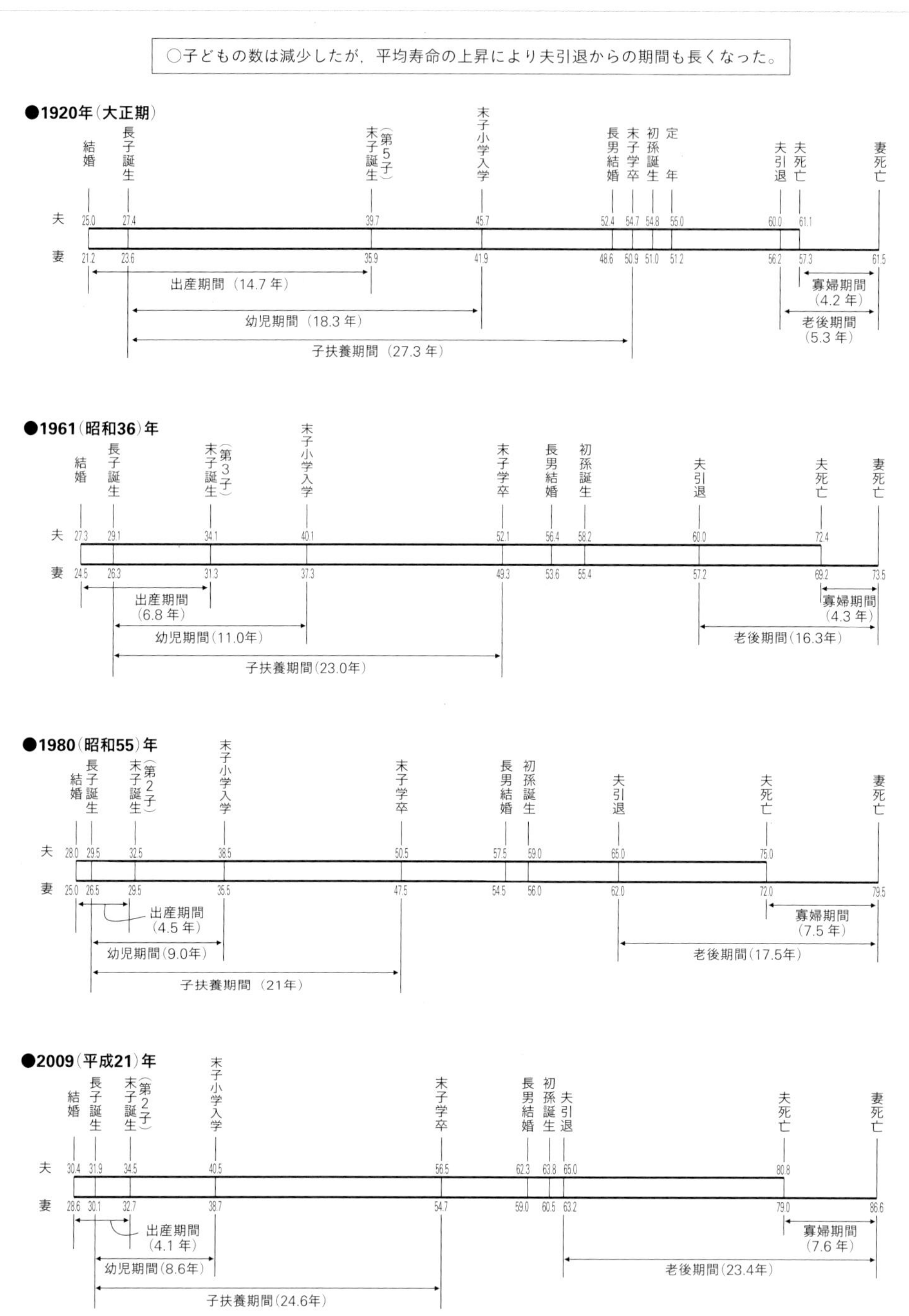

注：1．夫妻の死亡年齢は，各々の平均初婚年齢に結婚時の平均余命を加えて算出している。そのため，本モデルの寡婦期間は，実際に夫と死別した妻のそれとは異なることに注意する必要がある。

2．価値観の多様化により，人生の選択肢も多くなってきており，統計でみた平均的なライフスタイルに合致しない場合が多くなっていることに留意する必要がある。

資料／1920 年，1980 年は厚生省「昭和 59 年厚生白書」，1961 年，2009 年は厚生労働省大臣官房統計情報部「人口動態統計」などより厚生労働省政策統括官付政策評価官室において作成。

資料／厚生労働省：平成 23 年版厚生労働白書，2011，p.29.
https://www.mhlw.go.jp/wp/hakusyo/kousei/11/dl/01-01.pdf（最終アクセス日：2014/8/29）

図 1-23　平均的なライフサイクル

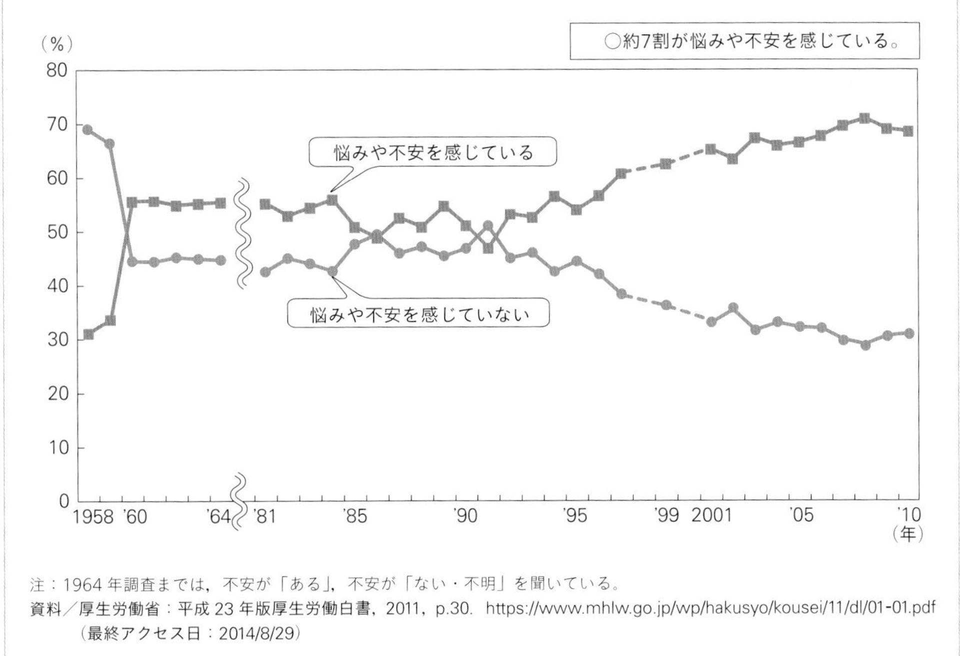

注：1964 年調査までは，不安が「ある」，不安が「ない・不明」を聞いている。
資料／厚生労働省：平成 23 年版厚生労働白書，2011，p.30. https://www.mhlw.go.jp/wp/hakusyo/kousei/11/dl/01-01.pdf（最終アクセス日：2014/8/29）

図 1-24 日常生活の悩みや不安

和 55）年は 17.5 年，2009（平成 21）年は 23.4 年と伸長している。このように，老後の期間が長くなったことは，成人期に考えていた老後の生活設計の修正が必要となることを意味する。このことを肯定的にとらえ，成人期にできなかったことにチャレンジする人もいれば，一方で老後の生活に不安を抱く人もいるだろう。

内閣府の国民生活に関する世論調査によると，日常生活のなかで悩みや不安を感じている人の割合は 1958（昭和 33）年では約 3 割であったが，1995（平成 7）年以降上昇傾向を示し，2005（平成 17）年には約 7 割となっている（図 1-24）。

その悩みや不安の内容をみると，1981（昭和 56）年から 1990（平成 2）年までは「自分の健康」「家族の健康」と健康問題をあげるものが最も多かったが，1980 年代から 1990 年代にかけて「老後の生活設計」をあげる人が急増し，2003（平成 15）年以降第 1 位を占め，将来の生活設計に対して不安を感じる人が増えている[34]。

❷生活環境に対する不安

生活環境に不安を抱える背景の 1 つとして，同居する家族や世帯数の構成の変化があげられる。図 1-25 は，単身世帯，三世代同居の推移[35]を示している。三世代同居は減少しつづけ，単身世帯，高齢者単身世帯は増加しつづけており，介護が必要となったときのことを思うと，決して安心できない状態にあると考えられる。

また，団塊（だんかい）の世代*を対象とした意識調査の結果において，**要介護時に希望する生活場所**

---

* **団塊の世代**：第二次世界大戦後の 1947 ～ 1951 年に生まれたベビーブーム世代。人口構造のなかで占める割合が多いことやそれまでの世代と異なる価値観，生き方をしてきたことから高齢社会において注目されている。

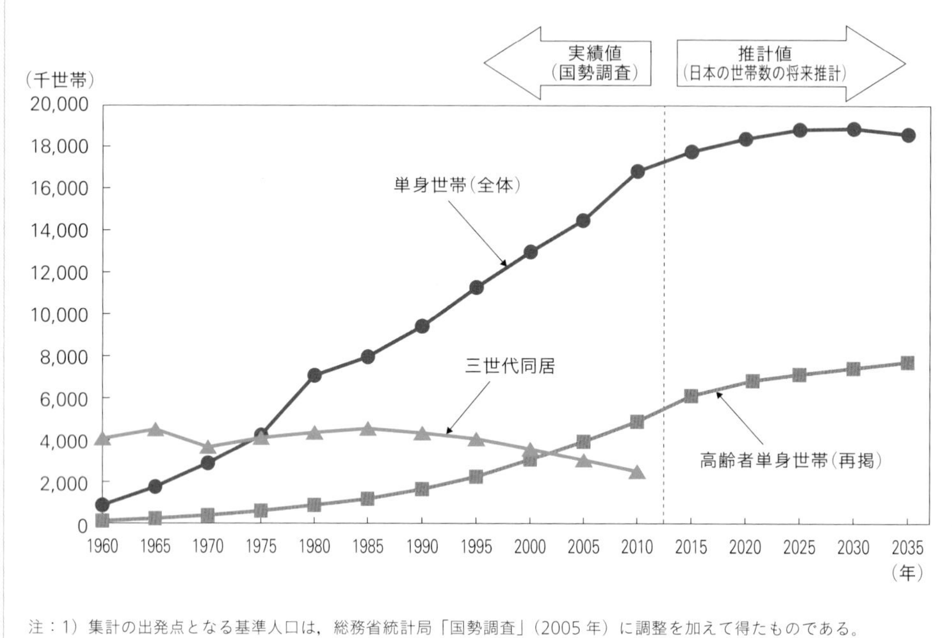

注：1）集計の出発点となる基準人口は，総務省統計局「国勢調査」（2005 年）に調整を加えて得たものである。
2）三世代同居とは，「夫婦と子どもと両親から成る世帯」「夫婦と子どもと片親から成る世帯」を合計したものである。
3）高齢者単身世帯とは，単身世帯のうち，世帯主の年齢が 65 歳以上（1960 年については世帯主の年齢が 70 歳以上）の再掲である。

資料／厚生労働省：平成 25 年版厚生労働白書，2013，p.93. http://www.mhlw.go.jp/wp/hakusyo/kousei/13/dl/1-02-3.pdf（最終アクセス日：2016/8/29）

図 1-25 単身世帯，三世代同居の推移

は，男女ともに自宅が最も多く，次いで介護老人福祉施設（特別養護老人ホーム）となっている[36)]（図 1-26）。

さらに，**要介護時に希望する介護者**は，男性は「配偶者」をあげる者が半数を超えているのに対し，女性は約 3 割に留まっている。女性は「施設や病院などの職員·看護師等」，次に「ホームヘルパーや訪問看護師等」の順となっている。また「子ども」をあげたのは，女性が約 1 割に対して男性は 0.5 割となっている[37)]（図 1-27）。

❸認知症になることへの不安

高齢者人口の増加に伴い，認知症*有病者数は約 462 万人，軽度認知障害（mild cognitive impairment：MCI）有病者数は約 400 万人と推定されている[38)]。このような社会的背景を受けて，将来認知症になるのではという不安をもつ人も少なくない。認知症という用語は人々になじんできているものの，認知症そのものについての理解は，まだ十分とはいえず，人々の不安を払拭（ふっしょく）するまでには至っていない。

＊ **認知症**：通常，慢性あるいは進行性の脳疾患によって生じ，記憶，思考，見当識，理解，計算，学習，言語，判断など多数の高次脳機能障害からなる症候群をいう（WHO：疾病および関連保健問題の国際統計分類，第 10 版：ICD-10 による）。

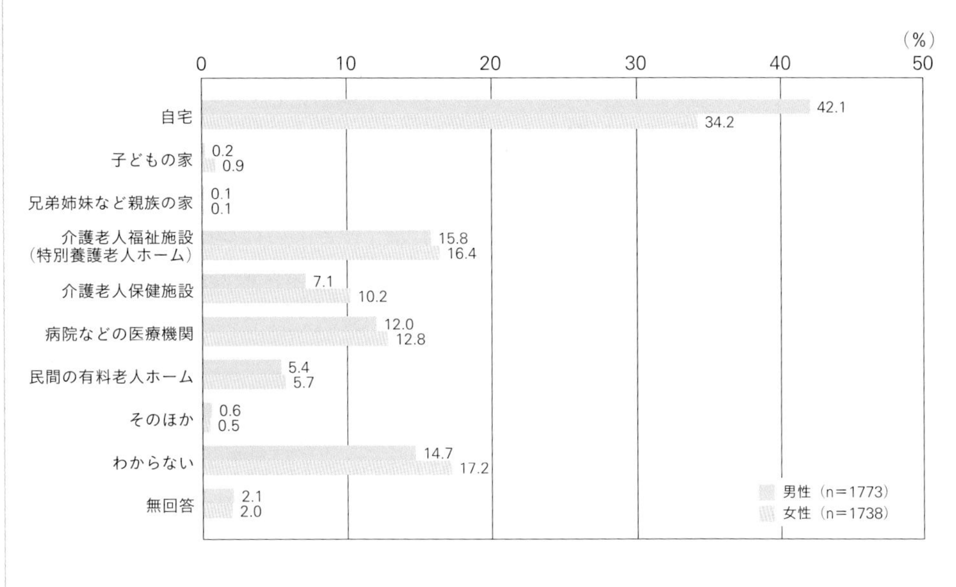

資料／内閣府：平成 25 年版高齢社会白書, 2013, p.63. http://www8.cao.go.jp/kourei/whitepaper/w-2013/zenbun/25pdf_index.html(最終アクセス日：2014/8/29)

図 1-26 団塊の世代の要介護時に希望する生活場所

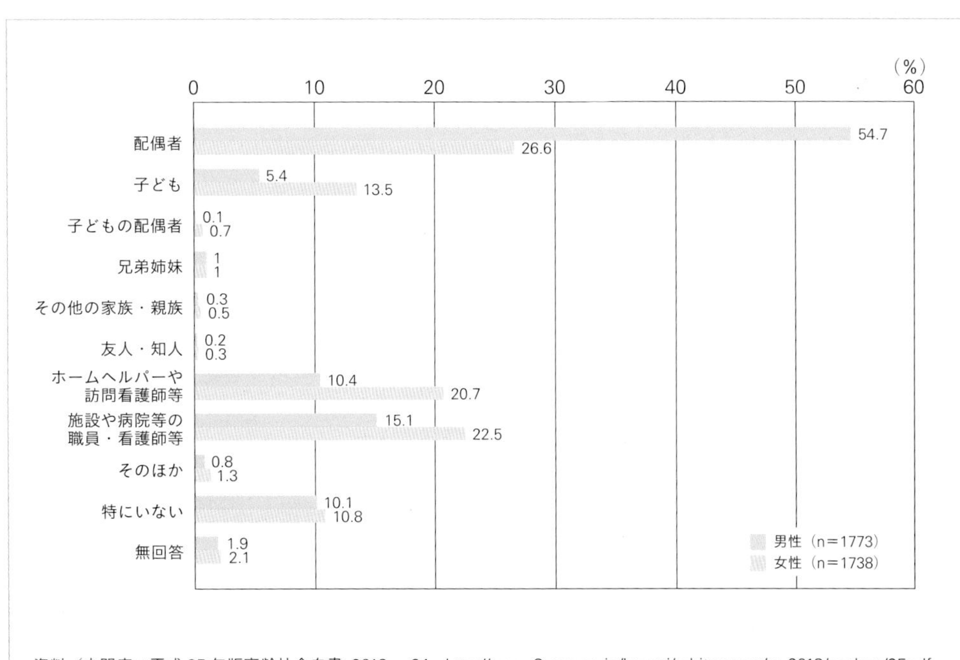

資料／内閣府：平成 25 年版高齢社会白書, 2013, p.64. http://www8.cao.go.jp/kourei/whitepaper/w-2013/zenbun/25pdf_index.html(最終アクセス日：2014/8/29)

図 1-27 団塊の世代の要介護時に希望する介護者

認知症に対して，認知症施策推進 5 か年計画（オレンジプラン*），認知症施策推進大綱*，認知症の人にやさしいまちづくり「神戸モデル」などが策定されるなど，認知症になっても最期まで住みなれた地域で暮らすことを目指す施策が本格化している。また，認知症本人による日本認知症本人ワーキンググループ（JDWG：Japan Dementia Working Group）が設立され，「認知症とともに生きる希望宣言」が公表されるなど，認知症になってから希望と尊厳をもって暮らしつづけることができ，より良く生きていける社会を創り出す活動が活発化している。そのようななか，心配なときに受診できる医療機関の整備とともに，もの忘れや認知症について相談できる身近な相談窓口が求められている[39)]。

❹老いることの自覚と準備

前節にあげたように，ハヴィガーストは，老年期の発達課題として 6 つの課題を示している（表 1-3 参照）。向老期にある人々は，体力の低下や生活環境による不安などを抱えていることが多い。しかし，老年期にある人々に比べ心身ともに健康であることが多く，社会的な活動に参加するなど活動範囲も幅広いといえる。たとえば単身世帯の人のなかには「終活」と称する人生の終末期に向けた活動として，より住みやすい住居への転居や墓の準備をするなど具体的な活動を行うことによって心身の準備を図る人もいる。

一つ一つの活動ができることは，老いに向き合いつつも「まだ大丈夫」という自信をもつことや自尊心を高めることにつながり，老年期に向けた大切なプロセスとなる。このように，向老期にある人々は老年期の発達課題である「人生の統合」に向けて心身ともに準備をしている段階にあり，心理的には発達の途上にある。

4　社会的特徴

向老期の人々の社会的特徴として，仕事を引退することによる社会的役割の移行，経済的変化の影響が大きくかつ多様であり，介護を担う者が多いという点がある。向老期の人々は，仕事をしている人もいれば，引退し家庭や地域の活動をするなど個人差が大きい。

❶引退時期の延長

現代社会のなかで，向老期の人々は職業からの引退時期が延長され，働き方を選びながら過ごしている。2022（令和 4）年の労働力人口は 6902 万人で，このうち 65 歳以上の人は 927 万人（13.4%）であり，これは 1980（昭和 55）年の 4.9%から大きく上昇している。また，60 ～ 64 歳の労働人口は 248 万人から 557 万人へと 2 倍以上に増加している[40)]（図 1-28）。

* **オレンジプラン**：厚生労働省が策定した認知症施策推進 5 か年計画の通称である。これまでの病院・施設を中心とした認知症の人へのケアの施策を，できる限り住み慣れた地域で暮らし続けられる在宅中心の施策へとシフトすることを目指している。地域で医療や介護，見守りなどの日常生活支援サービスを包括的に提供する体制づくりを目指し，具体的な方策がまとめられたものである。

* **認知症施策推進大綱**：基本的な考え方として，「認知症の発症を遅らせ，認知症になっても希望をもって日常生活を過ごせる社会を目指し認知症の人や家族の視点を重視しながら「共生」と「予防」を車の両輪として施策を推進」があげられている。ただし，ここでいう「予防」とは，「認知症にならない」という意味ではなく，「認知症になるのを遅らせる」「認知症になっても進行を緩やかにする」という意味である。

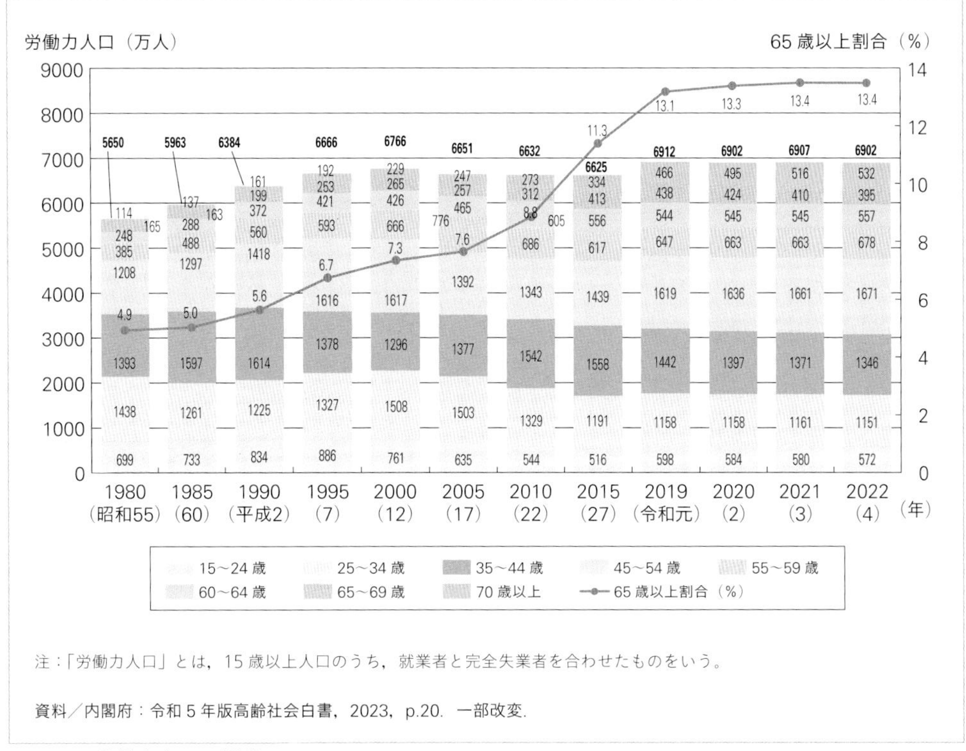

注：「労働力人口」とは，15歳以上人口のうち，就業者と完全失業者を合わせたものをいう。

資料／内閣府：令和5年版高齢社会白書，2023，p.20. 一部改変.

図1-28 労働力人口の推移

これらは，職業からの引退時期が延長していることを表しており，現在のわが国では高齢になっても社会的役割を担う人々が増えている。

❷就労意識の変化

団塊（だんかい）の世代の就業形態をみてみると，60歳のときには28.8%の人が「正社員・職員」として働いているが，定年以降，「嘱託・契約社員」「パート・アルバイト」の非正規社員に移行している[41]（図1-29）。さらに，仕事を続ける理由は，60歳のときには「生活費を得るため」が最も多く73.0%，次に「将来に備えて蓄えを増やすため」となっている。一方，現在の仕事をしている理由は「生活費を得るため」が55.4%であり経済的理由が減少し，「生活費の不足を補うため」「健康維持のため」「生きがいがほしいため」といった経済的理由以外の理由が増加している（図1-30）。また，団塊の世代の就労希望年齢は，現在仕事をしている人の場合，「働けるうちはいつまでも」と答えた人が33.5%と最も多かった[42]。

政府の経済財政諮問会議の有識者会議「選択する未来」委員会による人口減と超高齢化への対策でまとめた提言では，70歳までを働く人と位置づけ，定年後の再雇用などで70歳まで働ける機会を増やすよう求めたことが報じられた[43]。このように，就業形態の変化はあっても働きつづける期間が長くなったことは，向老期の人々の身体的，心理的，社会的に影響があるだろう。向老期の人々は，介護を担っている者もほかの年代に比べて多い（図1-31）。

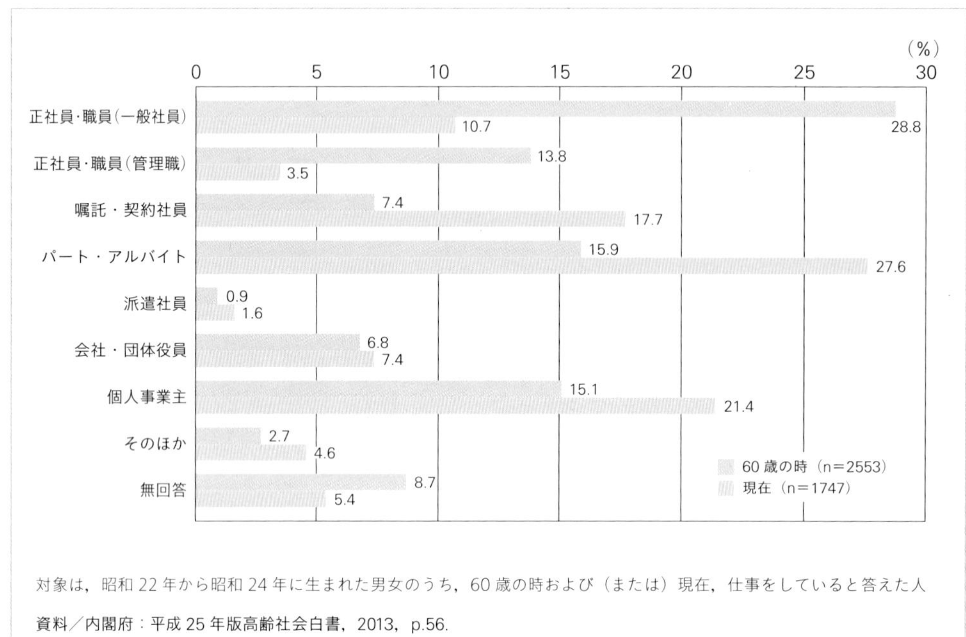

対象は，昭和 22 年から昭和 24 年に生まれた男女のうち，60 歳の時および（または）現在，仕事をしていると答えた人

資料／内閣府：平成 25 年版高齢社会白書，2013，p.56.

図 1-29 団塊の世代の就業形態の変化

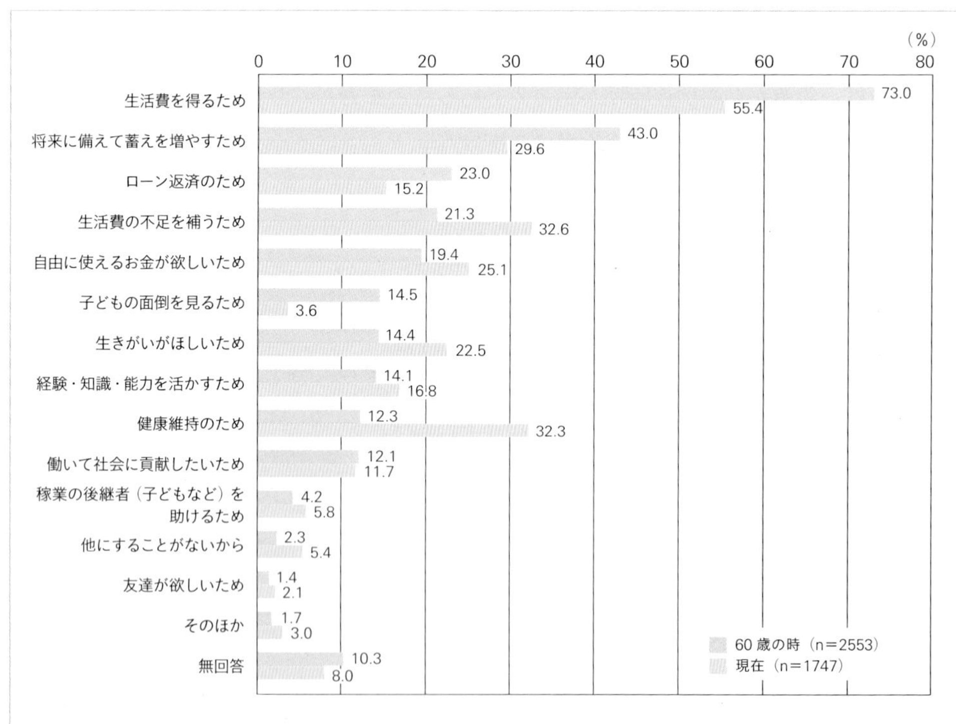

対象は，昭和 22 年から昭和 24 年に生まれた男女のうち，60 歳の時および（または）現在，仕事をしていると答えた人

資料／内閣府：平成 25 年版高齢社会白書，2013，p.57.

図 1-30 団塊の世代の就労目的の変化（複数回答）

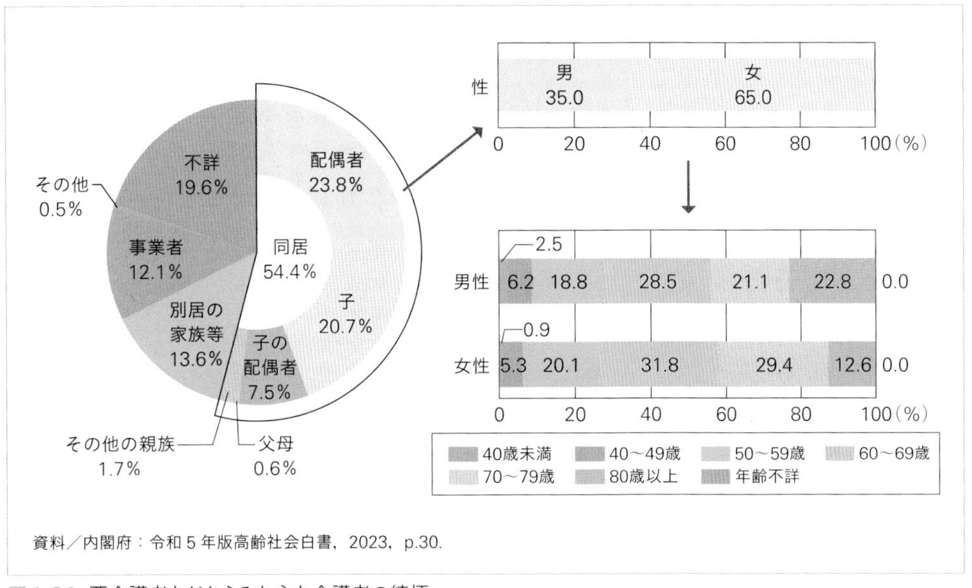

図 1-31　要介護者などからみた主な介護者の続柄

また，家族の介護や看護を理由とした離職者数のうち，女性の離職者数は約 8 割を占めており，わが国では依然として女性が介護を担う現状についても配慮を要する（図 1-32）。

最後に，人生のなかで長年培ってきた社会的役割は，人生の晩年に認知症となっても重要な意味をもつ例を紹介したい。

新設の特別養護老人ホームに入居した認知症高齢者のニーズを明らかにした研究[44]で

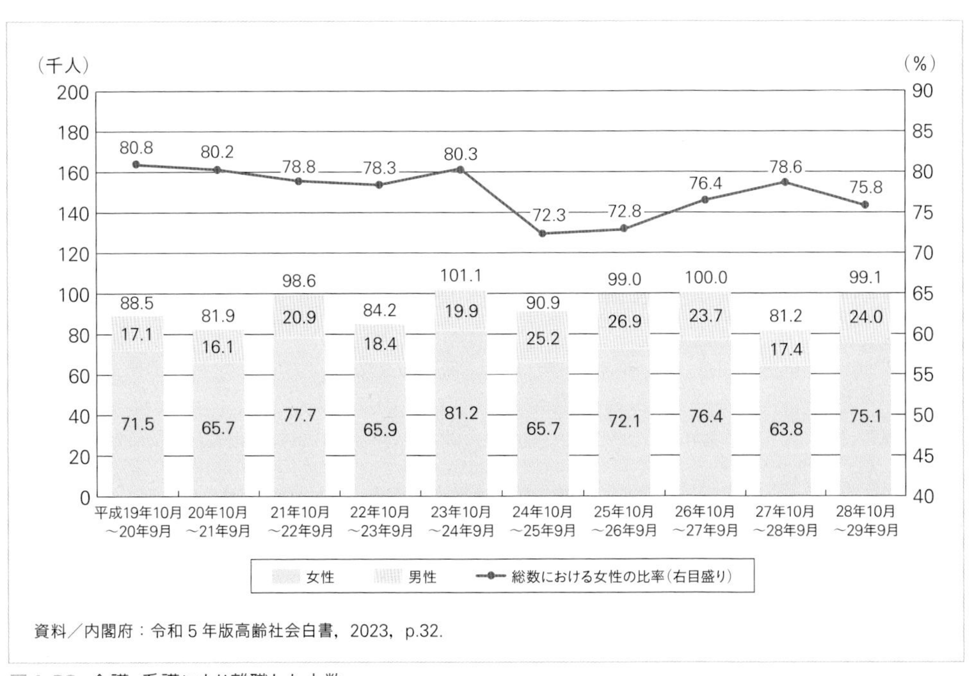

図 1-32　介護・看護により離職した人数

は,「自分に合った内容・方法で生理的欲求を満たしたい」「安心できる環境で過ごしたい」という低次のニーズから,「自分なりのペースで生活したい」「人とつながっていたい」「役割を持ちつづけたい」「自分の理想的な容姿でありたい」「自分の好きなことをして過ごしたい」「人生に誇りを持っていたい」という高次のニーズまでが示されている。

介護が必要となった認知症高齢者は，施設で暮らすなかで「いつまでも母親としての役割を持ちつづけたい」「元教師としての役割を持ちつづけたい」「家事にこだわりを持っていたい」など，【役割を持ちつづけたい】というニーズをもっていた。このように「役割を担いたい」というニーズの根幹には，成人期に母親や教師という家事や仕事の役割を担い，まっとうしてきた経験があった。そして，その経験は，人生の最晩年の段階で，個々の人生の誇りとなっていた。

向老期にある人々は定年延長や就業形態を変更して働くなど，社会的役割を担う人が増えており，後進の育成など次世代の人々にかかわる人も増えている。また，向老期までの人生のなかで，家庭であろうと社会であろうとその人らしく役割をまっとうすることは，その後の人生を誇り高きものにするといえるだろう。すなわち向老期においては，これまでの人生を意味づけ再解釈をすることが重要であり，そのことが老年期への移行を円滑にする。したがって，看護職は，向老期にある人々に対して，老年期への移行を促すという発達的視点に立った支援を行うことが求められる。

文献

1）内閣府：民法の成年年齢に関する世論調査，2013．http://survey.gov-online.go.jp/h25/h25-minpou/index.html（最終アクセス日：2014/8/25）
2）二宮克美，宮沢秀次，大野木裕明編：ガイドライン生涯発達心理学，ナカニシヤ出版，2006，p.7.
3）上田礼子：生涯人間発達学，改訂第2版増補版，三輪書店，2012，p.2.
4）ノールズ，M. S. 著，堀薫夫，三輪健二監訳：成人教育の現代的実践；ペダゴジーからアンドラゴジーへ，鳳書房，2002，p.13-23.
5）ハヴィガースト，R. J. 著，児玉憲典，飯塚裕子訳：ハヴィガーストの発達課題と教育；生涯発達と人間形成，川島書店，1997，p.3.
6）村田孝次：生涯発達心理学の課題，培風館，1989，p.40.
7）レビンソン，D. J. 著，南博訳：ライフサイクルの心理学（上），講談社，1992，p.126-127.
8）アリエス，P. 著，杉山光信，杉山恵美子訳：＜子供＞の誕生；アンシァン・レジーム期の子供と家族生活，みすず書房，1980.
9）加藤潤：近代言説としての「青年期」，名古屋女子大学紀要，人文・社会編，48：23-36，2002.
10）小此木啓吾：モラトリアム人間の時代，中央公論社，1993，p.27-28.
11）落合良行，楠見孝編：自己への問い直し；青年期〈講座 生涯発達心理学 4〉，金子書房，1995，p.63-64.
12）前掲 3），p.178-180.
13）和田攻，南裕子，小峰光博編：看護大辞典，第2版，医学書院，2010，p.1270.
14）エリクソン，E. H.，エリクソン，J. M. 著，村瀬孝雄，近藤邦夫訳：ライフサイクル，その完結，みすず書房，1989，p.100.
15）前掲 14），p.97.
16）馬場禮子，永井撤編：ライフサイクルの臨床心理学，培風館，1997，p.96.
17）内閣府：令和元年版子ども・若者白書，2019，p.39．https://www8.cao.go.jp/youth/whitepaper/r01honpen/pdf_index.html（最終アクセス日：2019/9/30）
18）中田福市：日本人の心と体のデータファイル；医療スタッフ必携，金原出版，2004，p.58.
19）前掲 18），p.61.
20）前掲 3），p.206.
21）前掲 16），p.156-157.
22）前掲 2），p.127.
23）前掲 14），p.88.
24）前掲 5），p.146.
25）レビンソン，D. J. 著，南博訳：ライフサイクルの心理学（下），講談社，1992，p.19.

26）前掲7），p.83.
27）前掲7），p.110-111.
28）前掲25），p.228.
29）南博文，やまだようこ責任編集：老いることの意味；中年・老年期〈講座生涯発達心理学第5巻〉，金子書房，1995，p.2-3（南博文：人生移行のモデル）.
30）内閣府：令和5年版高齢社会白書，2023，p.7．https://www8.cao.go.jp/kourei/whitepaper/w-2023/zenbun/05pdf_index.html（最終アクセス日：2023/10/2）
31）福武直，原沢道美編：高齢社会の保険と医療，21世紀高齢社会への対応，第3巻，東京大学出版会，1985，p.52.
32）前掲30），p.27.
33）厚生労働省：平成23年版厚生労働白書，2011，p.29．http://www.mhlw.go.jp/wp/hakusyo/kousei/11/dl/01-01.pdf（最終アクセス日：2014/8/29）
34）前掲33），p.30.
35）厚生労働省：平成25年版厚生労働白書，2013，p.17. http://www.mhlw.go.jp/wp/hakusyo/kousei/13/dl/1-02-3.pdf
36）内閣府：平成25年版高齢社会白書，2013，p.63.
37）前掲36），p.64.
38）朝田隆：都市部における認知症有病率と認知症の生活機能障害への対応　平成23年度～平成24年度総合研究報告書，厚生労働科学研究費補助金認知症対策総合研究事業，2013.
39）兵頭静恵，他：『もの忘れ看護相談』プログラム構成要素の検討：看護相談実施予定の地域住民へのニーズ調査を通して，日本認知症ケア学会誌，12（4）：783-789，2014.
40）前掲30），p.20.
41）前掲36），p.56.
42）前掲36），p.57.
43）経済財政諮問会議専門調査会「選択する未来」委員会：未来への選択；人口急減・超高齢社会を超えて，日本発成長・発展モデルを構築，2014．http://www5.cao.go.jp/keizai-shimon/kaigi/minutes/2014/0515/shiryo_05_2.pdf（最終アクセス日：2014/8/30）
44）青木澪，他：新設の特別養護老人ホームの認知症高齢者が自分らしく生きるための看護援助の検討；日常生活のサインから見出されたニーズを紐解いて，看護教育，54（8）：712-716，2013.

参考文献

・エヴァンズ, R. I. 著，岡堂哲雄，中園正身訳：エリクソンは語る；アイデンティティの心理学，新曜社，1981.
・加藤秀俊：人生のくくり方；折目・節目の社会学，NHK出版，1995.
・ニューマン, B. M.，ニューマン, P. R. 著，福富護訳：新版 生涯発達心理学；エリクソンによる人間の一生とその可能性，川島書店，1988.
・落合良行，楠見孝編：自己への問い直し；青年期〈講座 生涯発達心理学4〉，金子書房，1995.
・斎藤誠一：青年期の人間関係，人間関係の発達心理学4，培風館，1996.
・中島義明，他編：心理学辞典，有斐閣，1999.
・海保博之，他監修：心理学総合事典，朝倉書店，2006.

第2章

成人を取り巻く社会環境と成人の生活

この章では

- 社会環境のなかでの成人の役割と責任を理解する。
- 成人期にある人の労働の意味と価値を理解する。
- 成人期にある人の家族との関係とその役割を理解する。
- 社会環境の変化とともに変わる家族の多様化とその意味を理解する。
- 家族の発達段階で変わる家族の役割を理解する。
- 人々の生活と地域社会の関係性について理解する。
- 多様化する地域社会や人と人とのかかわりあいを理解する。

I 社会のなかで生活を営むということ

1 社会人である成人

成人には，他者の手を借りずに身体的，精神的および経済的に自立して生活することが社会から期待されている。成人は，生活の様々な場面で，基本的に自らの意思や意向に沿って自己決定し行動する。そして，その行動の結果については自ら責任を負わねばならない。

成人に達した人が「社会人としてふさわしいふるまいを身につけたい」「社会人としての自覚をもって行動したい」と発言するなど，成人するということと社会人という言葉をつなげて使われることは多い。『広辞苑』（第 7 版）によると，「社会人」という言葉は「社会の一員としての個人」「実社会で活動する人」を意味する。成人には，自立・自律した個人として，社会で活動することが求められているといえるだろう。

2 社会人としての役割と責任

私たちは，大なり小なりいくつかの社会に属しており，それぞれの社会のなかで，人々とかかわり合って生活を営んでいる。社会のなかで生活を営むためには，その社会のルールを守ることや文化を共有することが必要である。

「個人が他者との相互作用のなかで，彼が生活する社会，あるいは将来生活しようとする社会に，適切に参加することが可能になるような価値や知識や技能や行動などを習得する過程」を**社会化**という[1)]。ライフサイクルに応じて，人は家庭や学校，職場，地域などの社会における社会化をとおして，必要な価値や知識，技能，行動などを身につけるという課題を果たしている。社会のなかで生活を営むことは，個人にとってはその社会における役割と責任を果たすことであるとともに，社会化のプロセスを通じた成長につながるものである。

内閣府の平成 23 年度国民生活選好度調査では“日本は今後，どのようなことを社会の目標にしていくべきと思うか”という問いに対し，「安全･安心に暮らせる社会」（63.9%），「他人への思いやりがある人が多い社会」（53.4%），「心のゆとりがある人が多い社会」（48.3%）などの回答が多かった（複数回答）[2)]。

このようなことを目標とする社会をつくるためには，家庭において，地域において，学校において，職場において，各個人が役割と責任を果たすことが重要である。社会は，そこに参加する人々が役割と責任を果たすことによって成立している。

Ⅱ 働くことと生活

A 人はなぜ働くのか（働くことの意味）

働くこと（労働）には様々な側面がある。様々な側面とは，職業・職種はもとより，業務内容，作業姿勢，労働時間や就業形態，仕事で求められる役割や経験，収入，労働に伴う移動（通勤時間・手段，出張など）などである。

また，労働の環境には，暑い・寒いといった温度環境，換気が不十分といった空気環境，明るい・暗いといった視環境，うるさい・静かといった音環境などがある。そして，仕事の多くは職場というコミュニティーで行われ，職場内部の同僚や上司とのかかわりとともに，仕事を発注する側と受注する側など対外的な仕事を通じた他者とのかかわりといった人間関係が生じる。ここに，働く人の個別性として，年齢や性，健康状態，文化的背景などが関与し，育児や介護など家族に関係する要因も追加される。

働くことは，成人期にある人の生活において時間的には一部分だが，構造的には基盤をなすものである。そして，最も重要なことは，成人期を生きるそれぞれの人において，働くことについての様々な価値観・考え方が存在することである。

1. ライフサイクルで変化する働くことの意味

成人期を生きる人々にとっての「働くこと」の意味は，その人が歩んでいるライフサイクルによって変化する部分が大きい。

青年期においては，将来の職業選択を経て，その準備を行い，経済的自立をなし，働くことを通じたアイデンティティの確立，社会人としての人間関係づくりといった意味を含んでいる。

壮年期では，①社会に生きる独立した人間としてのやりがい，②働くことで収入を得て自分自身および家族の生活の基盤をつくる，③責任ある立場となってその役割を果たす，④後輩・次世代の育成を担うといった意味が考えられる。また，この時期は，結婚，出産，育児を担う時期でもあり，これらとのバランスをとった働き方の選択が必要とされる場面も多い。

その後，向老期を経て老年期へと向かうが，定年・退職など第一線での活動から退く時期でもある。この時期に働く目的としては，生活のための収入の確保とともに，生きがい，自分の存在する場所の確保などをあげる人も多い。

2. 自立した生活と社会への貢献

人は，生きるために必要な基本的衣食住を，働くことによって直接的にも間接的にも得ている。何らかの労働を提供し，その対価として金銭あるいは必要なものを得ている。それによって，人々は他者に依存せずに自立した生活を営むことが可能となる。

一方，自立した個人あるいは世帯が税金を納め，健康保険料や年金保険料など社会保障のための相応な負担をすることによって，現代の社会は成立している。もう少し視野を広げると，金銭的な報酬を伴わないボランティア活動なども含め，働くことは社会にとって必要なものを個人が提供する活動であるとも考えられる。

したがって，働くということは社会への貢献という性質をもっており，その結果として社会から何らかの還元を受けているといえるだろう。

3. 人生の目標・生きがいと役割や責任・義務

働くことを通じて得られるものとして，経済的な報酬や社会的立場，自らの成長や能力の獲得といったことが考えられる。これらは人生の目標にもなり得るものである。また，働くという行為そのものが，自分の存在意義の確認や仲間を得ることに結びつき，生きがいとなっている人も多い。

一方で，働くということには役割や責任・義務などが伴う。役割や責任・義務を果たすためには，多くの場合，役割遂行の困難さや身体的・心理的な負荷を伴い，苦悩の種となることもある。また，生きがいや自己実現，人としての成長・発達につながることもある。

4. 働くことの意味の多様さ

1　意味の多様さ

「働く」という行為を一言で説明することは難しい。なぜなら働くことには様々な側面があり，ライフサイクルに応じて意味が異なるからである。働くことによって自立した生活を手に入れることは，一方で社会への貢献でもある。人生の目標・生きがいとなるとともに，役割や責任・義務を伴う。

しかし，このような性質は矛盾するものでもある。ボランティア活動のように，社会への貢献ではあるが経済的な報酬を得ることが目的ではない活動がある。働くことは生きるための手段であって，人生の目標・生きがいは別にある場合も多い。

働くことには役割や責任・義務が必須のように思われるが，役割や責任・義務は人間どうしのコミュニティー活動においては，働くことに限らず必要である。また同じ行為を指して，「趣味（遊び）である」と答えることも「仕事（働くこと）である」と答えることもあるだろう。

それでは，看護学において「働く」という行為をどのようにとらえることが大切なのであろうか。

2　報酬との関係

ピアニストを例に考えてみよう。AさんとBさんはともに約10年前よりピアニストとして，コンサートでの演奏やCDの販売により経済的報酬を得て，自立した生活を送っている。それでは，彼らがボランティアとして無報酬で高齢者の入所施設で演奏する場合はどうなるだろうか。

Aさんは「報酬の有無ではなく，自分の演奏を聴いてくれる聴衆がいる限りそれは自分にとって仕事（働くこと）です」と答えた。Bさんは「演奏家として経済的報酬を含めて高い評価を得るといった目標に基づいて行う行為が自分にとっての仕事（働くこと）であり，余暇時間にボランティアとして演奏することは仕事ではない。しかし，ボランティア活動を続けることは自分にとって生きがいになっている」と答えた。

このように同じ行為を指して，人は「働くことである」と言ったり，「働くことではない」と言ったりすることがある。なぜかといえば，そこにはAさん，Bさんにとっての働くことの意味の違いが存在するからである。

Aさんにとって働くことは，聴衆のいるところでピアノを演奏するという意味があり，経済的報酬の有無は問わないもの，Bさんにとって働くことは，ピアノを演奏して高い評価を得るという人生の目標としての意味があり，経済的報酬を伴うものである。Aさん，Bさんは自ら働くことを意味づけており，その結果としてこのような違いが生じたと考えられる。

3　働くこととは

人々は働くことの意味を 1 つ以上もち，自分自身にとっての働くことの意味づけを行っている。さらに，年齢や経験を重ねることで意味も変化していくことが考えられる。

以上をまとめると，働くことについて次のように説明できるだろう。働くこととは，生きるために必要な基本的衣食住を直接的にも間接的にも得るという性質を本質的にもつ生活の営み（生活行為）としてとらえる。したがって経済的報酬を得る営みが中心となりやすいが，経済的報酬を得ない営み（生活行為）であっても，対象者が，「働くこと」であるととらえている営み（生活行為）は含まれる[3)]。そして，看護職としては，働くことの意味は多様であり，それぞれの人の働くことの意味を理解して援助することが重要である。

B 経済社会と密接な関係にある働く形

1. 社会の変遷に伴う働き方の変化

1　高度経済成長

わが国においては，1945（昭和 20）年の第 2 次世界大戦終結後，日本国憲法の制定や民法改正などを経て，社会のありようは大きく変化した。1950（昭和 25）年に勃発（ぼっぱつ）した朝鮮戦争に関連する特需景気から経済が上向き，1956（昭和 31）年においては「もはや戦後ではない」と経済白書に書かれている。

この時期以降，日本は高度経済成長期に入り，国民の生活水準は向上した。主産業は，農業や漁業といった第 1 次産業に代わって，製造業などの第 2 次産業となり（図 2-1），生産すればするほど売れるという市場の拡大とともに生産に従事する人の雇用は増大し，人々は地方から都市へ働きに出るようになった。男性は長時間働き，女性は専業主婦として家事や育児を家庭で担うという標準的なスタイルが増加した。

戦後の 1947（昭和 22）～ 1949（昭和 24）年頃は出生率が上昇し，第 1 次ベビーブームとよばれた。この第 1 次ベビーブームに生まれた人々が子どもを産む年齢となった 1971（昭和 46）～ 1974（昭和 49）年頃に再び出生率が上昇し，第 2 次ベビーブームとよばれたが，

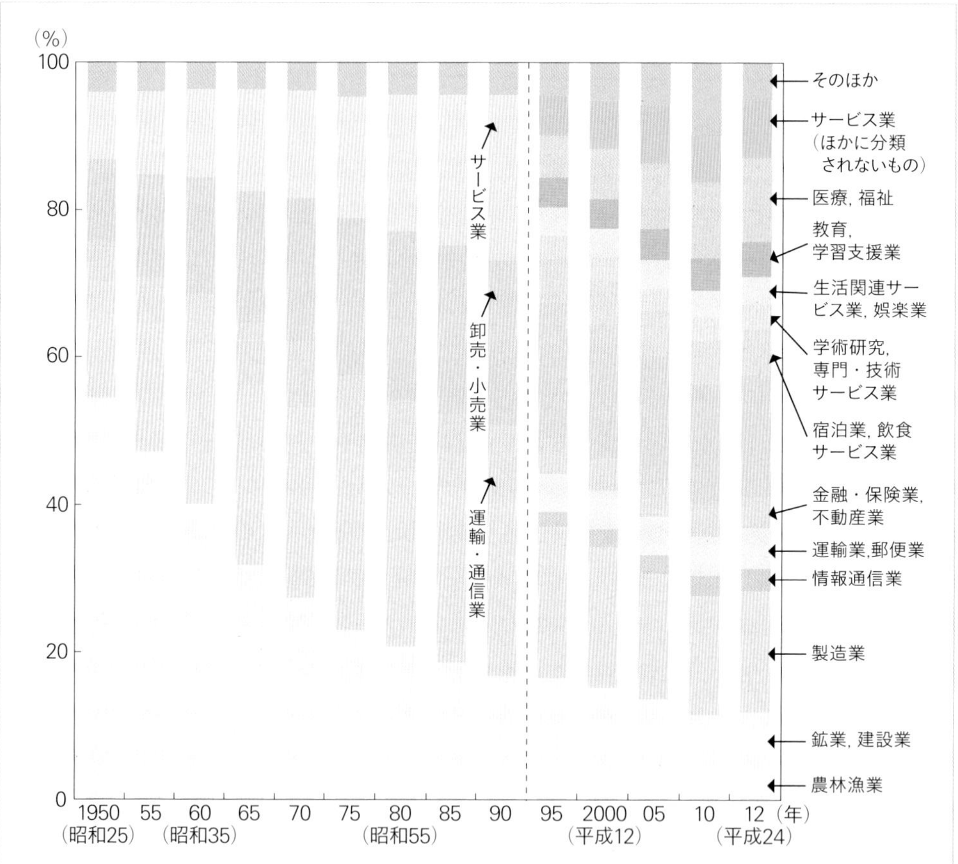

注：1）1995 年，2000 年および 2005 年は，総務省統計局による抽出詳細集計に基づく推計，集計である。1990 年までとは産業の表章が異なっており，接合は行えない。
2）1995 年以降の運輸業には郵便業を含み，金融・保険業，不動産業には物品賃貸業を含む。また，飲食店，宿泊業は宿泊業，飲食サービス業としている。
3）1990 年までの卸売・小売業には飲食店を含む。
4）2010 年は「労働者派遣事業所の派遣社員」を派遣先の産業に分類していることから，派遣元である「サービス業（ほかに分類されないもの）」に分類しているほかの年との比較には注意を要する。

資料／総務省統計局「国勢調査（1950 ～ 2010 年）」，「労働力調査（2012 年）」をもとに厚生労働省労働政策担当参事官室にて作成.

出典／厚生労働省：平成 25 年版労働経済の分析：構造変化の中での雇用・人材と働き方，2013，p.82.

図 2-1　産業別就業者構成割合の推移

その後は出生率が低下し，若年層の労働力人口は減少傾向にある。

2 バブル景気とその後

1970 年代の 2 度のオイルショックなどの経済的停滞期を乗り越え，1980 年代後半～1990 年代はじめにバブル景気とよばれる時代が到来した。給与は上がり，人々の消費は増大した。大企業を中心とした**終身雇用制**を基盤として，1 つの会社に長く勤めることで最終的な生涯賃金を多く獲得するというモデルに沿って，多くの人々は人生設計を立てていた。一方で，1986（昭和 61）年に男女雇用機会均等法が施行され，男女別の採用や性別による昇進などの差別は認められなくなったことを背景に，女性の社会進出が促進された。

ところが，バブル景気の崩壊後は不況が長く続き，企業の倒産や人員削減などにより失業率が上昇した（図 2-2）。多くの企業は，人件費を抑制するために正規職員として固定した人員を抱えることを避け，派遣社員やアルバイトなどの**非正規雇用労働者**とよばれる労働者を経営の状況により雇用して人員を調整する傾向がみられるようになった。この顕著な例が，2008 年のアメリカに端を発し世界に広がったリーマンショックとよばれる不況後に起きた，「派遣切り」とよばれる多数の派遣労働者の契約解除である。

また，近年ではサービス業などの第 3 次産業への従事者が増え（図 2-1），夜間や休日においても平日と同様のサービスを求める消費者に対応して，働く時間帯や休日などが多様

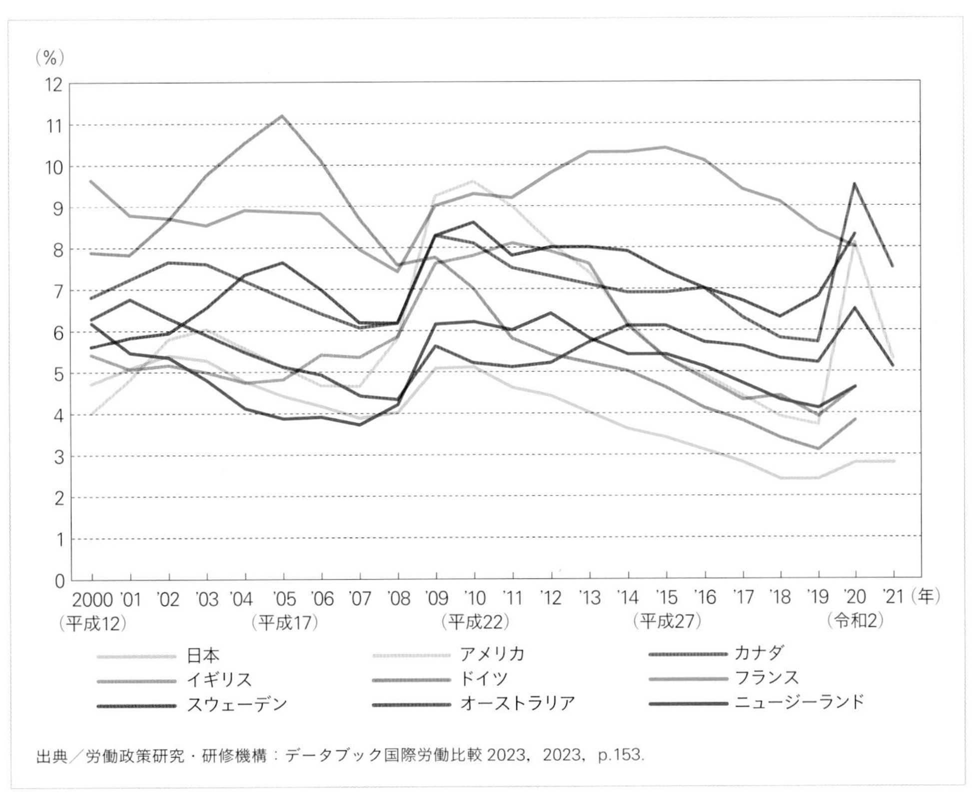

出典／労働政策研究・研修機構：データブック国際労働比較 2023，2023，p.153.

図 2-2 ILO 定義による各国の失業率の推移

化している。

このように，社会の変遷に伴って人々の働き方は変化している。

2. 正規雇用労働者と非正規雇用労働者

従業員，社員としての雇用は，**正規雇用労働者**（正社員）と**非正規雇用労働者**（非正社員）に分けられる（表 2-1）。

正規雇用労働者とは，一般に「雇用期間の定めのない契約を結んでいる労働者」を指している。それに対して，非正規雇用労働者（パートタイム労働者，派遣社員，契約社員，嘱託社員など）とよばれる「雇用期間の限定された労働者」の割合が増えてきている。

1 非正規雇用労働の背景

この背景には，①経済のグローバル化により企業が国際競争力を保つために人件費を抑え，時には雇用の調整を行う必要性が増したこと，②産業構造が変化しサービス業が増大していることがあげられ，一方で，③人々が多様な働き方を求めるようになったこと，などがあるといわれている。

たとえば，パートタイム労働者は女性が約 7 割を占めており，多くは家事や育児との両立という面から短時間労働を選択している側面がある。また，仕事以外の様々な社会活動や経験を積みたいと願う若年者が，学校卒業後に正規雇用を求めずアルバイトやパートといった，いわゆるフリーターとして働くことを選択する傾向も，1980 年代後半頃より増える傾向にあった。

2 派遣労働の変化

派遣労働者の場合，本来は専門的能力をもつ者が，その能力を一時的に必要とする職場に派遣会社から派遣されるという性質があり，長期間の雇用契約に縛られることなく，契約と契約の間の期間には自由に旅行や趣味の活動に時間を使うことができるというメリッ

表 2-1 正規雇用と非正規雇用の考え方

雇用要素	正規雇用	非正規雇用
①労働契約の期間の定めはない。 ②所定労働時間がフルタイムである。 ③直接雇用である（労働者派遣のような契約上の使用者ではない者の指揮命令に服して就労する雇用関係［間接雇用］ではない）。 ④勤続年数に応じた処遇，雇用管理の体系（勤続年数に応じた賃金体系，昇進・昇格，配置，能力開発など）となっている。 ⑤勤務地や業務内容の限定がなく，時間外労働がある。	①②③の要素をすべて満たすもの。 （大企業で典型的にみられる形態では上記条件に④⑤を加えるが，最近ではこの要素を満たさない場合もあり，多様化している）	①②③の要素をすべて満たさないもの。 ①に関して有期契約である。 ②に関して短時間（パートタイム）労働である。 ③に関して雇用関係と指揮命令関係が異なる間接雇用である。

資料／厚生労働省：望ましい働き方ビジョン：非正規雇用問題に総合的に対応し，労働者が希望する社会全体にとって望ましい働き方を実現する，2012 より作成．

トがあるといわれている。

もっとも，1999（平成 11）年の労働者派遣法の改正により，専門的業種以外にも労働者派遣が認められるようになったため，本来の派遣労働の性質とは異なってきている部分もある。さらに 2004（平成 16）年の改正で製造業務への労働者派遣が認められるようになり，派遣労働者は急速に増加した。

3 非正規雇用労働者の増加

非正規雇用労働者は，1990（平成 2）年には労働者全体の 20.2％であったが，2005（平成 17）年には 32.6％を占め，2022（令和 4）年には 36.9％に達している（図 2-3）。年齢階級別にみると（図 2-4），各年齢階級で大きな差はないものの，15 ～ 24 歳（在学中を除く）の若年層の非正規雇用率が低くないことがわかる。

これは，若年者が多様な働き方を求めるようになったことも関与しているが，1990 年代以降の不景気により企業が正規雇用の抑制を続けた影響が主要因と考えられる。その結果，一度も正規雇用の職に就くことなく 30 歳代，40 歳代を迎える人々が増加している。

日本社会においては，人材育成面では正規雇用労働者を中心に職業能力に関する教育を行っている傾向が強く，非正規雇用労働者はこのような教育の機会を得ることが難しい。さらに非正規雇用労働者は正規雇用労働者よりも全般に総所得が低く，生活の経済的基盤の形成にマイナスの影響をもたらしていることが指摘されている。

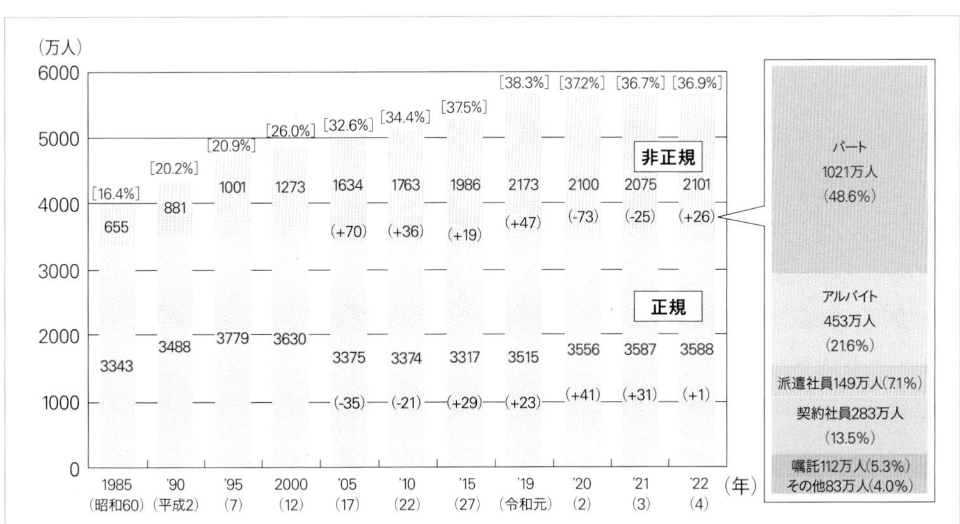

注：1）実数の下の（ ）は前年差，棒グラフの上の［ ］は非正規の職員・従業員の割合である。
2）2005 年以降の実数および割合は 2010 年国勢調査の確定人口に基づく推計人口（新基準）で遡及集計した数値を用いている。
3）2015 年から 2022 年までの数値は，2020 年国勢調査の確定人口に基づく推計人口（新基準）への切替による遡及集計した数値（割合は除く）。
4）雇用形態の区分は，勤め先での「呼称」によるもの。

資料／ 1999 年までは総務省統計局「労働力調査（特別調査）」（2 月調査），2004 年以降は総務省統計局「労働力調査（詳細集計）」（年平均）.

図 2-3 正規雇用と非正規雇用の労働者数の推移

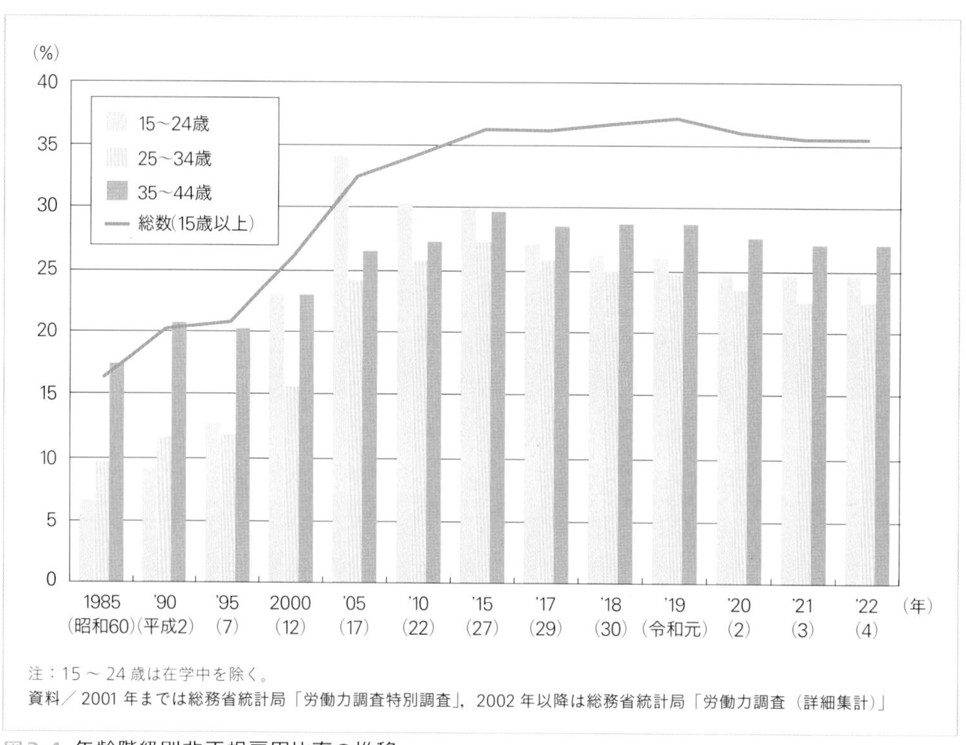

注：15 ～ 24 歳は在学中を除く。
資料／ 2001 年までは総務省統計局「労働力調査特別調査」，2002 年以降は総務省統計局「労働力調査（詳細集計）」

図 2-4　年齢階級別非正規雇用比率の推移

雇用形態の多様化は，社会の変化とともに人々の求める生活スタイルが変わってきたことの表れではあるが，社会の中心となるべき年代の人々が職業能力を十分に身につける機会を得ず，低賃金に甘んじている状況は，個人にとっても社会にとっても損失であるといえるだろう。

3. 女性の労働力化

女性の年齢階級別労働力率をみると，日本は諸外国と比べて 30 歳代の労働力率が低く，日本女性の労働力率は M 字型のカーブを描くことが知られている（図 2-5）。女性が結婚・育児により仕事を辞め，専業主婦となり，10 年ほどのブランクを経て再び就業するケースが多いことの反映と考えられている。

ただし，日本においても，1982（昭和 57）年には 30 歳前後に M 字カーブの底があったのに対し，2022（令和 4）年では 30 歳代後半に移行しており，最も低い労働力率が 1982 年の 49.5% から 2022 年の 78.9% と上昇し M 字カーブの底も浅くなっている（図 2-6）。

その背景としては，高学歴化などの影響で女性の結婚年齢が上がったこと，少子化などにより育児に専念する期間が減少していることなどが考えられる。女性の社会進出という面からは，男女共同参画という考え方が浸透してきていること，育児や介護による休業が制度化されたことなどが，成人期をとおして長く社会で働くことを目指す女性を増やしてきた。また，それに対して理解を示す社会の形成も後押ししたと考えられる。

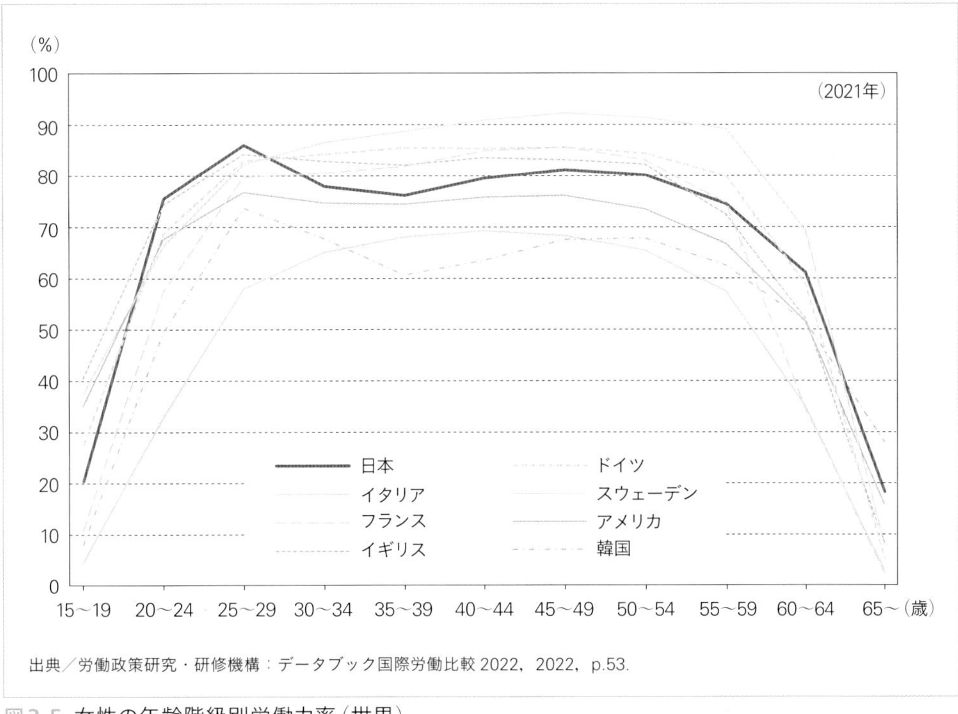

出典／労働政策研究・研修機構：データブック国際労働比較 2022，2022，p.53.

図2-5 女性の年齢階級別労働力率（世界）

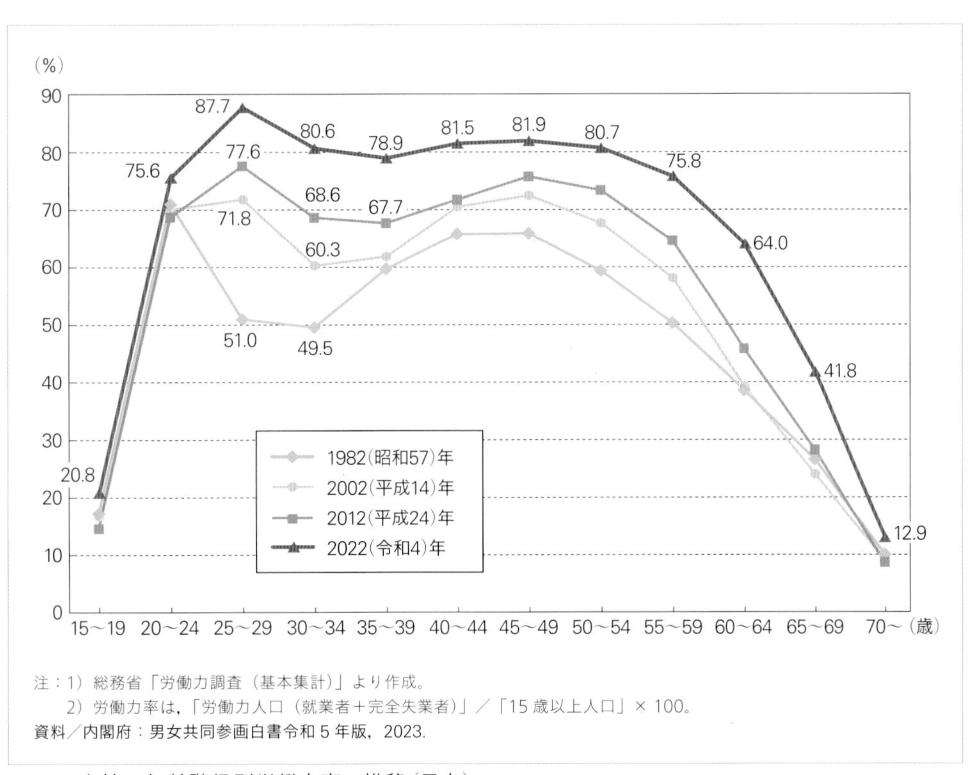

注：1）総務省「労働力調査（基本集計）」より作成。
2）労働力率は，「労働力人口（就業者＋完全失業者）」／「15 歳以上人口」× 100。
資料／内閣府：男女共同参画白書令和 5 年版，2023.

図2-6 女性の年齢階級別労働力率の推移（日本）

ただし，主に事務職の女性労働者を対象とした調査[4]では，女性が職業生活とそれ以外の生活を両立させ，健康で生き生きと働くためには，制度があれば十分なのではなく，実質化，利用促進，充実が必要であるという認識が示されている。子育て支援の充実，家事・育児・介護をしながら女性が働くことに対する理解と支援，高齢者ケアサービスの充実など，母性機能を発揮し，育児・介護など家族の生活を支えながら働くことの制度・しくみへの意見も認められる。女性の労働力化の促進には広い範囲にわたる社会的な取り組みが必要なことがわかる。

4. 定年年齢の延長

日本の多くの企業において雇用労働者の定年年齢は，1960年代までは55歳が主流であったが，定年延長の議論がなされるようになり，1985（昭和60）年に60歳定年が努力義務化，1998（平成10）年に義務化された。現在では65歳までの定年延長が方向づけられている。その背景として，国民年金の支給年齢の引き上げや少子化による労働力人口減少の影響がある。

高齢者の雇用については「高齢者等の雇用の安定等に関する法律」（高齢者雇用安定法）がある。2004（平成16）年の改正により65歳までの雇用を確保する目的で，65歳未満の定年を定めている事業主に対し，定年の引き上げ，継続雇用制度の導入，定年の定めの廃止のいずれかの措置が義務づけられた。2013（平成25）年4月からは，高年齢者が希望すれば継続雇用制度を活用し，少なくとも年金受給開始年齢までは意欲と能力に応じて働き続けられるよう，環境の整備を目的として一部が改正された。

高齢者の経済生活に関する調査（2019年）によれば，70歳を過ぎても働きたいと回答した人が4割近くある（図2-7）。別の調査でも，諸外国と比べて，職業生活から引退すべき年齢について70歳くらいと答える割合が高く，高齢になっても働きたいと考える人が多い傾向にある[5]。

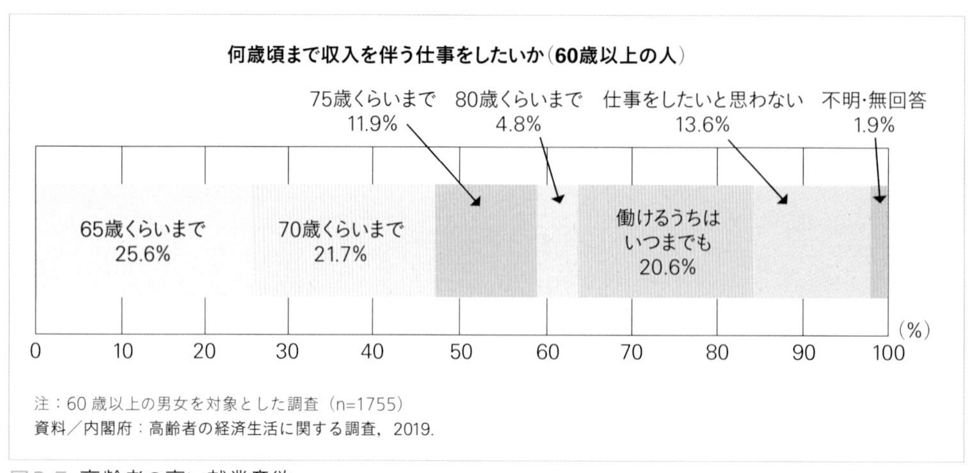

注：60歳以上の男女を対象とした調査（n=1755）
資料／内閣府：高齢者の経済生活に関する調査，2019.

図2-7 高齢者の高い就業意欲

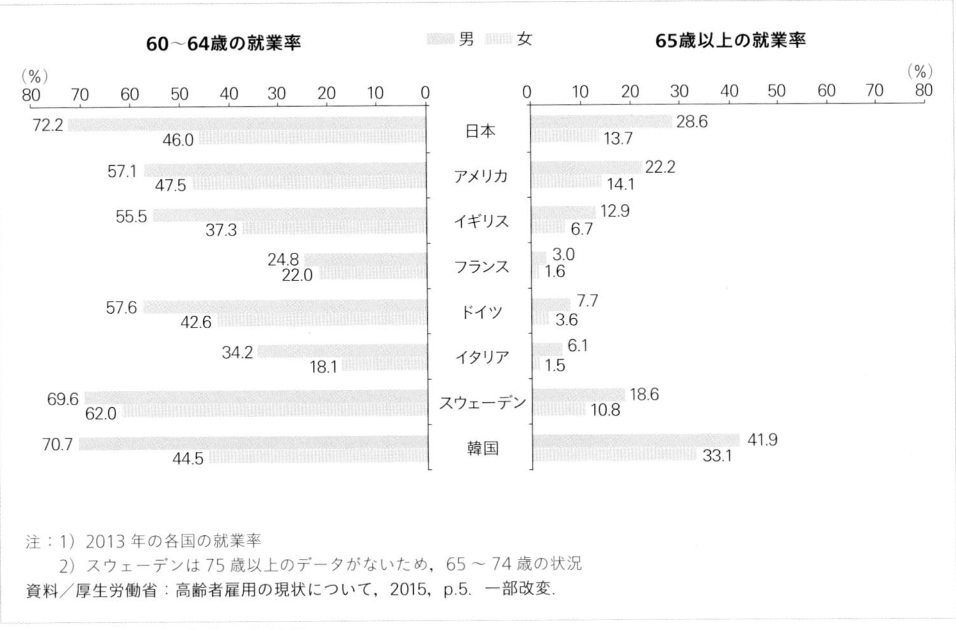

注：1）2013 年の各国の就業率
　　2）スウェーデンは 75 歳以上のデータがないため，65 ～ 74 歳の状況
資料／厚生労働省：高齢者雇用の現状について，2015，p.5．一部改変．

図2-8 高齢者の就業率国際比較

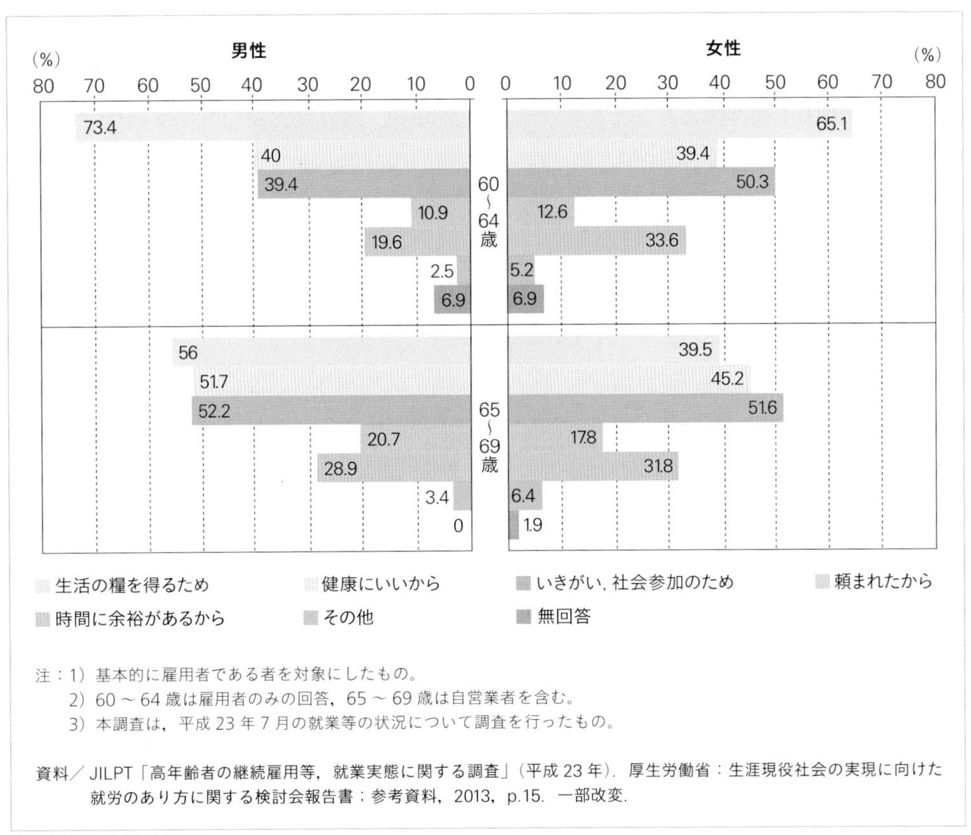

注：1）基本的に雇用者である者を対象にしたもの。
　　2）60 ～ 64 歳は雇用者のみの回答，65 ～ 69 歳は自営業者を含む。
　　3）本調査は，平成 23 年 7 月の就業等の状況について調査を行ったもの。

資料／ JILPT「高年齢者の継続雇用等，就業実態に関する調査」（平成 23 年）．厚生労働省：生涯現役社会の実現に向けた就労のあり方に関する検討会報告書：参考資料，2013，p.15．一部改変．

図2-9 高齢者の就業理由（複数回答）

実際に，日本の高齢者の就業率は，60 ～ 64 歳の男性では 72.2% で諸外国に比べて最も高く，65 歳以上の男性では 28.6% で韓国に次いで高い（図 2-8）。このような高齢者の就業理由は，60 ～ 64 歳では男女ともに「生活の糧を得るため」が上位だが，65 歳以上では「健康にいいから」「いきがい，社会参加のため」が多くなる傾向にある（図 2-9）。

定年年齢の延長なども背景として，日本の高齢労働者の就業者数・就業率ともに増加している[6)]。一方で，高齢になるにつれ，視力，聴力，平衡感覚，筋力などの低下が見られ，有病率も高くなることから，災害防止や健康管理の対策強化が必要である。厚生労働省は「高年齢労働者の安全と健康確保のためのガイドライン（エイジフレンドリーガイドライン）」（令和 2 年 3 月）[7)] を公表し，事業者と労働者に求められる取り組みを具体的に示した。

C 働くことと生活

1. 職業生活が健康に及ぼす影響

働くことによって人は多くのものを得るが，一方で働くことを優先しすぎて，健康への関心や配慮が不足することも起こり得るし，家庭運営や友人関係の妨げとなることもある。仕事が原因で生じる負傷や病気（職業性疾病）があることも知られている。

たとえば，過重な労働が原因で脳・心臓疾患（過労死など）が生じることや，職業生活のストレスが原因で精神障害などを発症することがある。前者の労災補償の支給決定件数は 2007（平成 19）年度前後が高かったが，その後は年度により増減はあるものの傾向として

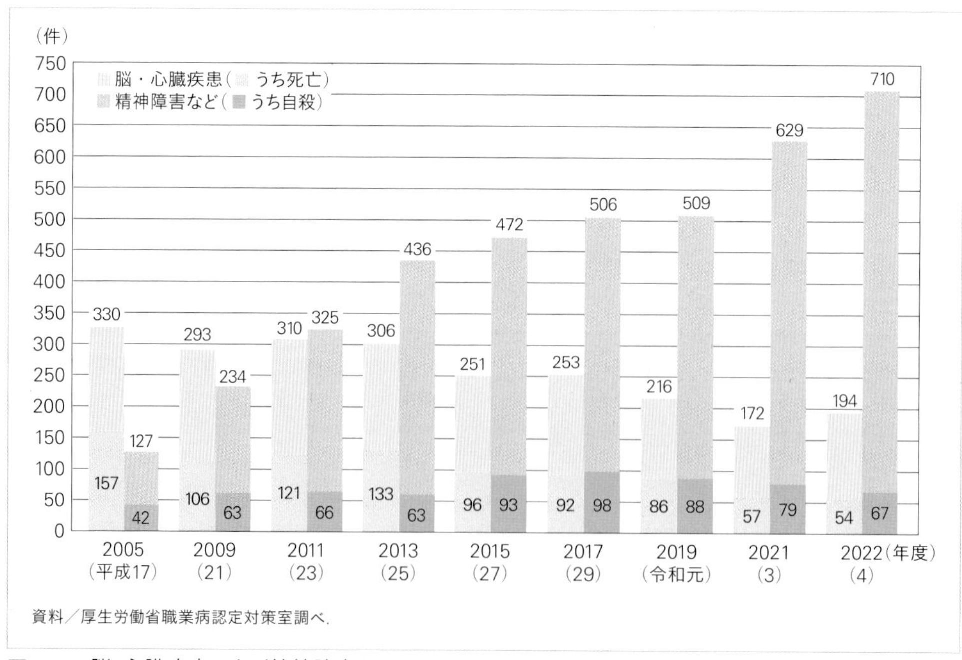

図 2-10 脳・心臓疾患および精神障害などにかかわる労災補償の支給決定件数の推移

表2-2 仕事や職業生活に関するストレスの有無および内容別労働者割合（数字は%）

区分	労働者計1)	強い不安，悩み，ストレスを感じる事柄がある2)3)		強い不安，悩み，ストレスの内容（主なもの3つ以内）										強い不安，悩み，ストレスとなっていると感じる事柄がない
				仕事の量	仕事の質	対人関係（セクハラ・パワハラを含む。）	役割・地位の変化等（昇進，昇格，配置転換等）	仕事の失敗，責任の発生等	顧客，取引先等からのクレーム	事故や災害の体験	雇用の安定性	会社の将来性	その他の事柄	
2022年	100.0	82.2	(100.0)	(36.3)	(27.1)	(26.2)	(16.2)	(35.9)	(21.9)	(3.6)	(11.8)	(23.1)	(12.5)	17.5
男	100.0	80.5	(100.0)	(39.6)	(29.3)	(23.8)	(17.8)	(38.2)	(22.8)	(4.2)	(11.7)	(25.7)	(11.2)	19.3
女	100.0	83.7	(100.0)	(34.0)	(25.2)	(30.7)	(15.0)	(34.9)	(21.9)	(2.6)	(12.6)	(15.9)	(14.9)	15.8
（就業形態）														
正社員	100.0	86.2	(100.0)	(38.1)	(28.3)	(25.9)	(18.5)	(37.5)	(22.8)	(3.8)	(8.8)	(23.9)	(12.6)	13.6
契約社員	100.0	62.6	(100.0)	(37.4)	(22.9)	(31.6)	(5.4)	(29.4)	(13.0)	(6.1)	(34.6)	(7.1)	(16.8)	37.3
パートタイム労働者	100.0	65.9	(100.0)	(33.8)	(22.4)	(34.2)	(6.4)	(35.6)	(27.0)	(0.7)	(20.9)	(8.1)	(12.6)	33.7
派遣労働者	100.0	56.9	(100.0)	(13.4)	(27.6)	(22.7)	(1.8)	(21.6)	(1.7)	(0.5)	(70.7)	(3.8)	(16.6)	42.7
2021年	100.0	53.3	(100.0)	(43.2)	(33.6)	(25.7)	(17.9)	(33.7)	(17.7)	(1.9)	(11.9)	(20.8)	(11.6)	46.5

注：1）「労働者計」には，強い不安，悩み，ストレスを感じる事柄の有無不明が含まれる。
2）2022年調査から本設問の形式を変更した。2021年調査は，最初にストレスの有無を選択させ，「ある」を選択した場合にストレスと感じる事柄（10項目）から3項目以内を選択させる設問形式としていたが，2022年調査は，ストレスの有無の選択を前置せず，ストレスと感じる事柄（10項目）から3項目以内で選択する設問形式としており，1つでも選択した場合に，ストレスが「ある」に該当するものとしている。
3）（ ）は，強い不安，悩み，ストレスを感じる事柄がある労働者のうち，強い不安，悩み，ストレスの内容（主なもの3つ以内）別にみた割合である

資料／厚生労働省：令和4年労働安全衛生調査（実態調査）の概況，2023，p.13. 一部抜粋.

は減少している。後者のそれは全体として増加傾向にあり，2022（令和4）年度は2005（平成17）年度と比較し約6倍の件数となっている（図2-10）。

職業生活を営むなかで，労働者は様々な不安，悩み，ストレスを感じている。2022（令和4）年の労働安全衛生調査によれば，仕事や職業生活に関することで強い不安，悩み，ストレスとなっていると感じる事柄がある労働者の割合は82.2%となっている（前年度の調査結果は53.3%）。強いストレスの内容としては「仕事の質・量」「仕事の失敗，責任の発生等」「対人関係」などがある（表2-2）。

2. 仕事と生活の調和（ワーク・ライフ・バランス）

1 過重労働の問題点

従来，日本では長時間働くことが評価される傾向にあった。仕事に熱中するあまり，自身の健康や家庭を顧（かえり）みないワーカホリック（仕事中毒）が問題視されたこともある。さらに，長時間勤務などの過重労働によって脳・心臓疾患などの発症リスクが高まることが知られており，過重労働の結果である過労死が1980年代後半頃より社会問題化している。

諸外国と比較し労働時間が長いことが国際的に批判されたことも関与し，1988（昭和63）年の改正労働基準法の施行に伴い，法定労働時間が週48時間から40時間に短縮され

た。なお猶予期間があったため，週40時間が原則になったのは1997（平成9）年のことである。また，金融機関や国家公務員の完全週休2日制の導入などが行われ，多くの企業において週休2日制が普及した。祝日法の改正により，祝日が数日増え，いくつかの祝日については当該月の指定月曜日とすること（通称ハッピーマンデー）で連休が多くなった。

1990（平成2）年以降の1人当たり平均年間総実労働時間をみると，減少傾向が認められる（図2-11）。しかし，所定外労働時間（いわゆる残業時間）は1994（平成6）年から2019

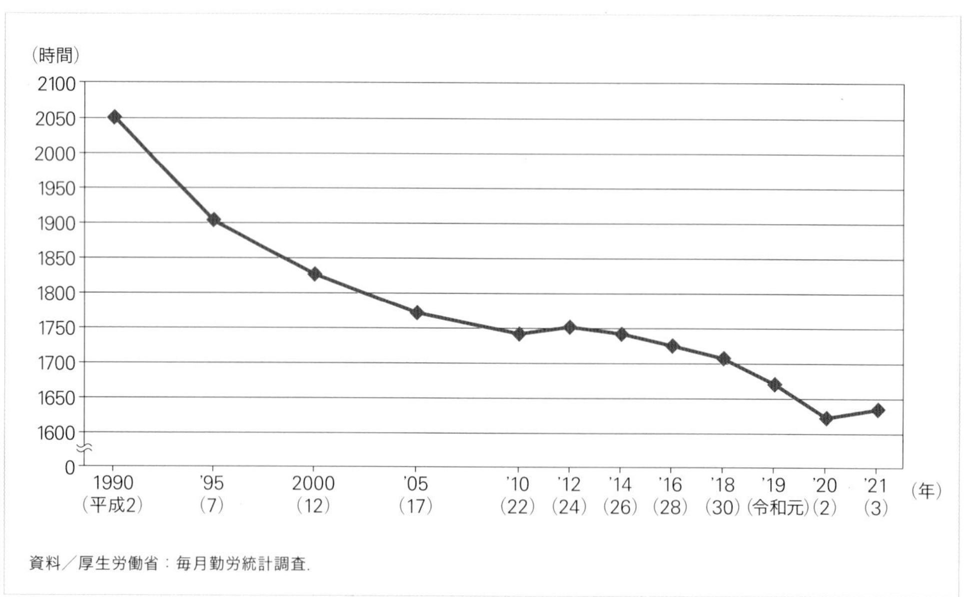

資料／厚生労働省：毎月勤労統計調査.

図2-11 1人当たり平均年間総実労働時間の推移

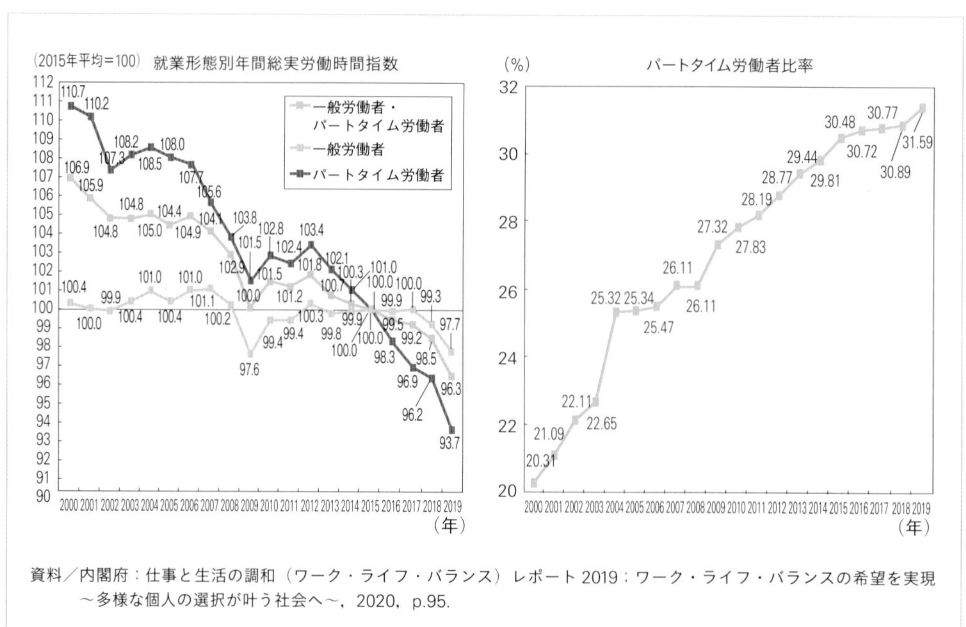

資料／内閣府：仕事と生活の調和（ワーク・ライフ・バランス）レポート2019：ワーク・ライフ・バランスの希望を実現～多様な個人の選択が叶う社会へ～，2020，p.95.

図2-12 就業形態別総実労働時間およびパートタイム労働者比率の推移

〈令和元〉年の間で多少の増減はあるものの，ほとんど減少していない。また，一般労働者とパートタイム労働者を分けて，労働時間をみてみると，一般労働者はリーマンショックの影響を受けた2009（平成21）年に大きく減少しているほかは，ほぼ横ばいで推移していたが，2019（令和元）年には2009（平成21）年と同程度まで減少した。パートタイム労働者は，2013（平成25）年以降，減少傾向にある（図2-12）。

年間総実労働時間の減少は，週休2日制の導入と祝日の増加による就業日が減ったことに伴う所定内労働時間の減少，および一般労働者より労働時間の少ないパートタイム労働者率が増加していることが要因として考えられる。

これらの状況から，日本人の長時間労働の問題は，いまだ解決されているとはいえず，時間外労働の削減や休暇取得の推進が課題であることがわかる。雇用する側にとっては，時間外労働の増加は人件費の増加だけではなく生産性の低下とも関係するため，仕事を時間ではなく成果で評価する成果主義なども普及してきたものの，その弊害も伝えられている。たとえば成果主義は労働者のモチベーションを上げる側面がある一方で，次々と成果を求められることや成果が出ないことによる心理的ストレスが増大するという側面がある。

2　時間外労働が減らない理由

それでは，なぜ時間外労働は減らないのか。一つには仕事の効率や生産性以上に長時間働くことが評価される文化あるいは人手不足を長時間労働で補う傾向が職場にあることが考えられる。また，労働者にとっては時間外労働による手当が家計の大きな収入源となっていることが推測される。不景気の時代にあっては雇用の確保を最優先することで時間外労働を断れない状況も生まれている可能性は高い。

一方で，労働者自身の仕事への意欲や，やりがいといった点から，多少の時間外労働は苦にしていない場合があることも考慮されるべきである。したがって時間外労働を含めた長時間労働の削減には，法や制度による時間外労働の規制とともに，健康的な生活と仕事をバランスよく営むことの価値や文化を醸成（じょうせい）し共有することが不可欠になるだろう。

3　仕事と生活の調和の実現

上記の背景から，2007（平成19）年12月に生活と労働のバランスを図るという趣旨で，政府の関係閣僚，経済界・労働界・地方公共団体の代表者などからなる「仕事と生活の調和推進官民トップ会議」において，「仕事と生活の調和（ワーク・ライフ・バランス）憲章」（表2-3）と「仕事と生活の調和推進のための行動指針」が策定された。その後，2010（平成22）年6月には，仕事と生活の調和の実現に向けて，一層積極的に取り組む決意を表明するため，政労使トップによる新たな合意が結ばれた。2006（平成18）年を基準値とし，2020年を数値目標の目標年と定めており，目標の進捗状況が評価されている。

「仕事と生活の調和（ワーク・ライフ・バランス）レポート2019」[8]では，数値目標の達成に向けて順調に進捗している指標として，就業率（20～64歳）（20～34歳）（25～44歳女性）

表2-3 仕事と生活の調和（ワーク・ライフ・バランス）憲章の前文と項目

前文	我が国の社会は，人々の働き方に関する意識や環境が社会経済構造の変化に必ずしも適応しきれず，仕事と生活が両立しにくい現実に直面している。 誰もがやりがいや充実感を感じながら働き，仕事上の責任を果たす一方で，子育て・介護の時間や，家庭，地域，自己啓発等にかかる個人の時間を持てる健康で豊かな生活ができるよう，今こそ，社会全体で仕事と生活の双方の調和の実現を希求していかなければならない。 仕事と生活の調和と経済成長は車の両輪であり，若者が経済的に自立し，性や年齢などに関わらず誰もが意欲と能力を発揮して労働市場に参加することは，我が国の活力と成長力を高め，ひいては，少子化の流れを変え，持続可能な社会の実現にも資することとなる。 そのような社会の実現に向けて，国民一人ひとりが積極的に取り組めるよう，ここに，仕事と生活の調和の必要性，目指すべき社会の姿を示し，新たな決意の下，官民一体となって取り組んでいくため，政労使の合意により本憲章を策定する。
憲章にあげられた項目	〔いま何故仕事と生活の調和が必要なのか〕 ・仕事と生活が両立しにくい現実 ・働き方の二極化等 ・共働き世帯の増加と変わらない働き方・役割分担意識 ・仕事と生活の相克と家族と地域・社会の変貌 ・多様な働き方の模索 ・多様な選択肢を可能とする仕事と生活の調和の必要性 ・明日への投資 〔仕事と生活の調和が実現した社会の姿〕 〔関係者が果たすべき役割〕 ・企業と働く者 ・国民 ・国 ・地方公共団体

資料／内閣府：仕事と生活の調和（ワーク・ライフ・バランス）憲章，2007.

（60～64歳），フリーターの数，第1子出産前後の女性の継続就業率，保育などの子育てサービスを提供している数（放課後児童クラブ）があがっている。進捗していない指標は，時間当たりの労働生産性の伸び率，自己啓発を行っている労働者の割合（正社員）（非正社員）である。

3. 職場で生じるハラスメント

1 ハラスメントとは

職場で生じる問題の一つとして，ハラスメント（harassment）がある。ハラスメントとは「嫌がらせ」といった意味をもつ言葉で，人と人の間の力の差によって生じるものだといわれている。

ハラスメントには，セクシュアルハラスメント，パワーハラスメント，モラルハラスメント，アカデミックハラスメントなどがあり，フォーマル，インフォーマルを問わず様々な人間関係のなかで生じる可能性がある。

2 職場のハラスメント

職場においては，ハラスメントを受けることにより，不快感や就労意欲の減退，拒否や抵抗することによる労働条件上の不利益などが大きな問題である。適切な対応がとられない場合には望まない離職につながることもあり，生活の経済的基盤にも重大な影響を及ぼす。

職場における主なハラスメントとして，ここではセクシュアルハラスメントおよびパワーハラスメントを取り上げて考えてみる。

なお，パワーハラスメント防止対策の事業主への義務付けが2020（令和2）年6月より施行された（中小企業の場合は2022［令和4］年4月から義務化）。これは，労働施策総合推進法（労働施策の総合的な推進並びに労働者の雇用の安定及び職業生活の充実等に関する法律）の改正によるものである。また，男女雇用機会均等法や育児・介護休業法により防止対策が義務付けられているセクシャルハラスメントについても防止対策が強化された。

❶セクシュアルハラスメント

職場におけるセクシュアルハラスメントとは，男女雇用機会均等法によれば「職場において行われる性的な言動に対する労働者の対応により当該労働者がその労働条件につき不利益を受けること」と「当該性的な言動により労働者の就業環境が害されること」である。なお，ここでいう労働者とは男女双方の労働者であり，パートタイム労働者や契約社員，派遣労働などの非正規労働者を含む。

職場において労働者の意に反する性的な言動が行われ，それに対して拒否・抵抗などをしたことで解雇，降格，減給などの不利益を受けること，および就業環境が不快なものになり能力の発揮ができない，就労意欲が減退するなどの支障が生じることが職場におけるセクシュアルハラスメントの問題である。

このような事態を避けるために，男女雇用機会均等法第11条では，セクシュアルハラス

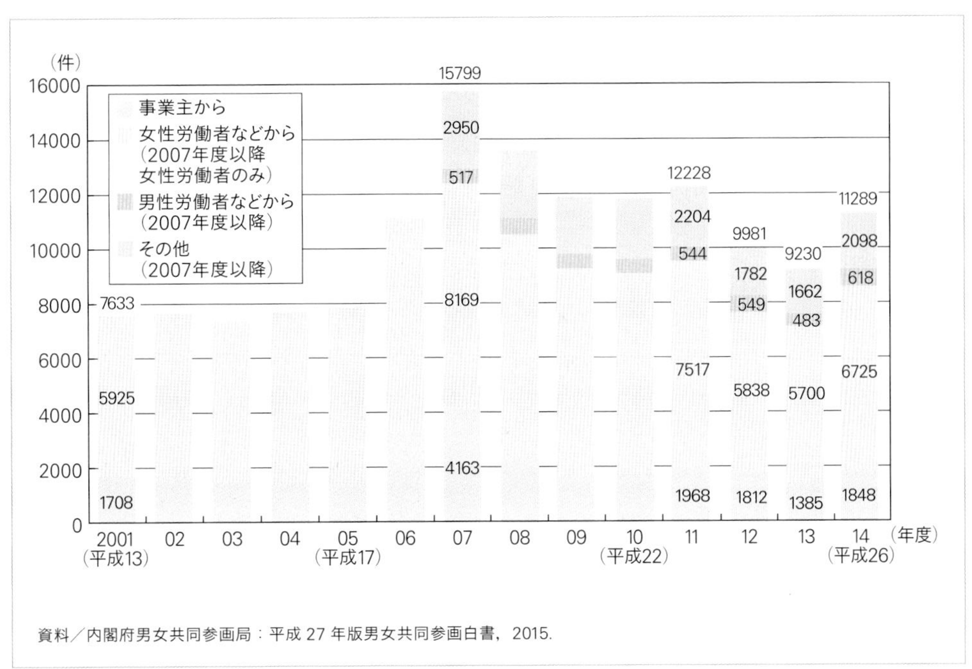

資料／内閣府男女共同参画局：平成27年版男女共同参画白書，2015.

図2-13 都道府県労働局雇用均等室に寄せられた職場におけるセクシュアルハラスメントの相談件数

メント防止のために，①事業主の方針の明確化およびその周知・啓発，②相談に応じ適切に対応するために必要な体制の整備，③職場におけるセクシュアルハラスメントにかかわる事後の迅速かつ適切な対応などの雇用管理上に必要な措置を事業主に義務づけている。

都道府県労働局雇用均等室に寄せられた職場におけるセクシュアルハラスメントの相談件数は，2007（平成 19）年度以降は減少傾向にあったものの，2014（平成 26）年度においては 1 万 1000 件を超えている（図 2-13）。女性労働者からの相談が最も多い傾向は変わらず，全体からすれば少数であるが男性労働者からの相談も一定数認められる。職場外である都道府県労働局雇用均等室に相談するケースは，全国の職場で起きているセクシュアルハラスメントのごく一部と考えられ，対策の強化が求められる。

❷パワーハラスメント

セクシュアルハラスメントのほかに，職場ではいじめ・嫌がらせといったパワーハラスメントが問題視されている。労働施策総合推進法の改正により，職場におけるパワーハラスメントは，「職場において行われる①優越的な関係を背景とした言動であって，②業務上必要かつ相当な範囲を超えたものにより，③労働者の就業環境が害されるものであり，①から③までの要素をすべて満たすものをいう[9)]」と示された。

厚生労働省は，職場のパワーハラスメントが社会問題化していることから，国として初となる実態調査を 2012（平成 24）年に実施し，2016（平成 28）年にも調査した（図 2-14，15）[10)]。その結果，過去 3 年間でパワーハラスメントを受けたことがある従業員の比率は 32.5％であり，約 3 人に 1 人はパワーハラスメントを受けた経験があった。勤務先でパワーハラスメントを見たり，相談を受けたりしたことがある人は 30.1％，パワーハラスメントをしたと感じたり，パワーハラスメントをしたと指摘されたりしたことがある人は 11.7％と，多くの人にとって身近な問題であることが明らかとなった。

パワーハラスメントの内容は「精神的な攻撃（脅迫，名誉棄損，侮辱，ひどい暴言）」が 54.9％と半数以上を占め，次いで「過大な要求（業務上明らかに不要なこと，遂行不可能なことの強制，仕事の妨害）」「人間関係からの切り離し」などであった。

「精神的な攻撃」の具体的内容は，「いること自体が会社に対して損害だと大声で言われた」（男性，50 歳以上）や「全員が観覧するノートに何度も個人名を出され，能力が低いと

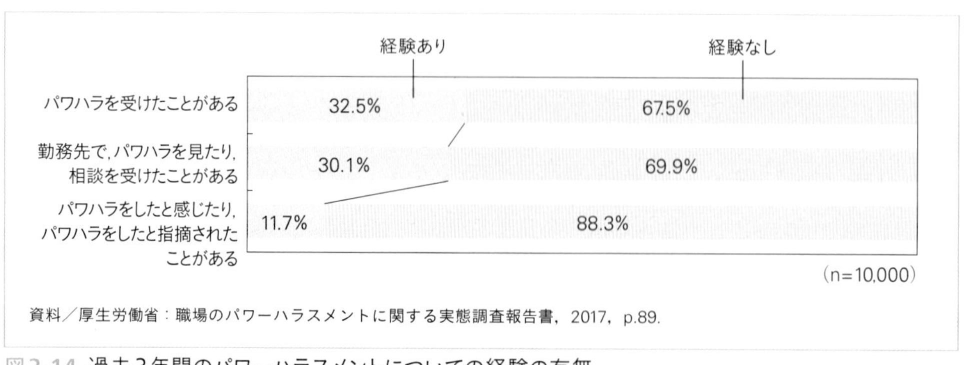

資料／厚生労働省：職場のパワーハラスメントに関する実態調査報告書，2017，p.89.

図 2-14　過去 3 年間のパワーハラスメントについての経験の有無

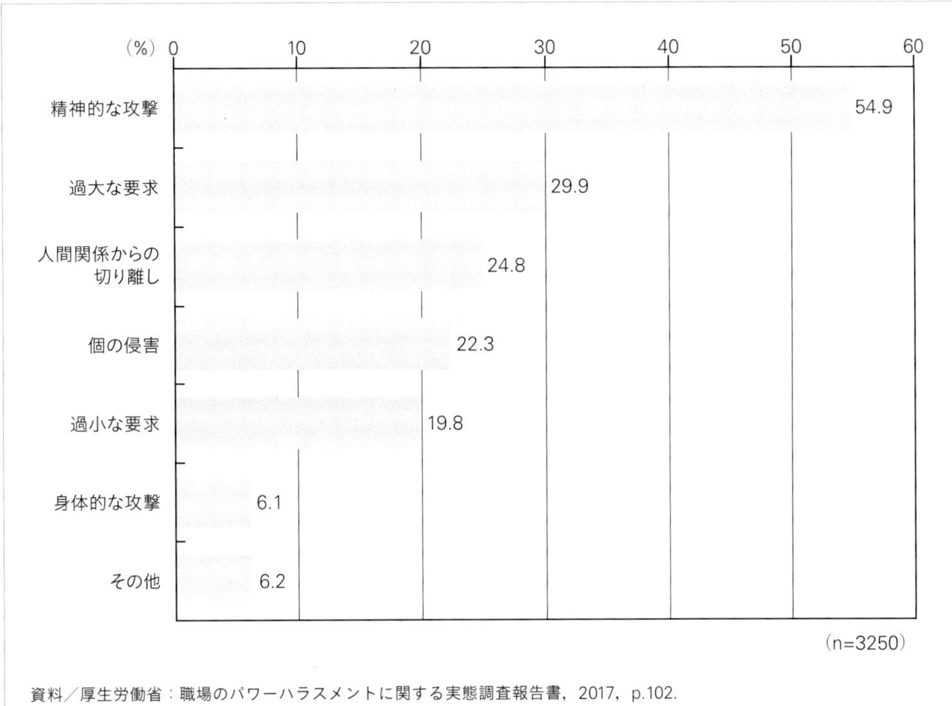

資料/厚生労働省:職場のパワーハラスメントに関する実態調査報告書,2017,p.102.

図2-15 過去3年間のあなたが受けたパワーハラスメントの内容(従業員調査)

表2-4 あなたが受けたパワーハラスメントの具体的な内容(抜粋)

類型	内容(性別,年齢)
精神的な攻撃	・いること自体が会社に対して損害だと大声で言われた(男性,50歳以上) ・ミスをしたら現金に換算し支払わされる(女性,40歳代) ・全員が閲覧するノートに何度も個人名を出され,能力が低いと罵られた(男性,20歳代)
過大な要求	・多大な業務量を強いられ,月80時間超の残業が続いた(男性,20歳代) ・明らかに管理者の業務であるにもかかわらず,業務命令で仕事を振ってくる(女性,40歳代) ・絶対にできない仕事を,管理職ならやるべきと強制された(女性,50歳以上)
人間関係からの切り離し	・今まで参加していた会議からはずされた(女性,50歳以上) ・職場での会話での無視や飲み会などに一人だけ誘われないなど(男性,30歳代) ・他の部下には雑談や軽口をしているが,自分とは業務の話以外一切ない(男性,50歳以上)
個の侵害	・出身校や家庭の事情などをしつこく聞かれた(女性,40歳代) ・接客態度がかたいのは彼氏がいないからだと言われた(女性,20歳代) ・引っ越したことを皆の前で言われ,おおまかな住所まで言われた(女性,20歳代)
過小な要求	・故意に簡単な仕事をずっとするように言われた(男性,30歳代) ・一日中掃除しかさせられない日々があった(男性,20歳代) ・入社当時に期待・希望されていたこととかけ離れた事務処理ばかりさせられる(女性,50歳以上)
身体的な攻撃	・カッターナイフで頭部を切りつけられた(男性,20歳代) ・唾を吐かれたり,物を投げつけられたり,蹴られたりした(男性,20歳代) ・痛いと言ったところを冗談ぽくわざとたたく(女性,40歳代)

資料/厚生労働省:職場のパワーハラスメントに関する実態調査報告書,2017,p.103. 一部改変.

罵られた」（男性，20歳代）などであり，「過大な要求」には「多大な業務量を強いられ，月80時間超の残業が続いた」（男性，20歳代），「人間関係からの切り離し」では「今まで参加していた会議からはずされた」（女性，50歳以上）などがある（表2-4）。

III 家族との関係

A 成人期を生きる人にとって家族とはどのような存在か

家族という言葉は，多くの場合，何げなく使っている言葉であるだろう。ここでは，まず家族の定義を確認したうえで，家族の形態や機能，家族という集団が時間とともに変化していく過程といった視点から，成人期を生きる人と家族との関係を考えてみたい。

1. 家族の定義

家族とはどのようなものか，だれを家族と考えるかという質問への答えは，人によって異なるかもしれない。代表的な家族の定義を以下にみてみよう。

家族社会学の分野において，1997（平成9）年に森岡ら[11]は，家族について「家族とは，夫婦・親子・きょうだいなど少数の近親者を主要な成員とし，成員相互の深い感情的かかわりあいで結ばれた，幸福（Well-being）追求の集団である」と定義している。

家族の成員は夫婦や親子，きょうだいであり，その人々は深い感情的かかわりあいで結ばれており，幸福にかかわる集団であるとしているこの定義は，ごく一般的な家族のイメージと重なるものと思われる。

しかし，家族のあり方は多様化してきている。欧米では，わが国に先行して，1970年代以降，家族の多様化が進んだ。そのような家族の変化を踏まえて，看護学の分野において，1992（平成4）年にフリードマン（Friedman, M. M.）[12]は，「家族とは，絆を共有し，情緒的な親密さによって互いに結びついた，しかも，家族であると自覚している，2人以上の成員である」と家族を定義している。

この定義では，家族成員のつながりのあり方と当事者たちの「家族である」という認識のみで家族について説明されている。

家族の多様化と社会の変化は，家族という集団を構成する人々の役割関係の多様化や家族のもつ機能の変化をもたらしている。フリードマンの定義では，家族成員の役割関係や家族の機能に関する内容は含まれておらず，より柔軟に家族をとらえることを可能にすると考えられる。看護学分野においては，健康障害などにより，一般的な家族のあり方を維持できなくなった状態の家族と出会う機会も多いことから，より柔軟性のある家族のとらえ方が有効であるとも考えられる。

2. 成人期を生きる人がいる家族の形態

1 世帯という区分

わが国の家族の状況を示す際に，しばしば「世帯」という概念が使われる。集団としての家族の形態を区分する見方として，ここでは，わが国の各種調査において活用されることの多い「**世帯**」という区分を説明する。

❶世帯とは

厚生労働省が行う国民生活基礎調査では，世帯を「住居及び生計を共にする者の集まり又は独立して住居を維持し，若しくは独立して生計を営む単身者をいう」と定義している。住居と生計を共にしているのは，夫婦や親子，きょうだいなどの家族である場合が主となると思われるため，世帯の状況を家族の状況として考えることができる。

❷世帯構造の区分と構成割合

国民生活基礎調査では，その世帯の構成員からみて，世帯の構造を図 2-16 のように区分している。

2021（令和 3）年の国民生活基礎調査の結果では，表 2-5 に示すように「単独世帯」が全世帯の 29.5％と最も多く，次いで「夫婦と未婚の子のみの世帯」が 27.5％，「夫婦のみの世帯」が 24.5％となっている。1989（平成元）年と比較すると，「夫婦と未婚の子のみの世帯」の割合は減少し，「夫婦のみの世帯」「単独世帯」の割合は増加している。

▶ 1 世帯当たりの人員　世帯数は増加傾向にあるが，1 世帯当たりの平均世帯人員は減少しており，2021（令和 3）年には 2.37 人となっている（図 2-17）。

2 世帯構造にみる成人期に生きる人の立場

成人期を生きる人は，一人暮らしの「単独世帯」である場合もあれば，「夫婦のみの世帯」である場合，「夫婦と未婚の子のみの世帯」における“夫婦の立場”や“未婚の子どもの立場”である場合もある。“ひとり親と未婚の子のみの世帯での親”，あるいはその“子どもの立場”の場合もある。「三世代世帯」であれば，三世代のどの立場でもある可能性がある。または，きょうだいや孫と生活しているなど「その他の世帯」の一員である場合もある。

成人期は約 50 年という非常に長い時期であり，青年期，壮年期，向老期という，それ

- 単独世帯
- 核家族世帯
  - 夫婦のみの世帯
  - 夫婦と未婚の子のみの世帯
  - ひとり親と未婚の子のみの世帯
- 三世代世帯
- その他の世帯

図 2-16 世帯の構造

表2-5 世帯構造別にみた世帯数の推移

年	総数	単独世帯	核家族世帯				三世代世帯	その他の世帯	平均世帯人員
			総数	夫婦のみの世帯	夫婦と未婚の子のみの世帯	ひとり親と未婚の子のみの世帯			
	推計数（千世帯）								
1989（平成元）	39417	7866	23785	6322	15478	1985	5599	2166	3.10
1992（4）	41210	8974	24317	7071	15247	1998	5390	2529	2.99
1995（7）	40770	9213	23997	7488	14398	2112	5082	2478	2.91
1998（10）	44496	10627	26096	8781	14951	2364	5125	2648	2.81
2001（13）	45664	11017	26894	9403	14872	2618	4844	2909	2.75
2004（16）	46323	10817	28061	10161	15125	2774	4512	2934	2.72
2007（19）	48023	11983	28658	10636	15015	3006	4045	3337	2.63
2010（22）	48638	12386	29097	10994	14922	3180	3835	3320	2.59
2013（25）	50112	13285	30164	11644	14899	3621	3329	3334	2.51
2016（28）	49945	13434	30234	11850	14744	3640	2947	3330	2.47
2019（令和元）	51785	14907	30973	12639	14718	3616	2627	3278	2.39
2021（3）	51914	15292	30679	12714	14272	3693	2563	3379	2.37
	構成割合（%）								
1989（平成元）	100.0	20.0	60.3	16.0	39.3	5.0	14.2	5.5	−
1992（4）	100.0	21.8	59.0	17.2	37.0	4.8	13.1	6.1	−
1995（7）	100.0	22.6	58.9	18.4	35.3	5.2	12.5	6.1	−
1998（10）	100.0	23.9	58.6	19.7	33.6	5.3	11.5	6.0	−
2001（13）	100.0	24.1	58.9	20.6	32.6	5.7	10.6	6.4	−
2004（16）	100.0	23.4	60.6	21.9	32.7	6.0	9.7	6.3	−
2007（19）	100.0	25.0	59.7	22.1	31.3	6.3	8.4	6.9	−
2010（22）	100.0	25.5	59.8	22.6	30.7	6.5	7.9	6.8	−
2013（25）	100.0	26.5	60.2	23.2	29.7	7.2	6.6	6.7	−
2016（28）	100.0	26.9	60.5	23.7	29.5	7.3	5.9	6.7	−
2019（令和元）	100.0	28.8	59.8	24.4	28.4	7.0	5.1	6.3	−
2021（3）	100.0	29.5	59.1	24.5	27.5	7.1	4.9	6.5	−

注：1995 年の数値は，兵庫県を除いたものである。2016 年の数値は，熊本県を除いたものである。
資料／厚生労働省：国民生活基礎調査（大規模調査）.

ぞれ特徴的な段階を通過していくため，その人がどの段階を生きているかによって，家族内の立場や社会的役割，家族内での役割も変わってくる。

また，成人期を生きる人のなかには，仕事などのために単身赴任している人もいる。この場合は，主に生活している住居は配偶者や子どもなどと別であっても，経済的にはひとまとまりと考えられる。ただし国民生活基礎調査では，単身赴任者は，配偶者や子どもの世帯の成員からは除外されている。

3 夫婦家族，直系家族，複合家族

家族社会学の分野において，家族は夫婦家族，直系家族，複合家族に分類される（図2-18）。

夫婦家族は，夫婦と未婚の子どもからなる家族であり，核家族の形態となる。

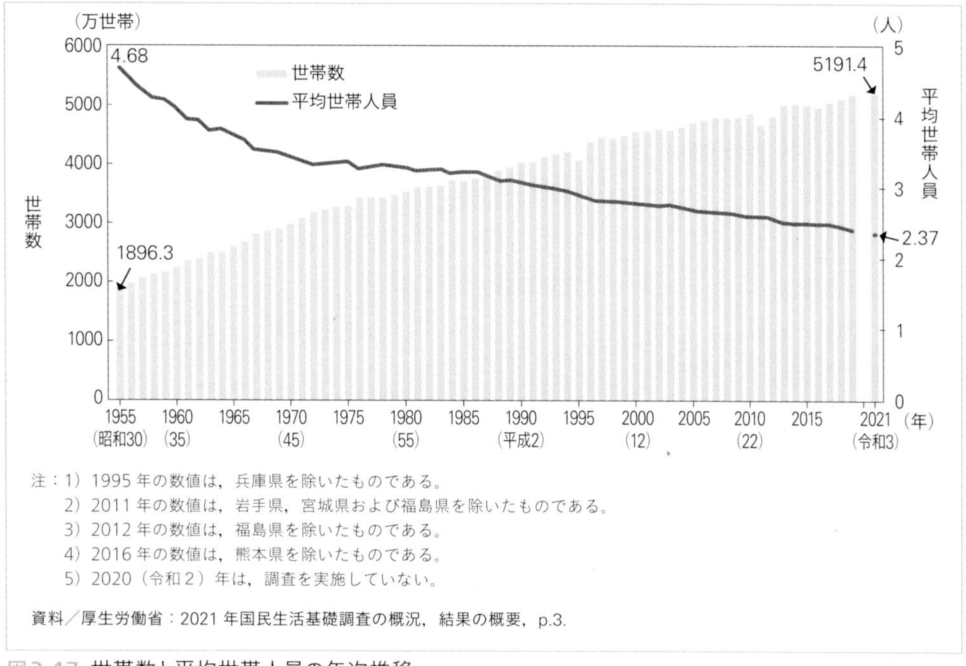

注：1）1995 年の数値は，兵庫県を除いたものである。
2）2011 年の数値は，岩手県，宮城県および福島県を除いたものである。
3）2012 年の数値は，福島県を除いたものである。
4）2016 年の数値は，熊本県を除いたものである。
5）2020（令和 2）年は，調査を実施していない。

資料／厚生労働省：2021 年国民生活基礎調査の概況，結果の概要，p.3.

図 2-17　世帯数と平均世帯人員の年次推移

直系家族は，夫婦と既婚の 1 人の子どもとその配偶者，さらにその子どもからなる家族である。この場合は三世代世帯となり，家族員数が多くなる。

複合家族は，夫婦と 2 人以上の既婚の子どもと，それぞれの配偶者と子どもからなる家族である。この場合も大家族となる。

第 2 次世界大戦までのわが国にあった「家」制度では，親は跡継ぎとなる 1 人の子どもが新しく形成する家族と同居する形をとり，それを繰り返していくことで家族が直系的に維持・再生産されていくため，直系家族の考え方と重なる。

「家」制度では，家長である男性の統率のもとに家族員がいて，財産としての土地の管理と先祖の供養を，家長の跡継ぎとなる 1 人の男子に任せ，世代から世代へと引き継いでいく。現在のわが国には法制度としての「家」制度は存在しないが，高齢の人のなかに

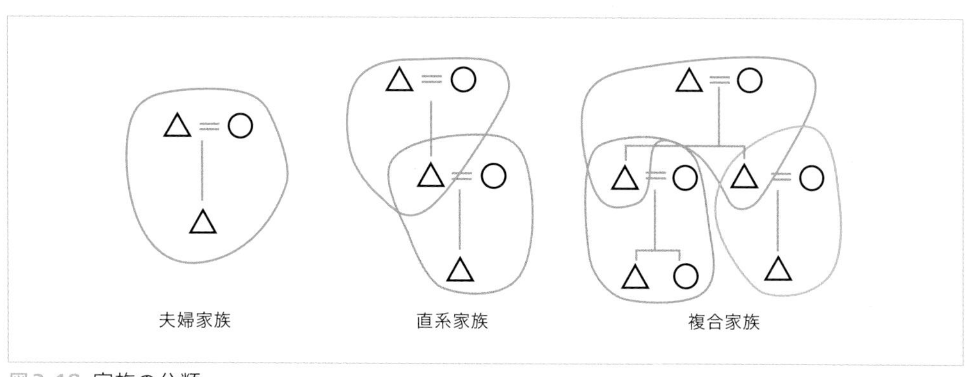

図 2-18　家族の分類

は，今も跡継ぎとしての長男のような「家」制度の考え方をもっている人もいる。

3. 定位家族からの独立と生殖家族の形成

成人期の人と家族の関係として“生まれ育った家族”から“生み育てる家族”へという大きな変化がある。

自分が家族として生まれ，そこで育てられ，人生を方向づけられる家族は，社会的に位置づけられる家族ということから「**定位家族**」とよぶ。

自分が結婚して形成する家族は，多くの場合，子どもを生み育てる家族であることから「**生殖家族**」とよぶ。

成人期は，多くの人が定位家族から独立して，新たに生殖家族を形成し充実させる時期といえる。しかし近年，男女とも晩婚化が進み，生殖家族を形成する時期が遅くなる傾向にある。また，生殖家族を形成しても子どもをもたない場合も増えている。あるいは，離婚や再婚により生殖家族が大きく変化する人もいる。

4. 家族の機能と成人期を生きる人の役割

1　家族がもつ機能

家族社会学の分野において，家族には，生殖・経済・保護・教育・保健・娯楽などの多面的な機能があると指摘されている[13)]。

看護の立場では，子どもを育て，社会に適応できるように教育する保育，教育（社会化）の機能や，家族成員を保護する機能，高齢になった親の介護などの家族のもつケア機能の発揮が必要となる家族内の健康にかかわる出来事をとおして，家族にかかわる。

家族のもつこれらの機能は不変ではない。たとえば教育機能の多くを学校が担い，保健機能のうち専門的な技術が必要な部分は保健医療機関が担うなど，家族がもつ機能を担う機関やサービスなどが社会のなかにつくられる。こういった社会の対応によっても家族がもつ機能が変わる。

また，1世帯当たりの家族成員数が減ると，ほかの家族成員が助けを必要とする状態になった際に対応する能力が低下する。たとえば子育てや老親扶養などの機能は弱くなる。このように家族の機能は，その成員数の変化にも影響されることが指摘されている。

看護学の分野においては，家族自身が健康問題に対応していくことを支援するという視点から，特に家族という集団がもつセルフケア機能に焦点をあて，①家族の発達課題を達成する能力，②家族が健康的なライフスタイルを維持する能力，③健康問題への家族の対応能力（問題解決能力，対処能力，適応能力），という3つの能力に整理してとらえる考え方が示されている[14)]。

2 成人期を生きる人の役割

家族のケア機能の発揮という視点では，成人期を生きる人は，子どもを育てて教育すること，健康問題を抱えた家族成員を世話すること，親の介護をすることなど，家族のなかでほかの家族成員をケアする立場にあり，そこで大きな役割を担うことが多いと考えられる。

一方で，成人期を生きる人は，精神的な安定をもたらす夫婦間のコミュニケーションや，家族全員の生活習慣病予防のために食事内容を工夫することなど，ほかの家族成員とのつながりによって支えられているという側面もある。

5. 家族の発達段階と発達課題

1 家族の発達段階

家族発達理論は，個人が成長・発達していくように，家族が変化していく過程を家族の成長・発達と考え，その過程を**家族周期**（**ファミリー・ライフサイクル**）として表している[15)]。

家族周期のそれぞれの段階は，その段階を特徴づけるような家族としての発達課題をもち，その課題に対応する過程で，家族内の役割構造も修正しなければならないと考えられている。この考え方は家族社会学の分野で整理されてきたものである。

日本では，森岡の 8 段階説[16)]が代表的である。夫婦を形成し，子どもを産み育て，子どもが独立していくという核家族の変化の流れが 8 段階で示されたもので成人期の大半の期間が，この家族周期の各段階に含まれる。

第 1 子が誕生した家族は，育児を含む新しい生活に適応していく必要があり，それができない場合は，子どもにとっても親にとっても健康な生活を送ることは困難となる。このように，家族としての発達課題を達成することは，家族成員一人ひとりの健康な生活につながる。

看護は，家族としての発達課題を達成するように支援する必要がある。また，疾患がある場合などは，家族としての発達課題と健康問題への対応の両方ができるように支援する必要がある。

表2-6 家族の発達段階

新婚期	結婚から第 1 子誕生まで
養育期	乳幼児をもつ家族
教育期（前期）	学齢期の子どもをもつ家族
教育期（後期）	10 歳代の子どもをもつ家族
分離期	子どもを巣立たせる時期
成熟期	夫婦二人暮らしの時期
完結期	配偶者を失った後の時期

出典／渡辺裕子監：家族看護学を基盤とした在宅看護論：Ⅰ概論編，第 2 版，日本看護協会出版会，2007，p.125. を参考に作成.

家族社会学の分野における家族周期の考え方をもとにしながら，看護の立場から，新しく夫婦が形成される時点からの家族の変化を基本として，発達段階を整理したものが表2-6の 7 段階である。

2　成人期を生きる人が属する家族の発達段階と発達課題

家族の多様化は進んでいるが，家族発達理論に基づく家族の発達段階，発達課題というとらえ方は,成人期を生きる人の経験を理解する際に有効なものと考えられる。ここでは,成人期を青年期，壮年期，向老期に分けて，各期の特徴を家族の発達段階と発達課題という視点で考えてみよう。

❶青年期

青年期は,定位家族のなかでは分離期（子どもを巣立たせる時期）の子どもの立場といえる。家族との関係では,結婚して自分の生殖家族を形成することが大人になることと考えられ,青年期は自身の生殖家族を形成する前の時期ととらえられてきた。しかし，近年，結婚をしない人たち，すなわち結婚を青年期から大人への移行とする考えが該当しない人たちが増加しており，大人への移行の意味を改めて考える必要がある。

家族から独立していく子どもの立場では，精神的・経済的自立が課題となる。

看護師が疾病や障害をもつ青年期の人を援助する際や，患者の家族である青年期の人にかかわる際などには，それらの人が家族から独立していく自立の時期にあることを念頭におく必要がある。

また，青年期に限らず成人期全体の課題ともいえるが，今後の人生をだれと生きていくのか，いつ，だれをパートナーとするのか，パートナーとどのような関係を形成するのかなど，パートナーをもたないということも含めた選択が課題となる。

❷壮年期

壮年期は，自分の生殖家族を形成し充実させていく時期と考えられる。家族周期としては，新婚期から教育期（後期）あたりに該当する時期と考えられる。しかし，近年は50歳までに結婚しない人が増えていることから，生殖家族の形成を経験しない揚合や，結婚しても子どもをもたない場合もある。また，離婚などによりひとり親で子どもを育てる場合もある。

(1)新婚期:結婚から第1子誕生まで

夫婦ともに，それぞれの定位家族から独立して自分たちの家族の基礎をつくる時期である。それぞれの価値観や生活様式をもつ 2 人が新しい家族としての生活をつくるために,様々な調整が必要となる。

この時期は，自分の定位家族とのかかわりを維持しながら，生殖家族としての絆（きずな）を深めるとともに，結婚相手の家族や近隣の人との新しい社会関係を築いていくという課題がある。また，子どもをもつかどうか，もつとしたら，それはいつかなどの選択も求められる時期でもある。

（2）養育期：乳幼児をもつ家族

子どもが生まれた後は，育児という新たな役割を獲得し，子どもを含む 3 人の関係による新しい生活を形成する時期となる。家事・育児を夫婦でどう分担するかを調整し，必要に応じて保育サービスなどの社会資源を活用する。

育児を通じて夫婦の結びつきを強化していくが，変化が大きい時期であり，夫婦の関係が危機的な状況に陥りやすい。祖父母と孫の関係を調整するという役割も夫婦には求められる。

（3）教育期（前期）：学齢期の子どもをもつ家族

子どもは基本的な生活習慣を自立できるようになり，学校生活を体験して社会性が育ってくる。夫婦は，子どもを保護すると同時に，社会性の発達を促し，子どもを一人の人格として尊重し，家族としてのまとまりをつくっていく。そして，夫婦としてのアイデンティティを強化し，相互の役割と助け合いの関係を再構築していく。

子どもの生活が拡大し，それとともに，家族と地域社会とのつながりも広がっていく時期である。

（4）教育期（後期）：10歳代の子どもをもつ家族

子どもが独立した成人になる準備をしていく時期であり，子どもの社会生活が拡大していく。親の指導も必要であるが，子どもは親から離れようとしていく。親は子どもの自由や責任を認め，子どもと親の緩（ゆる）やかな絆を形成していく必要がある。

親は，親子関係だけでなく，夫婦相互の自立と共生にかかわる関係の再調整・再構築が必要である。また，親は生活習慣病の予防に努める必要が出てくる時期である。

❸向老期

向老期は，分離期と成熟期に該当すると考えられる。

（1）分離期：子どもを巣立たせる時期

子どもは学業を終えて，就職，独立していく。親は子育てという役割をなくし，精神的に不安定になるといった問題が生じる場合もある。親離れ，子離れに伴う喪失感を両者ともに克服する必要がある。

親は，子どもが巣立った後の老後の生活に向けて，具体的に生活設計を検討していく。この時期には，親は更年期障害を経験したり，生活習慣病などの疾患に罹患したりすることが増えてくる。疾患などのコントロールに努める必要が出てくる時期である。

（2）成熟期：夫婦二人暮らしの時期

子どもが巣立ち，再び夫婦二人暮らしの時期である。定年・退職の時期ともなり，日々の生活や経済基盤を再構築することとなる。夫婦の関係性を強化することや，加齢に伴う様々な変化を受け入れて，新しい生活スタイルを構築することなどが課題となる。

子どもとの関係は，保護し支援する立場から，対等あるいは生活維持のために支援してもらうという関係に変化する。子どもの配偶者やその親族と新しい関係を築く，また地域社会での活動に参加して新たな人間関係を築く，といった時期でもある。この時期は，年老いた親の介護といった問題に夫婦で取り組む必要も生じやすい。

B 今日の家族の多様な姿と人生の選択

先に述べた家族発達理論は，集団としての家族がどのように成長・発達していくかというとらえ方であるが，家族が多様化する現代社会においては，家族の成長・発達を 1 つのモデルに集約して述べることは難しい。実際，家族発達理論に描かれるような家族としての発達段階を経験しない人も増えてきている。個人が重視され，生き方についての選択が多様になっていくなかで，家族にかかわる人生の選択も変化してきた。

ここでは，成人期を生きる人による家族にかかわる人生の選択の変化をみてみよう。

1. 結婚，非婚

結婚は，青年期から大人になる区切りと考えられていたように，人生のなかでは青年期が終わる時期に多くの人が経験する出来事の一つである。しかし，結婚する時期は遅くなり，また 50 歳までに結婚を経験しない人も増加している。

1 初婚年齢の上昇と年代別未婚率

図 2-19 に示すように，初婚年齢の分布は，男性，女性ともに年齢が高い方向に変化し

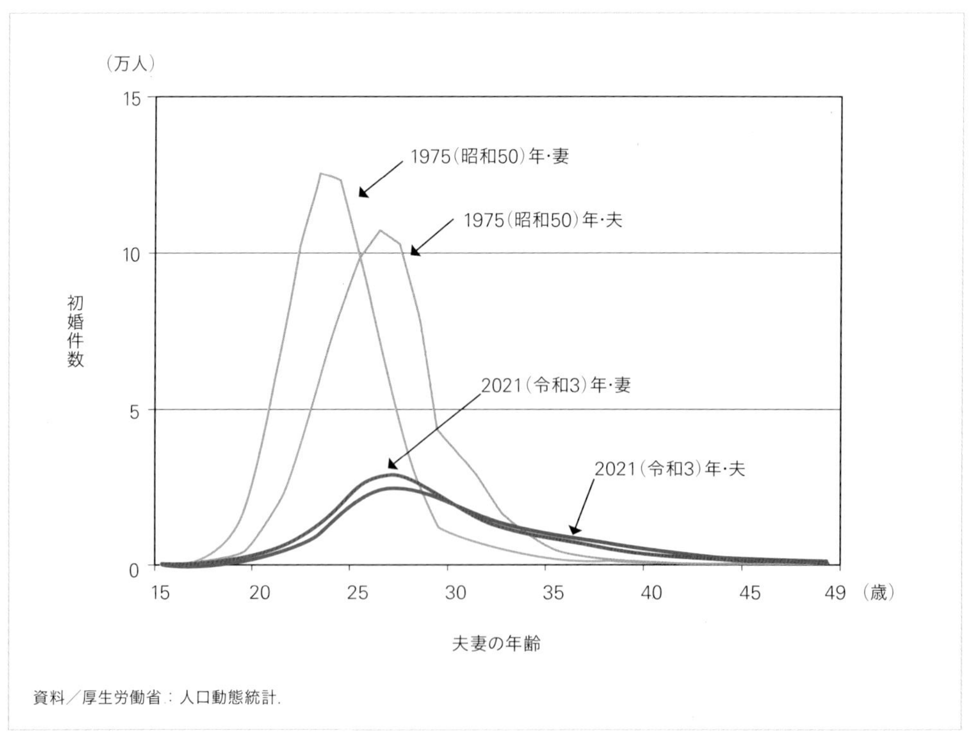

資料／厚生労働省：人口動態統計.

図 2-19 初婚年齢の分布

表 2-7 男女年代別にみた未婚割合（%）

年		1960	1970	1980	1990	1995	2000	2005	2010	2015	2020
男	25～29歳	46.1	46.5	55.2	65.1	67.4	69.4	71.4	71.8	72.7	72.9
	30～34歳	9.9	11.7	21.5	32.8	37.5	42.9	47.1	47.3	47.1	47.4
	35～39歳	3.6	4.7	8.5	19.1	22.7	26.2	31.2	35.6	35.0	34.5
女	25～29歳	21.7	18.1	24.0	40.4	48.2	54.0	59.1	60.3	61.3	62.4
	30～34歳	9.4	7.2	9.1	13.9	19.7	26.6	32.0	34.5	34.6	35.2
	35～39歳	5.4	5.8	5.5	7.5	10.1	13.9	18.7	23.1	23.9	23.6

注：1960～1970年は沖縄県を含まない。
資料／総務省統計局：国勢調査.

ている。1975（昭和50）年の平均初婚年齢は，男性27.0歳，女性24.7歳であったが，2022（令和4）年では，男性31.1歳，女性29.7歳（男女とも概数）となっている。このように平均初婚年齢の上昇がみられるが，2015（平成27）年からは横ばいとなっている。

また，年代別未婚率をみると，表2-7のように，1960（昭和35）年では，25～29歳の男性は46.1%，女性は21.7%，30～34歳の男性は9.9%，女性は9.4%であったが，2020（令和2）年では，25～29歳の男性は72.9%，女性は62.4%，30～34歳でも男性は47.4%，女性は35.2%となっており，未婚の割合が高くなっていることがわかる。

2 生涯未婚率の上昇

生涯未婚率は，45～49歳と50～54歳の未婚率の平均から，50歳時の未婚率（結婚したことがない人の割合）を算出したものをいう。図2-20に示すように，生涯未婚率も1990（平成2）年頃から上昇してきており，2010（平成22）年には，男性20.1%，女性10.6%となっている。今後さらに生涯未婚率は上昇すると推計されている。

3 結婚への意識

国立社会保障・人口問題研究所が実施した2021（令和3）年の「出生動向基本調査」では，いずれ結婚しようと考えている未婚者の割合は男性81.4%，女性84.3%である。これらの人たちが独身にとどまっている理由としては，18～24歳では「まだ若すぎる」「まだ必要性を感じない」などであるが，25歳を過ぎると「適当な相手にめぐり合わない」が多くなっていく。また，女性では年齢が上がると減少する「結婚資金が足りない」という理由が，男性では逆に増加する。

以前は，結婚はしかるべき時期にだれもが経験するあたり前の出来事であり，大人への移行期の課題とのとらえ方もされ，社会からの強制力が存在していた。また，自分で結婚相手を探すだけでなく，見合い結婚という形で紹介を受けての結婚が多い時代でもあった。

しかし今日では，結婚は個人の選択であると考えられるようになり，結婚生活について多様な選択肢があるなかで，自力で理想の結婚相手を探すことの難しさや，非正規雇用労働者の増大などの経済面の問題，男性と女性が互いに結婚相手に望むライフコース（個人

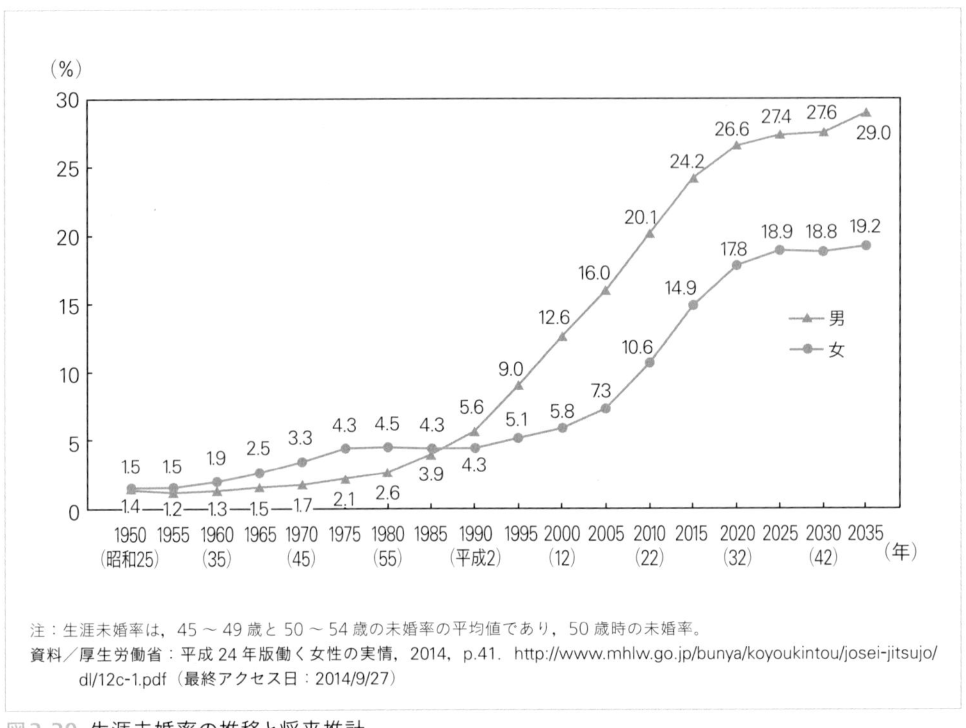

注：生涯未婚率は，45 ～ 49 歳と 50 ～ 54 歳の未婚率の平均値であり，50 歳時の未婚率。
資料／厚生労働省：平成 24 年版働く女性の実情，2014，p.41. http://www.mhlw.go.jp/bunya/koyoukintou/josei-jitsujo/dl/12c-1.pdf（最終アクセス日：2014/9/27）

図 2-20 生涯未婚率の推移と将来推計

が生涯のなかで様々な役割や出来事を経てたどる道筋）や条件が一致しないなど，多様な要因が未婚率の上昇に関連すると考えられている[17]。

2. 離婚

1 離婚率の変化

結婚は個人の選択であるという考え方が強くなり，結婚する当事者どうしの意思に基づいて行われることは，結婚の解消（離婚）という選択も当事者の意思によることにつながる。以前は，離婚は否定的な出来事と考えられていたが，現在は，やむを得ないもの，問題があれば離婚してやり直したほうがよいというとらえ方になってきている。また，離婚する際には，離婚の原因をつくったほうからは離婚請求を認めないという「有責主義」という考え方から，結婚生活が事実上破綻（はたん）しているのであれば早くやり直したほうがよいという考え方や離婚の原因をつくったほうからの離婚請求も認めるという「破綻主義」という考え方に変化している。

図 2-21 にあるように，離婚件数および離婚率は長期的には増加・上昇してきたが，2003（平成 15）年以降は共に減少・低下傾向がみられる。

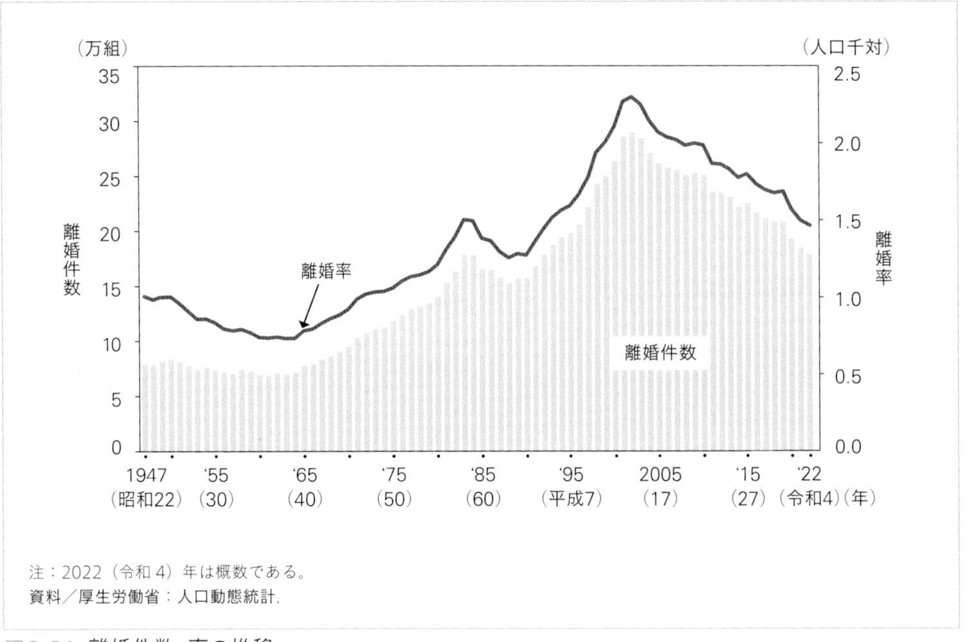

図2-21 離婚件数・率の推移

2 子どもをもつ夫婦の離婚

離婚時に，親権を行わなければならない子（満20歳未満の未婚の子）がいる夫婦の割合は，2021（令和3）年では57.1％であった（前年は57.6％）。このうち，子どもを妻が引き取った割合は，子どもが1人の場合は87.1％，2人の場合は84.0％，3人以上の場合は80.5％であった[18]。

3 シングルマザー・シングルファザー

ひとり親世帯の状況を表2-8に示した。就労や収入の状況から，母子世帯の場合は，経済的に困難な状況となっていることが容易に推察される。一方で，父子世帯の場合は，正規の職員・従業員として就労しながら，家事・育児を父親が担う必要がある。家事・育児を優先すれば，仕事を辞めることや勤務時間が少ない仕事に変わることが必要となり，父子世帯も経済的に困難な状況になっていく可能性がある。

母子世帯のうち27.7％，父子世帯のうち44.2％は，母親または父親の親と同居している[19]。これらの世帯は，経済面や家事・育児の面で母親または父親の親から支援を受けている可能性が高いと考えられる。

表2-8 母子世帯と父子世帯の状況

		母子世帯	父子世帯
1 世帯数（推計値）		（123.2） 119.5万世帯	（18.7） 14.9万世帯
2 ひとり親世帯になった理由		離婚 79.5%（79.5） 死別 5.3%（8.0）	離婚 69.7%（75.6） 死別 21.3%（19.0）
3 就業状況		（81.8） 86.3%	（85.4） 88.1%
	うち 正規の職員・従業員	（44.2） 48.8%	（68.2） 69.9%
	うち 自営業	（3.4） 5.0%	（18.2） 14.8%
	うち パート・アルバイトなど	（43.8） 38.8%	（6.4） 4.9%
4 平均年間収入（世帯の収入）		（348） 373万円	（573） 606万円
5 平均年間就労収入（母または父の就労収入）		（200） 236万円	（398） 496万円

注：1)（ ）内の値は，前回（平成28年度）の調査結果を表している。
2)「平均年間収入」および「平均年間就労収入」は，令和2年（平成27年）の1年間の収入。

資料／厚生労働省：令和3年度全国ひとり親世帯等調査結果の概要，2022.

3. 子どもをもつ，子どもをもたない

1 「授かる」生命の考え方の変化

かつて子どもは「授(さず)かる」ものであったが，受胎調節の技術が進み，親の意思や決断によって「つくる」ものへと変化してきている。子どもをもつかもたないか，また，いつ何人の子どもをつくるかも親の意思で決めることができるようになり，家族にかかわる大きな選択の一つになったといえる。

2 出生の減少

▶ **出生数の減少**　1年間に生まれる子どもの数は，図2-22に示すように，第1次ベビーブームの1949（昭和24）年には約270万人，その人たちが子どもをもつ時期にあたる第2次ベビーブームの1973（昭和48）年には約209万人であった。しかし，2022（令和4）年には約77万人（概数）となり，第2次ベビーブーム時期の半数以下に減少している。

▶ **合計特殊出生率の減少**　合計特殊出生率*も低下している。第1次ベビーブームの1949

***合計特殊出生率**：15～49歳までの女性の年齢別出生率を合計したもの。ある1年間の15～49歳までの女性の各年齢の出生率（その年齢の女性が1年間に産んだ子どもの数をその年齢の女性の数で割ったもの）を合計した「期間合計特殊出生率」と，同一世代生まれの女性の各年齢（15～49歳）の出生率を過去から積み上げた「コホート合計特殊出生率」がある。「合計特殊出生率」といった場合は，一般的に「期間合計特殊出生率」を指す。

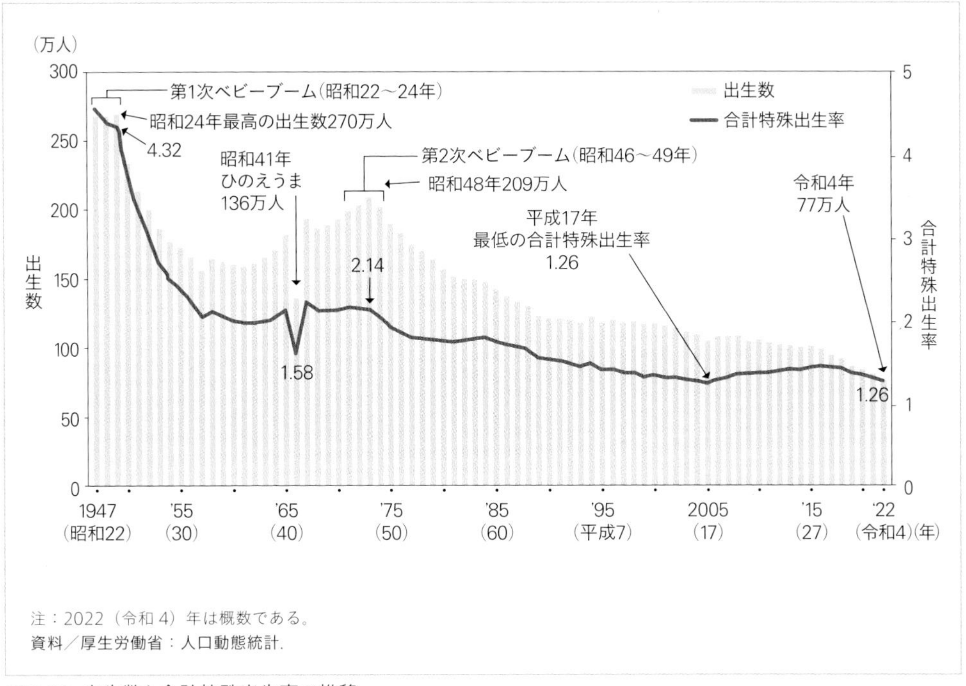

図2-22 出生数と合計特殊出生率の推移

(昭和 24) 年には 4.32 であったが，1956 (昭和 31) 年には，当時の人口置換水準*を下回る 2.22 となった。その後第 2 次ベビーブームは低下傾向が継続し，2022 (令和 4) 年は 1.26 (概数) となっている。人口置換水準よりも低い率が続いているということは，長期的には総人口が減少していくということになる。

人口推計の出発点である 2023(令和 5)年に 1 億 2615 万人であったわが国の総人口は，2060 (令和 42) 年には 1 億人を割り 9615 万人になると推計されている (国立社会保障・人口問題研究所，令和 5 年推計)。

3 出産年齢の上昇と夫婦が出生する子ども数の減少

▶ **出産年齢の上昇** 女性が第 1 子を出産する年齢をみると，表 2-9 のように上昇してきている。欧米では，結婚のあり方が多様化するなかで婚外子が増加してきたが，日本では結婚と子どもをもつことが結びついており，結婚する時期が遅くなることは，出産する時期が遅くなることにつながっている。

▶ **夫婦が出生する子ども数の減少** 夫婦間で出生した子ども数の平均である夫婦の完結出生児数を図 2-23 に示す。1972 (昭和 47) 年から 2002 (平成 14) 年は 2.2 程度であったが，以降減少をみせ，2021 (令和 3) 年は 1.90 人となっている。

国立社会保障・人口問題研究所が実施した 2010 (平成 22) 年の「出生動向基本調査」

＊人口置換水準：将来的に人口が増えたり，減ったりせずに，親の世代と同じ数となって，一定に保つことになる合計特殊出生率の水準をいう。

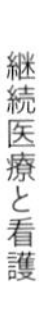

表2-9 出生順位別にみた母の平均年齢と第１子出生までの平均期間の推移

	母の平均年齢（歳）				平均期間[1]（年）
	総数[2]	第１子	第２子	第３子	
1950（昭和25）年	28.7	24.4	26.7	29.4	…
1960　（35）	27.6	25.4	27.8	29.9	1.79
1970　（45）	27.5	25.6	28.3	30.6	1.81
1980　（55）	28.1	26.4	28.7	30.6	1.61
1990（平成 2）年	28.9	27.0	29.5	31.8	1.66
2000　（12）	29.6	28.0	30.4	32.3	1.89
2010　（22）	31.2	29.9	31.8	33.2	2.24
2015　（27）	31.8	30.7	32.5	33.5	2.41
2020　（2）	32.0	30.7	32.8	33.9	2.47
2021　（3）	32.2	30.9	32.8	34.0	2.56

注：1）父母が結婚生活に入ってから出生順位第１子出生までの平均期間である。
2）総数は第４子以上が含まれた平均年齢である。
資料／厚生労働省：人口動態統計.

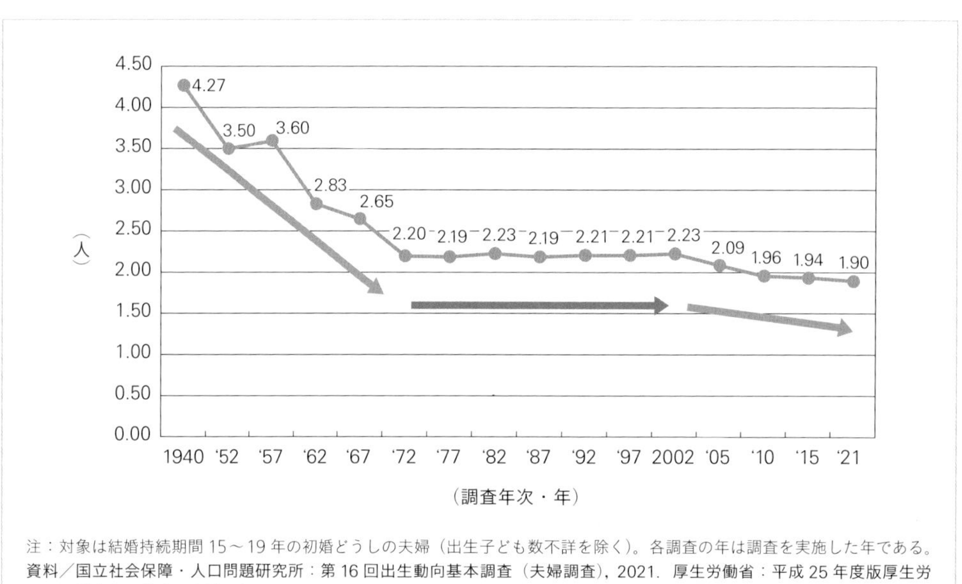

注：対象は結婚持続期間15～19年の初婚どうしの夫婦（出生子ども数不詳を除く）。各調査の年は調査を実施した年である。
資料／国立社会保障・人口問題研究所：第16回出生動向基本調査（夫婦調査），2021．厚生労働省：平成25年度版厚生労働白書；若者の意識を探る，2013，p.90.

図2-23 夫婦の完結出生児数

では，夫婦が理想とする子どもの数は，２人以上が９割を占めている。妻に対して，理想とする子どもの数を実現できない理由をたずねた回答としては，「子育てや教育にお金がかかりすぎるから」が６割以上と最も多い。また，妻の年齢が30歳未満では「経済的理由」が多く，35歳以上では「年齢・身体的理由」が多くなっている[20]。

4 不妊治療

出生数が減少する一方で，妊娠・出産年齢の上昇と生殖技術の進展により，不妊治療の

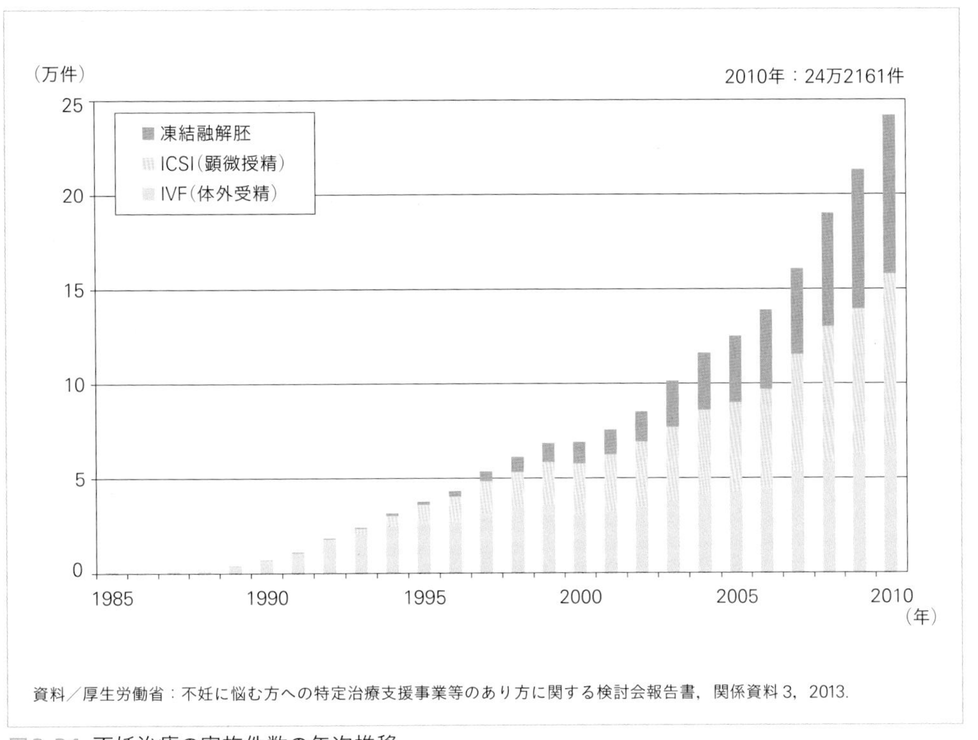

資料／厚生労働省：不妊に悩む方への特定治療支援事業等のあり方に関する検討会報告書，関係資料3，2013.

図2-24 不妊治療の実施件数の年次推移

実施件数は，図2-24のように年々増加している。

国が，不妊に悩む人たちへの支援として1996（平成8）年度から開始した「不妊専門相談センター事業」では，相談件数が1997（平成9）年度の約2000件から2012（平成24）年度は約2万1000件に増加した[21)]。

また，2004（平成16）年度から開始した「不妊に悩む方への特定治療支援事業」では，治療費の助成件数も2004（平成16）年度の約1万8000件から2014（平成26）年度は約16万件と急増し，2020（令和2）年度は約14万件となっている。

不妊の理由は，男性側によるものもあり，女性のみの問題ではない。しかし，不妊治療により，日常生活により大きな影響を受けるのは女性となりがちである。治療による身体的・精神的負担が大きく，また，排卵周期に合わせた頻繁な通院が必要となることから，仕事と不妊治療の両立も課題である。

4. 介護と仕事

家族への介護は，主体的に選択して生じる人生の出来事とはいえないが，成人期を生きる人にとっては，介護と仕事の両立などの課題が生じている。

1 高齢者の増加と介護を経験する人の増加

日本の高齢化率は，2022（令和4）年10月1日現在29.0%となっている。平均寿命が

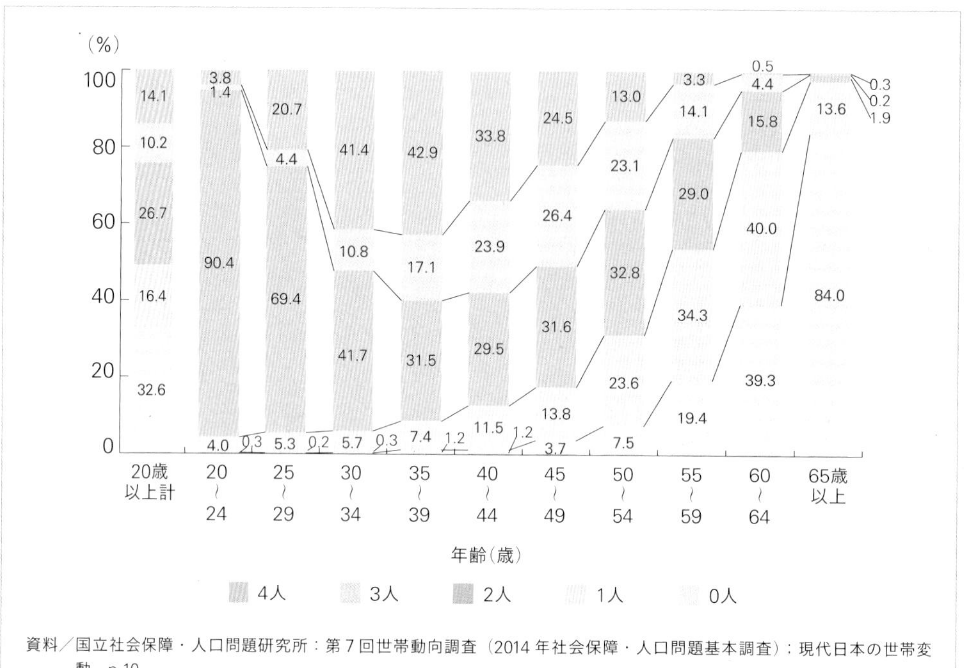

資料／国立社会保障・人口問題研究所：第7回世帯動向調査（2014年社会保障・人口問題基本調査）：現代日本の世帯変動，p.10.

図2-25 自己の年齢別にみた親の生存数別人口割合

延びるなかで，高齢になった親がいる状態や高齢になった親の介護を経験する可能性は高まっている。

図2-25は，配偶者の親を含めた 4 人の親の生存状況を年齢別にみたものである。1 人でも親が生存している人は，50 〜 54 歳で約 90%，55 〜 59 歳で約 80%である。50 歳以上の人の親は 75 歳以上の後期高齢者が中心と考えられる。

厚生労働省が，2005（平成 17）年度に 50 〜 59 歳であった全国の男女約 4 万人を追跡して調査している中高年者縦断調査によると，2012（平成 24）年度の第 8 回調査時に介護をしていると答えた人の割合は 12.9%であり，2005（平成 17）年度の第 1 回調査から 2012（平成 24）年度の第 8 回調査までに，1 回でも介護をしていると答えた人は 3 割を超えている[22)]。

2 高齢者のいる世帯と介護者の状況

(1) 65歳以上の者の家族の状況

2021（令和 3）年の国民生活基礎調査では，表2-10にあるように，65 歳以上の者がいる世帯のなかでは，夫婦のみの世帯が 32.0%と最も多く，次いで単独世帯 28.8%，親と未婚の子のみの世帯 20.5%となっている。

三世代世帯が減り，単独世帯，夫婦のみの世帯，親と未婚の子のみの世帯が増加している。未婚者の増加により，親と未婚の子のみの世帯が今後もさらに増える可能性がある。

表2-10 世帯構造別にみた65歳以上の者のいる世帯数および構成割合の年次推移

年	全世帯数	65歳以上の者のいる世帯							
		総数	全世帯に占める割合（%）	単独世帯	夫婦のみの世帯	親と未婚の子のみの世帯	三世代世帯	その他の世帯	（再掲）65歳以上の者のみの世帯
	推計数（千世帯）								
1989（平成元）	39417	10774	27.3	1592	2257	1260	4385	1280	3035
1992（4）	41210	11884	28.8	1865	2706	1439	4348	1527	3666
1995（7）	40770	12695	31.1	2199	3075	1636	4232	1553	4370
1998（10）	44496	14822	33.3	2724	3956	2025	4401	1715	5597
2001（13）	45664	16367	35.8	3179	4545	2563	4179	1902	6636
2004（16）	46323	17864	38.6	3730	5252	2931	3919	2031	7855
2007（19）	48023	19263	40.1	4326	5732	3418	3528	2260	8986
2010（22）	48638	20705	42.6	5018	6190	3837	3348	2313	10188
2013（25）	50112	22420	44.7	5730	6974	4442	2953	2321	11594
2016（28）	49945	24165	48.4	6559	7526	5007	2668	2405	13252
2019（令和元）	51785	25584	49.4	7369	8270	5118	2404	2423	14856
2021（3）	51914	25809	49.7	7427	8251	5284	2401	2446	15044
	構成割合（%）								
1989（平成元）	—	100.0	—	14.8	20.9	11.7	40.7	11.9	28.2
1992（4）	—	100.0	—	15.7	22.8	12.1	36.6	12.8	30.8
1995（7）	—	100.0	—	17.3	24.2	12.9	33.3	12.2	34.4
1998（10）	—	100.0	—	18.4	26.7	13.7	29.7	11.6	37.8
2001（13）	—	100.0	—	19.4	27.8	15.7	25.5	11.6	40.5
2004（16）	—	100.0	—	20.9	29.4	16.4	21.9	11.4	44.0
2007（19）	—	100.0	—	22.5	29.8	17.7	18.3	11.7	46.6
2010（22）	—	100.0	—	24.2	29.9	18.5	16.2	11.2	49.2
2013（25）	—	100.0	—	25.6	31.1	19.8	13.2	10.4	51.7
2016（28）	—	100.0	—	27.1	31.1	20.7	11.0	10.0	54.8
2019（令和元）	—	100.0	—	28.8	32.3	20.0	9.4	9.5	58.1
2021（3）	—	100.0	—	28.8	32.0	20.5	9.3	9.5	58.3

資料／厚生労働省：国民生活基礎調査.

現在の成人期の世代はきょうだい数が 2 人程度に減少していることから，高齢の親と同居し 1 人で親を支える成人期の人も増えていると考えられる。

また，未婚のまま親と同居を続けている成人期の人について，経済的に自立することが困難であったり，高齢になった親が家事を担い日常生活を支えていたりというように，高齢の親が成人期の人の生活を支えるという状況も指摘されている。

(2) 主な介護者

国民生活基礎調査により，在宅の要介護者などの主な介護者を 2001（平成13）年と 2019（令和元）年で比較すると，図2-26にあるように，子の配偶者が減少し，事業者や不詳，別居の家族などが増えている。同居の主な介護者のうち子どもでは，女性が 53.4%，男性が 46.6% とほぼ同じ割合である[23)]。

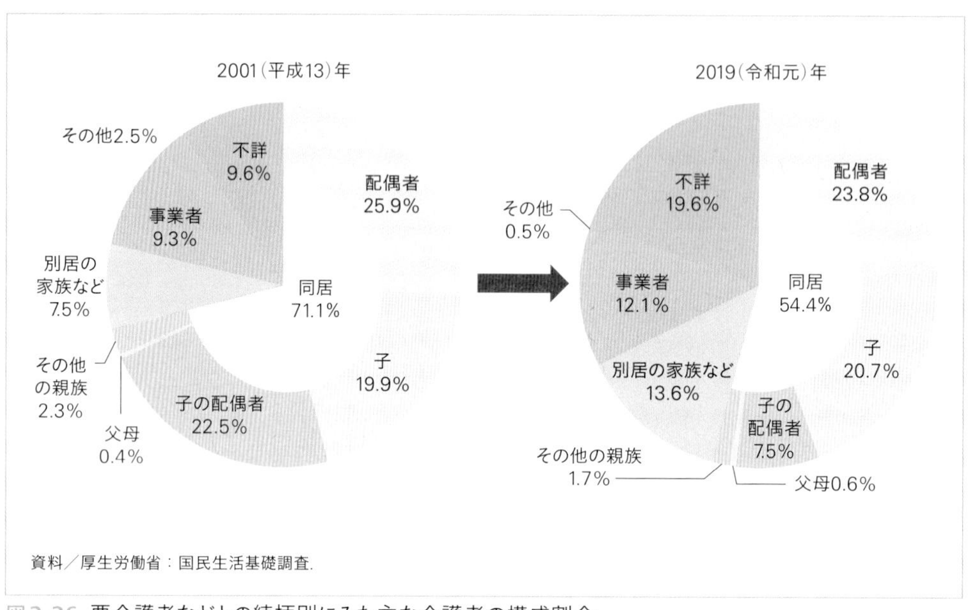

図2-26 要介護者などとの続柄別にみた主な介護者の構成割合

男性が働いて家族を養い，女性は専業主婦として家庭を守るという役割が一般的であった時代，高齢者は跡継ぎである息子の家族と同居するという「家」制度の考え方や，専業主婦の息子の妻（嫁）がいる環境があった。このような“女性は家庭を守る”という性別役割分業の考え方が強かった高度経済成長期では，介護も息子の妻（嫁）が行うものというイメージがあった。

しかし現在は，「家」や「嫁」という感覚が薄れ，専業主婦の割合が減少し，男女の役割が多様化しつつある。そのなかで男性も女性も，同居または別居の親の介護を担う状況が増えていると考えられる。

3 仕事と介護の両立の困難さ

(1) 家族を介護している雇用者の割合

高齢者の増加に加えて，未婚率の上昇，共働き夫婦世帯の増加などから，働きながら介護を担う労働者が男女ともに増加することが予測されている。2022（令和4）年の総務省の就業構造基本調査によると，雇用者のなかで家族を介護している者の割合は，男性4.2%，女性6.9%であり，年齢階級別では，男女とも55～59歳の人数が最も多い[24]。

また，「両立支援ベストプラクティス普及事業（企業アンケート調査）」（平成24年度厚生労働省委託事業，三菱UFJリサーチ＆コンサルティング，2013）の結果では，図2-27に示すように，現在は介護を担っていないが，今後5年間のうちに親の介護などが必要になる可能性が「少なくとも1人はかなりある･少しある」と回答した人が40.3%となっている。さらに，これらの人のうち，仕事と介護などを両立して就業を「続けられると思う」人は30.6%，「続けられないと思う」人は39.8%，「わからない」が29.6%となっており，就業を続けられ

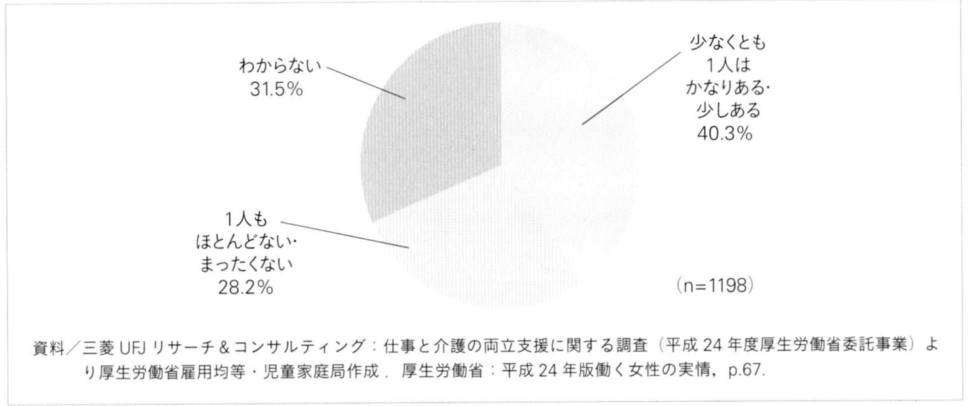

資料／三菱UFJリサーチ＆コンサルティング：仕事と介護の両立支援に関する調査（平成24年度厚生労働省委託事業）より厚生労働省雇用均等・児童家庭局作成．厚生労働省：平成24年版働く女性の実情，p.67.

図2-27 現在,介護などが必要な親がいない就労者の今後5年間のうちに親の介護などが必要になる可能性

ると思う人よりも続けられないと思う人のほうが多くなっている[25)]。

(2) 仕事と介護の両立のために必要な支援

「仕事と介護の両立に関する実態把握のための調査研究」（平成21年度厚生労働省委託事業，みずほ情報総研，2010）の結果によると，介護しながら仕事を継続している，あるいはいったん仕事を辞めたが現在は仕事をしている人が選んだ仕事と介護の両立のために必要な支援としては，「出社・退社時刻を自分の都合で変えられるしくみ」（30.5％），「残業をなくす／減らすしくみ」（29.4％），「介護サービス利用費用の助成」（26.4％）の割合が多くなっている[26)]。

(3) 介護休業制度

介護と仕事の両立支援制度として，育児・介護休業法に基づく介護休業制度がある。厚生労働省の「雇用均等基本調査」によると，介護休業制度の規定のある事業所は，2022（令和4）年度で，事業所規模 5 人以上では72.8％，30 人以上では90.0％である。しかし，2021（令和3）年4月1日から2022（令和4）年3月31日までの間に介護休業を取得した者がいる事業所の割合は1.4％である[27)]。

4 多様な家族発達段階とその発達課題

家族のあり方が多様化するなか，先に示したような，結婚し，子どもを生み育てるという家族周期とは異なる家族のあり方が増えてきている。今後は，一人ひとりが自分の人生を自分で設計するという考え方に基づき，家族のあり方も選ぶものとなり，家族の多様化はますます進むものと予想される。多様な家族のあり方と発達課題として，鈴木[28)]は表2-11の例を示している。

表2-11　多様な家族のあり方と発達課題

❶ 結婚しない人
個人の発達課題を達成する
親やきょうだいとのつながりを大切にする
❷ 子のない夫婦
夫婦間のつながり（絆）を大切にする
個人の発達課題を重視する
❸ 離婚した家族
片親の欠如した家族関係を再構築する
子育ての課題を片親で担う
性役割（父親，母親モデルの欠如）を補完する
ソーシャルネットワークを十分に活用する
❹ 再婚した家族（Blended Family）
新しい家族メンバーに適応する
新しい家族関係（夫婦関係，親子関係，親族関係）を構築する

出典／鈴木和子，渡辺裕子：家族看護学；理論と実践，第 4 版，日本看護協会出版会，2012，p.49-50.

C 子どもを産み育てる

妊娠，出産は生理的なプロセスであり，幸せなライフイベントである。一方で，身体的にも心理・社会的にも変化が大きいことから様々な問題が発生しやすい時期でもある。妊婦とその家族が持つ力を引き出し，親になっていくことを支援することが看護職の役割である。

1. 妊娠・出産と家族

多くの女性にとって，妊娠は重大なライフイベントの一つである。妊娠・出産は生理的な営みであるが，心身ともにダイナミックな変化を伴う。妊婦の身体的な変化をみると，非妊時には手拳（しゅけん）よりも小さい子宮（3cm × 5㎝× 7cm）が，妊娠 40 週になると胎児の体重は 3000g，胎盤 600g，羊水 500g となり，子宮内容は 500mL のペットボトル 8 本分以上となる。妊娠の維持，胎児の発育のために胎盤から hCG（ヒト絨毛性（じゅうもうせい）ゴナドトロピン），hPL（ヒト胎盤性ラクトゲン），エストロゲン，プロゲステロンが大量に分泌され内分泌環境も大きく変化する。これらの生理的変化に伴い，つわり，腰痛，便秘，頻尿，浮腫（ふしゅ）などマイナートラブルといわれる妊娠に伴う不快症状が生じることがある。快適な妊娠生活と安産に向けたからだづくりは妊娠期に欠かすことができない。そのためには妊婦自身が自分のからだの変化に気づき，生活を振り返る中で原因や増悪（ぞうあく）・改善因子を見つけること，そして症状を和らげる行動を妊婦が選び取り，日常的に取り入れることができるように妊婦・家族とともに考えることが重要である。

心理社会面的には，妊娠を受容し，親になるという課題が存在する。妊娠の受容にはパートナーをはじめとした家族の反応も女性自身の受け止めに影響する。女性が妊娠に気づいたときの気持ちを聞き，肯定的なものであればともに喜び，戸惑いや懸念がありそうであれば表出するように促し，傾聴するようにする。産むことを決めた女性であっても，「パー

トナーとの生活をもう少し楽しみたかった」「希望の職に就いたばかりだった」などアンビバレントな思いを抱いていることもある。看護者は妊婦の思いを否定せずに受け止めて妊婦と家族が折り合いをつけるプロセスに寄り添うことが大切である。

快適な妊娠生活と安全で満足のいく出産のために看護者は妊婦とその家族の生活状況を十分に把握する必要がある。パートナーや家族が同行する妊婦健診はその良い機会となる。パートナーや家族にとっては，腹部エコーやドップラーをとおしてまだ見ぬ新しい家族を視聴覚的にうかがうことができる貴重な場となる。胎児との愛着形成を促進し，出産・育児を自分達のこととしてとらえて具体的に考える機会にもなっている。妊娠末期になると夫婦でバースプラン*を作成するように求められることが多い。現実となってきた出産や育児をどのように迎えたいのかについて妊婦と家族が考えるきっかけになっている。

出産は，児と家族とが最初に出会う場である。陣痛開始後，初産婦は 11 ～ 15 時間程度，経産婦では 6 ～ 8 時間で出産に至り，生涯忘れることのないライフイベントとなる。この出産経験が満足のいく豊かなものとなるように支援することは重要である。出産満足度が高いと，母親役割の受容について肯定的になり，育児不安が抑制される[29]，児への愛着が強い[30]との報告がみられる。近年，夫立ち合い出産は一般化しており，約 6 割の夫が出産に立ち会うようになっている[31]。出生直後の新生児は，開眼し，周囲の働きかけに対し反応がみられることが多いため，新生児と家族の関係性は深まりやすい。早期母子接触は母乳育児や児の身体状況の安定化にも有効である[32]。

2. 子育てと家族

妊娠や分娩によって生じた変化が妊娠前の状態に回復するには産後 6 ～ 8 週間ほどかかる。この間は産褥期（さんじょくき）とよばれている。経腟分娩では産後 5 日目前後，帝王切開では 7 日目前後に退院を迎えることが多く，母子の生活の場は地域に移行する。多くの母親にとって，1 日に 10 回程度の授乳と頻回なおむつ交換が必要となる新生児中心の生活は予想以上に負担が大きいものである。日本では伝統的に里帰り分娩の習慣があり，現在でも 5 割の者が里帰りをしている[33]。実父母の手厚い世話を受けることができれば心身を十分に休めることができ，育児経験者の見守りがあるなかで育児できるメリットがある。一方で，初産婦の里帰り期間[34]をみると，1 か月 53.5%，2 か月 23.4%，3 か月 8.9%，4 か月以降も滞在している者が 7.3%みられることから，母子と父親の分離が一部で長期化していることがわかる。親への移行期は，夫婦の関係性や役割を調整しながら親となった自分やパートナーを受け入れ，児が加わった新たな生活に適応していく時期であり，試行錯誤の生活となることは一般的である。近年，夫婦の愛情が急速に冷え込む状態[35]や子どもの誕生前には思ってもみなかった，産後早期の夫婦間のすれ違い[36]は**産後クライシス**とよ

＊バースプラン：妊婦や家族の出産や育児に関する希望や医療介入・ケアに対する希望を記述した文書。「お産に立ち会う人は誰か，どのように立ち会ってほしいのか」「陣痛期の過ごし方，産痛緩和の方法，出産時の体位」「新生児との早期接触や授乳方法」「夫婦のお産や育児への思い」「医療への希望」などを記述する。

ばれるようになっている。女性が離婚（死別は含まず）したときの末子の年齢をみると，0から2歳までが約4割を占めており，最も多くなっている[37]。そのため妊娠期から夫婦間で家事・育児・仕事の調整や役割分担について話し合うことを促して，“私たちの育児生活”がイメージできるように支援することが重要である。そして育児期には，母子の身体的な健康状態の確認にとどまらず，夫婦の関係性，役割分担に対する満足度，メンタルヘルスについても目を向ける必要がある。

3. 妊産婦と現代社会

現代社会では，共働き世帯は専業主婦世帯の約2倍となっている[38]。初産の約7割が妊娠後も就労を継続しており，出産前に就業していた女性の半数以上は第一子出産後も退職せずに就業を継続（育休含む）している（図2-28）[39]。

これらのことから，妊娠と子育ては就労とともにあることが一般的なことになってきていることがわかる。妊娠中，職業性ストレスが高い場合，早産や在胎不当過少児（SGA：Small for Gestational Age）のリスクの増加につながるという報告[40]もあるため，就労妊婦には切迫流早産予防，妊娠高血圧症予防がより重要になってくる。働きながら安心して妊娠・出産を迎えることができるための法律や制度を妊婦が知り，活用できるように支援したい。たとえば，妊婦健診時間の確保（男女雇用機会均等法第12条），通勤緩和（男女雇用機会均等法第13条関係），妊産婦の時間外労働，休日労働，深夜業の制限（労働基準法第66条第2項，第3項関係）などがある。最近では，新型コロナウイルス感染症に関する措置（2023（令和5）

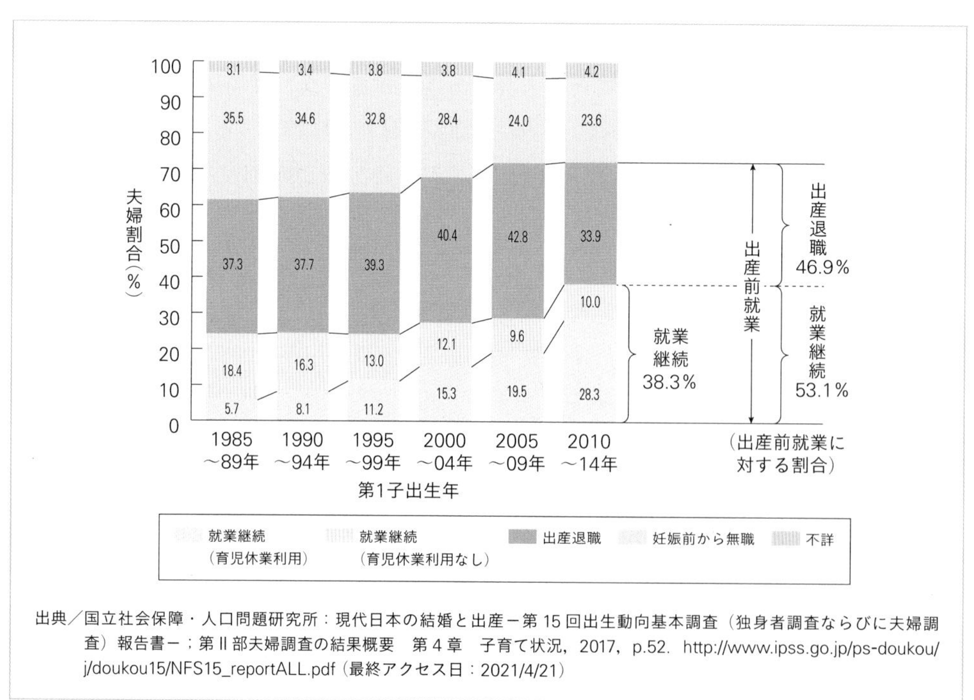

出典／国立社会保障・人口問題研究所：現代日本の結婚と出産－第15回出生動向基本調査（独身者調査ならびに夫婦調査）報告書－；第Ⅱ部夫婦調査の結果概要　第4章　子育て状況，2017，p.52. http://www.ipss.go.jp/ps-doukou/j/doukou15/NFS15_reportALL.pdf（最終アクセス日：2021/4/21）

図2-28 第1子出産前後の妻の就業状況の変化

年3月31日まで）が設けられている。しかし，雇用者である妊婦が雇用主に申し出ることに気兼ねを感じることが少なくない。そのようなときに活用できるのが**母性健康管理指導事項連絡カード**である。診断書と同等の効力をもち，女性労働者への指示事項を適切に事業主に伝達するためのツールである。診断書よりも作成費用が安価に設定されていることが多い。

近年，児童がいる世帯は全世帯の20.7％（2021［令和3］年）と減少傾向にあり，その82.6％が核家族となっている[41]。現代社会における子育ては，母親が負うものでも，家族の手だけで行えるものでもなくなりつつある。「夫は外で働き，妻は家庭を守るべきである」（伝統的な性別役割分担意識）に反対する者は6割となり賛成者を上回るようになってきた[42]。また9割の男女が“子育てする人にとって，地域の支えは重要である”と回答している[43]。では，親・親族以外の育児のサポート源としてはどのようなものがあるだろうか（表2-12）。

育児支援の実際は地域や市町村により大きく異なるため，利用可能な社会資源についての情報収集は欠かせない。子育て世代地域包括支援センターが当該地域の子育て支援の総合窓口を担っている。産後に家事・育児のサポートが得られないことが明らかな妊婦がいれば，ファミリーサポート，産後ヘルパー，産後ケアなどのサービス内容，費用，利用の要件を検討し，妊娠中に利用登録を済ませておくことを勧めて，必要時にすぐに利用できるように整えておく必要がある。

また，近年，妊産婦の死因のうち自殺が最多であることが明らかになり[44]，周産期メンタルヘルスは喫緊の課題となっている。現在では産院で行われる産後2週間健診および1か月健診にて，エジンバラ産後うつ病質問票（EPDS：Edinburgh Postnatal Depression Scale）を用いたスクリーニングが行われるようになっている。産後うつ病の疑い（EPDS9点以上）のある母親は9.8％との報告[45]があり，年間出生数から算出すると約7万8000名になると考えられる。周産期メンタルの不調は誰にでも起こりうるが，精神科既往歴がある妊婦は妊娠・出産・育児の負荷がかかると増悪しやすい。妊娠初期から既往歴を把握し，産科，精神科，地域が連携してかかわることが望ましい。①自制できない自殺念慮，②精神病症状の急な出現や悪化，③自傷他害の危険がある場合は，緊急性ありと判断して，速やかな精神科治療の導入が必要となる[46]。産後の母子の生活の場は，自宅，産院，実家など変化しやすいという特徴がある。周産期メンタルヘルスには産科医療施設と精神科

表2-12 親・親族以外の育児のサポート源の例

- インフォーマルなサポート：子どもをもつ親どうし（ピア），近隣
- 専門職：保健師，助産師，保育士，小児科医など
- 施設：助産所，子育て支援センター，保健センター，保育園，小児科クリニックなど
- 行政（市町村）の母子保健事業（例：産後ケア，産前・産後サポート，赤ちゃん訪問など）
- ファミリーサポート：自宅に来てもらい，比較的低料金で育児のサポートが得られる。行政による（公助）支援ではなく，市民相互の助け合い（共助）
- NPOによる子育て支援
- 民間企業による家事・育児サービス

医療施設間の連携，母子保健と精神保健の協働が欠かせない。すなわち施設を越える，職種を越える，地域を越える連携が求められている。

Ⅳ 多様なライフスタイル

A 地域との関係

1. 生活環境としての地域

生活環境は，大きく自然環境と社会環境に分けることができる。ここでは，私たちが日々を過ごしている生活環境としての地域を「自然環境」と「社会環境」の2つの側面から考えてみたい。

1 自然環境

❶気象条件･地理的条件

わが国は南北に長い地理的特徴から，北海道の一部地域のように冬の気温が－20℃まで下がるところもあれば，沖縄のように冬でも15℃と東京や大阪の春頃の気温と変わらないところもある。

また，四季の変化が明瞭で，季節によって降雨量･降雪量が非常に多くなる地域がある。さらに国土の約70％が山岳地帯で標高が高い地域もあるため，気候は変化に富み，それぞれの地域の気候に適応する生活が必要となる。

❷自然災害との付き合い方

日本列島は環太平洋火山帯のうえにあり，多くの活断層を有することから，しばしば噴火や地震による災害が発生し，多大な被害を受けている。また，雨量が多いことに加え，前述のとおり山地が多い地形のため，日本の河川は短く流れが急であるという特徴があり，水害も起こりやすい。そのため近年では，平常時からの災害への備えが重要視され，その地域に生じやすい災害を想定した対策の検討・準備が進められている。

❸環境破壊

産業の発展や生活水準の向上のためには，機械の導入などによってエネルギーの消費量が増え，環境負荷が高まることは必然である。同時に利己的な考えが優先されると，産業廃棄物による大気汚染・水質汚染・土壌汚染，工場や車両の騒音・振動などの問題や，自動車の増加による排気ガスの問題などが発生する。

そして，このような環境問題は周辺地域の広範囲に及び，多数の人々の身体や生活に影響を与え，慢性気管支炎，喘息（ぜんそく），不眠，難聴といった健康問題を生じさせる。

2 社会環境

❶都市化・過疎化の進展と生活問題

2015（平成 27）年の総務省統計局「国勢調査報告」[47)] によると，全国の人口の半数近くが国内三大都市の 50km 圏内に集中しており，農山村部では人口の高齢化・過疎化が進んでいる。

日本の地形の特徴からも，狭い平野や盆地に人口，都市機能，経済機能などが集中せざるを得ないことから，都市部と過疎地域*の二極化が進み，両者の生活環境・生活問題の違いが顕著となっている（表 2-13）[48), 49)]。

表 2-13 都市部と過疎地域の生活の特徴

	都市	過疎地域
住民や世帯の状況	様々な職業・所属集団の人が住む。 人口密度が高い。 核家族化が進んでいる。	若年者が少なく高齢者が多い。 独居高齢者，高齢者夫婦のみ世帯が多い（子どもは遠方にいることが多い）。 その土地で生まれ育った人が多く，親戚関係にある人も多い。
住宅	高層マンションやアパートなどの集合住宅が多い。 生活空間が狭く，気密性が高い。	木造一戸建家屋が多い。 生活空間が広く，換気が良い。 隣家との距離が離れている。
商業・娯楽施設	あらゆる種類の商業・娯楽施設が近いところにあり利用しやすい。	商店・スーパーなどが近くになく，頻繁に買い物に行きにくい。 娯楽施設に乏しい。
学校	私立を含めて学校数が多く，学校間の競争が激しい。	小規模校が多く統廃合が進み，通学に時間がかかる。
近所付き合い	個人の自由が尊重され，近所の人と関わりを持たなくても生活ができる。 地域活動への協力が得にくい。 生活騒音や迷惑行為などでの近隣トラブルがある。	冠婚葬祭，伝統行事に協力して参加する（ただし担い手の減少，高齢化は課題）。 日頃からの近所付き合い，野菜などの分け合いが盛ん。 しきたりが重んじられる。
交通	公共交通機関で移動しやすい。 道路の渋滞，交通事故が多い。	公共交通機関が乏しく，移動は自家用車に頼らざるを得ない。
環境	大気・水質汚染，ごみや産業廃棄物処理による有害物質汚染などが問題になる。	自然が残されていて良い反面，獣害・病虫害の発生，森林の荒廃，自然災害の脅威，空き家・耕作放棄地の増加などが問題になる。 上下水道の普及が遅れている。
医療・福祉サービス	サービスの選択肢が多い。	小児科医・産婦人科医不足や無医地区が残されている。 近くに病院がない。 利用できるサービスが少ない。

資料／総務省：平成 30 年度版「過疎対策の現況」について，2019．国土交通省：人口減少・高齢化の進んだ集落などを対象とした「日常生活に関するアンケート調査」，2008．

***過疎地域**：人口の著しい減少に伴い地域社会における活力が低下し，生産機能および生活環境の整備などがほかと比較して低い地域。過疎地域自立促進特別措置法第 2 条および第 33 条に規定されている過疎関係市町村の数は全市町村数の半数近くを占め，面積では国土の約 6 割を占めるが，人口は全国の約 8％を占めるに過ぎない（平成 27 年国勢調査）。

❷ライフスタイルに影響を及ぼす地域性

衣食住をはじめとする様々な生活習慣は，個人の社会的背景や生き方・暮らし方に対する価値意識，家族の伝統などの影響を受ける。そしてこれらの影響要因は，地域の環境に合わせ，そこに住む人々の長年にわたる工夫により編み出され，定着した様式や考え方に根づいているものも多い。

たとえば，「国民健康・栄養調査」（令和元年）[50]の地域ブロック別食塩摂取量をみると，図 2-29 のように北日本や東日本で多く，西日本では少ない傾向がある。これは，寒い地域では塩分摂取によりエネルギー代謝を高める必要があったこと，雪に埋もれる時期が長く収穫した食材を塩漬けにして保存する必要があったことなどから，醤油，味噌，漬物，魚の練加工品などの消費が多いという古くからの食習慣の影響があるといわれている。現在は生活環境や食生活が改善し，食品の流通が進んだことで，全国どこでも，ほとんど同時期に同じような食品や情報が手に入るようになった。そのため，以前ほどに地域差がみられなくなっているが，味覚や食習慣は受け継がれ，依然として存在していることが認められる。

❸健康の維持·増進を支援する地域環境

「健康日本 21」（期間：2000［平成 12］～ 2012［平成 24］年度。第 3 章 - Ⅲ - A -3 参照）においては，健康を実現することは，元来，個人の健康観に基づき，一人ひとりが主体的に取り組む課題であるが，こうした個人の力と併せて，社会全体として個人の行動変容を支援

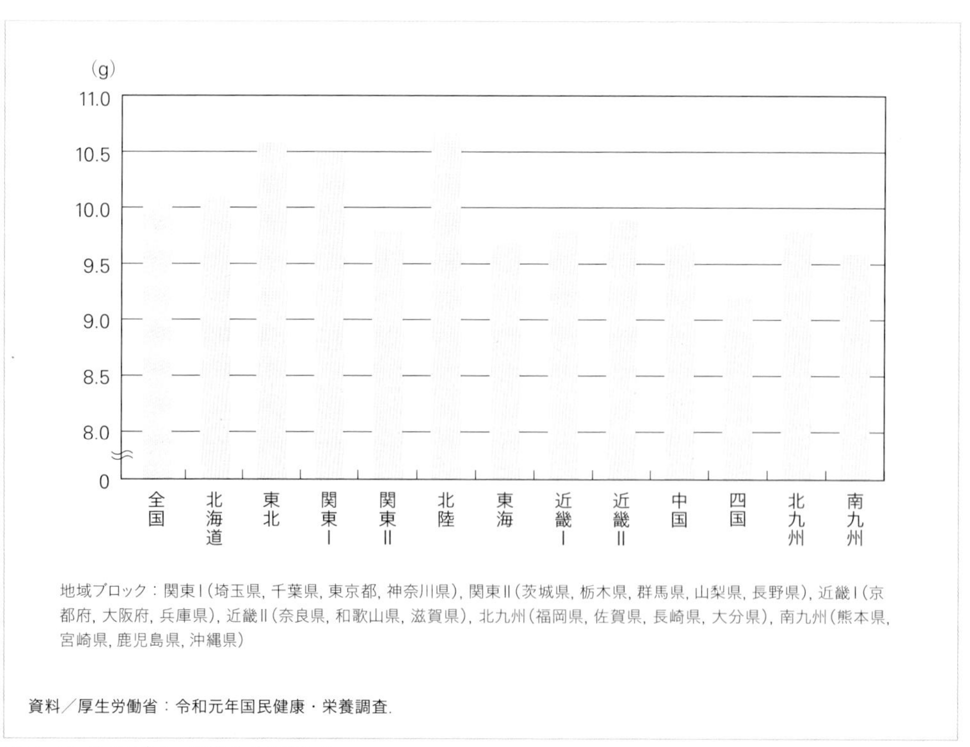

地域ブロック：関東Ⅰ（埼玉県，千葉県，東京都，神奈川県），関東Ⅱ（茨城県，栃木県，群馬県，山梨県，長野県），近畿Ⅰ（京都府，大阪府，兵庫県），近畿Ⅱ（奈良県，和歌山県，滋賀県），北九州（福岡県，佐賀県，長崎県，大分県），南九州（熊本県，宮崎県，鹿児島県，沖縄県）

資料／厚生労働省：令和元年国民健康・栄養調査.

図 2-29 地域ブロック別食塩摂取量

していく環境を整備することが不可欠であるとされた。「健康日本21（第2次）」（期間：2013［平成25］～2023［令和5］年度）でも，引き続き，食品中の食塩や脂肪の低減に取り組む食品企業および飲食店の登録数の増加や，住民が運動しやすいまちづくり・環境整備に取り組む自治体数の増加などの目標値が掲げられ，各市町村で健康づくり推進協議会などを設置し，社会環境の整備に取り組んでいるところである。

その結果，たとえば遊歩道の整備が進み，ウォーキングを日常的に行う自主サークルが育成された地域では，そうでない地域より，健康のためにウォーキングを始めたいという人が実行し継続しやすい環境になっているといえる。食生活でみても，地域内のレストランでメニューのカロリー表示が進み，生活環境問題に取り組む市民団体の活動が活発な地域では，そうでない地域より人々の良好な食生活が実現しやすいといえる。このように，生活している地域の環境は，健康行動の側面にも大きく影響するのである。

2. 地域とのかかわり

地域は人々の生活する場であり，生涯をとおしてかかわるところであるが，成人が具体的に地域とどのようにかかわって生活するかは，その人のライフステージや社会的役割によって大きく異なる。

たとえば，青年期は友人・職場関係に重きを置き，結婚後も職場と家庭への関心が中心であるが，子どもが生まれると地域の保育施設や近所の公園などで同じ年代の親子とのかかわりをもつ機会が生じ，地域へ関心が向くようになる。また，主婦や地域内で自営業を営む人，定年を迎えた高齢者は地域での生活時間が長く，生活のあらゆる面で地域と密接なかかわりをもつことになる。

1　近隣の人々との関係

近隣の人々との関係とは，一般には地理的近接性（地縁）を契機とする社会関係であるとされている。しかし，地理的近接性を契機として始められた付き合いであっても，あいさつや立ち話程度の交流にとどまるか，物の貸し借りや相談ができる相手になり得るかなど，知り合った後の関係の継続・発展には，社会の風潮や各人の意識，地域性など様々な別の要因が働き，付き合い方に違いが生じる。

近年の傾向としては，日本人の意識調査によると，家族との関係は重視するが，隣近所の人や職場の同僚との密接な人間関係を望む人が減り，気楽な，あるいはあっさりとした関係を望む人が増えている[51)]。

❶都市で進む人間関係の希薄化

(1) 助け合い・支え合いの関係の希薄化

大都市では，様々な年代や多様な生活背景をもつ人々が暮らしており，その生活や考え方は個々人の違いもさることながら，世代間の違いや転入者と長くその地に住む者との違いなども大きく，互いに理解し関係を築くには困難が伴う。特にプライバシーや人とのかかわり方に対する人々の考え方が変化してきており，くわえて核家族化の進行に伴い各住居が閉鎖的になったことから，近隣どうしの付き合いや助け合い・支え合いの関係が困難になり希薄化が進んでいる。

家族どうしでサポートする機能が弱まっていることもあり，身近な相談相手や援助者がいない場合も多く，それが子育て世代では育児不安となり，要介護高齢者がいる世帯では，介護保険サービスなどでは補えない心身の負担となって現れる。

(2) 地域内での孤立

また，近隣・友人との関係は健康度や社会経済的地位の影響を受ける。病弱であったり社会経済的地位が低かったりすると，親密な関係を維持しにくい[52]ことから，このような社会的弱者といわれる人たちが地域内で孤立し，「孤立死（孤独死）*」に至る事例もたびたびニュースに報じられる。

このような事態に対し，近隣の人々は緊急時の助け手や比較的負担が軽い日常的サポートの提供者になることができる存在であり，ネットワークを形成して見守ることも可能である。このため，組織的な取り組みを展開している地域も散見できる[53]。

❷従来の濃密な近隣関係の利点と欠点

郡部の地域であっても，従来の農村社会でみられたような濃密な近所付き合いは変容してきているといわれるが，昔ながらの近隣の関係性が残っている地域では，助け合いや見守りを自然にできる場合も多い。しかし，次の事例のように，濃密な近所付き合いが安心とともに束縛（そくばく）ともとらえられ，負担に感じられることもある。したがって，濃密な近所付き合いがありさえすればよいというわけでなく，その地域の実情や個人の状況に即した新しい関係性の構築が必要となる。

事例／Aさんは第1子の出産と同時に，夫の両親と同居を始めた。それまで住んでいたマンションと異なり，居住空間として余裕のある住まいや自然が残る環境が子育てに向いていると考え，夫婦で相談して決めたことであった。
住みはじめてみると，畑でとれた新鮮な作物やおすそ分けのものを届けてくれる人，家の中へ上がり込んでおしゃべりしていく人の多さに，Aさんは戸惑いを感じた。
また，自分たちの行動が皆に知られていることにも驚いた。若い世代の者の行動が珍しいのか，家にいても外出しようとしても，いつも近所の人に見られているようにさえ感じてしまうほどだった。
確かに親子ともども近所の人に見守られているといえるし，子どもの相手をしてくれる人がたくさんいることで助かるところも大きいが，以前のマンションでの気楽な暮らしのほうが良かったと感じはじめているところである。

***孤立死（孤独死）**：明確な定義がなく様々な解釈があるが，誰にも看取られることなく亡くなった後相当日数を経過してから発見されるという状態を指す語である。独居高齢者や老老介護世帯だけでなく，若年層の家族がいる世帯や生活困窮世帯でも起こっている。

2 地域での役割発揮

人々の生活の営みは，生理的欲求の充足や，役割遂行・生きがい・自己実現を目指し，人と人との多様なやりとりのなかで行われる。ここで求められる役割は，その人が所属する家族，学校，職場といった社会集団内にそれぞれあり，その期待に応え役割を発揮し認められることが，自身の生きがいや自己実現につながっている。

誰もが所属する地域においても同様に，地域での役割発揮が求められ，地域の様々な人々とのやりとりをとおして，自らが果たすべき役割を追求し遂行する過程が，生きがいや自己実現にもつながるものである。

また，人々の経済格差が広がり，それぞれの関係が希薄化するなかで，高齢者，障害者，被虐待児，DV（ドメスティック・バイオレンス）被害者，在住外国人などの問題を社会的課題として取り上げ，住民だれもが住みやすく支え合うことができる地域づくりに，住民主体で取り組むことが求められている。

❶地域づくり活動へのかかわり

(1)「地縁型組織」の活動

時代の変化により，近隣の人々との関係の希薄化が指摘されているものの，わが国が農業中心の生活から発展してきた歴史的経過から，地縁や相互扶助を大事にする生活スタイルや意識が根底に存在することも事実である。

このような背景をもとに，地域には，最も身近な住民自治組織である「地縁型組織」といわれる自治会・町内会*などが設置され，行政とのパイプ役を果たす民生委員・児童委員をはじめ各種役員が置かれている。

各地域では，上記のような組織・体制において，地域内の生活環境の改善，防犯・防災，各種の文化活動，冠婚葬祭・行事などに住民どうしの親睦を図りながら取り組んできており，自分たちの手で地域づくりを行っているといえる。

前述した近隣の人々との関係の希薄化や住民の地域に対する帰属意識の低下により，「地縁型組織」の活動は困難を抱えているが，地域の様々な課題に包括的に取り組み，行政とのパイプ役になり得る点でほかに代わるものがない組織であるため，より多くの住民が関与し活動することが望まれる。

(2)「テーマ型組織」の活動

「地縁型組織」の活動に困難が生じている一方，抱える社会的課題が多様化・複雑化するなかで，共通の課題に協力して対処していこうとする意識の高まりや，それに対処する担い手が求められるようになった。その結果，特定非営利活動促進法（1998［平成 10］年

＊自治会・町内会：市町村内の一定の区域に住む住民によって組織され，親睦，共通の利益の促進，地域の自治のために自主的に運営される任意団体，地縁団体である。自治会や町内会のほか，区・区会とよぶ地域もある。加入は義務ではないが，共同体意識の強い地域や職住近接した地域を中心に，ほぼ全世帯が加入している地域も多い。単身者・共働きが多いアパート，マンションの場合，未加入の者が多い。

12月施行）により設立が進んだNPO＊など，特定のテーマの課題解決を目的に専門性や機動性などをもって活動する市民活動団体に関心が向けられるようになった。このような団体は「テーマ型組織」といわれ，暮らしやすい地域づくりに互助的に取り組む点では「地縁型組織」と共通であるが，特定のテーマを設定した活動であるがゆえに，個別のニーズに先駆性，専門性，即応性をもって対応できる点が大きな利点である。

今後は，地域網羅性や総合性といった利点をもつ「地縁型組織」と，相互の利点を生かしながら協力的・一体的に地域づくりを担っていくことが求められていることから[54]，NPOなどの活動にも視野を広げ，主体的にかかわることが期待される。

❷地域活動への働く世代の関与

都市化の進展とともに，職場と居住地が離れていることが一般的となり，通勤に1～2時間を要することも，まれではない。その結果，働く世代の人々は居住地での様々な活動や住民どうしのかかわりの機会に乏しく，地域生活を支える環境についての関心も低い状況となっている。しかし，地域全体で取り組むべき環境問題やセーフティネット＊構築など，問題の多様化・複雑化が増している昨今，日常生活の遂行（すいこう）上，だれもが地域を意識せざるを得なくなった側面もある。そのため，これまでの地域活動の担い手であった主婦や自営業者，高齢者層だけでなく，行動力や組織化力に秀でた働き盛り世代の関与が求められる。

また，わが国の多くの事業所は60歳などを定年年齢とする定年制＊を採用しており，定年後の年代は，親の介護や自身の健康管理に課題を抱える一方で，勤労収入や職場の人間関係，仕事による生きがいを同時に失うことにより，今後の生活の再設計や生きがいづくりを考える必要性が生じる。

したがって，定年になる前から定年後の地域生活を視野に入れ，地域の活動にも積極的に関与しておく必要がある。

＊**NPO**：Nonprofit Organization（非営利組織）。非営利での社会貢献活動や慈善活動を行う市民団体であり，様々な分野（福祉，教育・文化，まちづくり，環境，国際協力など）で役割を果たすことが期待される。このうち，特定非営利活動促進法に基づき法人格を取得した法人をNPO法人といい，その数は2023（令和5）年8月末現在5万133団体にのぼる[55]。

＊**セーフティネット**：社会的・個人的な危機を救済するために，編み目のように安全策を設けること。人々の生活に対するセーフティネットでは，社会保障制度など公的な対策の充実とともに，様々な機関，人々の協働によるしくみづくりが求められている。

＊**定年制**：厚生労働省「2022（令和4）年 就労条件総合調査」[56]によると，定年制のある企業は94.4％を占め，そのうち96.9％が一律に定年制を定めている。また定年を60歳とする企業は72.3％，定年を65歳とする企業は21.1％となっている。2013（平成25）年の「高年齢者雇用安定法」の改正により定年の引き上げや希望者への65歳までの継続雇用制度の導入が図られ，さらに2021（令和3）年の改正では70歳までの就業機会の確保が努力義務となり，65歳以上を定年年齢とする企業が増加している。

B 他者との様々なつながり

1. 支え合い・助け合いの関係づくり

1 自助・共助のグループ活動

難病の患者会や，精神障害者の会やその家族の会，寝たきりや認知症患者の介護者の会，育児サークル，さらには食事や運動などの生活改善に取り組む自主活動グループなど，同じ健康生活課題をもつ人どうしがつながり，互いの直面している問題や悩みを共有し，支え合いながら課題解決に取り組むことが行われている。

このほか，つながる相手は同じ課題をもつ人どうしに限らず，元気な高齢者と閉じこもりがちな高齢者，育児中の人と妊娠中の人など，組み合わせも多様なグループ活動がある。共通しているのは，集団で解決していく力をつけるとともに，各メンバーが一方的に支援する人・される人という関係ではなく相互に支援し合い，メンバーそれぞれの問題解決能力を高め合うことである。地域で活動する保健師は，古くからこのような相互扶助の活動の意義を重要視し，グループの立ち上げや活動支援に取り組んできた経緯がある。

これらの活動は，対面での交流をもとに発展を図る側面があるため，比較的近距離地域内で組織されることが多かったが，移動手段や情報網の発達，次項で述べるインターネットの普及が対面にこだわらない交流のあり方を成立させ，つながりの範囲を広げることを可能にしている。

2 ボランティア活動

1980（昭和 55）年代以降，ボランティア団体数や個人のボランティア参加数が増加しはじめ，1995（平成 7）年の阪神・淡路大震災を契機に急速に関心が高まった。活動分野は，前述した地域づくりの活動や自然・環境保護，障害者支援，被災地支援，国際交流・支援など多岐にわたる。

ボランティア活動は，自分自身と異なる世代，地域，職業，価値観の人々との交流を広め，活動者個人の自己実現への欲求や社会参加意欲が充足されるだけでなく，様々な構成員がともに支え合い交流する地域社会づくりが進むなど，大きな意義をもっている。

2. インターネットを利用した交流

1 インターネットの普及による対人関係の変化

インターネットの普及は，コミュニケーションの距離的・時間的制約を越えて，以下に示すように，個人どうし，小集団どうし，組織どうし，またはこれらを相互につなげることを可能にし，現代社会における対人関係のあり方を大きく変革させたといえる。

インターネットにより可能になった交流
- ふだん顔を合わせることが困難な人と常時交流できる。
- 共通の好み・関心の縁で，直接会ったことがない人とつながることができる。
- 直接会うことがなくても，常時交流することで親密な関係に発展できる。
- 遠くの友人や疎遠となっていた人に連絡を取ることができる。
- 匿名で交流できる。
- 同時に多数対多数の交流ができる。
- 多数の人にメッセージを発信し，その反応を受け取ることができる。
- 時間と場所を選ばない手軽な連絡手段として広く利用することで，既存の対人関係が強化できる。
- 時間と場所を選ばないコミュニケーションが可能になり，多様な社会的ネットワークの形成・維持がしやすくなる。

2 インターネットの利用状況

総務省「令和3年通信利用動向調査」[57]によると，2022（令和4）年8月末時点でインターネットを利用する人の割合は，84.9％となった（図2-30）。これまで利用率が低かった60歳以上の年齢層において著しい増加が見られ，インターネットの利用は今後ますます進むことが予測される。

3 インターネットの活用による社会参加の促進

物理的に身近な人々との結びつきを好まない人・苦手な人であっても，インターネットを介して，趣味や関心ごとなどを通じ，対面でない交流や匿名での交流，面識がない相手との交流ができるようになった。そういう意味においては，対人関係の希薄さや欠如に基

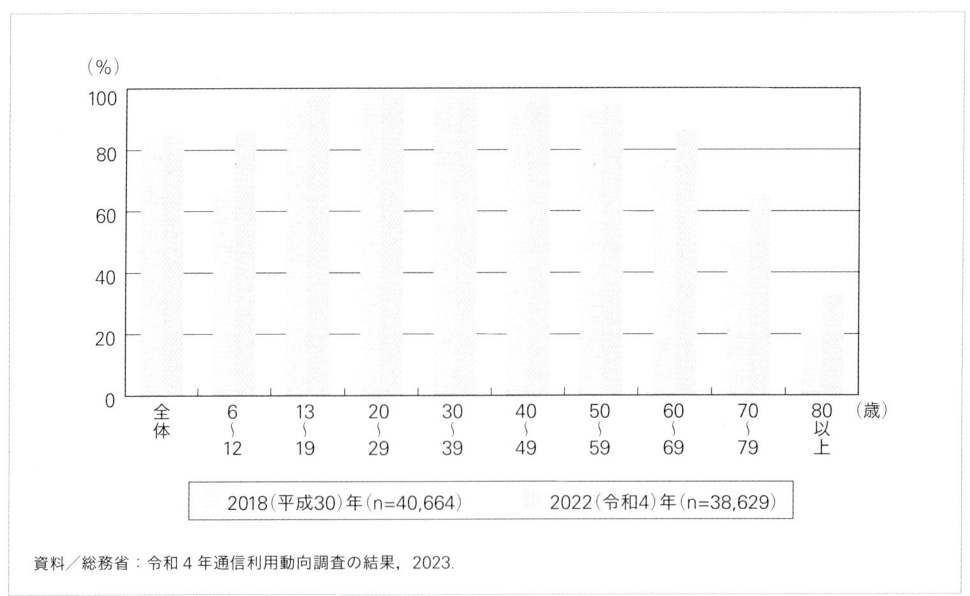

資料／総務省：令和4年通信利用動向調査の結果，2023.

図2-30 世代別インターネット利用率

づく不全感や孤独感を軽減し，社会参加を促進するものとして，インターネットは有効であるといえる。

一方，「インターネット上のコミュニティで新しい居場所を探すことは，短期的な孤独感の解消には有効であっても，長期的にみた場合に必ずしも問題の根本的な解決につながるとは限らない。逆に，インターネット上での社会的ネットワークへの依存度を深めることは，身近な現実場面における人びとの社会的な適応を阻害し，かえって孤独感を高めてしまう可能性もある」[58]と指摘されるように，注意も必要となる。

しかし，これまで，あらゆる情報にアクセスし，それを蓄え編集し交信し合うことは，その能力や権限のある一部の人に限られていたが，一般の人にもそれを可能にしたインターネットの功績は多大である。時間や距離の制限を超え，自在に情報収集・発信できることで，社会への関心の広がり･高まりをもたらし，社会参加を促進することにつながる。「グローバルな社会活動はインターネットによって作られている」[59]ともいわれるように，グローバル（全世界的）な展開も可能となり，インターネットは他者とのつながりにおいて，多くの可能性をもたらすものであるといえる。

文献

1）森岡清美，他編：新社会学事典，有斐閣，1993，p.596.
2）内閣府：平成 23 年度国民生活選好度調査，2012，p.4．http://www5.cao.go.jp/seikatsu/senkoudo/h23/23senkou_03.pdf（最終アクセス日：2014/9/28）
3）梅津美香：看護学士課程における「働くことに関わる」教育の充実に関する研究，岐阜県立看護大学大学院看護学研究科平成 20 年度博士論文，2009，p.108.
4）梅津美香，他：岐阜県における女性労働者の労働と健康管理対策，平成 21 年度産業保健調査研究報告書，労働者健康福祉機構岐阜産業保健推進センター，2010，p.6.
5）労働政策研究・研修機構：データブック国際労働比較 2015，2015，p.125．http://www.jil.go.jp/kokunai/statistics/databook/2015/03/p125_t3-14.pdf（最終アクセス日：2015/10/14）
6）総務省統計局：https://www.stat.go.jp/data/topics/topi1212.html（最終アクセス日：2021/3/30）
7）厚生労働省：高年齢労働者の安全と健康確保のためのガイドライン（エイジフレンドリーガイドライン），2020．https://www.mhlw.go.jp/content/11302000/000609494.pdf（最終アクセス日：2021/3/30）
8）内閣府：仕事と生活の調和（ワーク・ライフ・バランス）レポート 2013，2013.
9）厚生労働省：事業主が職場における優越的な関係を背景として言動に起因する問題に関して雇用管理上講ずべき措置等についての指針，2020.
10）厚生労働省：職場のパワーハラスメントに関する実態調査報告書，2017.
11）森岡清美，望月祟：新しい家族社会学，4 訂版，培風館，1997，p.4.
12）Friedman, M. M.,et al.：Family nursing：research, theory, & practice, 3rd ed, Appleton & Lange., 1992，p.9.
13）前掲 11），p.5.
14）鈴木和子，渡辺裕子：家族看護学；理論と実践，第 4 版，日本看護協会出版会，2012，p.29-30.
15）前掲 14），p.16-20.
16）前掲 11），p.66-70.
17）厚生労働省：平成 25 年度版厚生労働白書；若者の意識を探る，2013，p.59-88．http://www.mhlw.go.jp/wp/hakusyo/kousei/13/dl/1-02-2.pdf（最終アクセス日：2014/9/28）
18）厚生労働統計協会編：国民衛生の動向 2023/2024，厚生労働統計協会，2023，p.69.
19）厚生労働省：令和 3 年度全国ひとり親世帯等調査結果の概要，2022，p.1.
20）前掲 17），p.89-99．http://www.mhlw.go.jp/wp/hakusyo/kousei/13/dl/1-02-3.pdf（最終アクセス日：2014/9/28）
21）厚生労働省：不妊に悩む夫婦への支援について．http://www.mhlw.go.jp/seisakunitsuite/bunya/kodomo/kodomo_kosodate/boshi-hoken/shien/（最終アクセス日：2014/9/28）
22）厚生労働省：第 8 回中高年者縦断調査（中高年者の生活に関する継続調査）の概況，2014，p.4．http://www.mhlw.go.jp/toukei/saikin/hw/judan/chukou13/dl/0.1.pdf（最終アクセス日：2014/9/28）
23）厚生労働省：国民生活基礎調査，2019．https://www.mhlw.go.jp/toukei/saikin/hw/k-tyosa/k-tyosa19/index.html（最終アクセス日：2020/10/7）
24）総務省：令和 4 年就業構造基本調査結果の概要，2023．https://www.stat.go.jp/data/shugyou/2022/pdf/kgaiyou.pdf（最終アクセ

ス日：2023/10/2）
25）厚生労働省：平成 24 年版働く女性の実情，2013，p.49．http://www.mhlw.go.jp/bunya/koyoukintou/josei-jitsujo/dl/12c-1.pdf（最終アクセス日：2014/9/28）
26）前掲 25），p.69．http://www.mhlw.go.jp/bunya/koyoukintou/josei-jitsujo/dl/12c-2.pdf（最終アクセス日：2014/9/28）
27）厚生労働省：令和 4 年度雇用均等基礎調査，2023．https://www.mhlw.go.jp/toukei/list/71-04/03.pdf（最終アクセス日：2023/10/2）
28）前掲 14），p.49-50．
29）竹原健二他：豊かな出産体験がその後の女性の育児に及ぼす心理的な影響；日本公衆衛生雑誌，56（5）：312-321，2009．
30）有本梨花，島田三恵子：出産の満足度と母親の児に対する愛着との関連；小児保健研究，69（6）：749-755，2010．
31）島田三恵子：厚生労働科学研究費補助金（政策科学総合研究事業）分担研究　母親が望む安全で満足な妊娠出産に関する全国調査　－科学的根拠に基づく快適で安全な妊娠出産のためのガイドラインの改訂－，2013．http://minds4.jcqhc.or.jp/minds/pregnancy/G0000595/01_Introduction.pdf（最終アクセス日：2021/4/21）
32）日本助産学会ガイドライン委員会：エビデンスに基づく助産ガイドライン―妊娠期・分娩期・産褥期 2020―；日本助産学会，2020，p.140．https://www.jyosan.jp/uploads/files/journal/JAM_guigeline_2020_revised20200401.pdf（最終アクセス日：2021/4/21）
33）厚生労働省：平成 29 年度 子ども・子育て支援推進調査研究事業　妊産婦に対するメンタルヘルスケアのための保健・医療の連携体制に関する調査研究　報告書；2018，p.17．https://www.mhlw.go.jp/content/11900000/000520478.pdf（最終アクセス日：2021/4/21）
34）ベネッセ教育総合研究所：産前産後の生活とサポートについての調査レポート，ベネッセ教育総合研究所，p.8．https://berd.benesse.jp/up_images/research/sanzensango.pdf（最終アクセス日：2021/4/21）
35）内田明香，坪井健人：ポプラ新書，産後クライシス；ポプラ社，2013，p.186．
36）塩野悦子：【産後の 2 週間・1ヵ月健診　母子のアセスメント & ケア　メンタルヘルス・母乳育児・新生児の発達まで気になるサインを見逃さない】《Topics1》産後クライシス；ペリネイタルケア，38（10）：980-984，2019．
37）前掲 19），p.4．
38）内閣府：令和 2 年度版男女共同参画白書；第 1 節「家事・育児・介護」と「仕事」のバランスをめぐる推移，2020，p.18，https://www.gender.go.jp/about_danjo/whitepaper/r02/zentai/pdf/r02_tokusyu.pdf（最終アクセス日：2021/4/21）
39）国立社会保障・人口問題研究所：現代日本の結婚と出産　―第 15 回出生動向基本調査（独身者調査ならびに夫婦調査）報告書―；第Ⅱ部夫婦調査の結果概要　第 4 章　子育て状況，2017，p.52．http://www.ipss.go.jp/ps-doukou/j/doukou15/NFS15_reportALL.pdf（最終アクセス日：2021/4/21）
40）高畑ひより，白石三恵：妊娠中の職業性ストレスと早産・Small for gestational age の関連　観察研究の系統的レビュー；日本助産学会誌，34（1）：25-37，2020．
41）厚生労働省：2019 年国民生活基礎調査の概況；Ⅰ世帯数と世帯人員の状況，2020，p.7．https://www.mhlw.go.jp/toukei/saikin/hw/k-tyosa/k-tyosa22/dl/14.pdf（最終アクセス日：2023/10/3）
42）前掲書 38），p.19．
43）内閣府：家族と地域における子育てに関する意識調査　報告書；3 地域での子育て支援環境づくりについての意識，2014，p.17．https://www8.cao.go.jp/shoushi/shoushika/research/h25/ishiki/pdf/gaiyo.pdf（最終アクセス日：2021/4/21）
44）竹田省：妊産婦死亡原因としての自殺とその予防：産後うつを含めて；臨床婦人科産科，71（6）：506-510，2017．
45）厚生労働省：「健やか親子 21（第 2 次）」の中間評価等に関する検討会報告書；3「健やか親子 21（第 2 次）」の取組状況（〈健やか親子 21 推進協議会〉調査結果），2019，68．https://www.mhlw.go.jp/content/11901000/000614300.pdf（最終アクセス日：2021/4/21）
46）日本周産期メンタルヘルス学会：周産期メンタルヘルスコンセンサスガイド 2017；2017，p.21．http://pmhguideline.com/consensus_guide/cq01-20.pdf（最終アクセス日：2021/4/21）
47）総務省統計局：平成 27 年国勢調査「日本の人口・世帯」，2017．https://www.stat.go.jp/data/kokusei/2015/final/pdf/01-01.pdf（最終アクセス日：2021/3/15）
48）総務省自治行政局過疎対策室：平成 30 年度版「過疎対策の現況」について，2019．https://www.soumu.go.jp/main_content/000666987.pdf（最終アクセス日：2021/3/15）
49）国土交通省国土計画局総合計画課：人口減少・高齢化の進んだ集落等を対象とした「日常生活に関するアンケート調査」，2020. https://www.mlit.go.jp/common/000028509.pdf（最終アクセス日：2021/3/15）
50）厚生労働省：令和元年国民健康・栄養調査報告，2020．https://www.mhlw.go.jp/content/000710991.pdf（最終アクセス日：2021/3/15）
51）NHK 放送文化研究所編：現代日本人の意識構造，第 7 版，日本放送出版協会，2010，p.191-194．
52）古谷野亘，安藤孝敏編：改訂・新社会老年学；シニアライフのゆくえ，ワールドプランニング，2008，p.132．
53）中沢卓実：孤独死ゼロ作戦 常磐平団地発信；生きかたは選べる！，本の泉社，2008．
54）東洋大学福祉社会開発研究センター編：地域におけるつながり・見守りのかたち；福祉社会の形成に向けて，中央法規出版，2011，p.112-118．
55）内閣府：NPO 法人ポータルサイト，NPO 基礎情報．https://www.npo-homepage.go.jp（最終アクセス日：2023/10/3）
56）厚生労働省：令和 4 年就労条件総合調査の概況，2022．https://www.mhlw.go.jp/toukei/itiran/roudou/jikan/syurou/22/dl/gaiyou.pdf（最終アクセス日：2023/10/3）
57）総務省：令和 4 年通信利用動向調査の結果，2023．https://www.soumu.go.jp/johotsusintokei/statistics/data/230529_1.pdf（最終アクセス日：2023/10/3）
58）三浦麻子，他編：インターネット心理学のフロンティア；個人・集団・社会，誠信書房，2009，p.117．
59）村上純：インターネット新世代，岩波書店，2010，p.170．

参考文献

・岩上真珠：ライフコースとジェンダーで読む家族，第 3 版，有斐閣，2013.
・柏木惠子：子どもが育つ条件；家族心理学から考える，岩波書店，2008.
・春日キスヨ：変わる家族と介護，講談社，2010.
・槇石多希子，他：変化する社会と家族，建帛社，1999.
・山田昌弘：「家族」難民；生涯未婚率 25％社会の衝撃，朝日新聞出版，2014.
・吉田あけみ，他：ネットワークとしての家族，ミネルヴァ書房，2005.
・小豆川裕子，他：インターネット社会の 10 年；新しいインフラで変わる生活，変わる社会，中央経済社，2005，p.93-111.

第 3 章

成人の健康の動向と保健・医療・福祉政策

この章では

- 成人の健康問題を様々な保健統計を通して理解する。
- 成人の各期（青年期，壮年期，向老期）に特徴的な健康問題を理解する。
- 成人を対象にした保健・医療・福祉政策を理解する。
- 保健・医療・福祉政策による健康問題への対策を理解する。

I 保健統計からみた成人の健康の動向

人々の健康な生活を守るためには，個人の健康状態だけではなく，集団から健康状態をとらえることも重要である。ここでは，集団としての健康状態を表す保健統計から，成人期を生きる人々の健康の動向をみていく。成人期を生きる人々に起こり得る健康問題には，成長発達，老化といった加齢に伴うものや，生活様式や生活習慣など生活に関連するものがあるため，これらに着目してみてみよう。

A わが国の人口構成と成人期を生きる人々

1. わが国の総人口

わが国の総人口は，2022（令和 4）年 10 月 1 日現在，1 億 2494 万 7000 人（男 6075 万 8000 人，女 6418 万 9000 人）である。近年，わが国では，少子高齢化に加えて人口の減少傾向が社会問題として論じられてきている。表 3-1 に示した人口の推移をみると，2021（令和 3）年 10 月～ 2022（令和 4）年 9 月の 1 年間では 55 万 5000 人減少していることがわかる。比率にして 0.44 ポイントの減少である。

表 3-1 わが国の人口の推移

年	総人口[1]（千人）	人口増減率[2]（%）	人口性比（女 100 対男）
1950（昭和 25）	83200	1.75	96.3
1960（35）	93419	0.84	96.5
1965（40）	98275	1.13	96.4
1970（45）	103720	1.15	96.4
1975（50）	111940	1.24	96.9
1980（55）	117060	0.78	96.9
1985（60）	121049	0.62	96.7
1990（平成 2）	123611	0.33	96.5
1995（7）	125570	0.24	96.2
2000（12）	126926	0.20	95.8
2005（17）	127768	△ 0.01	95.3
2010（22）	128057	0.02	94.8
2015（27）	127095	△ 0.11	94.8
2020（2）	126146	△ 0.32	94.7
2021（3）	125502	△ 0.51	94.6
2022（4）*	124947	△ 0.44	94.7

注：1）各年 10 月 1 日現在人口（1970 年までは沖縄県を含まない）。
2）前年 10 月から当年 9 月までの増減数を前年人口（期間初めの人口＝期首人口）で除したもの。
3）表中△は減少を示す。
資料／総務省統計局：国勢調査．＊は人口推計（令和 4 年 10 月 1 日現在）．

わが国では，2005（平成 17）年に戦後初めて人口が減少し，その後は増減を繰り返してきたが，2011（平成 23）年以降は減少傾向が続いている。

2. 年齢別人口

1　わが国の年齢別人口

2022（令和 4）年 10 月 1 日現在のわが国の人口ピラミッド*を図 3-1 に示す。

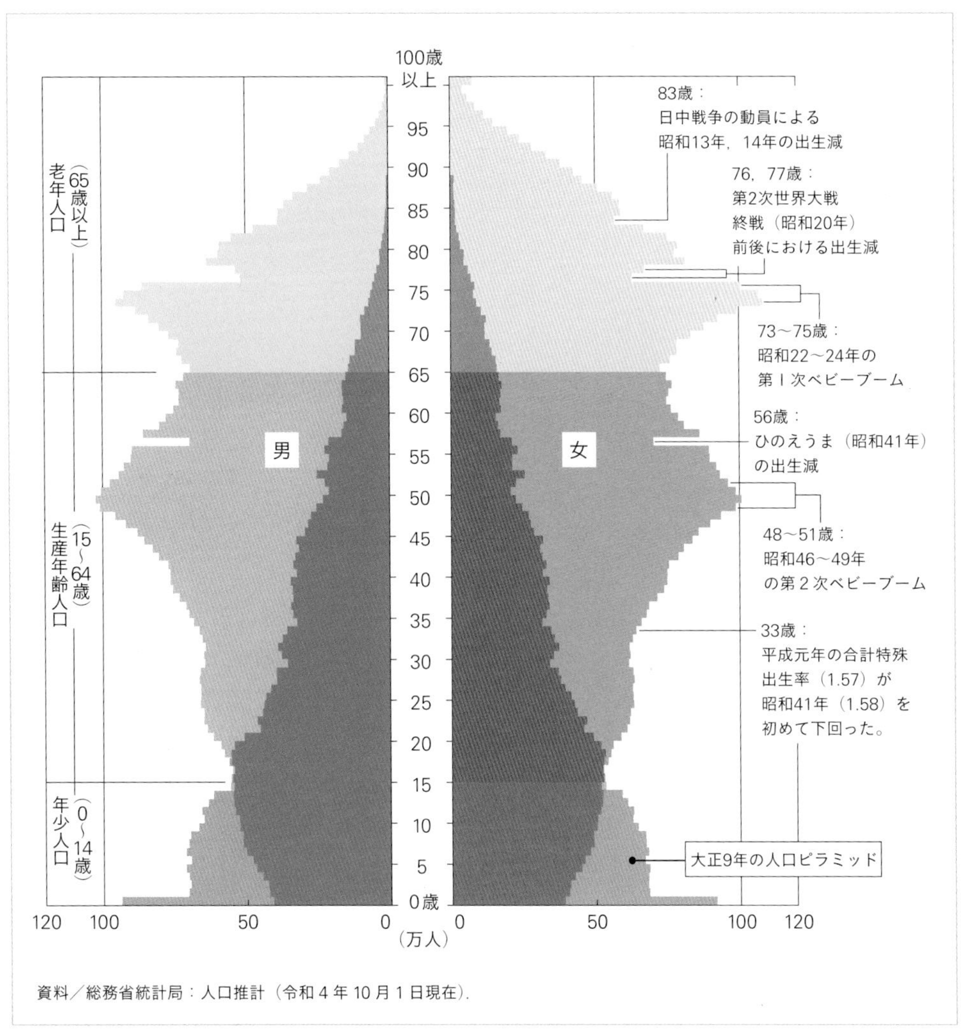

図 3-1 わが国の人口ピラミッド

＊ **人口ピラミッド**：国や地域のある時点の年齢階層別人口を，男女を左右に分けて，低年齢層から高年齢層へと積み上げた図をいい，その形態によって人口の年齢別構成を知ることができる。一般に開発途上国などの多産多死型社会では「ピラミッド型」になり，先進国などの少産少死型社会では「つぼ型」になる傾向にある。日本の人口ピラミッドは，少子高齢化に伴い，「つり鐘型」から「つぼ型」へと急速な変化（今日，2 つの膨らみをもち，年少人口がより少ないつぼ型となっている）を示している。

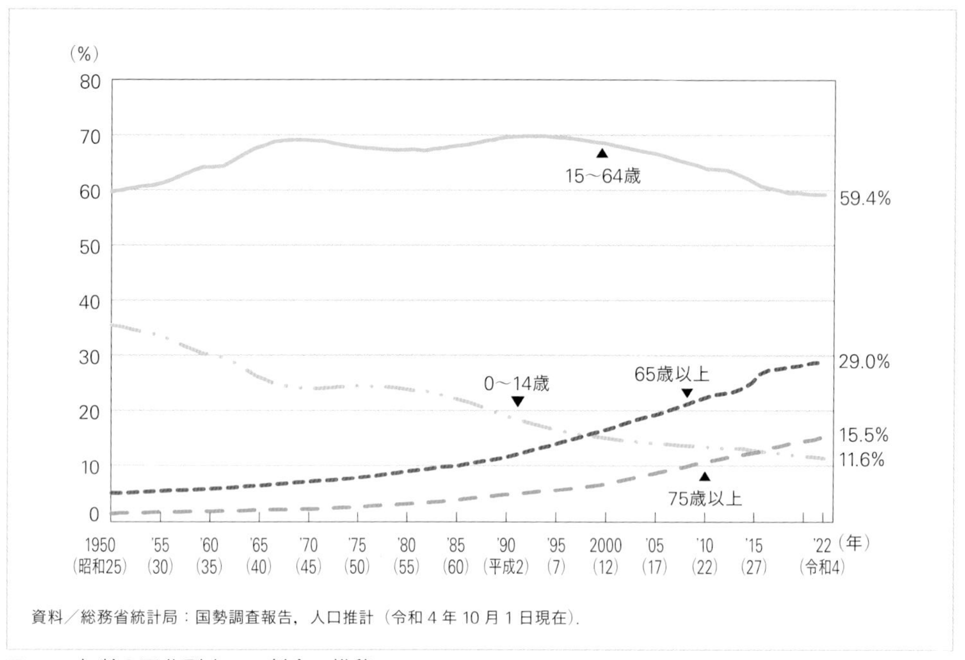

図3-2 年齢3区分別人口の割合の推移

人口は，第 2 次世界大戦後の安定した時期に出産が増加した第 1 次ベビーブーム期といわれる 1947（昭和 22）～ 1949（昭和 24）年生まれと，第 1 次ベビーブーム期の子らが親世代になった第 2 次ベビーブーム期（1971［昭和 46］～ 1974［昭和 49］年）生まれの，2 つのベビーブーム期が多い。出生児数については，第 2 次ベビーブーム期をピークとして年々減少している。

総人口を年齢 3 区分別人口の推移でみると，2022（令和 4）年は，年少人口（0 ～ 14 歳）が 11.6%，生産年齢人口（15 ～ 64 歳）が 59.4%，老年人口（65 歳以上）が 29.0% となっている（図 3-2，表 3-2）。生産年齢人口（15 ～ 64 歳）の割合は，1950（昭和 25）年は 59.7% であり，以降基本的には上昇を続け，1992（平成 4）年にピーク（69.8%）に達し，それ以降は低下を続けている。一方，老年人口（65 歳以上）の割合は，1950（昭和 25）年には 4.9% であったが，以降は一貫して上昇が続き，今日では 10 人に 3 人近くが 65 歳以上という人口構成となっている（図 3-2）。

2 わが国の将来推計人口

わが国の人口構造が今後どうなるか，2023（令和 5）年に国立社会保障・人口問題研究所が**将来推計人口**[1)]を公表している（表 3-3）。これによると，総人口は年々減少し，2060（令和 42）年には 1 億人を下回ると推計されている。

15 ～ 64 歳の生産年齢人口割合は，2040（令和 22）年には 55.1% となり，長期にわたって低下し，2070（令和 52）年には 52.1% と総人口の約半数になると推測されている。

表3-2 わが国の年齢3区分別人口の推移

年	人口（千人）					総人口に占める割合（%）			
	総数	年少人口（0～14歳）	生産年齢人口（15～64歳）	老年人口（65歳以上）		年少人口（0～14歳）	生産年齢人口（15～64歳）	老年人口（65歳以上）	
					うち75歳以上				うち75歳以上
1950（昭和25）	83200	29430	49661	4109	1057	35.4	59.7	4.9	1.3
1955（30）	89276	29798	54730	4747	1388	33.4	61.3	5.3	1.6
1960（35）	93419	28067	60002	5350	1626	30.0	64.2	5.7	1.7
1965（40）	98275	25166	66928	6181	1874	25.6	68.1	6.3	1.9
1970（45）	103720	24823	71566	7331	2213	23.9	69.0	7.1	2.1
1975（50）	111940	27232	75839	8869	2842	24.3	67.7	7.9	2.5
1980（55）	117060	27524	78884	10653	3661	23.5	67.4	9.1	3.1
1985（60）	121049	26042	82535	12472	4713	21.5	68.2	10.3	3.9
1990（平成2）	123611	22544	86140	14928	5986	18.2	69.7	12.1	4.8
1995（7）	125570	20033	87260	18277	7175	16.0	69.5	14.6	5.7
2000（12）	126926	18505	86380	22041	9012	14.6	68.1	17.4	7.1
2005（17）	127768	17585	84422	25761	11639	13.8	66.1	20.2	9.1
2010（22）	128057	16839	81735	29484	14194	13.1	63.8	23.0	11.1
2011（23）	127834	16705	81342	29752	14708	13.1	63.6	23.3	11.5
2012（24）	127593	16547	80175	30793	15193	13.0	62.9	24.1	11.9
2013（25）	127414	16390	79010	31898	15603	12.9	62.1	25.1	12.3
2014（26）	127237	16233	77850	33000	15917	12.8	61.3	26.0	12.5
2015（27）	127095	15945	77282	33868	16322	12.5	60.8	26.6	12.8
2016（28）	127042	15809	76673	34560	16891	12.4	60.4	27.2	13.3
2017（29）	126919	15641	76190	35087	17444	12.3	60.0	27.6	13.7
2018（30）	126749	15473	75796	35479	17913	12.2	59.8	28.0	14.1
2019（令和元）	126555	15259	75542	35754	18402	12.1	59.7	28.3	14.5
2020（2）	126146	15032	75088	36027	18602	11.9	59.5	28.6	14.7
2021（3）	125502	14784	74504	36214	18674	11.8	59.4	28.9	14.9
2022（4）	124947	14503	74208	36236	19364	11.6	59.4	29.0	15.5

注：各年10月1日現在。1950～2005年および2010年，2015年は国勢調査人口（年齢不詳をあん分した人口），2020年は国勢調査人口（不詳補完値）による。1970年までは沖縄県を含まない。
資料／総務省統計局：人口推計（令和4年10月1日現在）.

表 3-3 将来推計人口〈出生中位（死亡中位）推計〉

年	人口（千人）		割合（%）		
	総数	うち 65 歳以上	0～14 歳	15～64 歳	65 歳以上
2020（令和 2）	126146	36027	11.9	59.5	28.6
2030（令和 12）	120116	36962	10.3	58.9	30.8
2040（令和 22）	112837	39285	10.1	55.1	34.8
2050（令和 32）	104686	38878	9.9	52.9	37.1
2060（令和 42）	96148	36437	9.3	52.8	37.9
2070（令和 52）	86996	33671	9.2	52.1	38.7

資料／国立社会保障・人口問題研究所：日本の将来推計人口（令和 5 年推計）.

3. 労働力人口

1 労働力人口の推移

❶労働力人口

15 歳以上の人口のうち，就業者と完全失業者を合計したものを**労働力人口**という。労働力人口の推移を表 3-4 に示す。

2022（令和 4）年平均の労働力人口の総数は 6902 万人であり，これは前年に比べ 5 万人の減少となった。15 ～ 64 歳のいわゆる生産年齢人口の労働力人口をみると，2022（令和 4）年平均は 5975 万人であり，前年に比べ 6 万人減少している。15 ～ 64 歳の男女別にみると，男性は 3256 万人であり 22 万人の減少，女性は 2718 万人であり 15 万人の増加となった。

❷労働力人口比率

15 歳以上人口に占める労働力人口の割合を労働力人口比率というが，2022（令和 4）年平均で 62.5％であり，前年に比べ 0.4 ポイントの上昇であった（表 3-5）。

15 ～ 64 歳では，労働力人口比率は 80.6％であり，これらの人が働いているか，または仕事がなく探していたということになる。男女別にみると，男性は 86.7％，女性は 74.3％である。このデータからも，成人期を生きる人の生活や健康を考えるときには，労働との関連は切り離せないものであることがわかる。

2 就業者と完全失業者

労働力人口を就業者と完全失業者に分けてみてみよう。

❶就業者

就業者は，2022（令和 4）年平均で 6723 万人であり，前年に比べ 10 万人の増加となった（表 3-5）。このうち 15 ～ 64 歳の就業者は，2022（令和 4）年平均で 5810 万人であり，前年に比べ 6 万人の増加となった。男女別では，男性は 3161 万人で 13 万人の減少，女性は 2649 万人で 20 万人の増加となっている。

表 3-4 年齢階級別労働力人口の推移

（万人）

	年	男女計								男		女	
		総数	15〜64歳	15〜24歳	25〜34歳	35〜44歳	45〜54歳	55〜64歳	65歳以上	総数	15〜64歳	総数	15〜64歳
実数	2009	6650	6071	565	1364	1523	1332	1287	579	3869	3506	2782	2565
	2010	6632	6047	544	1329	1542	1343	1290	585	3850	3488	2783	2559
	2011	6596	6011	525	1291	1569	1333	1293	584	3825	3466	2770	2546
	2012	6565	5955	514	1261	1577	1346	1257	610	3796	3420	2769	2535
	2013	6593	5941	518	1239	1582	1380	1222	651	3783	3381	2809	2559
	2014	6609	5910	518	1214	1576	1406	1196	698	3776	3349	2832	2561
	2015	6625	5878	516	1191	1558	1439	1173	746	3773	3318	2852	2560
	2016	6678	5893	539	1182	1529	1484	1160	785	3784	3310	2895	2583
	2017	6732	5912	543	1173	1502	1529	1166	821	3789	3295	2944	2616
	2018	6849	5976	580	1168	1477	1573	1178	874	3826	3304	3024	2671
	2019	6912	6008	598	1158	1442	1619	1191	904	3841	3299	3072	2708
	2020	6902	5984	584	1158	1397	1636	1208	919	3840	3290	3063	2693
	2021	6907	5981	580	1161	1371	1661	1208	926	3827	3278	3080	2703
	2022	6902	5975	572	1151	1346	1671	1235	927	3805	3256	3096	2718
対前年増減	2009	− 24	− 37	− 24	− 30	32	− 1	− 15	13	− 35	− 42	11	4
	2010	− 18	− 24	− 21	− 35	19	11	3	6	− 19	− 18	1	− 6
	2011	− 36	− 36	− 19	− 38	27	− 10	3	− 1	− 25	− 22	− 13	− 13
	2012	− 31	− 56	− 11	− 30	8	13	− 36	26	− 29	− 46	− 1	− 11
	2013	28	− 14	4	− 22	5	34	− 35	41	− 13	− 39	40	24
	2014	16	− 31	0	− 25	− 6	26	− 26	47	− 7	− 32	23	2
	2015	16	− 32	− 2	− 23	− 18	33	− 23	48	− 3	− 31	20	− 1
	2016	53	15	23	− 9	− 29	45	− 13	39	11	− 8	43	23
	2017	54	19	4	− 9	− 27	45	6	36	5	− 15	49	33
	2018	117	64	37	− 5	− 25	44	12	53	37	9	80	55
	2019	63	32	18	− 10	− 35	46	13	30	15	− 5	48	37
	2020	− 10	− 24	− 14	0	− 45	17	17	15	− 1	− 9	− 9	− 15
	2021	5	− 3	− 4	3	− 26	25	0	7	− 13	− 12	17	10
	2022	− 5	− 6	− 8	− 10	− 25	10	27	1	− 22	− 22	16	15

資料／総務省統計局：労働力調査（基本集計）2022（令和4）年平均結果の概要，2023，p.2.

❷完全失業者

完全失業者は，2022（令和4）年平均で179万人となり，前年に比べ16万人減少し，3年ぶりの減少となった。労働力人口に占める完全失業者の割合を示す完全失業率は，2022（令和4）年平均で2.6%となり，前年に比べ0.2ポイントの低下となった（表3-5）。

男女，年齢階級別にみると，2022（令和4）年平均で，男女ともに15～24歳が最も高く，男性は4.9%，女性は3.5%であった。前年に比べ男性は15～54歳で低下し，女性は15～34歳，45～64歳で低下した。

表 3-5 労働力人口の推移 （単位：万人，各年平均）

	年	15 歳以上人口[1]	労働力人口			非労働力人口	労働力人口比率(%)[2]	完全失業率(%)[3]
			総数	就業者	完全失業者			
総数	1980（昭和 55）	8932	5650	5536	114	3249	63.3	2.0
	1990（平成 2）	10089	6384	6249	134	3657	63.3	2.1
	2000（12）	10836	6766	6446	320	4057	62.4	4.7
	2005（17）	11008	6651	6356	294	4346	60.4	4.4
	2010（22）	11111	6632	6298	334	4473	59.6	5.1
	2015（27）	11110	6625	6401	222	4479	59.6	3.4
	2020（令和 2）	11108	6902	6710	192	4197	62.0	2.8
	2021（3）	11087	6907	6713	195	4171	62.1	2.8
	2022（4）	11038	6902	6723	179	4128	62.5	2.6
男	1980（昭和 55）	4341	3465	3394	71	859	79.8	2.0
	1990（平成 2）	4911	3791	3713	77	1095	77.2	2.0
	2000（12）	5253	4014	3817	196	1233	76.4	4.9
	2005（17）	5323	3901	3723	178	1416	73.3	4.6
	2010（22）	5365	3850	3643	207	1513	71.6	5.4
	2015（27）	5365	3773	3639	135	1588	70.3	3.6
	2020（令和 2）	5364	3840	3724	115	1520	71.4	3.0
	2021（3）	5351	3827	3711	117	1520	71.3	3.1
	2022（4）	5328	3805	3699	107	1518	71.4	2.8
女	1980（昭和 55）	4591	2185	2142	43	2391	47.6	2.0
	1990（平成 2）	5178	2593	2536	57	2562	50.1	2.2
	2000（12）	5583	2753	2629	123	2824	49.3	4.5
	2005（17）	5685	2750	2633	116	2930	48.4	4.2
	2010（22）	5746	2783	2656	127	2960	48.5	4.6
	2015（27）	5746	2852	2764	89	2850	50.3	2.8
	2020（令和 2）	5744	3063	2986	76	2677	53.2	2.5
	2021（3）	5735	3080	3002	78	2651	53.5	2.5
	2022（4）	5711	3096	3024	73	2610	54.2	2.4

注：1）15 歳以上人口には労働力状態不詳を含む。
2）労働力人口比率＝労働力人口／15 歳以上人口× 100
3）完全失業率＝完全失業者／労働力人口× 100
資料／総務省統計局：労働力調査（基本集計）.

B 平均寿命，死亡数，死亡率，死因

1. 平均寿命

わが国の平均寿命の推移を表 3-6 に示した。2021（令和 3）年は，男性 81.47 年，女性 87.57 年であった。図 3-3 は諸外国の平均寿命を比較したものである。日本は男女とも世界トップクラスの長寿国となっていることがわかる。

表3-6 平均寿命の推移

年	男	女
1965（昭和40）	67.74	72.92
1970（45）	69.31	74.66
1975（50）	71.73	76.89
1980（55）	73.35	78.76
1985（60）	74.78	80.48
1990（平成 2）	75.92	81.90
1995（7）	76.38	82.85
2000（12）	77.72	84.60
2005（17）	78.56	85.52
2010（22）	79.55	86.30
2015（27）	80.75	86.99
2017（29）	81.09	87.26
2018（30）	81.25	87.32
2019（令和 元）	81.41	87.45
2020（2）	81.56	87.71
2021（3）	81.47	87.57

注：1970年以前は，沖縄県を除く値である。
資料／厚生労働省：簡易生命表，完全生命表.

2.死亡の状況

1 成人期の死亡数，死亡率，死因

年齢別の死亡率を年次別にみると図3-4のようになっている。40歳以降は年齢とともに死亡率が高くなることがわかる。

成人期の年代別死因順位5位までの死亡数・率（人口10万対）を表3-7に示した。

これをみると，15～24歳では第1位は自殺，第2位は不慮の事故，第3位は悪性新生物（腫瘍）であり，25～29歳では第1位は自殺，第2位は悪性新生物，第3位は不慮の事故である。30～39歳では第1位は自殺，第2位は悪性新生物，第3位は心疾患となっている。40～60歳代では第1位は悪性新生物である。第2位は，40歳代では自殺であるが，50～60歳代では心疾患となっている。第3位は，40歳代では心疾患，50歳代前半では自殺，50歳代後半から60歳代は脳血管疾患となっている。

なお，10歳代後半から20歳代では自殺，不慮の事故といった外因死の割合が高く，30歳代以降になり悪性新生物による死亡の割合が高くなっている。したがって，青年期では自殺や不慮の事故を防ぐこと，壮年期以降では悪性新生物や心疾患など生活習慣病を予防することが重要となってくる。

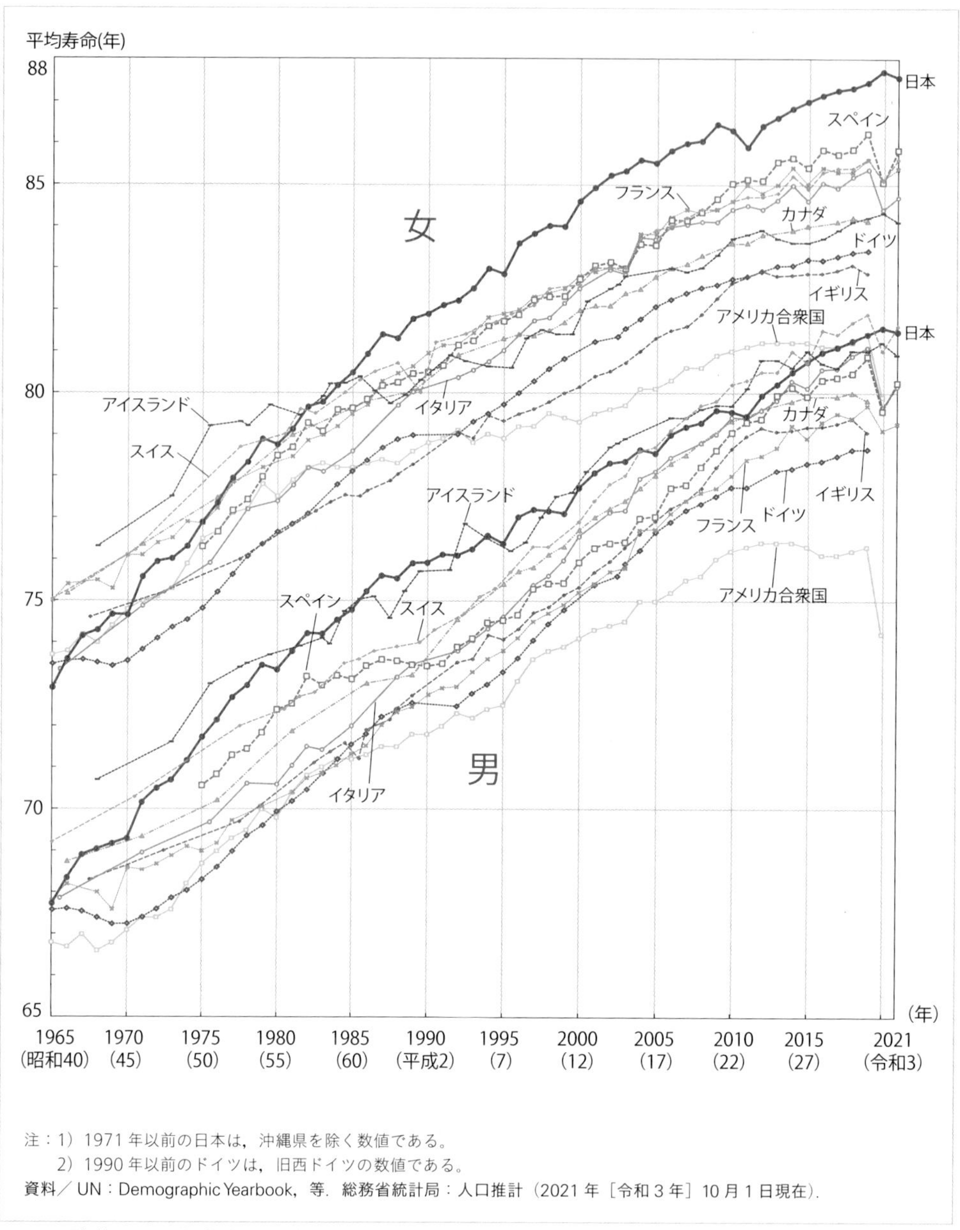

注：1）1971 年以前の日本は，沖縄県を除く数値である。
　　2）1990 年以前のドイツは，旧西ドイツの数値である。
資料／ UN：Demographic Yearbook，等．総務省統計局：人口推計（2021 年［令和 3 年］10 月 1 日現在）．

図 3-3 諸外国の平均寿命の比較

2 死亡率の推移

主要死因別にみた死亡率（人口 10 万対）の推移を図 3-5 に示す。1950（昭和 25）年は，結核が死因の第 1 位であった。さらにそれ以前の明治・大正・昭和初期の時代は，結核に加え，肺炎および気管支炎，胃腸炎といった感染症による死亡が多かった。昭和 20 年代以降，死因構造が変化し，悪性新生物，心疾患，脳卒中（脳血管疾患）といった生活習慣病の占める割合が高くなっている。

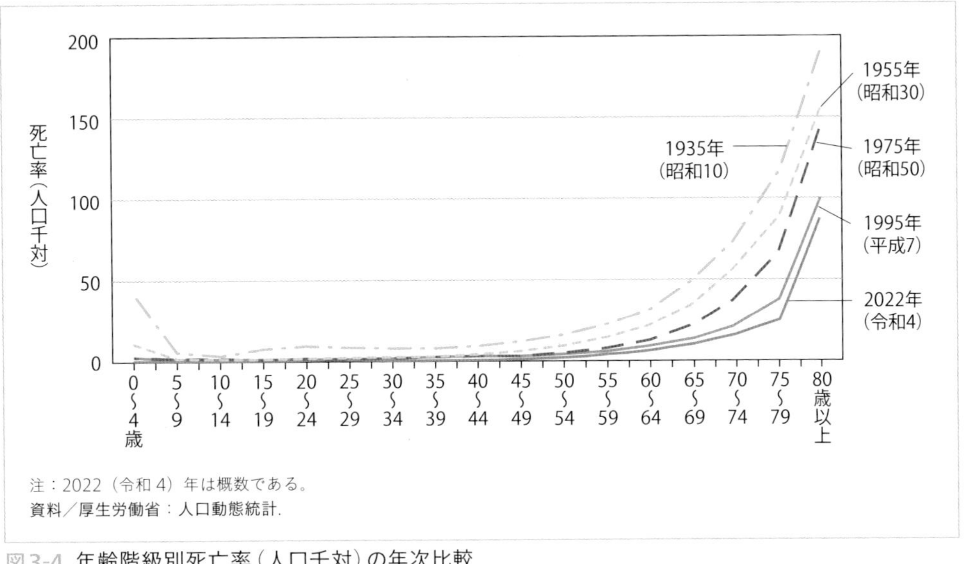

注：2022（令和 4）年は概数である。
資料／厚生労働省：人口動態統計.

図3-4 年齢階級別死亡率（人口千対）の年次比較

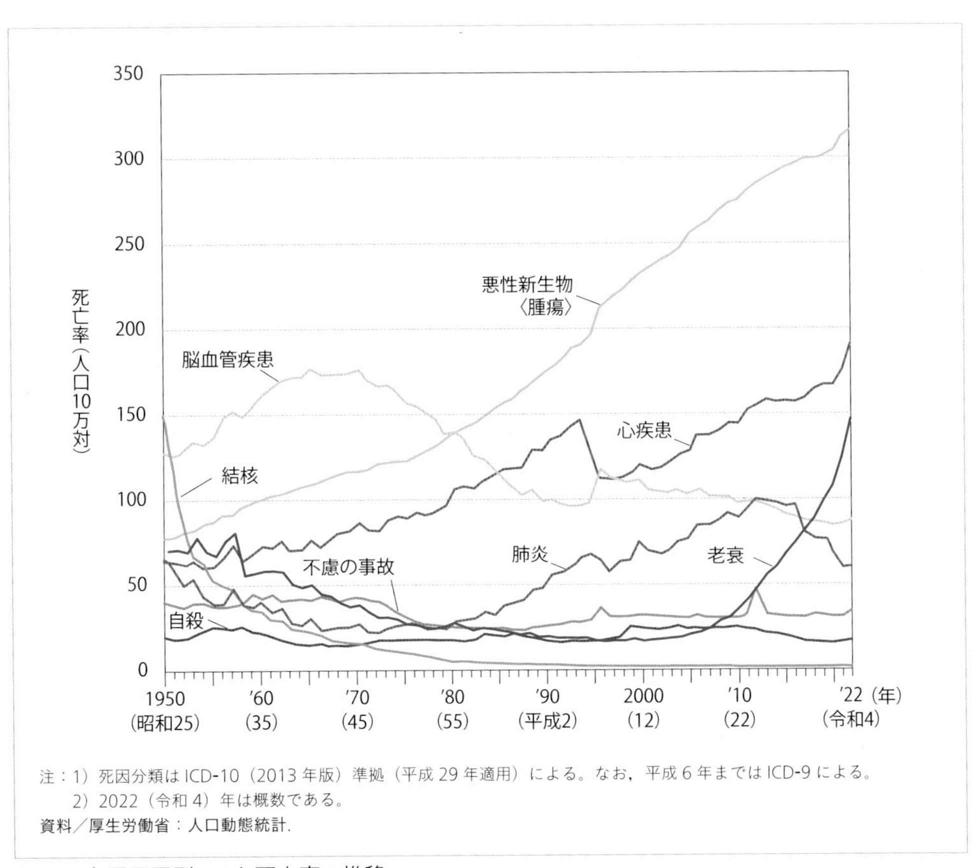

注：1）死因分類は ICD-10（2013 年版）準拠（平成 29 年適用）による。なお，平成 6 年までは ICD-9 による。
　　2）2022（令和 4）年は概数である。
資料／厚生労働省：人口動態統計.

図3-5 主要死因別にみた死亡率の推移

表3-7 成人期の年代別死因順位5位までの死亡数・率（人口10万対）（2022［令和4］年）

	第1位	第2位	第3位	第4位	第5位
総数	悪性新生物〈腫瘍〉 385787 316.1	心疾患 232879 190.8	老衰 179524 147.1	脳血管疾患 107473 88.1	肺炎 74002 60.6
15～19歳	自殺 662 12.2	不慮の事故 196 3.6	悪性新生物〈腫瘍〉 124 2.3	心疾患 42 0.8	先天奇形，変形及び染色体異常 26 0.5
20～24歳	自殺 1242 21.3	不慮の事故 261 4.5	悪性新生物〈腫瘍〉 144 2.5	心疾患 78 1.3	脳血管疾患 29 0.5
25～29歳	自殺 1153 19.4	悪性新生物〈腫瘍〉 245 4.1	不慮の事故 210 3.5	心疾患 119 2.0	脳血管疾患 35 0.6
30～34歳	自殺 1114 18.3	悪性新生物〈腫瘍〉 481 7.9	心疾患 211 3.5	不慮の事故 208 3.4	脳血管疾患 103 1.7
35～39歳	自殺 1349 19.5	悪性新生物〈腫瘍〉 976 14.1	心疾患 383 5.5	不慮の事故 265 3.8	脳血管疾患 229 3.3
40～44歳	悪性新生物〈腫瘍〉 1957 25.4	自殺 1582 20.5	心疾患 744 9.6	脳血管疾患 593 7.7	肝疾患 394 5.1
45～49歳	悪性新生物〈腫瘍〉 4372 47.1	自殺 1988 21.4	心疾患 1670 18.0	脳血管疾患 1184 12.8	肝疾患 817 8.8
50～54歳	悪性新生物〈腫瘍〉 7630 82.4	心疾患 2826 30.5	自殺 2155 23.3	脳血管疾患 1831 19.8	肝疾患 1225 13.2
55～59歳	悪性新生物〈腫瘍〉 11184 140.9	心疾患 3765 47.4	脳血管疾患 2064 26.0	自殺 1806 22.8	肝疾患 1457 18.4
60～64歳	悪性新生物〈腫瘍〉 17797 242.2	心疾患 5494 74.8	脳血管疾患 2834 38.6	肝疾患 1642 22.3	自殺 1482 20.2
65～69歳	悪性新生物〈腫瘍〉 30175 404.3	心疾患 8414 112.7	脳血管疾患 4342 58.2	不慮の事故 1957 26.2	肝疾患 1956 26.2

＊数値は上から，死亡数，死亡率（人口10万対）

注：1）死因順位は死亡数の多いものから定めた。

2）心疾患は高血圧性を除く。

資料／厚生労働省：人口動態統計月報年計（概数）.

C 受療状況

1. 有訴者率，通院者率

国民の傷病の状況を把握する調査の一つとして，世帯の側から調査を行う「国民生活基礎調査」[2]がある。この調査結果より，病気やけがなどで自覚症状がある者の割合（**有訴者率**）と傷病で通院している者の割合（**通院者率**）を性・年齢階級別に示したものが図3-6，7である。いずれも人口1000人当たりの数である。

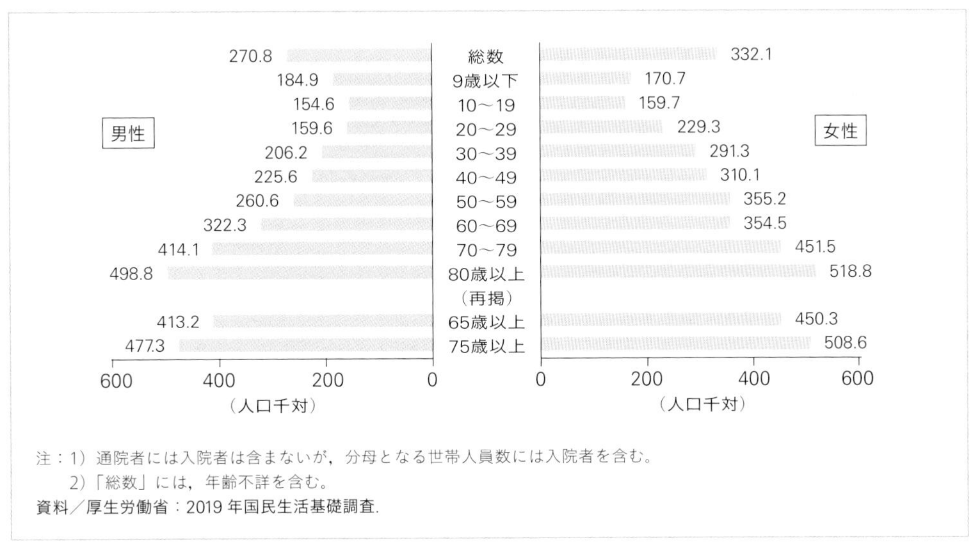

注：1）通院者には入院者は含まないが，分母となる世帯人員数には入院者を含む。
2）「総数」には，年齢不詳を含む。
資料／厚生労働省：2019年国民生活基礎調査.

図3-6 性・年齢階級別にみた「有訴者率」（人口千対）

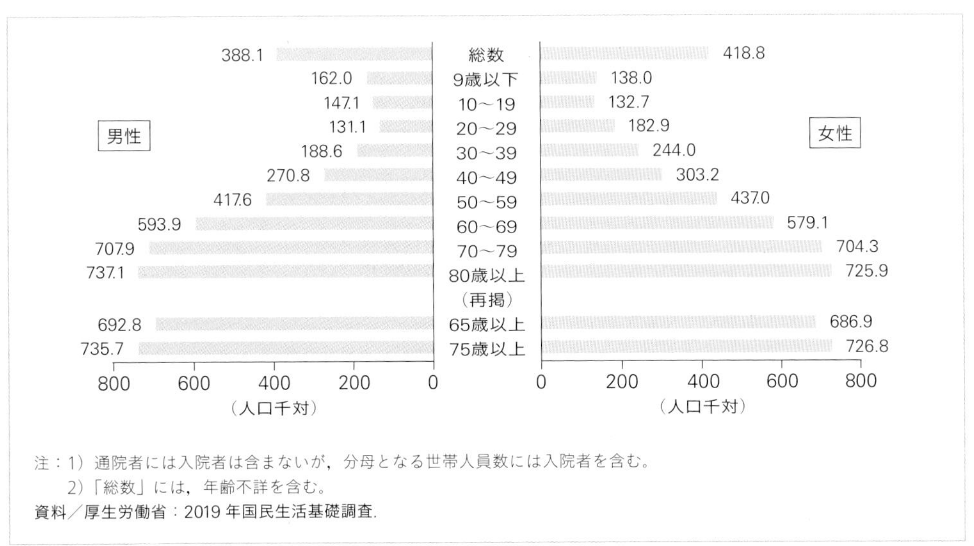

注：1）通院者には入院者は含まないが，分母となる世帯人員数には入院者を含む。
2）「総数」には，年齢不詳を含む。
資料／厚生労働省：2019年国民生活基礎調査.

図3-7 性・年齢階級別にみた「通院者率」（人口千対）

有訴者率（ゆうそしゃりつ），通院者率ともに，男性より女性のほうが高い傾向にある。年齢でみると，10歳代，20歳代は有訴者率，通院者率ともに低いが，30歳代以降，年齢が高くなるほど，いずれも増加していることがわかる。50歳代では1000人に対して約400人が通院している。

傷病別にみると，男性では高血圧症，糖尿病，歯の病気で，女性では高血圧症，脂質異常症（高コレステロール血症など），眼の病気で通院する者が多い。

年代別にみると，20～30歳代ではうつ病やそのほかのこころの病気の通院者率が高い傾向にある。40歳以降は高血圧が多くなり，男女ともに脂質異常症での通院者率が高い傾向にある。

20～30歳代ではこころの問題，40歳以降は生活習慣病や整形外科疾患に関連した症状が現れ治療を受けていることがわかる。

2. 受療率

受療率とは，ある特定の日に疾病治療のために，すべての医療施設に入院あるいは通院，

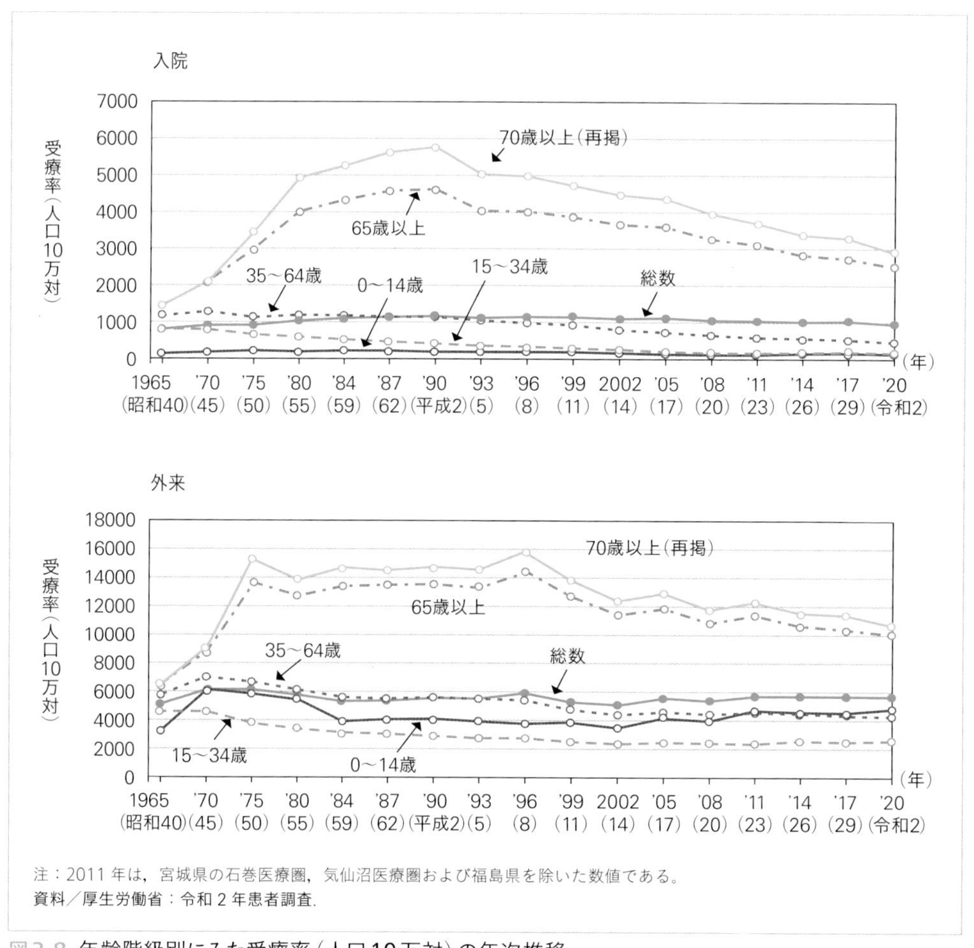

図3-8 年齢階級別にみた受療率（人口10万対）の年次推移

または往診を受けた患者数の人口10万人に対する割合をいう。患者調査によって，病院あるいは診療所に入院または外来患者として治療のために通院した患者の全国推計患者数を把握し，人口10万に対する比率を算出する。2020（令和2）年の全国入院受療率は960，外来受療率は5658であり，これは，調査日に人口の約1.0％が入院しており，約5.7％が外来を受診したことを示している。

年齢階級別にみた入院・外来の受療率の年次推移を図3-8に示す。2020（令和2）年をみると，入院では0～14歳が最も低く，次いで15～34歳であり年齢が高くなるにつれて受療率も高くなっている。外来は15～34歳が最も低く，次いで35～64歳となっており，外来を受診し治療を受ける成人期の人々は，ほかの年代に比べて低い割合である。

どのような疾患で受療しているのか，傷病分類別に受療率をみると（表3-8），入院では「精神および行動の障害」「循環器系の疾患」が多い。外来では「消化器系の疾患」「循環器系の疾患」「筋骨格系および結合組織の疾患」が多くなっている。

D 体力の程度

国民の体力・運動能力の現状を明らかにする目的で，スポーツ庁は「体力・運動能力調査」[3)]を実施している。調査結果のうち，握力，上体起こし，長座体前屈，反復横とび，立ち幅とびについて，2021（令和3）年度の性・年齢別の結果を表3-9に示す。

握力のピークは30歳代にあるが，そのほかの能力については10歳代後半にピークがあり，その後は年齢が上がるとともに低下している。

成人期を生きる人々を体力・運動能力という面からみると，ほとんどの能力について成人期に入ったところでピークを迎え，その後は低下の一途をたどることになる。仕事や家庭における責任が増加していく一方で，体力や運動能力の低下と闘うことになる。体力・運動能力の低下は個人差が大きく，運動習慣のある人では加齢による低下が比較的少なく，体力・運動能力を維持している人もみられる。

E 労働災害，業務上疾病

成人期を生きる人々は，労働者としての生活を送る年齢にあることから，労働に関連した健康問題を確認するために，労働災害と業務上疾病の統計をみてみよう。労働に関連する健康障害を防ぐことは，成人期を生きる人々が生活を維持しその質を高める意味でも重要となる。

1.労働災害

労働災害とは，労働安全衛生法において「労働者の就業に係る建設物，設備，原材料，ガス，蒸気，粉じん等により，又は作業行動その他業務に起因して，労働者が負傷し，疾

表3-8 傷病分類別にみた受療率（人口10万対）

傷病分類	入院			外来		
	総数	男	女	総数	男	女
総数	960	910	1007	5658	4971	6308
Ⅰ．感染症および寄生虫症	13	13	13	103	96	110
結核（再掲）	2	2	1	1	1	1
ウイルス性肝炎（再掲）	0	0	0	7	7	8
Ⅱ．新生物〈腫瘍〉	100	115	87	196	178	212
悪性新生物〈腫瘍〉（再掲）	89	106	74	144	148	141
胃の悪性新生物〈腫瘍〉（再掲）	8	11	5	13	17	9
結腸および直腸の悪性新生物〈腫瘍〉（再掲）	14	16	12	21	24	19
肝および肝内胆管の悪性新生物〈腫瘍〉（再掲）	4	5	2	3	5	2
気管，気管支および肺の悪性新生物〈腫瘍〉（再掲）	13	17	8	15	19	11
乳房の悪性新生物〈腫瘍〉（再掲）	4	0	8	28	1	53
Ⅲ．血液および造血器の疾患ならびに免疫機構の障害	4	4	5	14	8	20
Ⅳ．内分泌，栄養および代謝疾患	24	21	26	343	312	373
糖尿病（再掲）	12	12	12	170	199	143
脂質異常症（再掲）	0	0	0	122	76	165
Ⅴ．精神および行動の障害	188	185	190	211	198	224
血管性および詳細不明の認知症（再掲）	20	17	23	11	6	15
統合失調症，統合失調症型障害および妄想性障害（再掲）	113	112	114	40	42	38
気分［感情］障害（躁うつ病を含む）（再掲）	22	16	28	72	61	83
Ⅵ．神経系の疾患	100	88	111	131	115	147
アルツハイマー病（再掲）	40	28	51	36	18	53
Ⅶ．眼および付属器の疾患	8	7	9	237	192	279
Ⅷ．耳および乳様突起の疾患	2	1	2	76	68	83
Ⅸ．循環器系の疾患	157	151	163	652	609	693
高血圧性疾患（再掲）	4	2	5	471	418	522
心疾患（高血圧性のものを除く）（再掲）	46	44	48	103	112	94
脳血管疾患（再掲）	98	94	101	59	61	57
Ⅹ．呼吸器系の疾患	59	69	50	371	363	379
肺炎（再掲）	19	21	17	3	4	3
慢性閉塞性肺疾患（再掲）	5	7	3	12	18	7
喘息（再掲）	1	1	2	71	67	75
Ⅺ．消化器系の疾患	48	53	43	1007	870	1137
う蝕（再掲）	0	0	0	231	208	252
歯肉炎および歯周疾患（再掲）	0	0	0	401	319	478
肝疾患（再掲）	5	6	4	20	22	18
Ⅻ．皮膚および皮下組織の疾患	9	9	10	247	225	268
XIII．筋骨格系および結合組織の疾患	59	46	71	718	556	872
XIV．腎尿路生殖器系の疾患	41	40	41	241	232	250
慢性腎不全（再掲）	18	21	16	99	134	65
XV．妊娠，分娩および産褥	11	·	22	10	·	20
XVI．周産期に発生した病態	5	6	4	3	3	2
XVII．先天奇形，変形および染色体異常	4	5	4	11	10	11
XVIII．症状，徴候および異常臨床所見・異常検査所見でほかに分類されないもの	10	8	12	59	48	69
XIX．損傷，中毒およびその他の外因の影響	107	80	132	229	233	225
骨折（再掲）	77	45	108	77	62	91
XXI．健康状態に影響を及ぼす要因および保健サービスの利用	8	6	10	794	650	930

資料／厚生労働省：令和２年患者調査.

表3-9 体力・運動能力調査結果

年齢（歳）	握力（kg）		上体起こし（回）		長座体前屈（cm）		反復横とび（点）		立ち幅とび（cm）	
	男子	女子	男子	女子	男子	女子	男子	女子	男子	女子
15	36.73	25.62	27.83	22.77	47.11	47.93	55.37	47.71	217.23	171.85
16	39.37	26.56	29.86	24.15	49.56	49.62	57.01	48.74	223.59	173.36
17	41.48	26.81	31.11	24.17	51.71	49.94	58.10	48.41	227.94	171.74
18	41.17	25.70	29.53	23.07	49.10	48.31	57.83	47.99	228.58	168.93
19	41.54	25.92	30.79	22.97	48.63	47.12	58.80	48.17	230.57	168.94
20～24	45.06	26.84	29.63	21.61	45.76	45.92	56.67	47.19	228.77	169.65
25～29	46.40	28.06	28.27	19.86	43.80	45.24	54.32	44.98	222.69	162.85
30～34	46.96	28.06	26.78	18.73	43.91	43.61	52.77	43.63	217.61	159.25
35～39	46.56	28.98	25.41	16.90	41.87	43.18	49.86	41.95	210.92	155.05
40～44	46.61	28.67	23.66	16.25	40.42	41.48	48.43	41.18	204.32	151.25
45～49	45.64	28.54	22.84	15.69	39.64	41.20	46.42	40.84	196.27	147.11
50～54	45.58	27.72	21.59	14.72	38.41	41.35	45.29	39.53	190.54	141.01
55～59	44.21	26.99	20.20	13.31	36.73	41.63	43.79	37.78	184.04	136.81
60～64	42.40	26.36	18.46	12.26	36.28	41.08	41.95	37.16	175.47	130.64
65～69	39.38	24.85	15.13	10.18	34.47	40.42				
70～74	37.25	23.78	13.02	8.64	34.94	39.30				
75～79	34.93	22.32	12.30	7.69	33.22	38.04				

数値は平均値。赤字はピークを示す。
資料／スポーツ庁：令和３年度体力・運動能力調査.

病にかかり，又は死亡すること」と定義されている。

具体的には，労働者が業務を原因として被った負傷，疾病または死亡を指す業務災害と，通勤によって労働者が被った負傷，疾病または死亡を指す通勤災害の両者を合わせて労働災害（労災）とよぶ。

2022（令和4）年の労働災害による死亡者数は774人，休業 4 日以上の死傷者数は13万2355人であった。死亡者数は，1961（昭和36）年をピークに減少傾向にある。休業 4 日以上の死傷者数は，2010（平成22）年以降，微増傾向にある。労働災害による死傷者数の推移を図3-9に示す。

労働者としての生活を送る成人期の人々が，その業務に従事したり通勤することに伴って，負傷したり疾病を発症したり死亡に至る例は，長期的にみると減少傾向にあるといえる。

2.業務上疾病

労働者が業務上負傷し疾病にかかった場合に労働基準法の適用になる**業務上疾病**の発生状況をみると，2021（令和3）年の業務上疾病者数は2万8071人であった。推移をみると，昭和40年代半ばには 3 万人を超えていたが，その後は減少傾向を示し，近年は増減を繰り返している（図3-10）。

業務上疾病の内訳は図3-11のとおりである。例年「災害性の腰痛」が約 6 割を占め最

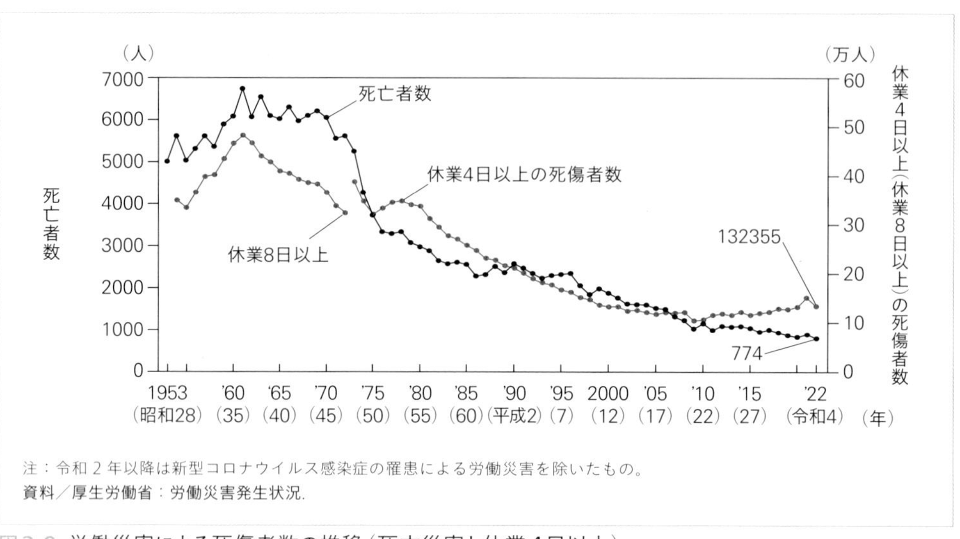

図3-9 労働災害による死傷者数の推移（死亡災害と休業４日以上）

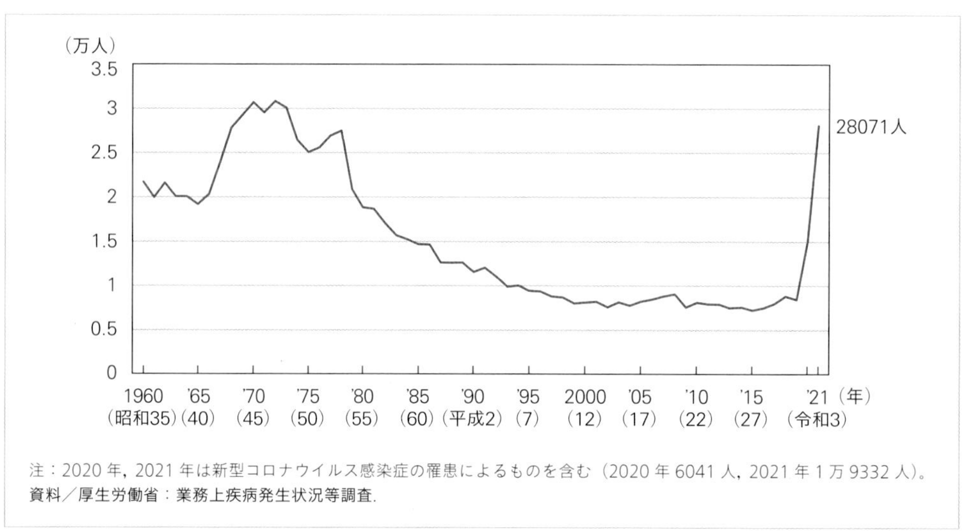

図3-10 業務上疾病者の推移（休業４日以上）

も多かったが，2021（令和３）年，最も多かったのは「病原体による疾病」で69.4％であった。

F 性感染症

成人期は性的に成熟し，性的活動が活発化する時期である。性感染症は，この時期の健康問題の一つである。

性感染症（sexually transmitted disease：**STD**）は，「性的接触によって感染する病気」と定義される。最近では，ヒト免疫不全ウイルス（HIV）と後天性免疫不全症候群（AIDS）の関係のように，感染しても無症状であったり，発症しない疾患が増加していることから，

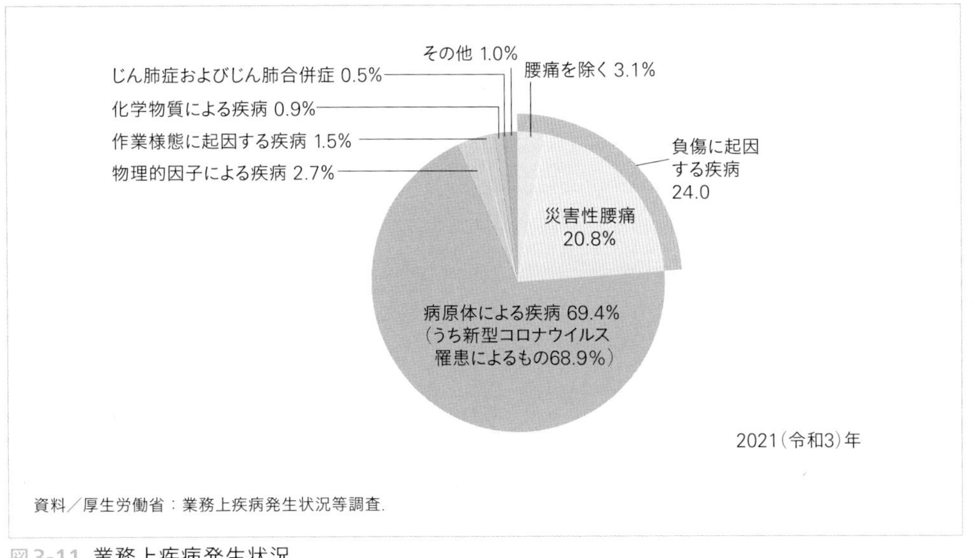

図3-11 業務上疾病発生状況

STI（sexually transmitted infections）と表記するようになってきている。

感染症法に基づいて定められた特定感染症予防指針においては，性器クラミジア感染症，性器ヘルペスウイルス感染症，尖圭（せんけい）コンジローマ，梅毒（ばいどく），淋菌（りんきん）感染症の 5 疾患が主な性感染症として位置づけられている。このほか後天性免疫不全症候群，B 型肝炎など多数の性感染症が存在する。

1 発生数と推移

感染症発生動向調査において，梅毒は全数把握であり，性器クラミジア感染症，性器ヘルペスウイルス感染症，尖圭コンジローマ，淋菌感染症の 4 疾患は，定点として指定された約 1000 の医療機関からの届出を受けて，その発生数を把握することになっている（定点把握）。定点把握の 4 疾患について，報告数の年次推移を男女別に示した（図 3-12）。

男女とも報告数が多いのは性器クラミジア感染症である。男性の性器クラミジア感染症，淋菌感染症は 2009（平成 21）年までは減少傾向であったが，その後は増減を繰り返している。女性の性器クラミジア感染症は減少傾向であったが，最近は横ばいである。2020（令和 2）年と 2021（令和 3）年の報告数を比較すると，男女の性器クラミジア感染症，淋菌感染症が増加していた。

HIV 感染者・AIDS 患者について，厚生労働省エイズ動向委員会が都道府県からの報告に基づいて患者発生動向を把握し公表している。2021（令和 3）年に報告された HIV 感染者は 742 人，AIDS 患者は 315 人であった。2021（令和 3）年の新規報告数のうち，HIV 感染者は 30 ～ 34 歳が最も多く，AIDS 患者は 40 ～ 44 歳が最も多かった（図 3-13-a, 3-13-b）。

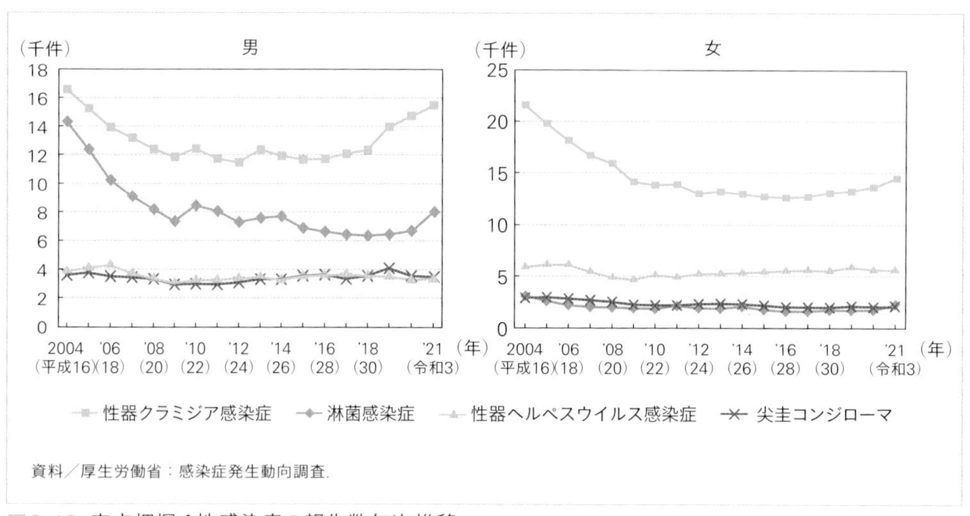

図3-12 定点把握4性感染症の報告数年次推移

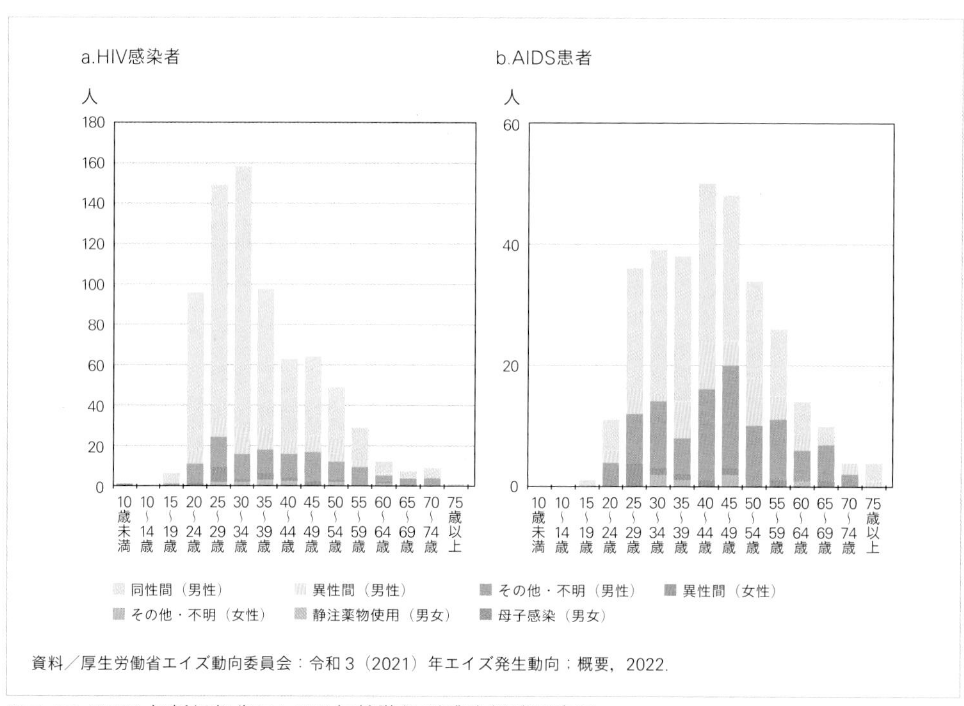

図3-13 2021年新規報告における年齢階級別感染経路別内訳

G ドメスティック・バイオレンス(DV)

性に関連する問題として，**ドメスティック・バイオレンス**（domestic violence：**DV**）がある。ドメスティック・バイオレンスとは，一般的には「配偶者や恋人など親密な関係にある，またはあった者から振るわれる暴力」という意味で使用されることが多いが，明確な定義はない。

配偶者暴力防止法に基づいて全国に設置されている配偶者暴力相談支援センターにおける相談件数を図3-14に示す。相談件数は年ごとに増加していることがわかる。図3-15は，

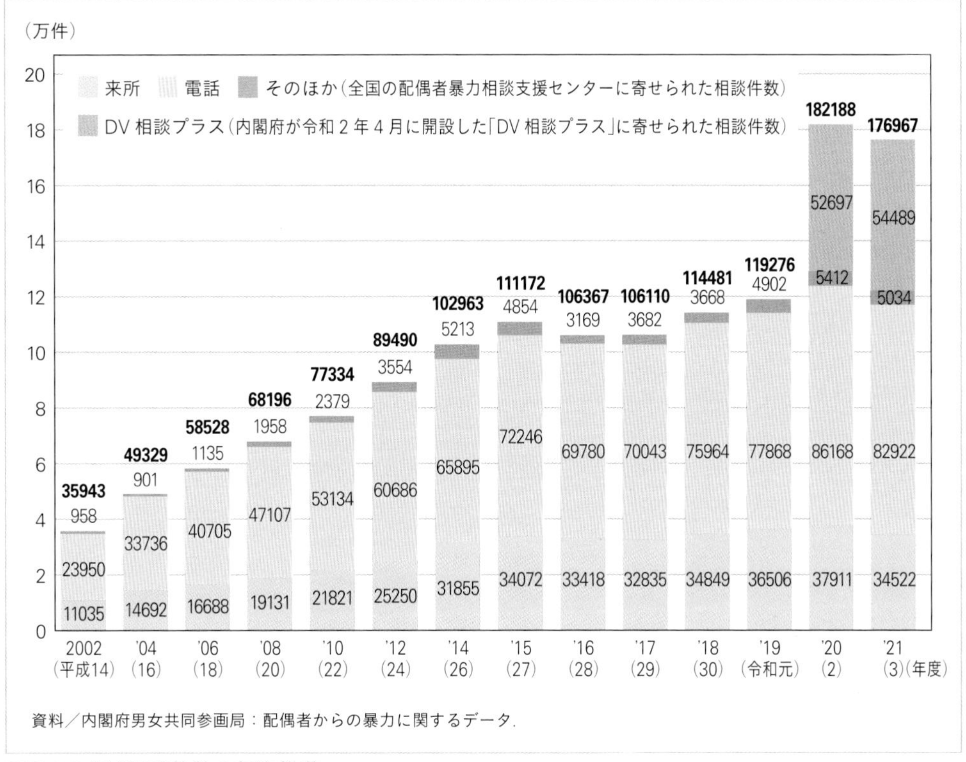

図3-14 DV相談件数の年次推移

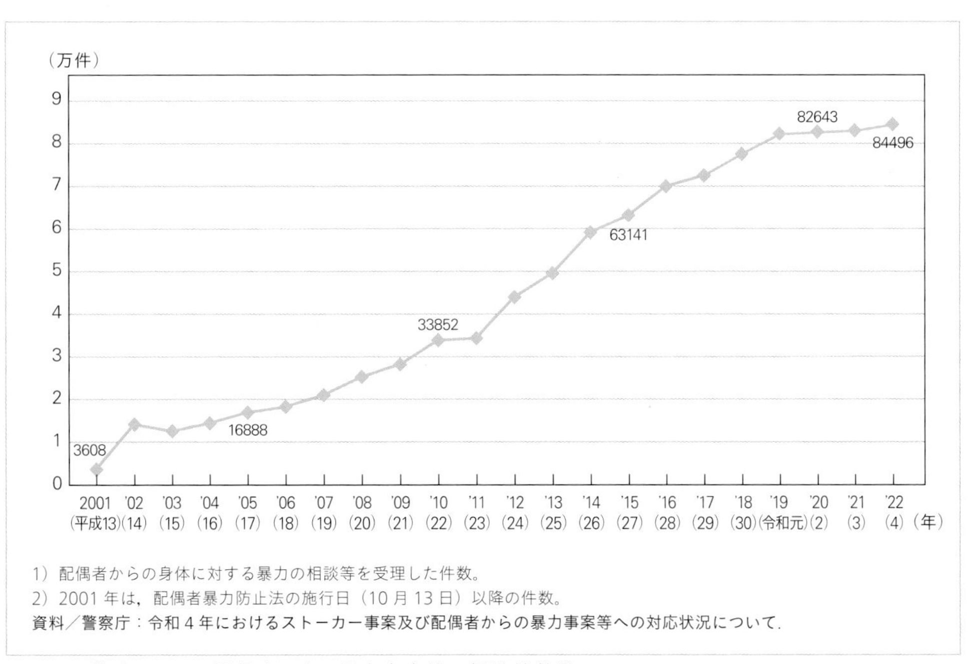

図3-15 警察における配偶者からの暴力事案等の相談等件数

「配偶者からの被害経験の有無」は，これまでに結婚したことのある人（2591 人）に，配偶者（事実婚や別居中の夫婦，元配偶者も含む）から「身体的暴行」「心理的攻撃」「経済的圧迫」「性的強要」のいずれかを１つでも受けたことがあるか否かを問うたものである。

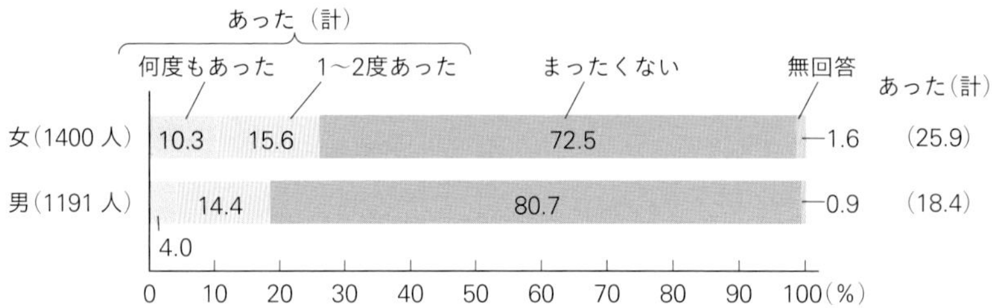

注：「男女間における暴力に関する調査」は，全国 20 歳以上の男女 5000 人を対象に行った無作為抽出アンケート調査（有効回収数（率）：3438 人（68.8%））。

・身体的暴行：なぐったり，けったり，物を投げつけたり，突き飛ばしたりするなどの身体に対する暴行を受けた。
・心理的攻撃：人格を否定するような暴言や交友関係や行き先，電話・メールなどを細かく監視したり，長期間無視するなどの精神的な嫌がらせを受けた，あるいは，自分もしくは自分の家族に危害が加えられるのではないかと恐怖を感じるような脅迫を受けた。
・経済的圧迫：生活費を渡さない，貯金を勝手に使われる，外で働くことを妨害されたなど。
・性的強要：いやがっているのに性的な行為を強要された，見たくないポルノ映像等を見せられた，避妊に協力しないなど。

資料／内閣府男女共同参画局：男女間における暴力に関する調査，2021.

図 3-16 配偶者からの被害経験の有無（男女別）

警察における配偶者からの暴力事案等の相談等件数の推移を示したものである。年々増加傾向にある。

内閣府が 2020（令和 2）年度に実施した男女間における暴力に関する調査[4]の結果をみると，配偶者（事実婚や別居中の夫婦，元配偶者も含む）から「身体的暴行」「心理的攻撃」「経済的圧迫」「性的強要」のいずれかを 1 つでも受けた経験の有無について，女性の 25.9%，男性の 18.4%が「経験がある」と回答している（図 3-16）。

H 自殺（自死）

警察庁調べによると，2022（令和 4）年の自殺による死亡数は 2 万 1881 人であり（図 3-17），死亡率（人口 10 万対）は 17.5 であった（図 3-18）。

1998（平成 10）年以降，自殺による死亡数は 3 万人を超えていたが，2012（平成 24）年には 2 万 7000 人台に減じ，その後，2019（令和元）年までは減少を続けてきた。年代別自殺死亡率を図 3-19 に示した。1998（平成 10）年に自殺死亡率が急激に上昇している。この背景には 40 ～ 50 歳代の男性の自殺者の増加があり，「バブル崩壊後の不況の影響で，（中略）社会的・経済的困難を抱えた男性の自殺が問題となった」[5]といわれている。現在においても自殺死亡率が最も高いのは 50 歳代であり，特に男性が高くなっている。1998（平成 10）年以降は，50 歳代以上の自殺死亡率は低下傾向が，20 ～ 40 歳代は上昇傾向がみられた。ここ数年は全体に横ばい傾向がみられる。

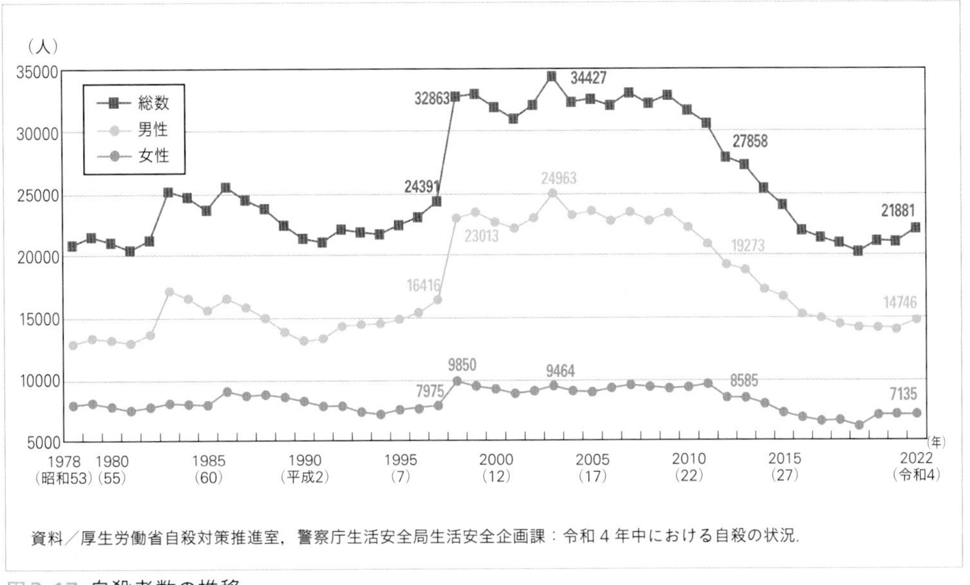

資料／厚生労働省自殺対策推進室，警察庁生活安全局生活安全企画課：令和４年中における自殺の状況.

図3-17 自殺者数の推移

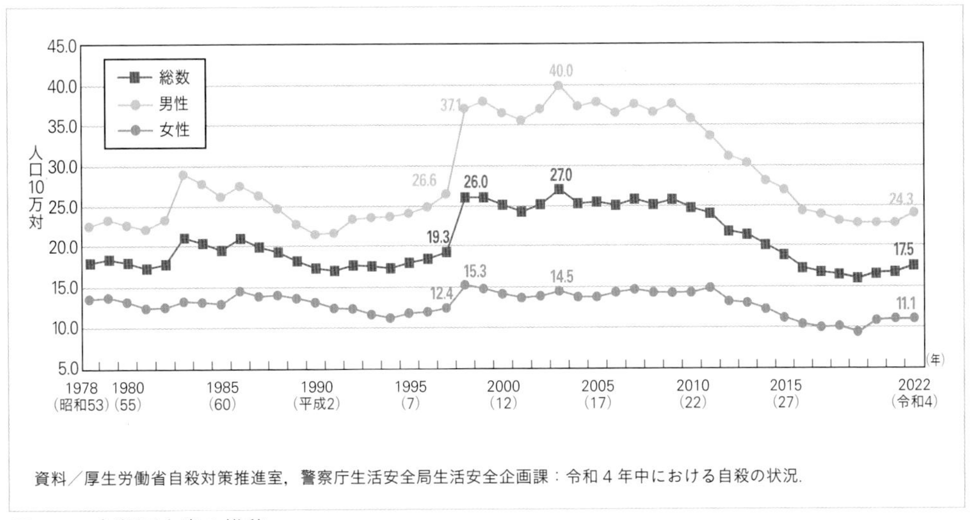

資料／厚生労働省自殺対策推進室，警察庁生活安全局生活安全企画課：令和４年中における自殺の状況.

図3-18 自殺死亡率の推移

死因からみると，先に示したとおり 15 ～ 39 歳の各年代の死因の第 1 位は自殺となっている。こうした状況は国際的にみても深刻であり，15 ～ 34 歳の若い世代で死因の第 1 位が自殺となっているのは先進 7 か国では日本のみで，その死亡率もほかの国に比べて高くなっている。

自殺の原因・動機が明らかなもののうち，最も多いものは「健康問題」で約半数を占め，次いで「家庭問題」「経済・生活問題」となっている。年齢階級別，原因動機別自殺者数を表 3-10 に示す。

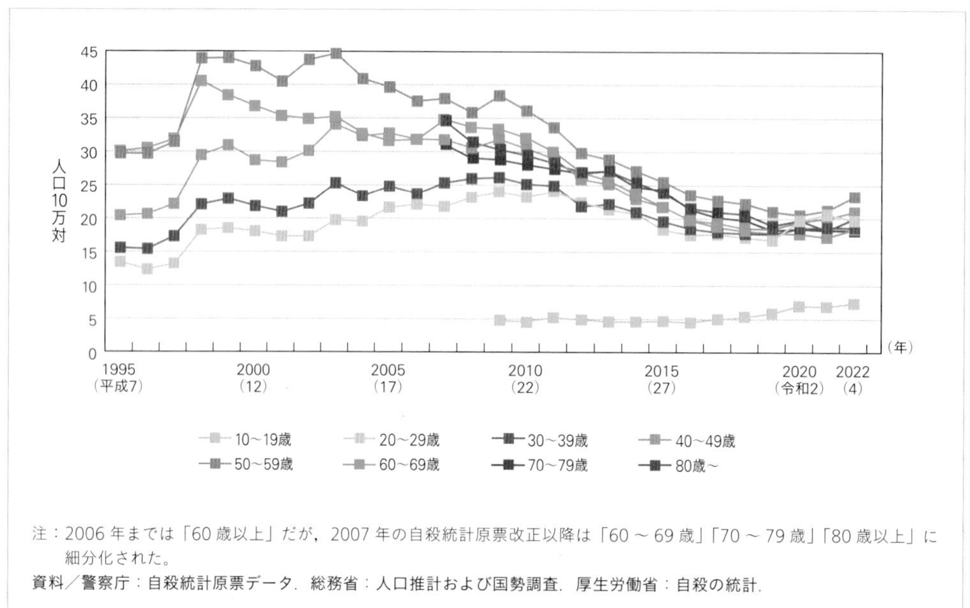

注：2006 年までは「60 歳以上」だが，2007 年の自殺統計原票改正以降は「60 ～ 69 歳」「70 ～ 79 歳」「80 歳以上」に細分化された。
資料／警察庁：自殺統計原票データ．総務省：人口推計および国勢調査．厚生労働省：自殺の統計．

図 3-19　年代別自殺死亡率の推移

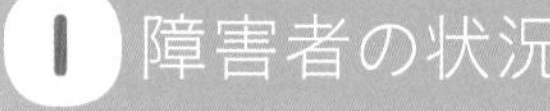

I　障害者の状況

1. 身体障害者

1　身体障害児・者実態調査／生活のしづらさなどに関する調査

「身体障害児・者実態調査」は，在宅の身体障害児・者などの生活実態とニーズを把握するため 2006（平成 18）年まで実施されていた。厚生労働省はこれを拡大・統合（身体障害児（者）および知的障害児（者））して，2011（平成 23）年より「生活のしづらさなどに関する調査」を実施している。

2　種類別割合と推移

わが国の身体障害者手帳所持者数は，2016（平成 28）年の調査ではおよそ 428 万 7000 人と推計され，前回 2011（平成 23）年の調査と比較すると 10.9%増加している。障害の種類別身体障害者手帳所持者数の推移をみると，肢体不自由が最も多く 45.0%を占めている。以下，内部障害（28.9%），聴覚・言語障害（8.0%），視覚障害（7.3%）となっている（表 3-11）。

表 3-12 に年齢階層別身体障害者数の推移を示した。18 ～ 64 歳は 23.6%で年々減少しており，65 歳以上は 72.6%で年々増加している。

障害の原因別にみた障害者手帳所持者数の割合をみると，65 歳未満では，病気によるものが 52.5%，事故・けがによるものが 12.5%であった（表 3-13）。

表3-10 年齢階級別，原因動機別自殺者数

原因・動機別＼年齢階級別		～19歳	20～29歳	30～39歳	40～49歳	50～59歳	60～69歳	70～79歳	80歳～	不詳	合計
合計	計	1,006	3,089	3,329	5,007	5,512	3,564	3,767	3,078	3	28,355
	男	592	2,020	2,291	3,551	3,827	2,406	2,345	1,886	2	18,920
	女	414	1,069	1,038	1,456	1,685	1,158	1,422	1,192	1	9,435
家庭問題	計	166	351	601	906	976	586	604	585	0	4,775
	男	98	221	363	555	593	364	334	357	0	2,885
	女	68	130	238	351	383	222	270	228	0	1,890
健康問題	計	222	947	1,150	1,838	2,196	1,828	2,491	2,102	0	12,774
	男	89	475	627	1,059	1,249	1,044	1,486	1,272	0	7,301
	女	133	472	523	779	947	784	1,005	830	0	5,473
経済・生活問題	計	25	499	673	1,049	1,232	705	380	133	1	4,697
	男	19	428	601	929	1,091	640	319	99	1	4,127
	女	6	71	72	120	141	65	61	34	0	570
勤務問題	計	45	517	539	815	744	226	67	15	0	2,968
	男	37	398	460	709	651	208	60	15	0	2,538
	女	8	119	79	106	93	18	7	0	0	430
男女問題	計	80	315	177	147	82	16	7	4	0	828
	男	46	163	99	99	57	13	5	3	0	485
	女	34	152	78	48	25	3	2	1	0	343
学校問題	計	354	219	4	2	0	0	0	0	0	579
	男	224	163	3	2	0	0	0	0	0	392
	女	130	56	1	0	0	0	0	0	0	187
その他	計	114	241	185	250	282	203	218	239	2	1,734
	男	79	172	138	198	186	137	141	140	1	1,192
	女	35	69	47	52	96	66	77	99	1	542

注：遺書などの自殺を裏付ける資料により明らかに推定できる原因・動機を自殺者一人につき3つまで計上可能としているため，原因・動機特定者の原因・動機別の和と原因・動機特定者数（1万9164人）とは一致しない。
資料／厚生労働省自殺対策推進室，警察庁生活安全局生活安全企画課：令和4年中における自殺の状況.

表3-11 障害種別にみた身体障害者手帳所持者数の推移

	1996年（平成8）	2001年（13）	2006年（18）	2011年（23）	2016年（28）
視覚障害	311（10.3）	306（9.2）	315（8.8）	316（8.2）	312（7.3）
聴覚・言語障害	366（12.1）	361（10.9）	360（10.1）	324（8.4）	341（8.0）
肢体不自由	1698（56.3）	1797（54.0）	1810（50.6）	1709（44.2）	1931（45.0）
内部障害	639（21.2）	863（25.9）	1091（30.5）	930（24.1）	1241（28.9）
合計	3014（100）	3327（100）	3576（100）	3864（100）	4287（100）

単位：千人（%）
資料／厚生労働省：身体障害児・者実態調査（平成18年まで），生活のしづらさなどに関する調査（平成23年以降）.

表3-12　年齢階層別身体障害者数の比較

	1970年（昭和45）	1980年（55）	1987年（62）	1991年（平成3）	1996年（8）	2001年（13）	2006年（18）	2011年（23）	2016年（28）
～17歳	94 (6.7)	—	93 (3.7)	81 (2.9)	82 (2.7)	82 (2.5)	93 (2.6)	73 (1.9)	68 (1.6)
18～64歳	872 (61.9)	1150 (58.2)	1346 (53.7)	1333 (47.6)	1246 (41.3)	1218 (36.6)	1237 (34.6)	1111 (28.8)	1013 (23.6)
65歳～	442 (31.4)	826 (41.8)	1068 (42.6)	1330 (47.4)	1587 (52.7)	2004 (60.2)	2211 (61.8)	2655 (68.7)	3112 (72.6)
不詳	—	—	—	58 (2.1)	99 (3.3)	22 (0.7)	35 (1.0)	25 (0.6)	93 (2.2)
合計	1408	1977	2506	2803	3015	3327	3576	3864	4287

単位：千人（%）
注：1980年は身体障害児（0～17歳）にかかる調査を行っていない。
資料／内閣府：令和3年版障害者白書（全体版），2021，p.249.

表3-13　障害の原因別にみた障害者手帳所持者数の割合

	総数	障害者手帳所持者	障害者手帳の種類（複数回答）			手帳非所持で，自立支援給付などを受けている者
			身体障害者手帳	療育手帳	精神障害者保健福祉手帳	
65歳未満	100.0	100.0	100.0	100.0	100.0	100.0
病気	36.0	36.4	52.5	12.4	34.3	29.6
事故・けが	7.3	7.5	12.5	3.3	5.7	3.5
災害	0.3	0.3	0.2	—	0.8	—
出生時の損傷	6.7	7.0	9.4	10.3	3.0	0.9
加齢	2.7	2.8	4.0	0.6	3.2	1.7
その他	17.1	16.3	11.9	22.5	17.8	29.6
わからない	35.3	34.6	17.2	50.1	46.4	46.1
不詳	4.5	4.8	3.0	7.9	3.2	0.9
65歳以上	100.0	100.0	100.0	100.0	100.0	100.0
病気	57.2	58.0	59.5	48.1	46.9	42.5
事故・けが	12.8	12.9	13.2	8.3	10.2	12.4
災害	0.6	0.6	0.6	0.8	1.5	0.7
出生時の損傷	2.7	2.9	2.8	6.8	1.0	—
加齢	23.8	22.6	22.9	15.8	20.4	45.1
その他	4.7	4.7	4.4	7.5	6.1	3.9
わからない	11.0	10.8	9.5	21.1	23.0	13.1
不詳	7.7	7.5	7.3	9.0	11.7	11.8

単位：%
注：65歳以上には年齢不詳を含む。
資料／厚生労働省：平成28年生活のしづらさなどに関する調査（全国在宅障害児・者等実態調査）結果.

2. 知的障害者

在宅の知的障害児（者）の生活の実状とニーズを正しく把握するため「知的障害児（者）基礎調査」が実施されてきた。厚生労働省はこれを拡大・統合（身体障害児（者）および知的障害児（者））して，2011（平成23）年より「生活のしづらさなどに関する調査」を実施している。

知的障害児（者）数は，2016（平成28）年は96万2000人で，年々増加している。そのうち18～64歳の者は58万人で全体の60.3%である。

3. 障害者と就業

障害者の就業についてみると，身体障害者の就業率は一般の就業率と比べて全体的に20～30%ほど低くなっている。知的障害者の就業率は，20歳代では一般とほぼ同じ60%台であるが，30～40歳代では身体障害者と同様の水準まで低下し，50歳代後半からは急速に低下する傾向が見られる（図3-20）。

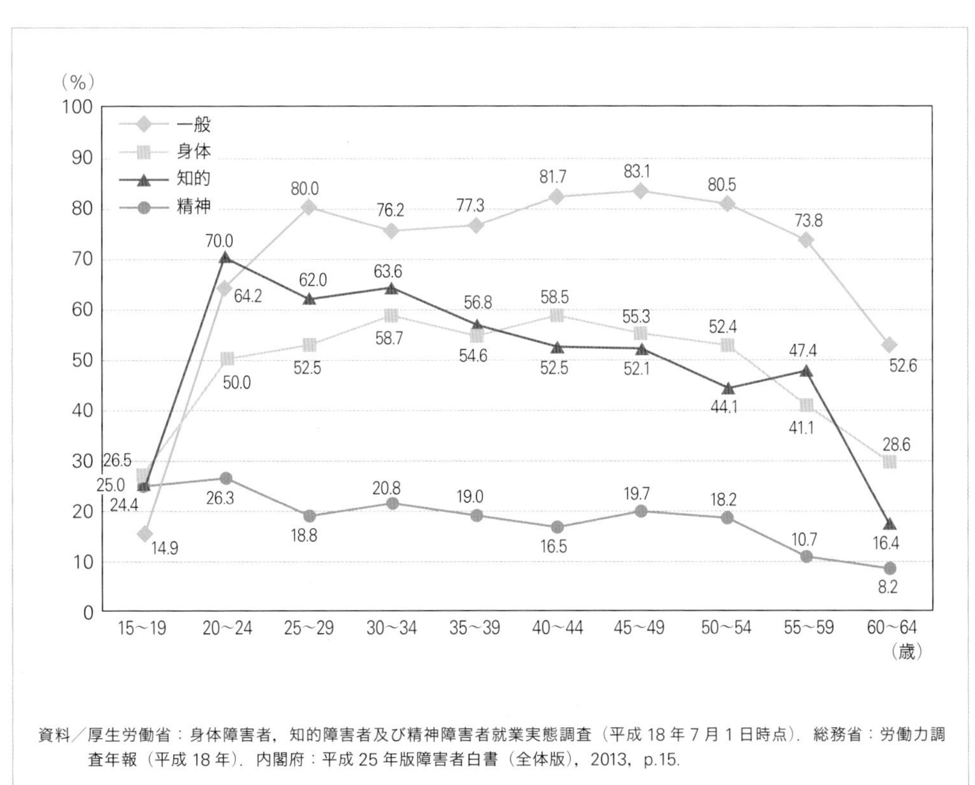

資料／厚生労働省：身体障害者，知的障害者及び精神障害者就業実態調査（平成18年7月1日時点）．総務省：労働力調査年報（平成18年）．内閣府：平成25年版障害者白書（全体版），2013，p.15.

図3-20 障害者の年齢階層別就業率

Ⅱ 成人各期に特徴的な健康問題

本節では，成人期に特徴的な健康問題について，「青年期」「壮年期」「向老期」ごとに，身体的・精神心理的・社会的特徴を踏まえて説明する。健康問題は，その人の生活や生活習慣とともに，生活環境や社会の影響を受けて発生したり，増強されたりするという考え方を基本として，それらとの関連性に着目して述べる。

なお，ここでは一応の目安として，青年期は10歳代後半～30歳前後，壮年期は30歳前後～60歳前後，向老期は60歳前後～65歳前後としている。成長・発達過程からみた成人各期の特徴については，第1章－Ⅱ「成長・発達過程からみた成人の特徴」を参照してほしい。

A 青年期に特徴的な健康問題

青年期は，生涯をとおして身体的には最も充実する時期であり，壮年期や向老期に比べると身体的な健康問題は少ない。

青年期の前期には身長の伸びが大きく，10歳代の後半にピークに達する。体力・運動能力については，2021（令和3）年度の体力・運動能力調査結果[6]によると，握力を除き，男女とも10歳代後半にピークに達する（表3-9参照）。また，受療率は，入院・外来とも壮年期・向老期に比べて低く（図3-8参照），死亡率も同様であり（図3-4参照），治療を受けたり，死亡に至ったりすることは少ない時期である。

1. 死因からみた健康問題

青年期の死因をみると，15～29歳の死因の第1位は自殺，15～24歳の死因の第2位は不慮の事故，第3位は悪性新生物，25～29歳の死因の第2位は悪性新生物，第3位は不慮の事故である（表3-7参照）。

自殺の原因[7]は，うつ病や統合失調症などの精神疾患の悩み・影響が多く，精神疾患の初発者に対する注意深い対応が求められる。また年代別にみると，10歳代では学業不振，進路に関する悩みや入試に関する悩み，友人との不和などの学校生活から生じる問題，20歳代では職場の人間関係，仕事疲れなどの職業生活から生じる問題が多い。各年代において，多くの時間を過ごす場において生じる問題やそこから派生する問題が多いといえる。

2. 生活習慣・生活環境と健康問題

2019（令和元）年国民生活基礎調査によると，「健康と思っている」（「よい」「まあよい」「ふつう」を合わせた者）は，86.1％であるが，20歳代では92.7％と男女とも30歳代以降の年齢階級に比して健康意識が高い者の割合が高い。

青年期は，これ以降の壮年期・向老期から老年期にわたる活動を支える基礎がつくられる大切な時期である。健康に自信をもっている時期だからこそ，将来を見通した健康を維持・増進していくための行動を身につけることが大切である。ここでは生涯を見通した健康増進，疾病予防という観点から健康問題の特徴を説明する。

ここでいう健康問題は，生活習慣・生活環境および社会との関連が深く，健康な生活を送るための課題としてとらえることができる。

1 食生活（食事・栄養摂取）と健康問題

生涯にわたり健康に活動するためには，この時期に必要な栄養を摂取し運動することで，活動するのに十分な体力を備える必要がある。

わが国では，国民の健康の保持・増進を図るうえで摂取することが望ましいエネルギーおよび栄養素の量の基準として「日本人の食事摂取基準」が定められている。

エネルギーの指標は，体格を示す指標であるBMI（body mass index）を採用し，栄養素の指標は図3-21に示すとおり，①摂取不足の回避，②過剰摂取による健康障害の回避，③生活習慣病の発症予防，という3つの目的からなる指標で構成されている。参考までに目標とするBMIの範囲（表3-14），推定エネルギー必要量（表3-15），たんぱく質の食事摂取基準（表3-16），脂質の食事摂取基準（表3-17），ナトリウムの食事摂取基準（表3-18），鉄の食事摂取基準（表3-19）を示す。

国民健康・栄養調査結果[8]によると，肥満者（BMI≧25）の割合は20歳代の男性23.1％，女性8.9％であり，両群とも総数の平均より低い（図3-22）。やせの者（BMI＜

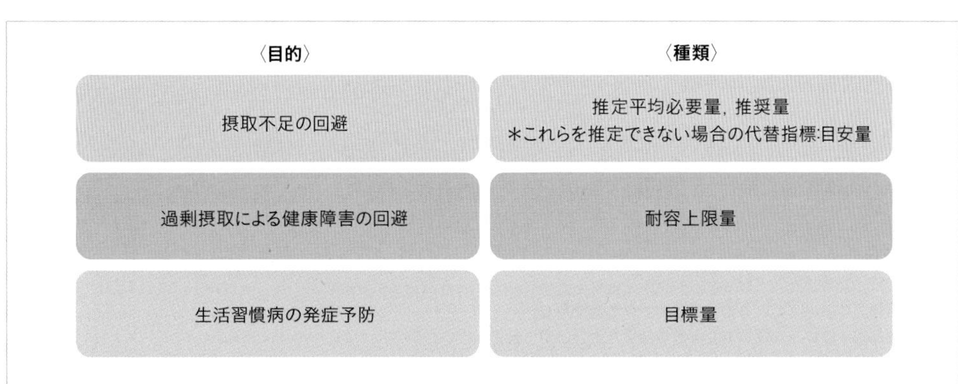

・推定平均必要量：半数の人が必要量を満たす量。摂取不足の回避を目的として設定された。
・推奨量：ほとんどの人が充足している量。推定平均必要量を補助する目的で設定された。
・目安量：一定の栄養状態を維持するのに十分な量であり，目安量以上を摂取している場合は不足のリスクはほとんどない。十分な科学的根拠が得られず，推定平均必要量と推奨量が設定できない場合のために設定された。
・耐容上限量：過剰摂取による健康障害の回避を目的として設定された。
・目標量：生活習慣病の重症化予防およびフレイル予防を目的に「生活習慣病の発症予防のために現在の日本人が当面の目標とすべき摂取量」として設定された。

資料／厚生労働省：「日本人の食事摂取基準（2020年度版）」策定検討会報告書，2019，p.3.

図3-21 栄養素の指標の目的と種類

表3-14 目標とするBMIの範囲（18歳以上）

年齢（歳）	目標とするBMI（kg/m²）	年齢（歳）	目標とするBMI（kg/m²）
18～49	18.5～24.9	**65～74**[3]	21.5～24.9
50～64	20.0～24.9	**75以上**[3]	21.5～24.9

注：1）男女共通。あくまでも参考として使用すべきである。
2）観察疫学研究において報告された総死亡率が最も低かったBMIを基に，疾患別の発症率とBMIとの関連，死因とBMIとの関連，喫煙や疾患の合併によるBMIや死亡リスクへの影響，日本人のBMIの実態に配慮し，総合的に判断し目標とする範囲を設定。
3）高齢者では，フレイルの予防および生活習慣病の発症予防の両者に配慮する必要があることも踏まえ，当面目標とするBMIの範囲を21.5~24.9kg/m^{2}とした。
資料／厚生労働省：「日本人の食事摂取基準（2020年版）」策定検討会報告書，2019，p.61.

表3-15 推定エネルギー必要量（kcal/日）

性別	男性			女性		
身体活動レベル[1]	I	II	III	I	II	III
0～5（月）	—	550	—	—	500	—
6～8（月）	—	650	—	—	600	—
9～11（月）	—	700	—	—	650	—
1～2（歳）	—	950	—	—	900	—
3～5（歳）	—	1300	—	—	1250	—
6～7（歳）	1350	1550	1750	1250	1450	1650
8～9（歳）	1600	1850	2100	1500	1700	1900
10～11（歳）	1950	2250	2500	1850	2100	2350
12～14（歳）	2300	2600	2900	2150	2400	2700
15～17（歳）	2500	2800	3150	2050	2300	2550
18～29（歳）	2300	2650	3050	1700	2000	2300
30～49（歳）	2300	2700	3050	1750	2050	2350
50～64（歳）	2200	2600	2950	1650	1950	2250
65～74（歳）	2050	2400	2750	1550	1850	2100
75以上（歳）[2]	1800	2100	—	1400	1650	—
妊婦（付加量）[3] 初期				+50	+50	+50
中期				+250	+250	+250
後期				+450	+450	+450
授乳婦（付加量）				+350	+350	+350

注：1）身体活動レベルは，低い，ふつう，高いの3つのレベルとして，それぞれI，II，IIIで示した。
2）レベルIIは自立している者，レベルIは自宅にいてほとんど外出しない者に相当する。レベルIは高齢者施設で自立に近い状態で過ごしている者にも適用できる値である。
3）妊婦個々の体格や妊娠中の体重増加量および胎児の発育状況の評価を行うことが必要である。
※活用に当たっては，食事摂取状況のアセスメント，体重およびBMIの把握を行い，エネルギーの過不足は，体重の変化またはBMIを用いて評価すること。
※身体活動レベルIの場合，少ないエネルギー消費量に見合った少ないエネルギー摂取量を維持することになるため，健康の保持・増進の観点からは，身体活動量を増加させる必要がある。
資料／厚生労働省：「日本人の食事摂取基準（2020年版）」策定検討会報告書，2019，p.84.

18.5）の割合は20歳代の男性6.7％，女性20.7％であり，両群とも全年齢階級で最も高い割合を示している（図3-23）。

20歳代女性のやせの者は4.8人に1人で，摂取量不足による低栄養，貧血，さらには

表3-16 たんぱく質の食事摂取基準（推定平均必要量，推奨量，目安量:g/日，目標量（中央値）:%エネルギー）

性別	男性				女性			
年齢等	推定平均必要量	推奨量	目安量	目標量[1]	推定平均必要量	推奨量	目安量	目標量[1]
0～5（月）	—	—	10	—	—	—	10	—
6～8（月）	—	—	15	—	—	—	15	—
9～11（月）	—	—	25	—	—	—	25	—
1～2（歳）	15	20	—	13～20	15	20	—	13～20
3～5（歳）	20	25	—	13～20	20	25	—	13～20
6～7（歳）	25	30	—	13～20	25	30	—	13～20
8～9（歳）	30	40	—	13～20	30	40	—	13～20
10～11（歳）	40	45	—	13～20	40	50	—	13～20
12～14（歳）	50	60	—	13～20	45	55	—	13～20
15～17（歳）	50	65	—	13～20	45	55	—	13～20
18～29（歳）	50	65	—	13～20	40	50	—	13～20
30～49（歳）	50	65	—	13～20	40	50	—	13～20
50～64（歳）	50	65	—	14～20	40	50	—	14～20
65～74（歳）[2]	50	60	—	15～20	40	50	—	15～20
75以上（歳）[2]	50	60	—	15～20	40	50	—	15～20
妊婦（付加量）								
初期					+0	+0	—	—[3]
中期					+5	+5		—[3]
後期					+20	+25		—[4]
授乳婦（付加量）					+15	+20	—	—[4]

注：1）範囲については，おおむねの値を示したものであり，弾力的に運用すること。
2）65歳以上の高齢者について，フレイル予防を目的とした量を定めることは難しいが，身長・体重が参照体位に比べて小さい者や，特に75歳以上であって加齢に伴い身体活動量が大きく低下した者など，必要エネルギー摂取量が低い者では，下限が推奨量を下回る場合があり得る。この場合でも，下限は推奨量以上とすることが望ましい。
3）妊婦（初期・中期）の目標量は，13～20%エネルギーとした。
4）妊婦（後期）および授乳婦の目標量は，15～20%エネルギーとした。
資料／厚生労働省：「日本人の食事摂取基準（2020年版）」策定検討会報告書，2019，p.126.

月経不順･無月経という健康問題につながる可能性がある。これらの健康問題の背景には，女性のやせ願望による過剰なダイエットがあると推測され，社会全体が健康との関連でやせの問題を正確に認識できるようにする必要がある。

また，近年の雇用形態の変化（非常勤・アルバイト雇用など非正規雇用の増加），あるいは不規則な勤務形態などによる20歳代の若年者の経済的な不安定さや，いわゆるワーキングプアなどの低所得者層の増加も，食生活にかかわる健康問題に影響している可能性がある。

2 不規則な生活と健康問題

また青年期は，健康への過信から不規則・不摂生な生活に陥りやすい。特に学生は，不規則で偏りがちな食事や短時間の睡眠の継続などがみられ，体力低下やメンタル面の不調の増加につながることもある。就業している場合は，労働が及ぼす食事や睡眠への影響や，長時間労働の常態化によるメンタルヘルスの悪化が予測される。

表3-17 脂質の食事摂取基準（%エネルギー）

性別	男性		女性	
年齢等	目安量	目標量 [1]	目安量	目標量 [1]
0～5（月）	50	—	50	—
6～11（月）	40	—	40	—
1～2（歳）	—	20～30	—	20～30
3～5（歳）	—	20～30	—	20～30
6～7（歳）	—	20～30	—	20～30
8～9（歳）	—	20～30	—	20～30
10～11（歳）	—	20～30	—	20～30
12～14（歳）	—	20～30	—	20～30
15～17（歳）	—	20～30	—	20～30
18～29（歳）	—	20～30	—	20～30
30～49（歳）	—	20～30	—	20～30
50～64（歳）	—	20～30	—	20～30
65～74（歳）	—	20～30	—	20～30
75以上（歳）	—	20～30	—	20～30
妊婦			—	20～30
授乳婦			—	20～30

注：1）範囲に関しては，おおむねの値を示したものである。
資料／厚生労働省：「日本人の食事摂取基準（2020年版）」策定検討会報告書，2019，p.149.

表3-18 ナトリウムの食事摂取基準（mg/日,（　）は食塩相当量［g/日］）

性別	男性			女性		
年齢等	推定平均必要量	目安量	目標量	推定平均必要量	目安量	目標量
0～5（月）	—	100（0.3）	—	—	100（0.3）	—
6～11（月）	—	600（1.5）	—	—	600（1.5）	—
1～2（歳）	—	—	（3.0未満）	—	—	（3.0未満）
3～5（歳）	—	—	（3.5未満）	—	—	（3.5未満）
6～7（歳）	—	—	（4.5未満）	—	—	（4.5未満）
8～9（歳）	—	—	（5.0未満）	—	—	（5.0未満）
10～11（歳）	—	—	（6.0未満）	—	—	（6.0未満）
12～14（歳）	—	—	（7.0未満）	—	—	（6.5未満）
15～17（歳）	—	—	（7.5未満）	—	—	（6.5未満）
18～29（歳）	600（1.5）	—	（7.5未満）	600（1.5）	—	（6.5未満）
30～49（歳）	600（1.5）	—	（7.5未満）	600（1.5）	—	（6.5未満）
50～64（歳）	600（1.5）	—	（7.5未満）	600（1.5）	—	（6.5未満）
65～74（歳）	600（1.5）	—	（7.5未満）	600（1.5）	—	（6.5未満）
75以上（歳）	600（1.5）	—	（7.5未満）	600（1.5）	—	（6.5未満）
妊婦				600（1.5）	—	（6.5未満）
授乳婦				600（1.5）	—	（6.5未満）

注：1）高血圧および慢性腎臓病（CKD）の重症化予防のための食塩相当量の量は，男女とも6.0g/日未満とした。
資料／厚生労働省：「日本人の食事摂取基準（2020年版）」策定検討会報告書，2019，p.306.

表3-19 鉄の食事摂取基準（mg/日）

性別	男性				女性					
					月経なし		月経あり			
年齢等	推定平均必要量	推奨量	目安量	耐容上限量	推定平均必要量	推奨量	推定平均必要量	推奨量	目安量	耐容上限量
0～5（月）	—	—	0.5	—	—	—	—	—	0.5	—
6～11（月）	3.5	5.0	—	—	3.5	4.5	—	—	—	—
1～2（歳）	3.0	4.5	—	25	3.0	4.5	—	—	—	20
3～5（歳）	4.0	5.5	—	25	4.0	5.5	—	—	—	25
6～7（歳）	5.0	5.5	—	30	4.5	5.5	—	—	—	30
8～9（歳）	6.0	7.0	—	35	6.0	7.5	—	—	—	35
10～11（歳）	7.0	8.5	—	35	7.0	8.5	10.0	12.0	—	35
12～14（歳）	8.0	10.0	—	40	7.0	8.5	10.0	12.0	—	40
15～17（歳）	8.0	10.0	—	50	5.5	7.0	8.5	10.5	—	40
18～29（歳）	6.5	7.5	—	50	5.5	6.5	8.5	10.5	—	40
30～49（歳）	6.5	7.5	—	50	5.5	6.5	9.0	10.5	—	40
50～64（歳）	6.5	7.5	—	50	5.5	6.5	9.0	11.0	—	40
65～74（歳）	6.0	7.5	—	50	5.0	6.0	—	—	—	40
75以上（歳）	6.0	7.0	—	50	5.0	6.0	—	—	—	40
妊婦（付加量）										
初期					+2.0	+2.5	—	—	—	—
中期・後期					+8.0	+9.5	—	—	—	—
授乳婦（付加量）					+2.0	+2.5	—	—	—	—

資料／厚生労働省：「日本人の食事摂取基準（2020年版）」策定検討会報告書，2019，p.366.

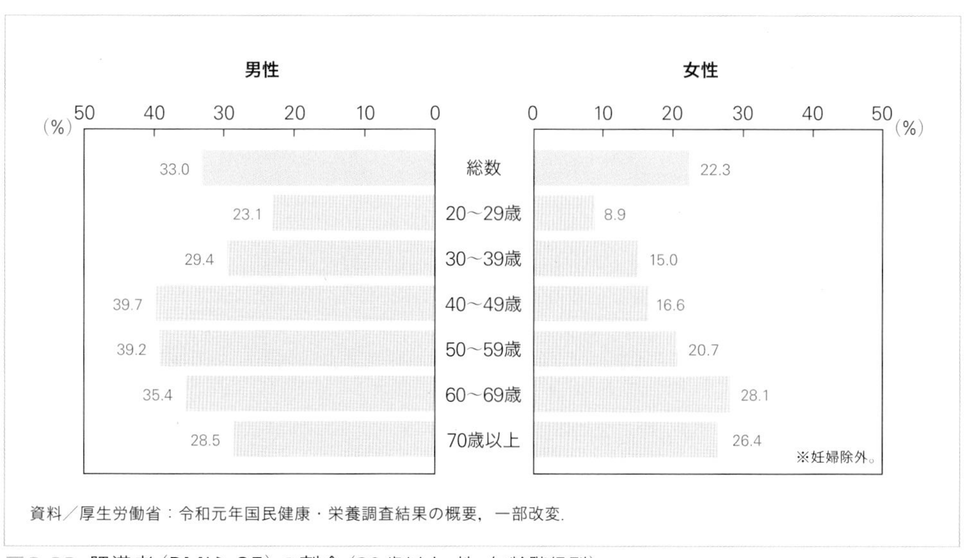

図3-22 肥満者（BMI≧25）の割合（20歳以上，性・年齢階級別）

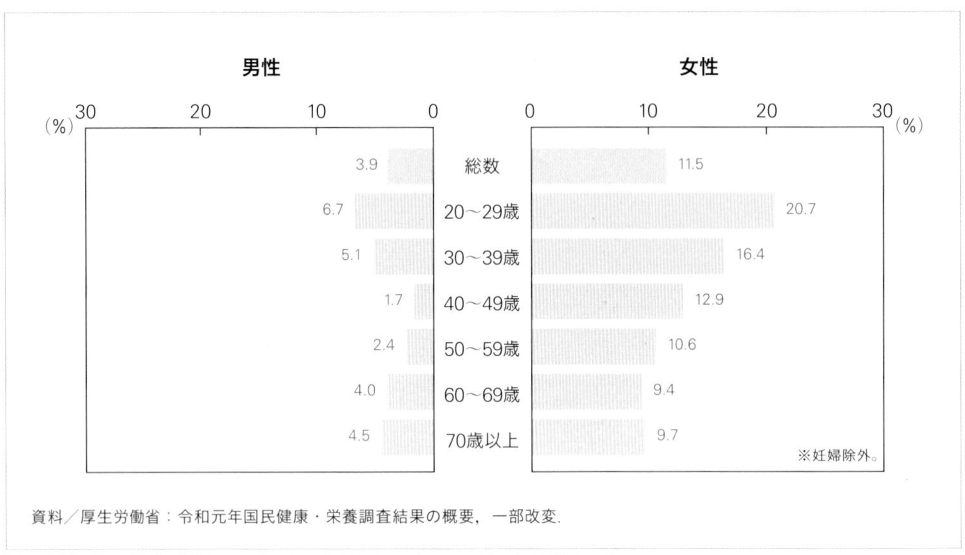

図 3-23 やせの者（BMI<18.5）の割合（20歳以上，性・年齢階級別）

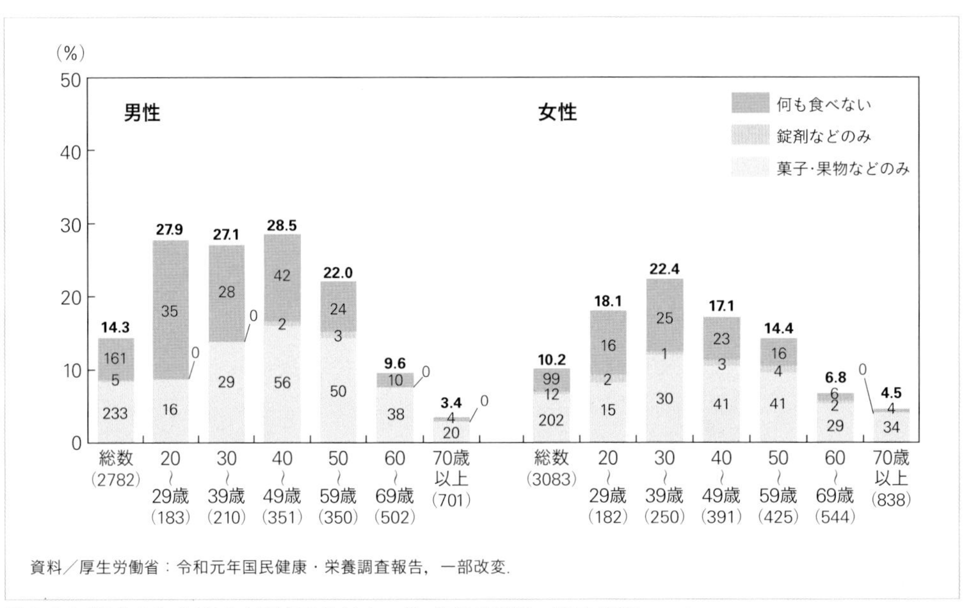

図 3-24 朝食の欠食率の内訳（20歳以上，性・年齢階級別，数字は%）

朝食の欠食率は，20 歳代の男性 27.9％，女性 18.1％であり，男性は 40 歳代，女性は 30 歳代に次いで高い割合を示している（図 3-24）。

3 運動と健康問題

国民健康・栄養調査結果[8)]によると，1 日の歩数の平均値は 20 歳代の男性 8301 歩，女性 6641 歩であり，ほかの年代に比べて，男性は最も多いが，女性は 50 歳代，30 歳代，40 歳代に次いで第 4 位である。

運動習慣のある者の割合は，20歳代の男性28.4%，20歳代の女性12.9%であり，全年齢階級の総数の平均値（男性33.4%，女性25.1%）を下回っている。

壮年期，向老期，老年期において運動を継続し体力を保持するためには，青年期の時期に運動習慣を確立しておくことが重要であると考えられる。体力・運動能力調査[9]においても，この時期にスポーツ活動・クラブに参加していた者は，参加していなかった者に比べて，以降の時期において体力が上回っているという結果が明らかになっている。また，運動習慣は，生活習慣病などの疾病の（悪化）予防という点においても重要である。

4 飲酒・喫煙などと健康問題

青年期は，初めて飲酒・喫煙を体験する時期であり，興味本位や友人から勧められるままに多量に飲酒し急性アルコール中毒になる例も散見される。無理やり飲酒を勧めることはアルコールハラスメントともいわれ，人権侵害であることを認識できるようにすることや，節度ある飲酒についての啓発が重要である。

習慣的に喫煙している者の割合は，20歳代の男性25.5%，女性7.6%であり，その後の壮年期では男女ともに増加傾向であり（図3-25），この時期に習慣化すると壮年期も喫煙が継続されることが推測できる。そのため，喫煙が健康問題の発生につながることを，青年期の初期に啓発する必要がある。

また，ドラッグと総称される麻薬・覚せい剤や危険ドラッグによる依存症などの健康障害が問題になってきている。危険ドラッグとは，ドラッグと同様の薬理作用を有する物質のことをいう。合法ドラッグ・脱法ドラッグなどとよばれていたが，2014（平成26）年に行われたパブリックコメントにより危険ドラッグと呼称することとなり，厚生労働省は啓

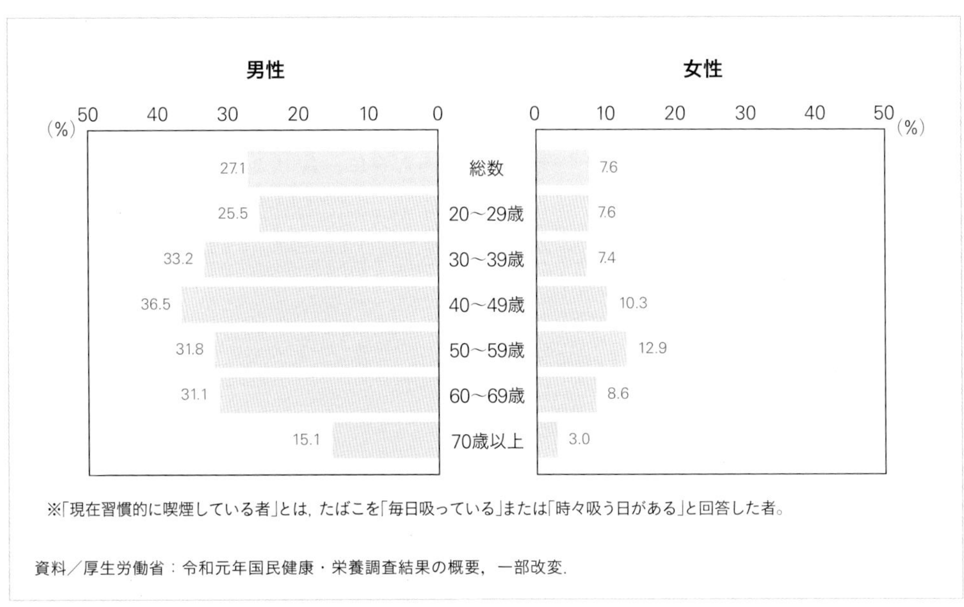

図3-25 現在習慣的に喫煙している者の割合（20歳以上，性・年齢階級別）

発活動を強化した。同年9月には，危険ドラッグに使われる14種類の物質を指定薬物*に指定する省令を交付し，これらの物質を含む製品の製造，輸入，販売，所持，使用などが原則禁止された。しかし，最近はそれらが入手しやすい状況にあり，興味本位や仲間・友人から誘われて軽い気持ちで使用する者，特に10歳代の者が増加しているといわれている。

3. 発達課題の達成と問題行動

青年期の前期は，個人差はあるが，第二次性徴の終期でもあり，身体面の変化をとおして自己を見つめ直し，自立・自律した大人になっていく時期である。その過程では，エリクソン（Erikson, E. H.）がいう**アイデンティティ**（自己同一性）の確立が課題とされているが，近年ではそれが20～30歳頃まで模索され，すなわちモラトリアムの時期が延長し，青年期は拡大している。

青年期は，自己を肯定的にみるアイデンティティと否定的にみるアイデンティティとの間で揺れ動くことが特徴である。助けになる同性の友人をもてず，否定的にみるアイデンティティを形成してしまうと，家庭内暴力，ひきこもり，摂食障害，暴走族（暴走行為），薬物乱用などの問題行動・逸脱行動に発展する場合がある。

4. 精神疾患

青年期での入院に限った推計患者数のうち，最も多いのが精神および行動の障害である[10)]。いずれも治療が必須である。なかでも，この時期に初発する統合失調症が多い。表に現れる症状はこの時期特有の心理的な葛藤からくる家庭内暴力であったり，ひきこもり，摂食障害であったりすることが多い。

また，親からの自立という大きな課題に対して，意識はあっても実現はなかなか困難であり，焦りも大きいことから気分の波も大きく，うつなどの気分障害と診断される場合もある。

そのほか，神経症性障害や強迫性障害などがあげられる。

神経症性障害は，ストレスをうまく乗り切れないときに，症状という形で無意識的に自分が困っていることを表明し，ストレスを回避しようとするものである。

強迫性障害は，ある考えや行動が迫ってきて，考えまい，行うまいとするが，そうすればするほど観念や行動が迫ってきて，やめると強い不安に襲われるため，繰り返さざるを得ない状態をいう。

5. 性の健康にかかわる問題

性の健康（セクシュアル・ヘルス：sexual health）は，セクシュアリティ*（sexuality）にか

* **指定薬物**：「中枢神経系の興奮もしくは抑制または幻覚の作用を有する蓋然性が高く，かつ，人のからだに使用された場合に保健衛生上の危害が発生するおそれがあるもの」と医薬品，医療機器等の品質，有効性及び安全性の確保等に関する法律において定義されている。

かわる身体的，感情的，精神的，社会的に良好な状態である。満足できる安全な性の経験，強制・差別・暴力からの自由といった，セクシュアリティが尊重される必要がある。性の健康を維持するためには，すべての人の性の権利（セクシュアル・ライツ；sexual rights）が尊重され，守られ，満たされる必要があるといわれる。性の権利とは，すべての人が生来（せいらい）保有する自由・尊厳・平等に基づく普遍的な権利である[11)]。

青年期は，これ以降の人生における性の健康を維持・増進するための基盤となる時期であり，その意味で重要な時期といえる。以下では，性の健康にかかわる問題として，性感染症，望まない妊娠・人工妊娠中絶，ドメスティック・バイオレンスを取り上げる。

1　性感染症（STD, STI）

性感染症（sexually transmitted disease；**STD**, もしくは sexually transmitted infections；**STI**）は，性器，口腔などによる性的接触を介して誰でも感染するため，生殖年齢にある男女を中心とした大きな健康問題である。

「感染症の予防及び感染症の患者に対する医療に対する法律」に基づく発生動向調査によると，全体的には減少傾向がみられるものの，近年増加しているものがある。10歳代後半から20歳代にかけての発生割合が高いことや，性行動の多様化により咽頭（いんとう）感染などが増加している。

性感染症は，感染しても無症状であったり比較的軽い症状であったりすることや，羞恥心も手伝って早期の治療につながりにくい特徴がある。しかし，不妊などの後遺症や生殖器がんが発生しやすくなること，さらにヒト免疫不全ウイルスに感染しやすくなることが指摘されているため，青年期にある人々を対象とした予防対策を重点的に進める必要がある。

2　望まない妊娠，人工妊娠中絶

母体保護法で認められている**人工妊娠中絶**は，母体を守るために妊娠継続あるいは出産が難しい場合（母体の健康上の理由，経済的な理由，強姦されて妊娠した場合）に，本人および配偶者の同意により，妊娠22週未満に妊娠を中断させることをいう。

人工妊娠中絶件数は2021（令和3）年度は約12万6200件で，年々減少してきている。図3-26に示すとおり，青年期は人工妊娠中絶の実施率が高く，総数の5.1（女子人口千対）に対して，20～24歳は10.1，25～29歳が8.4と際立って高い。20歳未満は3.3であるが，年齢別の再掲をみると19歳が7.1，18歳が4.5と高い。

人工妊娠中絶は，その理由を問わず，身体的・精神心理的な影響が大きい。そのため，青年期の初期またはそれ以前からの性の健康に関する教育，望まない妊娠を避けることの

＊ **セクシュアリティ**：人間の一生を通じて中核にあるもので，生物学的な性のみではなく，社会的・文化的な背景をもつ性（ジェンダー）を含む広い概念である。

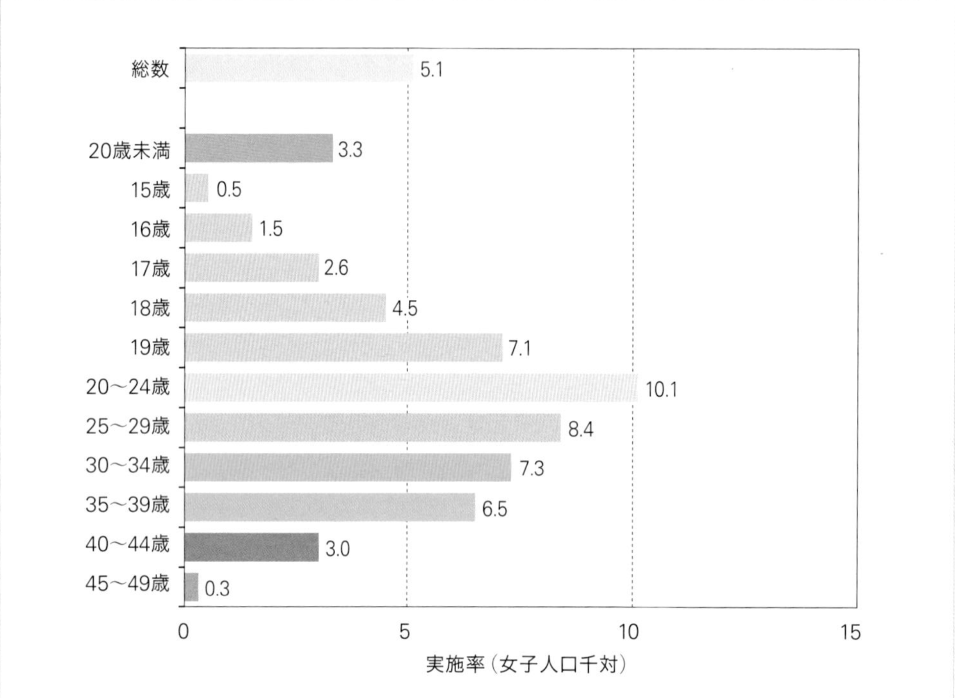

注：1）「総数」は，分母に 15 ～ 49 歳の女子人口を用い，分子に 50 歳以上の数値を除いた「人工妊娠中絶件数」を用いて計算した。
　　2）「20 歳未満」は，分母に 15 ～ 19 歳の女子人口を用い，分子に 15 歳未満を含めた「人工妊娠中絶件数」を用いて計算した。

資料／厚生労働省：令和 3 年度衛生行政報告例の概況．

図 3-26 年齢階級別にみた人工妊娠中絶実施率（女子人口千対）（2021［令和3］年度）

啓発や避妊に関する知識の普及は大きな意味をもち，性別を問わず必要である。また，人工妊娠中絶を選択するときや，選択した後のケアが求められる。

3　ドメスティック・バイオレンス（DV）

ドメスティック・バイオレンス（domestic violence；**DV**）は，一般的には配偶者や恋人など親密な関係にある，または関係にあった者から振るわれる暴力という意味で使用されることが多いが，親子間の暴力などまで含めた意味で使われることもある。いずれにしても，暴力を受けた被害者は，けがなどの身体的な影響を受けるだけでなく，精神的な不調，不眠，異性への恐怖心，退学・退職などの精神的・社会的影響を受け，なかには**心的外傷後ストレス障害**（post-traumatic stress disorder；**PTSD**）*に陥ったり，自尊感情が低下する者もおり，長期にわたって影響を受ける。

＊ **心的外傷後ストレス障害**（**post-traumatic stress disorder；PTSD**）：強烈なショック体験，強い精神的ストレスが心の傷害となり，時間が経ってからも，その経験に対して強い恐怖心が継続することをいい，それにより心身の障害や社会生活に支障が生じるなどの影響を及ぼす。震災などの自然災害，火事，事故，暴力や犯罪被害などが原因になるといわれている。

2020（令和 2）年度の男女間における暴力に関する調査結果[12]では，配偶者からの被害経験がある者は女性 25.9％，男性 18.4％であり女性が多い。女性は，20 ～ 29 歳は 16.7％であり，30 歳以上のすべての年代で被害経験が 20％を超えており，青年期から被害を受けている。

過去 1 年以内の被害経験は，女性では 20 ～ 29 歳が 57.1％とほかの年齢階級に比べて高く，日々の生活のなかで暴力被害を体験している人が多いといえる。

また，交際相手からの暴力（デート DV）被害を受けたことがある者は，女性 16.7%，男性 8.1%であり，女性が多い。女性は 20 ～ 29 歳 26.3%，30 ～ 39 歳 27.8% が被害を受けている。

B 壮年期に特徴的な健康問題

1. 壮年期の特徴

壮年期は，心身ともに成熟し，心理的・社会的にも安定する時期である。身体的な面では，加齢に伴う変化もみられる時期である。30 歳代ではそれほどはっきりしたものではないが，40 歳以降になると変化を自覚することが多く，50 歳以降は老化に伴う身体的な変化が増してくる。しかし，老化の始まる時期や進行するスピードは個人差が大きい。

このような身体的な変化はあるが，心理的・社会的には安定しており，働き盛りの時期であり，社会において果たす役割の大きい時期である。高校や大学を卒業後に就職し社会人となって 10 年余りが経過し，責任ある仕事を任され，後輩育成にも役割を発揮するなどしている。同時に家庭での中心的な役割も担う時期である。結婚して，出産・育児を経験し，子どもが自立することを支援する役割をもつ。高齢の親を支えるなど介護を担う場合もある。

このように，壮年期は職業生活においても家庭生活においても大きな役割を担う時期であり，これらの両立が課題となるといえる。また，高齢期に向かって健康を維持するために，できるだけ身体機能の低下を遅らせること，生じた変化に対してはうまく適応していくことが必要である。

2. 壮年期を生きる人々の生活時間と健康問題

1 労働時間

壮年期は働き盛りの時期であり，労働時間も長い。5 年ごとに実施されている国民生活時間調査[13]の 2015（平成 27）年の結果を性・年代別にみると，平日の仕事時間が長いのは男性の 30 歳代・40 歳代であり，9 時間を超えている。2010 年の調査で初めて男性 40 歳代の時間が最も長くなったが，2015 年の調査ではまた男性 30 歳代の仕事時間が最

表3-20 仕事の時間量（男女年層別，全員平均時間）

（時間：分）		平日					土曜					日曜				
		1995	2000	2005	2010	2015年	1995	2000	2005	2010	2015年	1995	2000	2005	2010	2015年
男有職者	20代	8:28	9:05	8:51	8:31	**8:17**	5:26	5:58	*5:19*	*6:12*	***4:49***	2:47	3:16	*2:30*	*4:21*	***4:08***
	30代	9:00	9:35	9:32	9:13	**9:30**	5:03	5:02	5:31	4:43	**4:28**	1:52	2:22	2:39	3:00	**2:49**
	40代	8:36	9:04	9:10	9:23	**9:22**	5:11	5:37	5:18	5:08	**4:18**	2:24	2:27	2:01	2:40	**2:37**
	50代	8:12	8:40	8:35	8:42	**9:04**	5:13	4:55	5:18	4:53	**3:59**	2:38	2:34	2:13	2:53	**2:25**
	60代	6:49	6:58	6:46	7:04	**7:07**	4:42	5:09	5:23	4:43	**4:15**	2:39	2:55	2:41	2:35	**2:45**
女有職者	20代	7:17	7:31	7:17	7:27	**7:21**	3:30	4:05	*4:20*	*4:44*	—	1:59	2:12	*2:12*	*3:00*	***2:43***
	30代	5:59	6:08	6:34	6:31	**6:14**	2:59	3:16	*2:44*	*2:37*	***3:42***	1:14	1:22	*1:16*	2:04	***1:44***
	40代	6:09	5:37	6:02	6:16	**6:33**	3:48	3:09	2:45	2:57	**2:37**	1:54	1:51	1:47	1:15	**1:16**
	50代	6:09	6:24	6:21	6:10	**6:30**	4:33	3:55	4:31	3:25	**3:45**	3:04	2:02	2:18	1:55	**2:17**
	60代	5:27	4:57	4:54	5:03	**5:09**	4:17	*3:55*	—	*4:21*	***3:48***	3:25	—	—	*3:35*	***3:24***

注：・斜体は，サンプルが100人未満で少なく，誤差が大きいので参考値。
　　・ーは，サンプルが50人未満のため割愛した。
出典／NHK放送文化研究所世論調査部：2015年国民生活時間調査報告書，2016，p.37.

表3-21 睡眠時間（男女年層別・職業別，全員平均時間）

（時間：分）		平日					土曜					日曜				
		1995	2000	2005	2010	2015年	1995	2000	2005	2010	2015年	1995	2000	2005	2010	2015年
国民全体		7:27	7:23	7:22	7:14	**7:15**	7:45	7:38	7:47	7:37	**7:42**	8:18	8:09	8:14	7:59	**8:03**
男	10代	7:53	7:51	7:53	7:36	**7:47**	8:29	8:13	8:59	8:36	**8:28**	9:14	9:10	9:01	8:36	**8:46**
	20代	7:21	7:20	7:17	7:18	**7:27**	7:52	8:02	*7:26*	*7:48*	***7:43***	8:27	8:14	8:36	*7:59*	***8:25***
	30代	7:12	6:57	7:04	7:11	**6:59**	7:51	7:45	7:17	7:37	**7:46**	8:31	8:21	8:16	8:04	**8:21**
	40代	7:19	7:11	7:06	6:43	**6:50**	7:40	7:25	7:28	7:21	**7:27**	8:12	8:07	8:13	7:56	**8:00**
	50代	7:22	7:16	7:09	6:58	**6:51**	7:44	7:35	7:36	7:15	**7:25**	8:13	8:06	7:56	7:48	**8:00**
	60代	7:54	7:48	7:41	7:26	**7:20**	8:03	7:37	7:59	7:32	**7:35**	8:21	8:02	8:06	7:57	**7:56**
	70歳～	8:32	8:40	8:18	8:07	**8:11**	8:26	8:20	8:20	8:16	**8:12**	8:46	8:43	8:36	8:28	**8:07**
女	10代	7:31	7:31	7:42	7:38	**7:33**	8:10	8:03	8:42	8:29	**8:41**	8:59	8:55	9:11	8:58	**9:02**
	20代	7:20	7:14	7:23	7:24	**7:18**	7:54	8:00	7:59	7:56	***8:06***	8:11	8:29	8:28	8:21	***8:27***
	30代	7:06	6:56	7:03	7:00	**7:05**	7:18	7:20	7:59	7:35	**7:46**	7:58	7:52	8:26	7:53	**7:55**
	40代	6:53	6:47	6:43	6:28	**6:41**	7:07	7:00	7:22	7:06	**7:08**	7:50	7:39	7:46	7:25	**7:50**
	50代	7:01	6:58	6:51	6:45	**6:31**	7:04	7:02	6:57	7:06	**6:57**	7:41	7:34	7:24	7:25	**7:22**
	60代	7:33	7:17	7:16	7:09	**7:05**	7:41	7:08	7:18	7:05	**7:15**	7:48	7:27	7:41	7:26	**7:26**
	70歳～	8:23	8:07	8:09	7:46	**7:50**	8:15	8:07	8:11	7:48	**8:04**	8:43	8:06	8:26	8:12	**7:58**
有職者		7:15	7:07	7:05	6:55	**6:56**	7:36	7:32	7:29	7:24	**7:24**	8:09	8:03	8:06	7:51	**7:53**
主婦		7:18	7:16	7:13	7:08	**7:11**	7:22	7:11	7:30	7:15	**7:28**	7:53	7:41	7:52	7:35	**7:42**
無職		8:24	8:18	8:16	8:06	**8:06**	8:24	8:08	8:16	8:02	**8:16**	8:42	8:14	8:24	8:13	**8:15**
学生		7:39	7:42	7:44	7:40	**7:37**	8:17	8:04	8:47	8:30	**8:33**	9:00	8:59	8:58	8:48	**8:47**

注：斜体は，サンプルが100人未満で少なく，誤差が大きいので参考値。
出典／NHK放送文化研究所世論調査部：2015年国民生活時間調査報告書，2016，p.47.

も長くなった（表 3-20）。

2　睡眠時間

睡眠時間を性・年代別にみると，2015（平成 27）年，平日の男性 30 歳代・40 歳代・50 歳代，女性 40 歳代・50 歳代で 6 時間台となっており，最も短いのは女性 50 歳代の 6 時間 31 分であった（表 3-21）。

3　時間にかかわる健康問題

壮年期のなかでも，特に 30 歳代・40 歳代において仕事時間は増加し，睡眠時間は減少していることがわかる。

有職者にとって仕事時間が長いということは，仕事が生活の中心となっているということである。仕事以外の活動に時間を費やすことが難しくなり，睡眠時間が減少し，睡眠不足を招く。食事や運動，休息に時間をかけることが難しくなり，食生活の乱れや運動不足，生活リズム全体の乱れにもつながる。また，長時間の労働により疲労が蓄積し，職業性の症状，たとえば肩こり，腰痛，目の疲れなどの身体症状も出現する。

仕事以外でも，壮年期の人々は，家事，育児，介護といった役割を担うことが多く，これらのことに時間をとられると，自分自身の健康には目を向けにくい状況になる。心身に不調が現れたとしても，時間的なゆとりのなさから，自分自身の健康を顧（かえり）みることは後回しになりやすく，セルフケアに取り組みにくいという課題がある。

3. 心の健康問題

壮年期にある人は，日々様々なストレスに対処しながら生活を送っている。2019（令和元）年の国民生活基礎調査によると，性・年齢階級別にみた悩みやストレスがある者の割合（12 歳以上）は，男女とも 30 歳代，40 歳代，50 歳代で多くなっている（図 3-27）。

主な悩みやストレスの原因を，性・年齢階級別にみると，「自分の仕事」は 30 歳代から 50 歳代で男女差が大きく，男性は 60 ～ 70％と高くなっている。「収入・家計・借金など」は，男性は 50 歳代，女性は 40 歳代で最も高くなっている。「育児」は女性の 30 歳代，「子どもの教育」は女性の 40 歳代で最も高くなっている。

「自分の病気や介護」は男女とも年齢階級が上がるほど高くなっており，「家族の病気や介護」は女性の 50 歳代で最も高くなっている。

「家族との人間関係」は，女性の 40 歳代，50 歳代で高めの傾向がある。「家族との人間関係」「家族以外の人間関係」ともに，男性より女性のほうが高くなる傾向がある（図 3-28）。

壮年期は，仕事上の問題や，子どもの自立，配偶者との関係，親の介護など家族内の問題，自分自身の健康上の問題などが，単発あるいは複合的に起こり，それがストレスとなり心の問題につながりやすい。

そして，ストレスへの対処がうまくいかないと，消化性潰瘍，虚血性心疾患，気管支喘

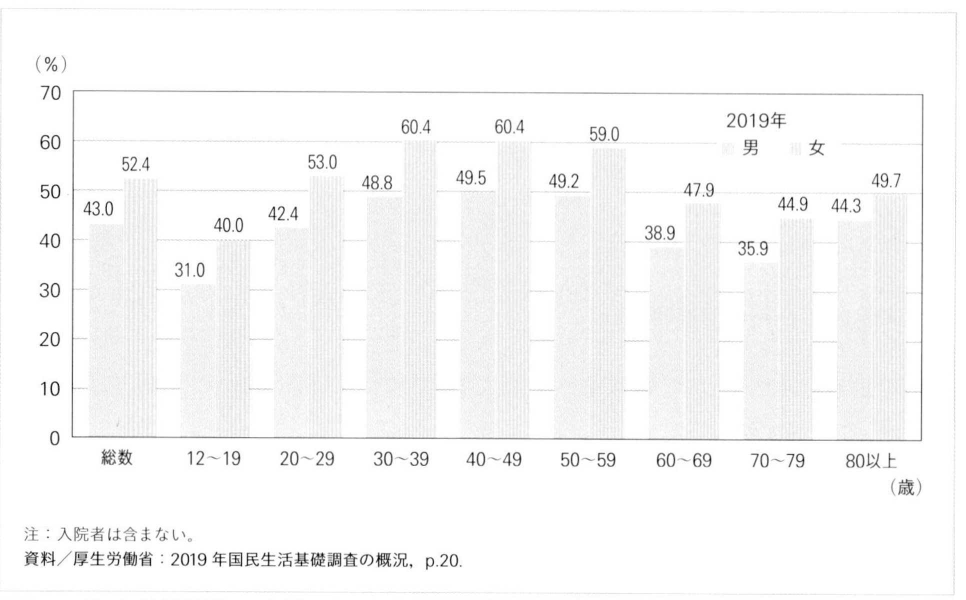

注：入院者は含まない。

資料／厚生労働省：2019 年国民生活基礎調査の概況，p.20.

図3-27 性・年齢階級別にみた悩みやストレスがある者の割合（12歳以上）

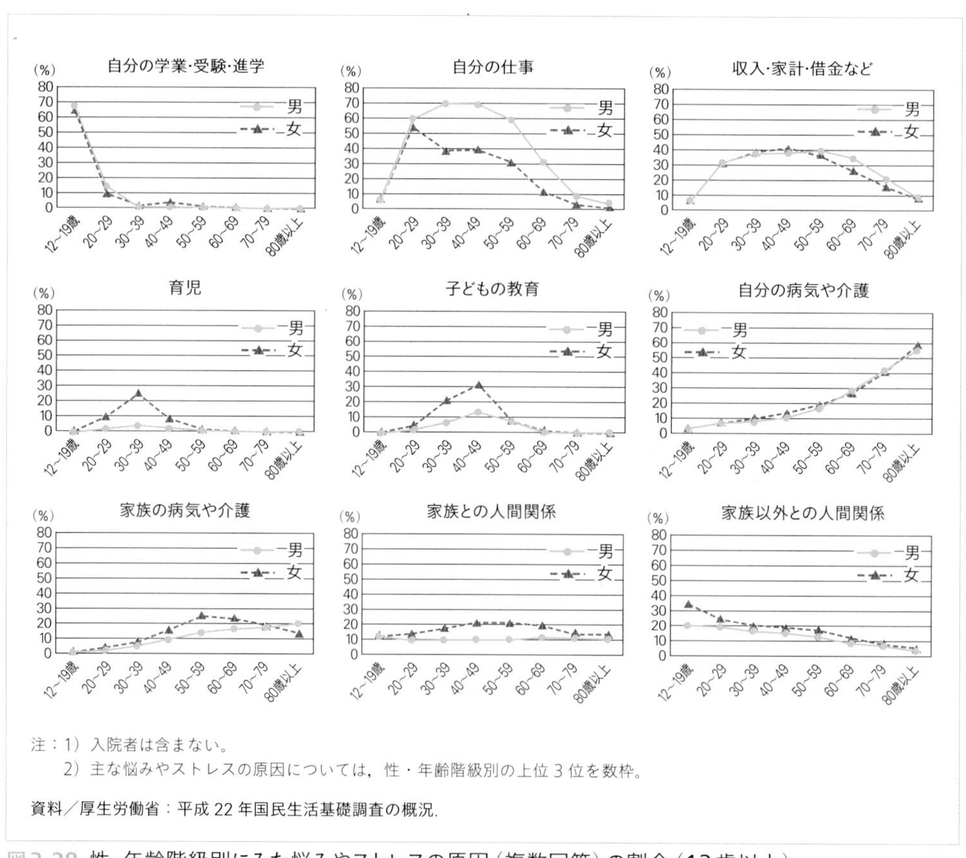

注：1）入院者は含まない。

2）主な悩みやストレスの原因については，性・年齢階級別の上位 3 位を数枠。

資料／厚生労働省：平成 22 年国民生活基礎調査の概況.

図3-28 性・年齢階級別にみた悩みやストレスの原因（複数回答）の割合（12歳以上）

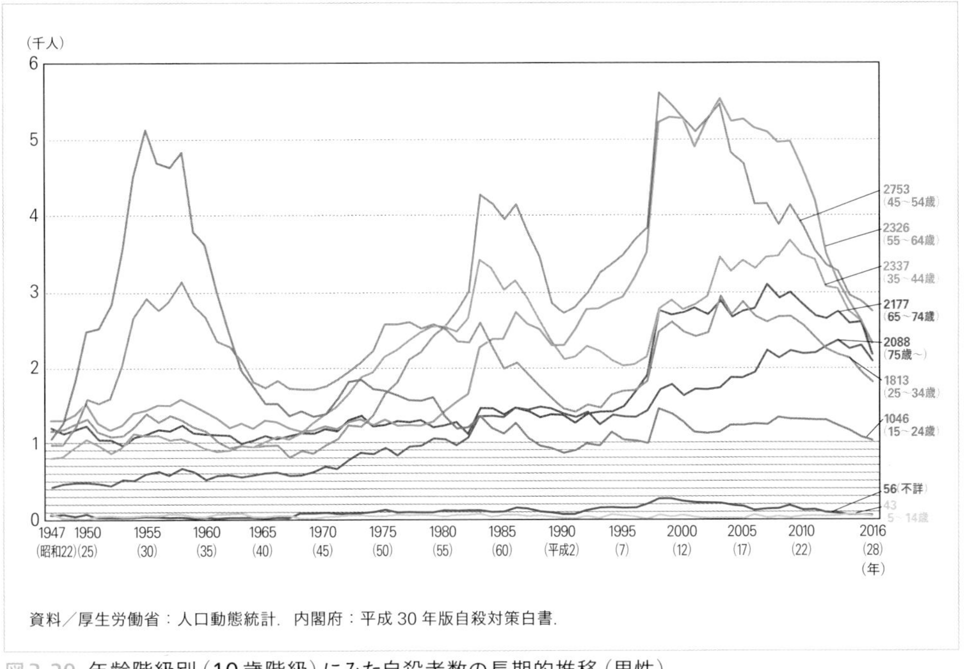

図3-29　年齢階級別（10歳階級）にみた自殺者数の長期的推移（男性）

息などの心身症，うつ病，神経症などの健康障害が引き起こされることがある。

心の健康に関連して自殺の問題がある。自殺による死亡数は，2022（令和4）年は2万1238人（厚生労働省「人口動態統計」。警察庁調べでは2万1881人）であり，10歳代，20歳代，30歳代では死因の第1位，40歳代では第2位，50～54歳では第3位，55～59歳では第4位を占めている。

わが国の自殺者数の近年の推移をみると（図3-29），1998（平成10）年に急増し，特に男性の45～64歳において増加がみられた。その後は，25～34歳は横ばい，35～44歳は増加傾向，45～54歳と55～64歳は減少傾向がみられた。最近は全体に減少傾向にあるが，壮年期男性の自殺が自殺者全体に占める割合は依然として高いことからも，働き盛りにある壮年期男性の自殺は大きな問題である。

4.生活習慣病の予防

1　生活習慣と病気

生活習慣は，個人の価値観や環境に影響を受けながら形成されていくが，壮年期の後半になると，それまでの良くない生活習慣，たとえば食生活の乱れ，運動不足，多量の飲酒や喫煙などの積み重ねが原因となる生活習慣病が出現する。壮年期での疾病による死亡は，悪性新生物，心疾患，脳血管疾患の三大生活習慣病が上位を占めている。

生活習慣病は，健康なときから積極的に健康づくりに取り組み，危険因子を取り除いて発症を防ぐことが可能なものもある。しかし，壮年期にある人々は仕事や家庭，地域社会で担っている役割が大きく，これらを優先せざるを得ない状況があり，セルフケアができにくくなっていることが課題の一つである。

2 健診受診と健康への意識

健康管理行動・健康意識について，健診受診状況をみてみよう。

2019（令和元）年国民生活基礎調査によると，20 歳以上の者（入院者は除く）について，過去 1 年間の健診（健康診断や健康診査）や人間ドックの受診状況をみると，受けた者は男性 74.0％，女性 65.6％であった。性・年齢階級別でみると，男性の 50 歳代が 81.8％，女性の 50 歳代が 73.2％と，それぞれ最も高くなっている。80 歳以上を除けば最も低いのは 30 歳代の女性であり 60.5％であった（図 3-30）。

女性より男性のほうが健診を受けた者が多い傾向にあるが，これは勤労者には職場で健診を受診する機会が準備されていることが関連していると考えられる。30 歳代女性で受けた者が少ないのは，40 歳から 75 歳までの者に対しては高齢者の医療の確保に関する法律に基づいて特定健康診査が実施されているが，30 歳代の者に対しては法律に規定されている健診がないことが影響していると考えられる。

健診や人間ドックを受けなかった理由を年齢階級別にみると，男性の 20 歳代は「めんどうだ」，30 歳代から 50 歳代は「時間がとれなかった」，60 歳代以上は「心配なときはいつでも医療機関を受診できる」が最も高かった。

女性の 20 歳代は「費用がかかる」，30 歳代，50 歳代では「時間がとれなかった」，60 歳代以上は「心配な時はいつでも医療機関を受診できる」が最も高くなっていた（表 3-22）。忙しい時間のなかで，自分自身の健康管理が後回しになっている状況がうかがえる。

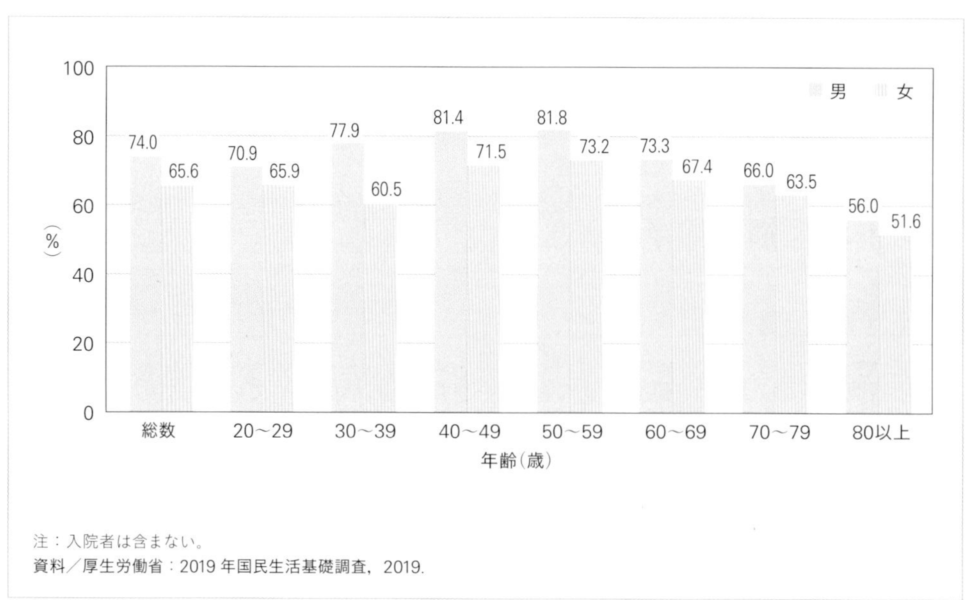

図 3-30 性・年齢階級別（20 歳以上）にみた健診や人間ドックを受けた者の割合（2019［令和元］年）

3 重症化予防への課題

生活習慣病を発症した場合には，早期治療に努め，病気の進展を防ぎ，悪化予防・重症化予防に取り組むことが重要であるが，その際にも，やはり治療・療養生活と，職業生活，家事・育児・介護などの家庭生活との両立をできるようにしていくことが課題となる。

5. 更年期障害

生殖機能に着目すると，更年期障害は壮年期に特徴的な健康問題の一つである。症状が出現すると，日常生活に影響を及ぼし生活の質を下げてしまう。

更年期とは，生殖期から非生殖期へ移行する期間をいい，女性の場合は閉経をはさんだ約10年間を指す。日本人の閉経年齢は50歳前後が一般的といわれている。卵巣機能の低下によって，女性ホルモン（エストロゲン）の分泌が減少し，これにより心身の健康問題を引き起こす。具体的な症状には，ほてり，のぼせ，動悸，発汗，不眠などを中心とした自律神経失調症状と，不安感，抑うつ，イライラ，疲労感などが中心の精神神経症状がある。

近年では，男性にも更年期があるとされ，男性ホルモン（テストステロン）の分泌の減少に伴い，40歳代から50歳代にかけて身体的変化，症状が現れることがある。女性と共通する症状のほか，筋力の衰え，性機能の低下，集中力低下などがみられる。女性に比べて症状の出現は個人差が大きく，気づかれないこともある。

この時期は，男女ともに，加齢による様々な機能の低下に加えて，子どもの教育や独立，親の介護，仕事での責任の増加など精神的ストレスが加わることが多く，このようなストレスも関連しているといわれる。

C 向老期に特徴的な健康問題

向老期は，一般的には老化に伴って体力の衰えを実感し，疾患に罹患しやすくなるなど，身体的な諸機能が低下する時期である。また，退職により，それまで第一線で働いてきた社会的な役割から引退すること・引退した後のことに適応することが課題であるといわれている。つまり，向老期は老いを受け入れ，老いに対して準備する時期である。しかしその一方，平均寿命が延伸（えんしん）したことも影響して，この時期にあっても体力面や身体面の状態は比較的維持されている人もいて，個人差が大きいことも特徴である。

また，この時期は退職を迎える人が多い時期であるが，国民生活基礎調査によると，「仕事なし」という人は55～59歳では17.7％（男性7.0％，女性27.8％）と，50～54歳の14.1％に比して増加し，60～64歳では29.7％とさらに増加しているものの[14)]，10人中7人は何らかの形で仕事をしている。

仕事をする理由は，人の役に立ちたいといった社会貢献・社会参加や自身の健康維持，

表3-22 性・年齢階級別にみた健診や人間ドックを受けなかった理由（複数回答）の割合（20歳以上。

性 年齢階級	健診などを受けなかった者	知らなかった	時間がとれなかった	場所が遠い	費用がかかる	検査など（採血，胃カメラ等）に不安がある	そのとき，医療機関に入通院していた
総数	100	3.1	22.0	2.3	12.9	3.7	10.5
20～29歳	100	11.7	23.2	2.0	20.2	3.2	1.7
30～39	100	5.4	35.9	2.4	26.9	4.0	3.1
40～49	100	2.7	41.3	2.6	17.8	5.4	4.2
50～59	100	1.8	33.8	2.6	14.8	4.9	7.2
60～69	100	1.2	18.9	2.2	10.1	4.1	12.3
70～79	100	1.2	8.0	1.8	5.6	3.1	17.2
80歳以上	100	1.9	2.8	2.6	2.5	1.4	20.7
男	100	3.3	21.2	1.6	11.8	2.5	11.1
20～29歳	100	11.3	22.4	1.7	15.6	2.1	
30～39	100	5.5	32.0	1.8	22.2	2.7	1.6
40～49	100	3.5	40.8	1.5	16.8	3.2	3.8
50～59	100	2.5	36.7	2.1	15.4	2.7	6.1
60～69	100	1.7	19.3	1.7	11.2	2.7	13.3
70～79	100	1.1	7.7	1.1	5.8	2.5	19.2
80歳以上	100	1.9	2.8	2.1	2.8	1.1	22.3
女	100	2.9	22.5	2.7	13.6	4.5	10.2
20～29歳	100	12.1	23.8	2.2	24.0	4.0	2.3
30～39	100	5.3	37.9	2.7	29.4	4.6	3.8
40～49	100	2.2	41.6	3.3	18.4	6.7	4.4
50～59	100	1.4	32.2	3.0	14.4	6.3	7.9
60～69	100	0.8	18.6	2.6	9.2	5.1	11.5
70～79	100	1.2	8.2	2.3	5.5	3.6	15.7
80歳以上	100	1.9	2.8	3.0	2.2	1.5	19.8

資料／厚生労働省：2019（令和元）年国民生活基礎調査の概況.

あるいは経済的な理由など様々であり，人によって異なる。

さらに，子どもが自立した頃に老親が要介護となり，同居であれば日々の介護に携わることになったり，別居であっても遠距離を通って介護に携わったりしている人がおり，家族としての役割を果たすと同時に，体力的にも経済的にも消耗している例も多々みられる。

このような特徴を踏まえたうえで，以下に向老期にみられる健康問題の特徴を述べる。

1.疾病・死亡状況からみた健康問題

(1) 有訴者率と通院者率

病気やけがなどで自覚症状のある者（有訴者）の人口千対の割合を有訴者率というが，2019（令和元）年，有訴者率は10～19歳が最も低く，85歳以上に至るまで，年齢階級が上がるとともに高くなる傾向がみられる。特に，75歳以上で有訴者率が急激に高くなっている[15]。

通院者の人口千対の割合を示す通院者率（2019［令和元］年）も，有訴者率と同様に，若

入院者は含まない）（数字は％）

毎年受ける必要性を感じない	健康状態に自信があり，必要性を感じない	心配なときはいつでも医療機関を受診できる	結果が不安なため，受けたくない	めんどうだ	そのほか	不詳	性 年齢階級
10.0	7.6	34.9	5.1	19.5	12.4	2.0	**総数**
8.7	12.9	16.3	1.9	23.8	15.6	2.6	**20～29歳**
7.4	6.9	17.0	3.7	23.2	14.8	1.6	**30～39**
8.1	6.4	18.5	6.9	26.3	11.2	1.5	**40～49**
9.1	6.2	26.4	7.5	24.0	11.4	1.4	**50～59**
12.8	7.9	41.1	6.8	21.0	11.1	1.7	**60～69**
12.6	8.1	53.2	5.3	13.6	10.5	2.4	**70～79**
8.8	5.8	53.9	2.0	9.7	14.0	3.2	**80歳以上**
11.5	9.4	32.9	4.1	22.2	11.6	2.2	**男**
10.4	16.1	14.7	1.7	26.9	14.7	3.3	**20～29歳**
9.5	9.8	16.2	3.7	28.1	13.1	2.0	**30～39**
9.7	8.5	17.5	5.0	27.8	10.1	2.1	**40～49**
9.9	7.5	21.3	6.0	27.1	11.1	1.6	**50～59**
13.6	8.6	35.9	5.3	24.1	10.7	1.7	**60～69**
13.8	9.4	50.1	4.4	16.4	10.9	2.1	**70～79**
10.5	7.5	54.4	1.7	10.2	11.9	3.3	**80歳以上**
8.9	6.3	36.3	5.7	17.8	12.9	1.9	**女**
7.3	10.2	17.6	2.2	21.1	16.3	2.1	**20～29歳**
6.2	5.4	17.5	3.8	20.6	15.6	1.3	**30～39**
7.1	5.2	19.2	8.2	25.4	11.9	1.2	**40～49**
8.5	5.5	29.6	8.3	21.9	11.6	1.3	**50～59**
12.2	7.3	45.1	8.0	18.6	11.4	1.6	**60～69**
11.6	7.2	55.7	6.0	11.3	10.2	2.7	**70～79**
7.8	4.8	53.6	2.2	9.4	15.1	3.1	**80歳以上**

年者ほど低く，年齢階級の上昇とともに高くなる傾向がみられ，特に60歳以上からは急激に上昇している。

（2）受療率

2020（令和2）年の受療率（人口10万対）は，入院，外来とも10歳代が最も低く，年齢階級の上昇とともに高くなっている。入院受療率は，55～59歳は664，60～64歳は895と，この時期に急激に高くなっている[16)]。

（3）死亡率と死因

2022（令和4）年の死亡率は，総数では1285.7（人口10万対）であり，55～59歳は360.7，60～64歳は570.9と総数を下回っているが，この時期は，以降の年代に向けて急激な上昇が始まる時期である。また，55～79歳は，男性の死亡率が女性の死亡率の2倍以上となっている。

45～64歳の死因は，男女とも第1位は悪性新生物（腫瘍）である。第2位は男性の45～49歳と女性の45～54歳を除けば心疾患，第3位は男性の45～54歳を除けば脳

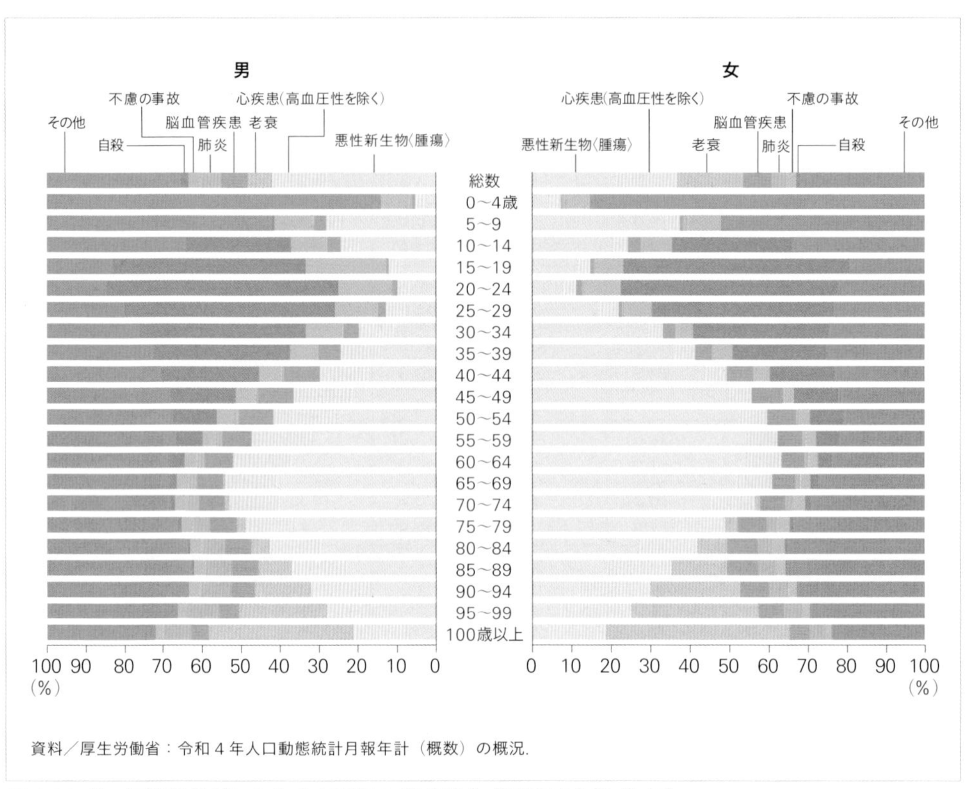

図 3-31 性・年齢階級別にみた主な死因の構成割合(2022[令和4]年)

血管疾患である。生涯を通じて，悪性新生物の割合が非常に高い時期である（図 3-31）。

(4) 早期発見と自己管理

向老期は，生活習慣とのかかわりが深いといわれている疾患を発病し，治療を開始する人が急激に増加する時期であり，これまでの生活の積み重ねが発症に大きく影響していることが推測できる。

また，早期に疾病などの異常を発見し，適切な治療を受けるとともに，日常生活を振り返り修正し，それを自己管理できるようになることが高齢期の健康につながると考えられる。

2. 健康意識・行動と健康問題

自分の健康について，6 歳以上の人に,「よい」「まあよい」「ふつう」「あまりよくない」「よくない」の 5 段階で聞いたところ（健康意識),「よい」と「まあよい」の割合は年齢階級が上がるにつれて徐々に低下しており，50 歳代では男性 37.5％，女性 35.3%，60 歳代では男性 32.0％，女性 30.9% である。「あまりよくない」と「よくない」の割合は年齢階級が上がるにつれて上昇しており，50 歳代では男性 11.3%，女性 12.9%，60 歳代では男性 13.5%，女性 13.1% である（図 3-32)。

健診や人間ドックを受診した者は，20 歳以上の 10 歳ごとの年齢階級でみると，

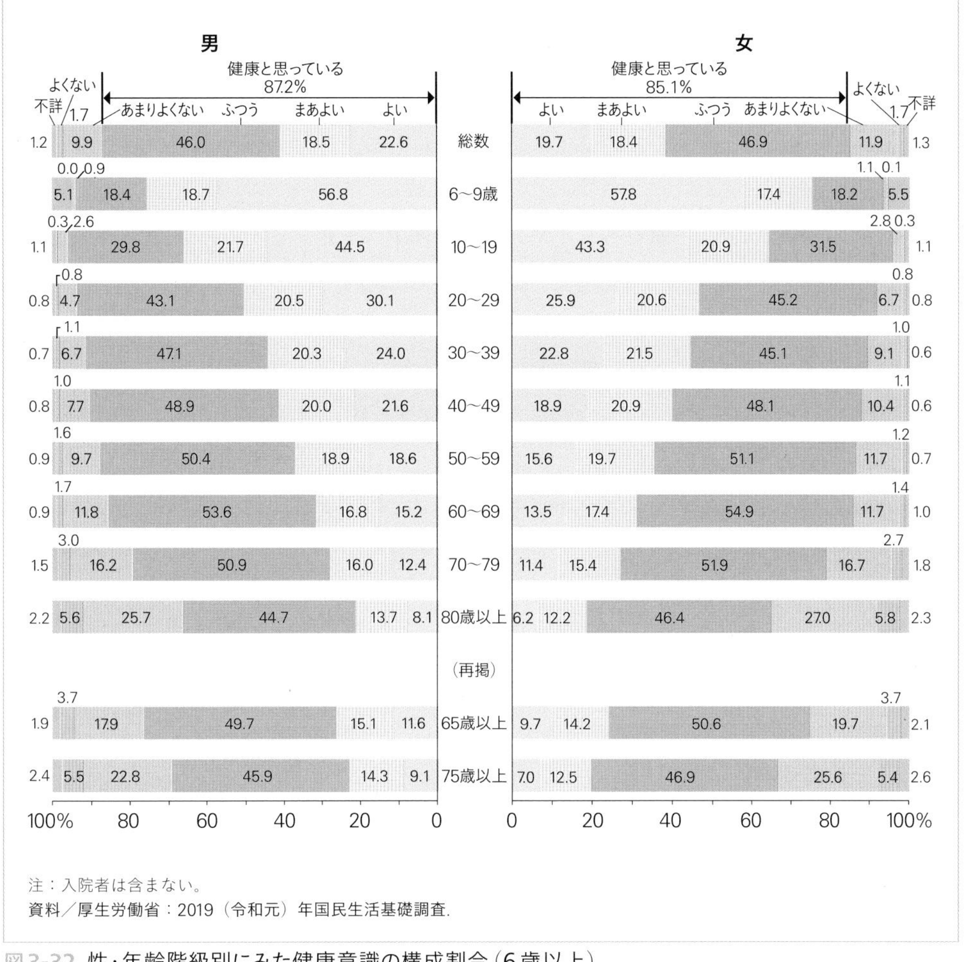

図3-32 性・年齢階級別にみた健康意識の構成割合（6歳以上）

男女別の特徴があり，男性は59歳までは年齢階級が上がるにつれて受診率が高くなり，女性は39歳までは低くそれ以降は上昇している。60歳以降になれば男女とも下降に転じている（図3-30参照）。退職に伴い健診受診方法が変化することや，自身の健康について「よくない」と認識する人が大きく増加はしていないことが影響していると考えられる。しかし，前述のとおり，通院率や有病率は上昇していることから，自身の健康について「よくない」と認識していなくても，疾患の罹患（りかん）は増えているので，健診などの健康チェックの機会をもつことが重要であるといえる。

3. 生活習慣病

1 向老期の生活習慣病の特徴

向老期は，日本人の三大死因である悪性新生物，脳血管疾患，心疾患，さらにそれらの危険因子となる動脈硬化症，糖尿病，高血圧症，脂質異常症などの生活習慣病を発症し，治療を開始する人が急激に増加する時期である。これまでの生活の積み重ねが，それらの発症に大きく影響していることが推測できる。

生活習慣病のなかでも，この時期に特筆すべきものとしては，糖尿病と慢性閉塞性肺疾患（chronic obstructive pulmonary disease；COPD）がある。

❶糖尿病

糖尿病は，ホルモンの一種であるインスリンの作用が不足することによって，慢性的に血糖値が上昇する疾患である。成因（発症機序）から分類すると，① 1 型，② 2 型，③そのほかの特定の機序・疾患によるもの，④妊娠糖尿病の 4 つに大きく分類されるが，わが国では糖尿病の 90% 以上を 2 型糖尿病が占めている。

2 型糖尿病は，インスリン分泌の減少やインスリン抵抗性によってインスリン作用が不十分になった状態であり，発症には家系などの遺伝要因や生活習慣などの環境要因が密接にかかわっており，いくつもの要因が重なり合って発症すると考えられている。

近年では，有病者と予備群が増加しているだけでなく，未治療者あるいは治療中断者が相当数存在することが課題となっている。

2019 年（令和元）年の国民健康・栄養調査結果に基づき，推計人口（2019 年 10 月）から算出したところ，20 歳以上で「糖尿病が強く疑われる者」は約 1535 万人，「糖尿病の可能性を否定できない者」は約 1335 万人で，20 歳以上の人口の約 27.3% であった。

また，「糖尿病が強く疑われる者」と「糖尿病の可能性を否定できない者」は，50 ～ 59 歳では男性の 29.4%，女性の 19.0%，60 ～ 69 歳では男性の 40.2%，女性の 29.0% と，年齢とともに急増している（図 3-33）。また，「糖尿病が強く疑われる者」のうち「治療有」の者は，50 ～ 59 歳では男性 73.9%，女性 84.6%，60 ～ 69 歳では男性 88.9%，女性 82.9% であり，8 割程度は治療を受けている一方で，治療を受けていない人が 2 割程度いるものと推測される。

その理由として，糖尿病は軽度では自覚症状が現れにくいため受診の必要性が認識されにくいこと，糖尿病やその合併症に関する知識不足などが考えられ，これらを踏まえて早期に治療につなげるとともに日常生活の自己管理の支援が必須である。

また，糖尿病性腎症や糖尿病性網膜症などの合併症を併発すると，日常生活に重大な支障を及ぼす可能性があるため，この時期においては，より一層の対策強化が求められる。

❷慢性閉塞性肺疾患（COPD）

慢性閉塞性肺疾患は，たばこの煙を主とする有害物質を長期に吸入曝露（ばくろ）することで生じた肺の炎症性疾患であり，喫煙習慣を背景に中高年に発症する生活習慣病である。

喫煙を続けると呼吸機能の悪化が加速するので，禁煙が治療の基本となる。重症化すると呼吸困難や身体活動性の低下がみられ，生活行動が縮小したり，酸素療法が必要になる。禁煙の支援や呼吸リハビリテーション（口すぼめ呼吸や腹式呼吸などの呼吸訓練，運動療法，栄養療法など）の支援が必要である。

男性 (%)		(年)		(年)	女性 (%)	
10.0	12.8	2002	総数	2002	6.5	11.0
14.0	15.3	2007		2007	7.3	15.9
12.1	15.2	2012		2012	8.7	13.1
12.4	19.7	2019		2019	10.8	12.9
2.1	0	2002	20～29歳	2002	0.8	0.4
0	1.1	2007		2007	0	0.9
0.5	0.6	2012		2012	0	0.8
1.8	0.0	2019		2019	0.0	2.2
2.7	0.8	2002	30～39歳	2002	0.9	4.4
3.0	3.0	2007		2007	0.5	5.4
1.8	1.4	2012		2012	1.1	3.1
1.6	1.6	2019		2019	2.6	1.8
3.4	4.4	2002	40～49歳	2002	3.6	8.3
11.0	7.6	2007		2007	2.9	10.4
7.2	5.4	2012		2012	1.7	7.5
6.1	6.1	2019		2019	2.8	4.7
10.7	14.0	2002	50～59歳	2002	4.6	10.7
16.7	12.1	2007		2007	5.6	20.8
10.2	12.2	2012		2012	6.2	12.1
11.6	17.8	2019		2019	5.9	13.1
13.4	17.9	2002	60～69歳	2002	11.5	16.0
17.3	22.1	2007		2007	14.1	18.2
15.5	20.7	2012		2012	12.6	17.4
14.9	25.3	2019		2019	10.7	18.3
16.1	21.3	2002	70歳以上	2002	11.6	16.7
18.4	22.6	2007		2007	11.0	23.8
17.7	23.2	2012		2012	16.7	20.8
16.2	26.4	2019		2019	19.6	16.5

＊2002，2007はJDS値，2012年はNGSP値を用いて判定。
＊2012年のみ全国補正値。

糖尿病の可能性を否定できない者
糖尿病が強く疑われる者

注：1）「糖尿病が強く疑われる者」とは，ヘモグロビンA1cの測定値がある者のうち，ヘモグロビンA1c（NGSP）値が6.5％以上（2007年まではヘモグロビンA1c（JDS）値が6.1％以上），または，生活習慣調査票の問6「これまでに医療機関や健診で糖尿病といわれたことがありますか」に「1 あり」と回答し，問6－1「糖尿病の治療を受けたことがありますか」に「1 過去から現在にかけて継続的に受けている」および「2 過去に中断したことがあるが，現在は受けている」と回答した者。
2）「糖尿病の可能性を否定できない者」とは，ヘモグロビンA1cの測定値がある者のうち，ヘモグロビンA1c（NGSP）値が6.0％以上，6.5％未満（2007年まではヘモグロビンA1c（JDS）値が5.6％以上，6.1％未満）で，"糖尿病が強く疑われる者"以外の者。

資料／厚生労働省：2019（令和元）年国民健康・栄養調査，平成24年国民健康・栄養調査，一部改変.

図3-33 「糖尿病が強く疑われる者」「糖尿病の可能性を否定できない者」の割合の年次推移（20歳以上，性・年齢階級別）

2 向老期の生活習慣病への対応

以下のように，生活習慣病に関連する向老期の生活状況を確認し，早期発見と自己管理が必要性である。

❶食生活

野菜に多く含まれるカリウム，食物繊維，抗酸化作用を有するビタミンなどの摂取は，循環器疾患やがんの予防に効果的だと考えられている。

日本人20歳以上の野菜摂取量の平均値は269.8 g /日であり，年齢階級別にみると，60歳代以上でほかの年代に比べて摂取量は多くなるものの，「健康日本21（第二次）」で推奨されている摂取量350 g / 日には達していない（図3-34）。

食塩の摂取量については，高血圧予防の観点からは，諸外国では6g以下/日，日本では「健康日本21（第二次）」において8g未満/日の摂取量が目標値とされている。また，厚生労働省の「日本人の食事摂取基準（2020年版）」では，食塩摂取量について，18歳以上男性で7.5g未満/日，18歳以上女性で6.5g未満/日を目標値としている。一方で国民健康・栄養調査によると，摂取量の平均は，男性10.9g/日，女性9.3g/日であった。年齢階級別にみると，男女とも60歳代で最も高くなっている（図3-35）。

❷身体活動・運動

運動習慣のある者は男性33.4%，女性25.1%である。男性は60歳以降，女性は50歳以降でその割合が急増している（図3-36）。

また，歩数の平均値は，男性6793歩，女性5832歩であり，この10年間でみると男性に有意な増減はみられないが，女性は有意に減少している。50歳代の男性は7752歩，女性は6841歩，60歳代の男性は6759歩，女性は5859歩であり，男女とも60歳代では減少している。女性は，男性に比して運動習慣のある者が少なく，歩数も少ない。

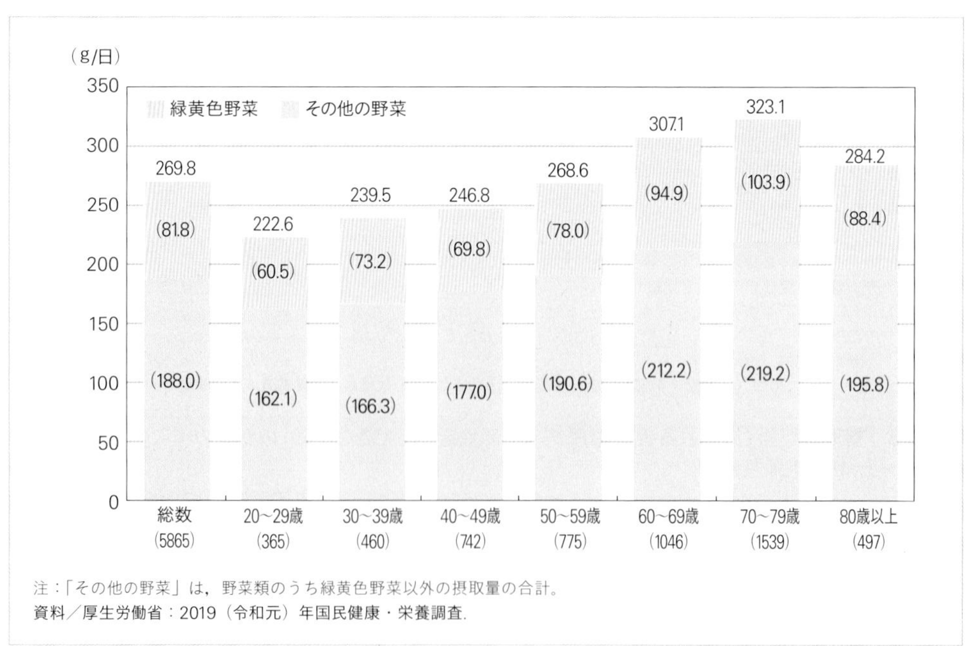

注：「その他の野菜」は，野菜類のうち緑黄色野菜以外の摂取量の合計。
資料／厚生労働省：2019（令和元）年国民健康・栄養調査.

図3-34 野菜類摂取量の1日当たりの平均値（20歳以上，男女計・年齢階級別，全国補正値）

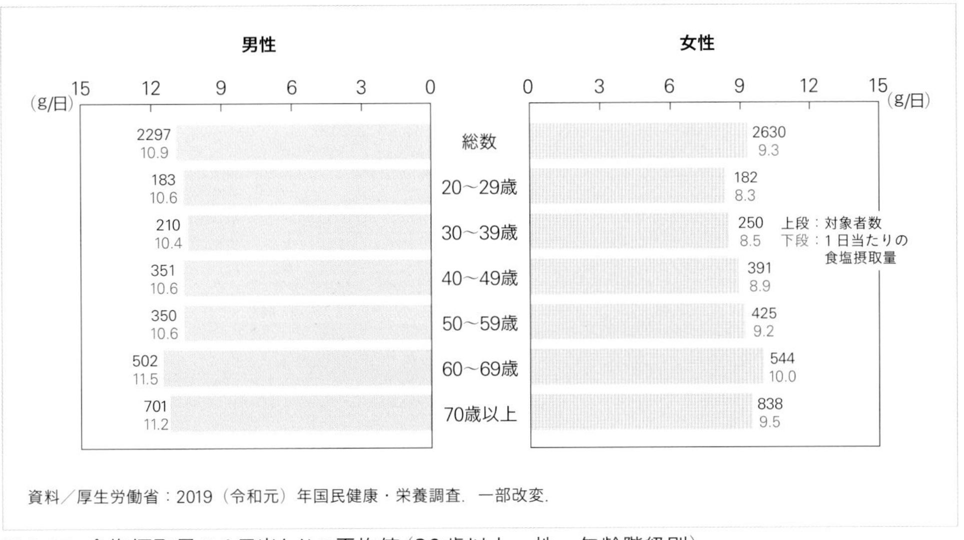

図3-35 食塩摂取量の1日当たりの平均値（20歳以上，性・年齢階級別）

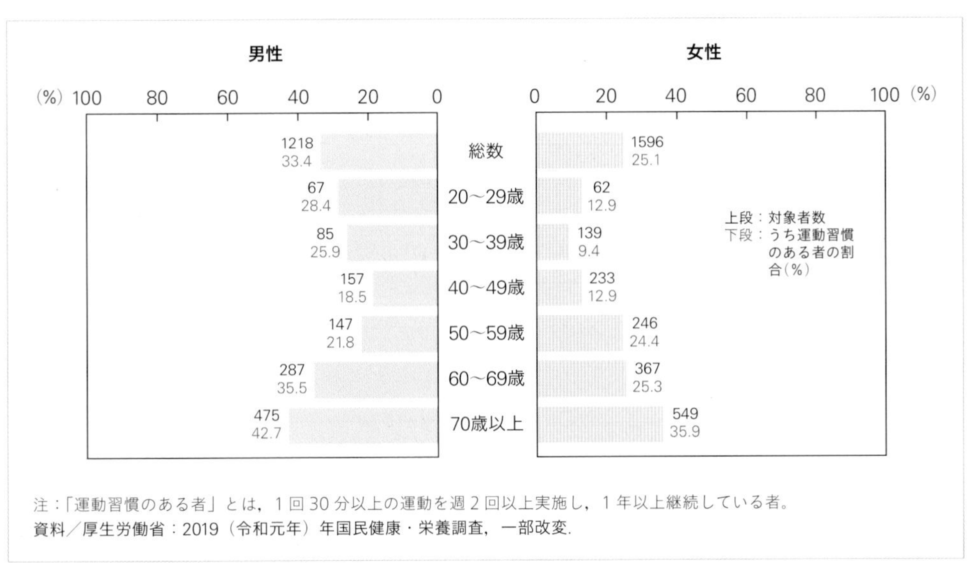

図3-36 運動習慣のある者の割合（20歳以上，性・年齢階級別）

❸飲酒・喫煙

20歳以上の者のうち，飲酒習慣のある者（週に3日以上飲酒し、飲酒日1日当たり1合以上を飲酒する者）の割合は，男性33.9%，女性8.8%である。また，生活習慣病のリスクを高める量を飲酒している者の割合は，40～49歳では男性21.0%，女性13.9%，50～59歳では男性19.9%，女性16.8%であり，女性に比べて男性が多い（図3-37）。

20歳以上の者のうち，現在喫煙している者の割合は16.7%であり，性別にみると男性27.1%，女性7.6%である。また年齢階級別にみると，男性では40歳代36.5%，30歳代33.2%，50歳代31.8%が高く，女性では50歳代12.9%が最も高い（図3-38）。

健康と喫煙の関係を示す指数として，ブリンクマン指数があり，1日の喫煙本数×喫

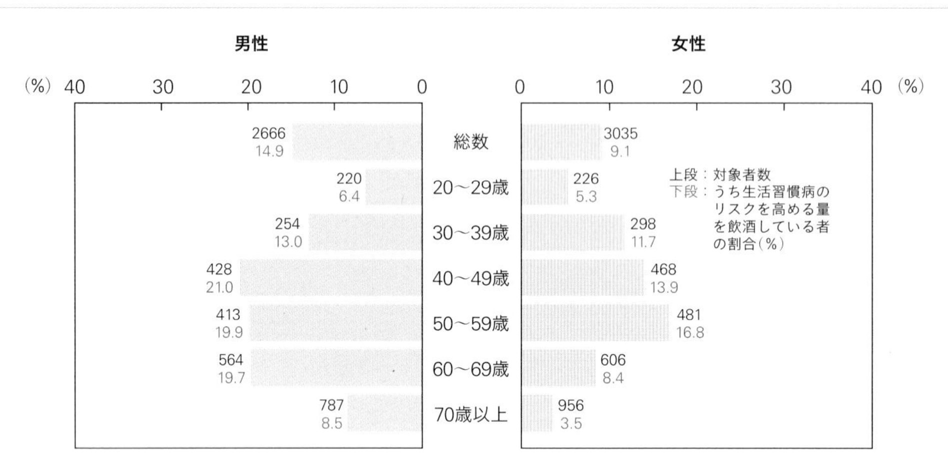

注：「生活習慣病のリスクを高める量を飲酒している者」とは，1日当たりの純アルコール摂取量が男性で40g以上，女性20g以上の者とし，以下の方法で算出。

①男性：「毎日×2合以上」＋「週5～6日×2合以上」＋「週3～4日×3合以上」＋「週1～2日×5合以上」＋「月1～3日×5合以上」

②女性：「毎日×1合以上」＋「週5～6日×1合以上」＋「週3～4日×1合以上」＋「週1～2日×3合以上」＋「月1～3日×5合以上」

清酒1合（アルコール度数15度。180mL）は，次の量にほぼ相当する。

ビール・発泡酒中瓶1本（同5度。約500mL），焼酎0.6合（同25度。約110mL），ワイン1／4本（同14度。約180mL），缶チューハイ1.5缶（同5度。約520mL），ウィスキーダブル1杯（同43度。60mL）。

資料／厚生労働省：2019（令和元）年国民健康・栄養調査，一部改変.

図3-37 生活習慣病のリスクを高める量を飲酒している者の割合（20歳以上，性・年齢階級別）

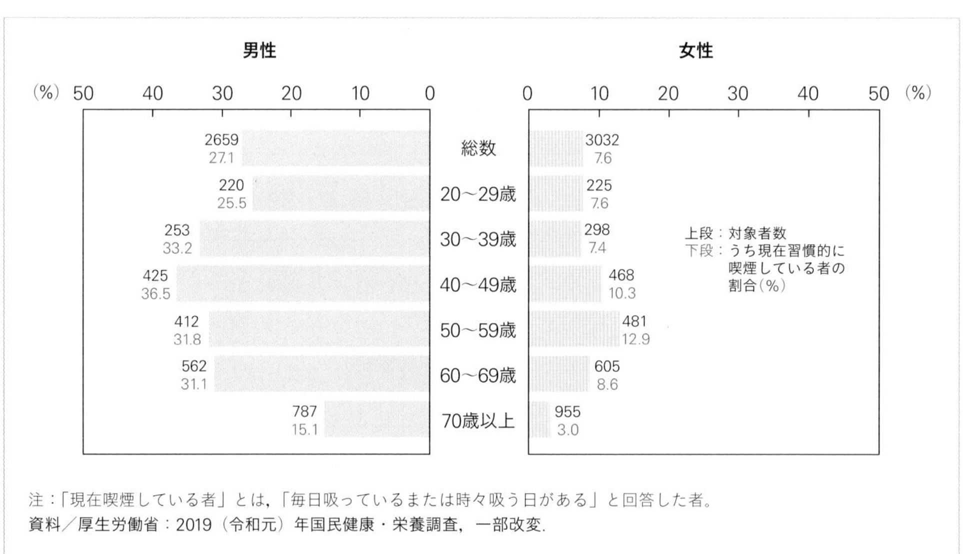

注：「現在喫煙している者」とは，「毎日吸っているまたは時々吸う日がある」と回答した者。

資料／厚生労働省：2019（令和元）年国民健康・栄養調査，一部改変.

図3-38 現在喫煙している者の割合（20歳以上，性・年齢階級別）

煙年数で表される。この指数が大きいほど，慢性閉塞性肺疾患や肺がんの発病率が高いことが知られている。ブリンクマン指数が700を超えると慢性閉塞性肺疾患だけでなく，咽頭がんや肺がんの危険性も高くなるといわれており，長年の喫煙習慣のある人は，この時期に発症し重症化していく可能性がある。

❹早期発見と自己管理

早期に疾病などの異常を発見し，適切な治療を受けるとともに，日常生活を振り返り修正し，それを自己管理できるようになることが高齢期の健康につながると考えられる。

また，退職により，生活が変化した時期をとらえて働きかけることは，健康への関心を高め，生活を振り返り，生活習慣を変えていくきっかけづくりとなると考えられる。

4. 精神心理面の健康問題

1 向老期の悩みとストレス

悩みやストレスがあるという人は壮年期に最も高く，40 歳代では男性 49.5％，女性 60.4%，向老期となる 50 歳代では男性 49.2%，女性 59.0% であるが，60 歳代では男性 38.9%，女性 47.9％と低下してくる[17]。

悩みやストレスの原因についてみてみると，60 ～ 64 歳では最も多いのは「自分の仕事」であり，次いで「収入・家計・借金など」，以下「家族の病気や介護」「自分の病気や介護」と続く。50 歳代と比較すると，「自分の仕事」「収入・家計・借金など」「家族の病気や介護」は，やや減少しているが，「自分の病気や介護」は増加している[18]。60 歳前後でいったん退職しても，その後も経済的な理由などで仕事を継続している一方，自身の健康問題や健康に不安をもつ人が増加していることを示している。

このような状態が継続・強化されると，経済的な問題が重くのしかかり，日常生活に支障をきたしたり，身体面の問題の出現や精神面の健康悪化にもつながったりするおそれがある。したがって，悩んでいる人が相談しやすい体制や支援体制の整備が求められる。

2 若年性認知症

患者数は多くはないが，向老期の健康問題として特筆すべきものとして，若年性認知症がある。若年性認知症は 65 歳未満で発症する認知症であり，18 ～ 64 歳人口における人口 10 万人当たりの若年性認知症者数は 50.9 人，全国に 3 万 5710 人の若年性認知症者がいると推計されている[19]。このうち 55 ～ 59 歳は 8333 人，60 ～ 64 歳は 2 万 679 人であり向老期にある人が多い（表 3-23）。

基礎疾患は，アルツハイマー型認知症が最も多く（52.6％），次いで脳血管性認知症（17.1％）などであり，最初に気づいた平均年齢は，全体では 56.8 ± 6.3 歳，65 歳未満では 54.4 ± 6.8 歳，65 歳以上では 59.7 ± 4.0 歳である。

発症時点では 59.0％の人が就業していたが，そのうち 70.1％は退職または解雇されていた。調査時 65 歳未満の人の世帯では，64.0％が収入が減ったと感じており，主な収入源は 39.9％が障害年金など，10.9％が生活保護であった。多くの人が発症時には就労しているものの，退職を余儀なくされ，その結果収入が減少し，主な収入源が障害年金や生活保護になっていることを示している。また，調査時 65 歳未満の人の 27.6％は介護保険を

表 3-23 年齢階級別若年性認知症有病率（推計）

年齢	人口 10 万人当たり有病率（人）		
	男	女	総数
18 ～ 29	1.6	0.0	0.8
30 ～ 34	5.7	1.5	3.7
35 ～ 39	7.3	3.7	5.5
40 ～ 44	10.9	5.7	8.3
45 ～ 49	17.4	17.3	17.4
50 ～ 54	51.3	35.0	43.2
55 ～ 59	123.9	97.0	110.3
60 ～ 64	325.3	226.3	274.9
18 ～ 64			**50.9**

出典／日本医療研究開発機構（AMED）認知症研究開発事業：若年性認知症の有病率・生活実態把握と多元的データ共有システムの開発，2020.

申請しておらず，その理由は，必要を感じない（39.2%），サービスについて知らない（19.4%），利用したいサービスがない（13.0%）などであった。これらのことから，就労継続のための職場への支援や本人・家族のニーズに則したサービス提供が必要であるといえる。

III 成人を対象とした保健・医療・福祉政策

A 健康づくり対策

現在の厚生労働省の前身である厚生省が設置されたのは 1938（昭和 13）年であった。この時代は，乳幼児死亡率の高さや結核が大きな健康問題となっており，富国強兵の政策のもと兵力や労働力のための健康が重視されていた。第 2 次世界大戦後は，衛生・栄養面の劣悪な環境が問題となり，栄養改善に向けた取り組みが行われるようになった。1964（昭和 39）年の東京オリンピック終了後には，健康・体力づくりのムードが高まり，疾病の予防や治療対策にとどまらず積極的な健康増進を図るための施策が講じられた。

わが国の健康づくり対策は，1978（昭和 53）年の「国民の健康づくり地方推進事業及び婦人の健康づくり推進事業等について」（第 1 次国民健康づくり対策）から本格的に始まった。健康づくりは，国民一人ひとりが「自分の健康は自分で守る」という自覚をもつことが基本であり，行政としてはこれを支援するため，国民の多様な健康ニーズに対応しつつ，地域に密着した保健サービスを提供する体制を整備していく必要があるという観点が導入され，10 年単位での国民健康づくり運動が展開されることになった。ここから始まる健康づくり対策の流れを図 3-39 に示す。

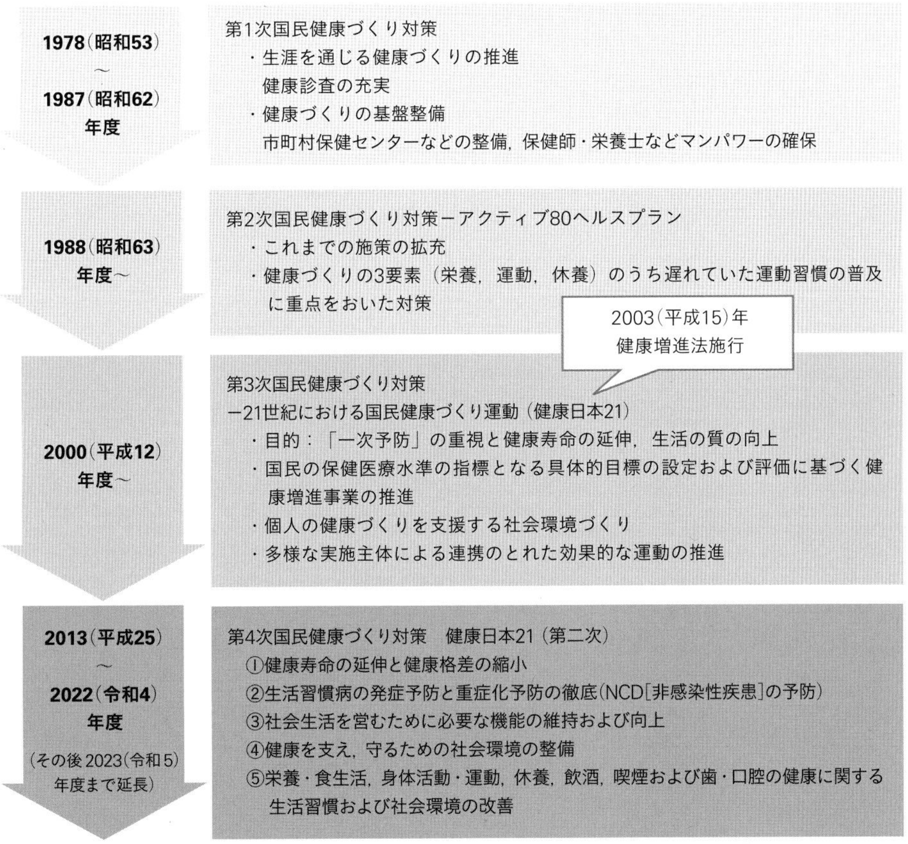

年度	対策
1978（昭和53）〜1987（昭和62）年度	第1次国民健康づくり対策 ・生涯を通じる健康づくりの推進 健康診査の充実 ・健康づくりの基盤整備 市町村保健センターなどの整備，保健師・栄養士などマンパワーの確保
1988（昭和63）年度〜	第2次国民健康づくり対策ーアクティブ80ヘルスプラン ・これまでの施策の拡充 ・健康づくりの3要素（栄養，運動，休養）のうち遅れていた運動習慣の普及に重点をおいた対策
2000（平成12）年度〜	2003（平成15）年 健康増進法施行 第3次国民健康づくり対策 ー21世紀における国民健康づくり運動（健康日本21） ・目的：「一次予防」の重視と健康寿命の延伸，生活の質の向上 ・国民の保健医療水準の指標となる具体的目標の設定および評価に基づく健康増進事業の推進 ・個人の健康づくりを支援する社会環境づくり ・多様な実施主体による連携のとれた効果的な運動の推進
2013（平成25）〜2022（令和4）年度（その後2023（令和5）年度まで延長）	第4次国民健康づくり対策　健康日本21（第二次） ①健康寿命の延伸と健康格差の縮小 ②生活習慣病の発症予防と重症化予防の徹底（NCD［非感染性疾患］の予防） ③社会生活を営むために必要な機能の維持および向上 ④健康を支え，守るための社会環境の整備 ⑤栄養・食生活，身体活動・運動，休養，飲酒，喫煙および歯・口腔の健康に関する生活習慣および社会環境の改善

資料／厚生労働省：健康日本21（第二次）参考資料スライド集（http://www.mhlw.go.jp/bunya/kenkou/dl/kenkounippon21_sura.pptx　最終アクセス日：2021/9/23）を基に作成.

図3-39 健康づくり対策の流れ

1 第1次国民健康づくり対策

第 1 次国民健康づくり対策の基本的な考え方は「生涯を通じる健康づくりの推進」と「健康づくりの 3 要素（栄養，運動，休養）の健康増進事業の推進」であった。

具体的には，乳幼児から老人（高齢者）に至るまでの健康診査・保健指導体制の確立，健康増進センター，市町村保健センターなどの整備や保健師（当時は保健婦），栄養士などのマンパワーの確保による健康づくりの基盤整備，健康づくりの啓発・普及であった。

2 第 2 次国民健康づくり対策（アクティブ 80 ヘルスプラン）

1988（昭和 63）年からの 10 年間は第 2 次国民健康づくり対策として「80 代になっても身の回りのことができ，社会参加もできるような明るく生き生きとした社会を形成する」ことを目標とした**アクティブ 80 ヘルスプラン**が実施された。第 1 次の対策など，これまでの施策を拡充するとともに，「遅れていた運動習慣の普及に重点」をおき，栄養・運動・

休養すべての面での均衡のとれた健康的な生活習慣の確立を目指すこととし，取り組みが推進された。運動の重要性が強調されたことから，運動の指導者として，健康運動指導士，健康運動実践指導者の養成が行われるようになった。

3 第3次国民健康づくり対策（健康日本21）と健康増進法

次いで，第3次国民健康づくり対策として，2000（平成12）年に「21世紀における国民健康づくり運動（**健康日本21**）」が策定された。その目的は，壮年期死亡の減少，健康寿命の延伸（えんしん）および生活の質の向上を実現することであった。

一次予防の重視，国民の保健医療水準の指標となる具体的な目標設定と評価，個人の健康づくりを支援する社会環境づくりが推進された。この運動の特徴は，生活習慣の改善には，個人の努力だけでなく，健康づくりに取り組む個人を社会全体で支援していくことが不可欠であるとし，そのための環境整備を位置づけたことである。行政機関，医療保険者，医療機関，学校，マスメディア，企業，ボランティア団体などの多様な団体が，それぞれの特性を生かしつつ連携し，健康づくりを支援する体制を構築することが必要であるとしている。

また，生活習慣病およびその原因となる生活習慣などの課題について，9つの分野（①栄養・食生活，②身体活動・運動，③休養・こころの健康づくり，④たばこ，⑤アルコール，⑥歯の健康，⑦糖尿病，⑧循環器病，⑨がん）を選定し，それぞれの取り組みの方向性と具体的な数値目標を示した。

❶健康増進法

健康日本21を推進するためには，法的基盤を整備することが必要となり，2003（平成15）年に健康増進法が施行された。この法律は，それまで国民の栄養状態の改善を目的としていた栄養改善法（2003年廃止）の内容を引き継ぎながら，生活習慣病を防ぐための栄養改善という視点だけでなく，運動や飲酒，喫煙などの生活習慣の改善を通じた健康増進の概念も取り入れている。

健康増進法の主な内容は，国民の健康増進の総合的な推進を図るための基本的な方針を定めること，都道府県の健康増進計画策定の義務づけ，健康診査の実施などに関する指針を定めること，国民健康・栄養調査の実施，受動喫煙の防止などである。2018（平成30）年に改正健康増進法が成立し，受動喫煙対策をさらに強化していくことになった。

❷健康日本21の評価

2011（平成23）年10月に健康日本21の最終評価が行われた。「栄養・食生活」「身体活動・運動」「休養・こころの健康づくり」など9分野全80指標の59項目（80指標のなかには21項目が再掲されているため，実質的な評価項目は59項目）について評価を実施した。

達成状況は，「メタボリックシンドロームを認知している国民の割合の増加」「高齢者で外出について積極的態度をもつ人の増加」「80歳で20歯以上・60歳で24歯以上の自分の歯を有する人の増加」など10項目（16.9%）で目標値を達成した。

目標値に達していないが改善傾向にある項目は「食塩摂取量の減少」「意識的に運動を心がけている人の増加」「喫煙が及ぼす健康影響についての十分な知識の普及」など25項目（42.4％）であった。

「自殺者の減少」「多量に飲酒する人の減少」「メタボリックシンドロームの該当者・予備群の減少」など14項目（23.7％）は変わらない項目であった。

「日常生活における歩数の増加」「糖尿病合併症の減少」など 9 項目（15.3％）は悪化していた。

「健診・保健指導の受診者数の向上」は，2008（平成20）年からの 2 か年のデータに限定されるため評価困難とした。

4　第4次国民健康づくり対策（健康日本21（第二次））

健康日本21最終報告で提起された課題と現在の日本における健康対策の現状などを踏まえ，第 4 次国民健康づくり対策として「21世紀における第 2 次国民健康づくり運動（**健康日本21（第二次）**）」が2012（平成24）年に策定された。期間は2013～2022（平成25～令和4）年度となっている（2021（令和3）年，期間が2023（令和5）年度までに延長された）。

健康日本21（第二次）の基本的な方向および主な目標は表3-24に示すとおりである[20]。

なお，2024～2035（令和6～17）年度の期間，健康日本21（第3次）が推進される。

5　新健康フロンティア戦略

2004（平成16）年に「健康フロンティア戦略」が策定された。これは，国民一人ひとりが生涯にわたり元気で活動的に生活できる，明るく活力ある社会構築のため，健康寿命の延伸を目指して「生活習慣病対策の推進」と「介護予防の推進」を柱とする2005（平成17）年からの10か年戦略である。

2007（平成19）年 4 月には，この戦略をさらに発展させた「新健康フロンティア戦略～健康国家への挑戦」が策定された。これは，2007（平成19）年度からの10か年戦略である。今後，国民が自ら取り組んでいくべき分野として，子どもの健康，女性の健康，メタボリックシンドローム克服，がん克服，こころの健康，介護予防，歯の健康，食育，運動・スポーツの 9 分野が取り上げられ，分野ごとに具体的な指標が示されている。

6　健康寿命延伸プラン

健康寿命の延伸に向けて，2019（令和元）年 5 月に，厚生労働省の「2040年を展望した社会保障・働き方改革本部」は健康寿命延伸プランを策定した。①次世代を含めたすべての人の健やかな生活習慣形成，②疾病予防・重症化予防，③介護予防・フレイル予防・認知症予防の 3 つの分野を中心に，2040年までに健康寿命を男女とも 3 年以上延伸し（2016年比），75歳以上とすることを目指している。

表 3-24 健康日本 21（第二次）における主な目標

基本的な方向	具体的な目標の例 （括弧内の数値は策定時）	直近の実績値 （平成 28）	目標
①健康寿命の延伸と健康格差の縮小	○日常生活に制限のない期間の平均の延伸 （男性 70.42 年，女性 73.62 年）	男性 72.14 年 女性 74.79 年	平均寿命の増加分を上回る健康寿命の増加
②生活習慣病の発症予防と重症化予防の徹底 **がん** •75 歳未満のがんの年齢調整死亡率の減少 • がん検診の受診率の向上 **循環器疾患** • 脳血管疾患・虚血性心疾患の年齢調整死亡率の減少 • 高血圧の改善（収縮期血圧の平均値の低下） • 脂質異常症の減少 • メタボリックシンドロームの該当者および予備群の減少 • 特定健康診査・特定保健指導の実施率の向上 **糖尿病** • 合併症の減少 • 治療継続者の割合の増加 • 血糖コントロール指標におけるコントロール不良者の割合の減少 • 糖尿病有病者の増加の抑制 **COPD** •COPD の認知度の向上	○ 75 歳未満のがんの年齢調整死亡率の減少（84.3（10 万人当たり）） ○高血圧（収縮期平均血圧）の改善（男性 138mmHg，女性 133mmHg） ○糖尿病合併症の減少（1 万 6247 人）	76.1 （10 万人当たり） 男性 136mmHg，女性 130mmHg 1 万 6103 人	減少傾向へ 男性 134mmHg，女性 129mmHg 1 万 5000 人
③社会生活を営むために必要な機能の維持・向上 **こころの健康** **次世代の健康** **高齢者の健康**	○自殺者の減少（23.4%（人口 10 万人当たり）） ○低出生体重児の割合の減少（9.6%） ○低栄養傾向（BMI 20 以下）の高齢者の割合の増加の抑制（17.4%）	16.8% 9.4% 17.9%	13.0 以下 減少傾向へ 22%
④健康を支え，守るための社会環境の整備	○健康づくりに関する活動に取り組み自発的に情報発信を行う企業登録数の増加（420 社）	3751 社	SLP 参画企業数 3000 社 SLP 参画団体数 7000 団体
⑤栄養・食生活，身体活動・運動，休養，飲酒，喫煙，歯・口腔の健康に関する生活習慣及び社会環境の改善	○食塩摂取量の減少（10.6g） ○ 20~64 歳の日常生活での歩数の増加（男性 7841 歩，女性 6883 歩） ○週労働時間 60 時間以上の雇用者の割合の減少（9.3%（15 歳以上）） ○生活習慣病のリスクを高める量（1 日当たり純アルコール摂取量男性 40g，女性 20g 以上）の飲酒者割合の減少（男性 15.3%，女性 7.5%） ○成人の喫煙率の減少（19.5%） ○ 80 歳で 20 歯以上の歯を有する者の割合の増加（25%）	9.9g 男性 7769 歩，女性 6770 歩 7.7% 男性 14.6%，女性 9.1% 18.3% 51.2%	8g 男性 9000 歩，女性 8500 歩 5% 男性 13.0%，女性 6.4% 12% 50%

資料／厚生労働省：令和 2 年度全国健康関係主管課長会議資料，一部改変.

7 スマート・ライフ・プロジェクト

厚生労働省は,「健康寿命をのばそう！」をスローガンに，国民全体が人生の最後まで元気で健康で楽しく毎日が送れることを目標とした国民運動として，スマート・ライフ・プロジェクトを 2011（平成 23）年から開始した。「適度な運動」「適切な食生活」「禁煙・受動喫煙防止」「健診・検診の受診」をテーマに，プロジェクトに参画する企業・団体・自治体と協力・連携して，人々の健康づくりの意識を高め行動変容につながる取り組みを推進していくものである。この一環で，健康増進・生活習慣病予防への貢献に資する優れた啓発・取組活動の奨励・普及を図ることを目的とし,「健康寿命をのばそう！アワード」という表彰制度を実施している。

8 健康づくりに関する具体的な指針

国民健康づくり運動を推進する具体的な取り組みとして指針などが策定されている。

栄養・食生活に関しては，2000（平成 12）年に，文部省，厚生省および農林水産省が連携して食生活指針が策定された[21]。策定から 16 年が経過し，その間に食育基本法の制定,「健康日本 21（第二次)」の開始，食育基本法に基づく第 3 次食育推進基本計画などが作成されるなどの動きを踏まえて，2016（平成 28）年 6 月に改定された。

運動・身体活動については，最新のものでは「健康づくりのための身体活動基準 2013」「健康づくりのための身体活動指針（アクティブガイド)」が 2013（平成 25）年 3 月に策定されている[22]。休養については，1994（平成 6）年に「健康づくりのための休養指針」，2014（平成 26）年 3 月に「健康づくりのための睡眠指針 2014」が策定された[23]。

B 生活習慣病対策

わが国の死因は,「悪性新生物」「心疾患」「脳血管疾患」といった生活習慣病が多くを占めている。

生活習慣病の予防に向けた対策は，前述の健康日本 21（第二次）にも位置づけられ取り組みが進められてきている。

1 特定健康診査・特定保健指導

2006（平成 18）年の医療制度改革大綱において，生活習慣病予防を重視することが示され，2008（平成 20）年から，医療保険者に対し，40 ～ 74 歳の被保険者・被扶養者を対象とした特定健康診査・特定保健指導の実施が義務づけられた。

従来の老人保健法に基づく老人保健事業では，個別疾患の早期発見・早期治療が主な目的であったが，特定健康診査・特定保健指導では，メタボリックシンドローム（内臓脂肪症候群）に着目して，血圧，血糖，脂質などに関する健康診査の結果から，生活習慣の改善が必要なものを抽出して，医師，保健師，管理栄養士などが，生活習慣の改善のための指導を実施することにより，生活習慣病を予防することを目的としている。

特定健康診査には，メタボリックシンドロームの判定基準の項目である腹囲測定が健診項目として追加された。特定保健指導は，血圧，血糖，脂質などの脳・心臓疾患のリスク要因の重複の程度に応じて，「動機づけ支援」と「積極的支援」が実施される。特定健康診査から特定保健指導までの流れを図 3-40 に示す。

2 高齢者医療確保法

2006（平成 18）年の医療制度改革大綱において，2008（平成 20）年度から，「老人保健法」は「高齢者の医療の確保に関する法律（高齢者医療確保法）」に全面改正された。特定健康診査・特定保健指導は高齢者医療確保法に基づいて実施されている。

なお，がん検診，肝炎ウイルス検診，骨粗鬆症（こつそしょうしょう）検診，歯周疾患検診は，健康増進法に基づいて市町村で努力義務により行われる（がん検診については後述する）。

C 疾患対策

1. がん対策

1981（昭和 56）年以来，わが国の死因の第 1 位は悪性新生物（腫瘍）であり，2022（令和 4）年には約 39 万人が死亡している。がん対策は，わが国の重大な健康課題の一つである。

1 がん対策基本法

政府は，1984（昭和 59）年度に「対がん 10 か年総合戦略」を策定し，以来がん対策に取り組んできた（表 3-25）。がん対策基本法は，それまでの取り組みの成果を踏まえつつ，なお国民の生命および健康にとって重大な問題となっている現状を鑑（かんが）み，がん対策の一層の充実を図るために 2007（平成 19）年に施行，2016（平成 28）年に一部改正された。

がん対策に関し，基本理念を定め，国，地方公共団体，医療保険者，国民および医師などの責務を明らかにし，がん対策の推進に関する計画の策定について定めるとともに，がん対策の基本となる事項を定めることにより，がん対策を総合的かつ計画的に推進することを目的としている。

❶がん対策推進基本計画

がん対策基本法に基づいて，がん対策の総合的かつ計画的な推進を図るため，「がん対策推進基本計画」を策定することが規定されている。現在はその第 3 期にあたり，2017 ～ 2022（平成 29 ～令和 4）年度の 6 年間を対象として，「がん患者を含めた国民が，がんを知り，がんの克服を目指す」ことを目標として取り組みがなされてきた（図 3-41）。都道府県では，がん対策推進基本計画を基に，地域特性を踏まえて「都道府県がん対策推進

特定健康診査

メタボリックシンドローム（内臓脂肪症候群）に着目した健診で，以下の項目を実施する。

基本的な項目	○質問票（服薬歴，喫煙歴など）　○身体計測（身長，体重，BMI，腹囲） ○血圧測定　○理学的検査（身体診察）　○検尿（尿糖，尿たんぱく） ○血液検査 ・脂質検査（中性脂肪，HDLコレステロール，LDLコレステロール） ・血糖検査（空腹時血糖またはHbA1c） ・肝機能検査（GOT，GPT，γ-GTP）
詳細な健診の項目	※一定の基準の下，医師が必要と認めた場合に実施 ○心電図　○眼底検査　○貧血検査（赤血球，血色素量，ヘマトクリット値） ○血清クレアチニン検査

【ステップ1】　○内臓脂肪蓄積に着目してリスクを判定
・腹囲 男≧85 cm, 女≧90 cm　→（1）
・腹囲 男<85 cm, 女<90 cm かつ BMI≧25 →（2）

【ステップ2】
①血圧　a 収縮期血圧130 mmHg以上または
　　　　b 拡張期血圧85 mmHg以上
②脂質　a 中性脂肪150 mg/dL以上または
　　　　b HDLコレステロール40 mg/dL未満
③血糖　a 空腹時血糖100 mg/dL以上または
　　　　b HbA1c（NGSP）の場合5.6%以上
④質問票　喫煙歴あり
　（①から③のリスクが1つ以上の場合のみカウント）
⑤ ①,②または③の治療に係る薬剤を服用している

【ステップ3】　○ステップ1, 2から保健指導対象者をグループ分け
（1）の場合：①～④のリスクのうち追加リスクが
　2以上の対象者は　積極的支援レベル
　1の対象者は　動機づけ支援レベル
　0の対象者は　情報提供レベル　とする。
（2）の場合：①～④のリスクのうち追加リスクが
　3以上の対象者は　積極的支援レベル
　1または2の対象者は　動機づけ支援レベル
　0の対象者は　情報提供レベル　とする。

【ステップ4】
○服薬中の者については，医療保険者による特定保健指導の対象としない。
○前期高齢者（65歳以上75歳未満）については，積極的支援の対象となった場合でも動機づけ支援とする。

特定保健指導

特定健康診査の結果から，生活習慣病の発症リスクが高く，生活習慣の改善による生活習慣病の予防効果が多く期待できる者に対して，生活習慣を見直すサポートをする。特定保健指導には，リスクの程度に応じて，動機づけ支援と積極的支援がある（よりリスクが高い者が積極的支援）。

動機づけ支援	積極的支援
初回面接：個別面接 20 分以上，または概ね 8 名以下のグループ面接で概ね 80 分以上 専門的知識・技術をもった者（医師・保健師・管理栄養士など）が，対象者に合わせた実践的なアドバイスなどを行う。	（共通）
自身で，「行動目標」に沿って，生活習慣改善を実践	自身で，「行動目標」に沿って，生活習慣改善を実践 面接・電話・メール・ファックス・手紙などを用いて，生活習慣の改善を応援する（約 3 か月以上）。
実績評価：面接・電話・メールなどで健康状態・生活習慣（改善状況）を確認（3 か月経過後）	（共通）

資料／厚生労働統計協会編：国民衛生の動向 2023/2024 年版，厚生の指標，70（9）：85，2023．一部改変．

図 3-40 特定健康診査から特定保健指導までの概要

表3-25 がん対策のあゆみ

1984（昭和59）年度	対がん10か年総合戦略
1994（平成 6）年度	がん克服新10か年戦略
2003（平成15）年7月	第3次対がん10か年総合戦略
2005（平成17）年5月	厚生労働大臣を本部長とするがん対策推進本部を設置
2005（平成17）年8月	がん対策推進アクションプラン2005策定
2006（平成18）年10月	がん対策情報センターを国立がんセンターに設置
2007（平成19）年4月	がん対策基本法施行
2012（平成24）年4月	厚生労働省健康局にがん対策・健康増進課を設置
2013（平成25）年12月	がん登録推進法成立

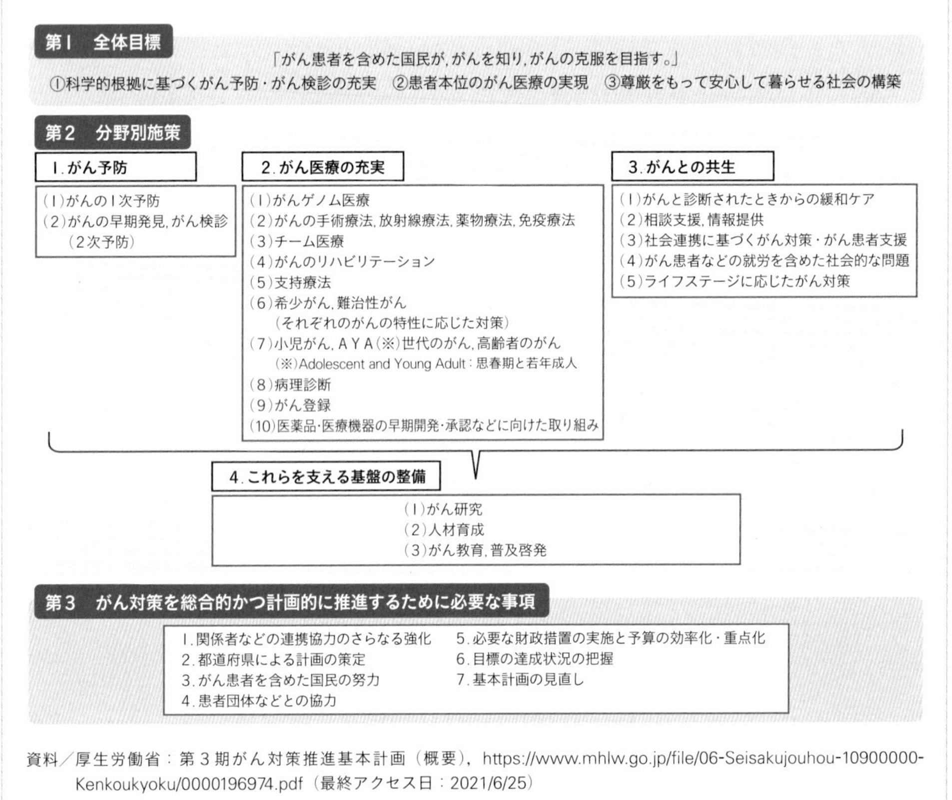

資料／厚生労働省：第3期がん対策推進基本計画（概要），https://www.mhlw.go.jp/file/06-Seisakujouhou-10900000-Kenkoukyoku/0000196974.pdf（最終アクセス日：2021/6/25）

図3-41 第3期がん対策推進基本計画（概要）

計画」を策定している。

❷がん検診

がん対策の具体的な取り組みの一つとしてがん検診がある。がん検診は，健康増進法に基づく健康増進事業として，市町村において実施されている（表3-26）。

表3-26 市町村のがん検診の項目

1. 概要

がん検診については，健康増進法（平成 14 年法律第 103 号）第 19 条の 2 に基づく健康増進事業として市町村が実施。
厚生労働省においては，「がん予防重点健康教育及びがん検診実施のための指針」（平成 20 年 4 月 1 日付け健発第 0331058 号厚生労働省健康局長通知）を定め，市町村による科学的根拠に基づくがん検診を推進。

2. 指針で定めるがん検診の内容

種類	検査項目	対象者	受診間隔
胃がん検診	問診に加え，胃部エックス線検査または胃内視鏡検査のいずれか	50 歳以上 ※当分の間，胃部エックス線検査については 40 歳以上に対し実施可	2 年に 1 回 ※当分の間，胃部エックス線検査については年 1 回実施可
子宮頸がん検診	問診，視診，子宮頸部の細胞診および内診	20 歳以上	2 年に 1 回
肺がん検診	質問（問診），胸部エックス線検査および喀痰細胞診	40 歳以上	年 1 回
乳がん検診	問診および乳房エックス線検査（マンモグラフィ） ※視診，触診は推奨しない	40 歳以上	2 年に 1 回
大腸がん検診	問診および便潜血検査	40 歳以上	年 1 回

資料／厚生労働省：がん検診.

2. 腎疾患対策

腎疾患患者は年々増加傾向にあり，腎不全はわが国の死因の第 8 位（2022〔令和 4〕年）を占めている。人工透析患者数は 34 万 9700 人（2021〔令和 3〕年末）であり，前年に比べ 2029 人増え，年々増加の一途をたどっている。腎疾患は，国民の健康に大きな影響を及ぼしており，重要な健康課題の一つとなっている。

1 健診，人工透析，臓器移植

わが国における腎疾患対策は，健診による腎疾患の早期発見，透析医療の充実および腎移植を中心に行われてきた。

健診は，老人保健法*に基づく基本健康診査，労働安全衛生法に基づく職場での健康診断，学校保健法に基づく学校健診などが実施され，腎疾患の早期発見に大きな役割を果たしてきた。

また，人工透析に関しては，透析設備の不足地域における設備整備費用の補助による医療提供体制の確保，医療関係者の資質向上，高額療養費制度や自立支援医療などによる患者の医療費負担の軽減，院内感染防止対策，日本透析医会などと連携した災害時の医療提供体制の確保などが行われてきた。

臓器移植対策は，臓器の移植に関する法律（臓器移植法）が 1997（平成 9）年に制定され，臓器移植ネットワーク・移植コーディネーターなどのシステムの確立，普及，啓発，医療機関などに対する協力要請，研究の促進などが行われてきた。

***老人保健法**：1983（昭和 58）年施行。2006（平成 18）年に「高齢者の医療の確保に関する法律」に改正。

2 慢性腎臓病対策

これらに加えて2007（平成19）年から，腎機能低下が長期にわたり進行する慢性腎臓病（chronic kidney disease：CKD）に対する対策が進められている。CKDは，生命や生活の質に重大な影響を与え得る重篤（じゅうとく）な疾患であるが，適切な対応を行えば，予防・治療や進行の遅延が可能である。しかし，社会的な認知度が低く，腎機能異常に気づいていない潜在的なCKD患者が多数存在すると推測される。

そのため国は，CKD対策として，2009（平成21）年度より「慢性腎臓病（CKD）特別対策事業」を実施し，地域における講演会などの開催や医療関係者を対象とした研修などを実施することにより，広くCKDに関する正しい知識の普及，人材育成などを図っている。

D 労働者の健康対策

労働者の職業性疾病の予防，健康の保持増進および快適な職場環境づくりを目指すための基盤となる法律は，労働基準法や労働安全衛生法などであり，これらに基づいて様々な対策が行われている。

1 労働基準法

1916（大正5）年に施行された工場法は，工場労働者の最低労働条件を定めた法律であり，わが国の産業保健の歴史において重要なものであった。第2次世界大戦後の1947（昭和22）年，日本国憲法第27条第2項を根拠に，労働者を労働条件の面から保護するための法律として，労働基準法が制定され，賃金，労働時間，休日，安全衛生，災害補償などについての最低基準が保障された。

この時期において労働者の健康問題の一つは結核であったが，健康診断が規定されて完全実施されることにより，早期発見・早期治療が徹底され，結核の減少につながっていった。

2 労働安全衛生法

労働者の健康対策にかかわる最も重要な法律は，**労働安全衛生法**である。労働基準法の安全衛生に関する規定や労働安全衛生規則などを集大成する形で，1972（昭和47）年に制定され，その後，何度か改正されている。職場における労働者の安全と健康の確保，快適な職場環境の形成を促進することを目的とし，事業者や労働者などが講じるべき措置や対策について定められている。事業場の規模，事業内容に応じて，総括安全衛生管理者，衛生管理者，産業医などを選任することを義務づけている。

3　労働者を対象とした健康診断

労働安全衛生法は，事業者が労働者に対して健康診断を実施することを定めている。健康診断には，一般健康診断と特殊健康診断がある。一般健康診断は，労働安全衛生規則により，雇入時の健康診断（第43条），定期健康診断（第44条），特定業務従事者の健康診断（第45条），海外派遣労働者の健康診断（第45条の2），給食従業員の検便（第47条）の5種類が定められている。特殊健康診断は，有害業務に従事する者に対して実施することが義務づけられている。じん肺法に基づくじん肺健康診断，労働安全衛生法に基づく高気圧業務健康診断，電離放射線健康診断，鉛健康診断，四アルキル鉛健康診断，有機溶剤健康診断，特定化学物質健康診断，石綿健康診断，除染等電離放射線健康診断，歯科医師による健康診断がある。健康診断結果に基づいて事後措置や保健指導を行うこととされている。

4　労働衛生管理

労働者の健康への対策は，労働衛生管理という考え方を基本としている。労働衛生の三管理といわれる作業環境管理，作業管理，健康管理のほか，労働衛生管理体制（統括管理），労働衛生教育の5つからなる。

作業環境管理は，作業中の環境を的確に把握し，科学的・生物学的・物理的などの様々な有害要因を取り除いて，良好な作業環境を確保するものである。

作業管理は，有害な物質や有害なエネルギーが人に及ぼす影響は，作業の内容や方法によって異なってくることから，これらの要因を適切に管理して，労働者への影響を少なくすることである。

健康管理は，労働者の健康状態を継続的に把握し，健康障害を未然に防ぎ，健康の保持増進ができるように支援するものである。各種健康診断およびその結果に基づく事後措置を講じたり，保健指導を行ったりする。

労働衛生教育は，労働者に対して，作業が健康に与える影響，健康障害を防ぐための労働衛生管理体制，作業環境管理，作業管理，健康管理についての知識や理解を深めるために実施するものである。

作業環境管理，作業管理，健康管理の三管理と労働衛生教育が，事業場において円滑に効果的に推進されるために，**労働衛生管理体制**を確立する必要がある。

5　労働者の健康づくり

労働者の安全と健康について，心身両面にわたる積極的な健康の保持・増進を目指したものにする必要性が増したことを背景に，1988（昭和63）年，労働安全衛生法が改正され，労働者の健康の保持増進を図るために必要な措置を講じることが事業者の努力義務として規定され，労働者に対しても自らの健康の保持増進に努めることが示された。

また，「事業所における労働者の健康保持増進のための指針」が出され，労働者の心身両面にわたる健康保持増進のための措置としてトータル・ヘルス・プロモーション（THP）が推進されることとなった。THP はすべての労働者を対象にした活動であり，健康測定を実施し，その結果に基づいて，運動指導，保健指導，メンタルヘルスケア，栄養指導を行う。

6 メンタルヘルス対策

労働安全衛生調査[24)]（2022［令和 4］年）によると，労働者の 82.2％が仕事や職業生活に対し，強いストレスになっていると感じる事柄があるとされている。また，自殺は働き盛りである中高年の年齢で多くなっており，うつ病との関連も指摘されている。これらのことから，メンタルヘルス対策は，労働者の健康を守るうえで重要な課題となっている。

2000（平成 12）年に厚生労働省から「事業場における労働者の心の健康づくりのための指針」[25)]が出され，その後，メンタルヘルス対策の適切かつ有効な実施を図るため，2006（平成 18）年に 同指針を踏まえつつ見なおしが行われ，「労働者の心の健康の保持増進のための指針」[26)]が策定された。現在，この指針に基づく対策の普及・定着が推進されている。事業主には，心の健康づくり計画を策定することが求められている。またメンタルヘルスは，①セルフケア，②ラインによるケア，③事業場内産業保健スタッフによるケア，④事業場外資源によるケアの 4 つのケアが重要であるとされている。労働安全衛生法の一部改正により，2015（平成 27）年より，常時 50 人以上の労働者を使用する事業場に対し，年 1 回のストレスチェックとその結果に基づく面接指導などの実施が義務づけられている。

7 過重労働

長時間にわたる過重な労働により疲労が蓄積し，脳血管疾患や虚血性心疾患，精神疾患などを発症するケースが増え，過重労働に対する対策は大きな課題の一つとなっている。2002（平成 14）年に厚生労働省から「過重労働による健康障害防止のための総合対策について」が出され，時間外労働と健康障害との関係が示され，対策が推進されてきた。2006（平成 18）年には労働安全衛生法が一部改正され，長時間労働者に対する医師による面接指導制度が創設された。また，同年に新たな「過重労働による健康障害防止のための総合対策について」が策定され，その後何度かの改正を経て過重労働による健康障害防止対策が推進されている（最終改正令和 2 年 4 月 1 日）。2018（平成 30）年には働き方改革関連法により，罰則つき時間外労働の上限規制の導入，長時間労働者への医師による面接指導の強化などが施行されている。

E 性感染症対策

わが国において性感染症は明治時代から社会的な問題になっており，その発見や治療に関する対策がとられてきた。

1948（昭和 23）年には性病予防法が制定され，梅毒，淋病，軟性下疳，鼠径リンパ肉芽腫が対象疾患に定められた。その後，何度かの改正を経るが，1999（平成 11）年に「感染症の予防及び感染症の患者に対する医療に関する法律（感染症法）」が施行され，性病予防法は廃止された。現在の性感染症対策は感染症法に基づいている。

1 性感染症に関する特定感染症予防指針

性感染症対策の一つとして，性感染症の予防を総合的に推進するため「性感染症に関する特定感染症予防指針」が定められ，それぞれの感染症に応じた予防の総合的な推進が図られている。現在の指針は 2018（平成 30）年に改正されたものである。この指針の対象となる感染症は，性器クラミジア感染症，性器ヘルペスウイルス感染症，尖圭コンジローマ，梅毒，淋菌感染症の 5 疾患である。

指針は 5 年ごとに見なおしを行い，その時々の課題に沿った対策が推進できるようにしている。なお，後天性免疫不全症候群や無症状病原体保有の状態については，「後天性免疫不全症候群に関する特定感染症予防指針」が定められている。

2 感染症発生動向調査

感染症発生動向調査は，感染症法に基づいて，感染症の発生状況を把握・分析し，情報提供することにより，感染症の発生およびまん延を防止することを目的として行われている。「性感染症に関する特定感染症予防指針」の対象である性器クラミジア感染症，性器ヘルペスウイルス感染症，尖圭コンジローマ，梅毒，淋菌感染症の 5 疾患のうち，梅毒については全数把握の対象であり，そのほか 4 疾患は定点として指定された約 1000 の医療機関からの届け出を受けて，その発生数を把握している。

F ドメスティック・バイオレンス（DV）対策

1 配偶者暴力防止法

DV 対策の基盤となる法律は，「配偶者からの暴力の防止及び被害者の保護等に関する法律（**配偶者暴力防止法**）」（DV 防止法）である。女性の人権擁護と男女平等の実現を図るため「配偶者からの暴力に係る通報，相談，保護，自立支援等の体制を整備し，配偶者からの暴力の防止及び被害者の保護を図る」ことを目的としている。

DV 防止法は，1993（平成 5）年の国連総会における「女性に対する暴力の撤廃に関する宣言」や 1995（平成 7）年に北京で開催された国際連合主催の第 4 回世界女性会議における「北京宣言及び行動綱領」の採択など，女性への暴力に対する国際的な認識の流れと被害者の声を受け，超党派の女性議員による議員立法により，2001（平成 13）年 4 月に成立した。その後，2004（平成16）年，2007（平成19）年，2013（平成25）年，2023（令和5）年に，被害者保護の充実を図るため法改正が行われている。この法律において，**配偶者**は，男性・女性を問わず事実婚や元配偶者も含まれ，**暴力**は，身体的暴力のみならず精神的・性的暴力なども含まれる。

G 自殺対策

わが国の自殺者数は，1998（平成10）年以降，毎年 3 万人を超える状態が続いていたが，2012（平成24）年に15年ぶりに 3 万人を下回った。2022（令和4）年は 2 万1881人（警察庁「自殺統計」。厚生労働省「人口動態統計」では 2 万1238人）であったが，依然としてわが国にとって自殺対策は，重大な課題の一つである。

1 自殺対策基本法

自殺対策の基盤となるのは，自殺対策基本法である（2006［平成18］年施行，2016［平成28］年改正）。だれも自殺に追い込まれることのない社会の実現を目指して，自殺の防止と自殺者の親族などの支援の充実を図ることを目的としている。基本理念として，生きることの包括的な支援としてすべての人がかけがえのない個人として尊重されるとともに生きる力を基礎として生きがいや希望をもって暮らすことができるようにすること，自殺対策が社会的な取り組みとして実施されなければならないこと，保健，医療，福祉，教育，労働などの関連施策と有機的な連携が図られ総合的に実施されなければならないことなどを掲げている。また，都道府県に加えて市町村に自殺対策計画の策定が義務づけられた。

2 自殺総合対策大綱

自殺対策基本法に基づき，政府が推進すべき自殺対策の指針として「自殺総合対策大綱」を定めることになっている。2007（平成19）年に初めての大綱が策定された後，一部改正や見なおしを経て，2016（平成28）年の自殺対策基本法改正の趣旨やわが国の自殺の実態を踏まえ，2017（平成29）年7月に「自殺総合対策大綱～誰も自殺に追い込まれることのない社会の実現を目指して～」（図3-42）が閣議決定された。地域レベルの実践的な取り組みのさらなる推進，若者の自殺対策，勤務問題による自殺対策のさらなる推進，自殺死亡率を先進諸国の現在の水準まで減少することを目指し2026（令和8）年までに2015（平成27）年比30％以上減少させることを目標とすることを掲げている。

H 障害者を支える制度・対策

障害者を支える制度・対策の基盤となる法律には，「障害者基本法」「障害者総合支援法」「身体障害者福祉法」「発達障害者支援法」などがある。

「自殺総合対策大綱」（概要）　※下線は旧大綱からの主な変更箇所

平成28年の自殺対策基本法の改正やわが国の自殺の実態を踏まえ抜本的に見直し

第1 自殺総合対策の基本理念

だれも自殺に追い込まれることのない社会の実現を目指す

- 自殺対策は，社会における「生きることの阻害要因」を減らし，「生きることの促進要因」を増やすことを通じて，社会全体の自殺リスクを低下させる

阻害要因：過労，生活困窮，育児や介護疲れ，いじめや孤立など
促進要因：自己肯定感，信頼できる人間関係，危機回避能力など

第2 自殺の現状と自殺総合対策における基本認識

- 自殺は，その多くが追い込まれた末の死である
- 年間自殺者数は減少傾向にあるが，非常事態はいまだ続いている
- 地域レベルの実践的な取り組みをPDCAサイクルを通じて推進する

第3 自殺総合対策の基本方針

1. 生きることの包括的な支援として推進する
2. 関連施策との有機的な連携を強化して総合的に取り組む
3. 対応の段階に応じてレベルごとの対策を効果的に連動させる
4. 実践と啓発を両輪として推進する
5. 国，地方公共団体，関係団体，民間団体，企業及び国民の役割を明確化し，その連携・協働を推進する

第4 自殺総合対策における当面の重点施策

1. 地域レベルの実践的な取組への支援を強化する
2. 国民一人ひとりの気づきと見守りを促す
3. 自殺総合対策の推進に資する調査研究等を推進する
4. 自殺対策に係る人材の確保，養成及び資質の向上を図る
5. 心の健康を支援する環境の整備と心の健康づくりを推進する
6. 適切な精神保健医療福祉サービスを受けられるようにする
7. 社会全体の自殺リスクを低下させる
8. 自殺未遂者の再度の自殺企図を防ぐ
9. 遺された人への支援を充実する
10. 民間団体との連携を強化する
11. 子ども・若者の自殺対策を更に推進する
12. 勤務問題による自殺対策を更に推進する

第5 自殺対策の数値目標

- 先進諸国の現在の水準まで減少させることを目指し，平成38年までに，自殺死亡率を平成27年と比べて30%以上減少
（平成27年18.5 ⇒ 13.0以下）

（WHO：仏15.1（2013），米13.4（2014），独12.6（2014），加11.3（2012），英7.5（2013），伊7.2（2012））

第6 推進体制等

1. 国における推進体制
2. 地域における計画的な自殺対策の推進
3. 施策の評価及び管理
4. 大綱の見直し

資料／厚生労働省：自殺総合対策大綱：誰も自殺に追い込まれることのない社会の実現を目指して.

図3-42 自殺総合対策大綱の全体像

1 障害者基本法

障害者基本法は，障害者のための施策に関する基本原則を定めた法律である。第1条（表3-27）に示されるように，すべての国民が，障害の有無によって分け隔てられることなく，相互に人格と個性を尊重し合いながら共生する社会を実現することを目的としている。

本法において障害者は，身体障害，知的障害，精神障害（発達障害を含む。）その他の心身の機能の障害（以下，「障害」と総称する）がある者であって，障害及び社会的障壁により継

表3-27 障害者基本法第1条（目的）

（目的）
第１条　この法律は，全ての国民が，障害の有無にかかわらず，等しく基本的人権を享有するかけがえのない個人として尊重されるものであるとの理念にのつとり，全ての国民が，障害の有無によつて分け隔てられることなく，相互に人格と個性を尊重し合いながら共生する社会を実現するため，障害者の自立及び社会参加の支援等のための施策に関し，基本原則を定め，及び国，地方公共団体等の責務を明らかにするとともに，障害者の自立及び社会参加の支援等のための施策の基本となる事項を定めること等により，障害者の自立及び社会参加の支援等のための施策を総合的かつ計画的に推進することを目的とする。

続的に日常生活又は社会生活に相当な制限を受ける状態にあるもの，と定義されている。また，第4条では差別の禁止が定められている。

2 障害者総合支援法

従来の障害者施策は，身体障害，知的障害，精神障害といった障害種別によって福祉サービスや公費負担医療などのしくみが異なっていた。これを一元化し，利用者の増加に対応できるよう，制度をより安定的かつ効率的なものとすることが求められ，2005（平成17）年に障害者自立支援法が成立した。これにより，サービス支給決定の明確化，透明化を目指し「障害程度区分」が導入され，国・都道府県の負担を義務的経費化するとともに，受けたサービスの対価を利用者も支払う応益負担（定率負担）が求められるようになった。

しかし，この法律によって障害者や家族の生活は大きく影響を受けた。障害者の経済的な負担増加，これに伴うサービスの利用抑制などである。そのため，2009（平成21）年9月，当時の政府・与党内の検討によって障害者自立支援法を廃止し，制度の谷間がなく利用者の応能負担を基本とする総合的な制度をつくることになった。

そして，「地域社会における共生の実現に向けて新たな障害保健福祉施策を講ずるための関係法律の整備に関する法律」が2012（平成24）年6月に成立し，障害者自立支援法は改正され名称は「障害者の日常生活及び社会生活を総合的に支援するための法律（障害者総合支援法）」に変更となり，2013（平成25）年4月に一部施行，2014（平成26）年4月に本格施行された。これにより，法の目的（第1条）として「自立した生活」ではなく「基本的人権を享有する個人としての尊厳にふさわしい生活」を営むことができるよう支援を行うと明記された。障害者の範囲として，制度の谷間のない支援を提供するために，新たに難病なども加えられることになった。「障害程度区分」は，障害の多様な特性そのほかの心身の状態に応じて必要とされる標準的な支援の度合いを総合的に示す「障害支援区分」に改められた。成立後3年の見直しにより，2016（平成28）年5月に一部を改正する法律が成立し，障害者の望む地域生活の支援，障害児支援のニーズの多様化へのきめ細かな対応，サービスの質の確保・向上に向けた環境整備が盛り込まれた。

文献

1）国立社会保障・人口問題研究所：日本の将来推計人口（令和5年推計）．https://www.ipss.go.jp/pp-zenkoku/j/zenkoku2023/pp2023_gaiyou.pdf（最終アクセス日：2023/10/3）

2）厚生労働省：国民生活基礎調査．https://www.mhlw.go.jp/toukei/list/20-21.html（最終アクセス日：2021/10/18）

3）スポーツ庁：令和3年体力・運動能力調査結果の概要．https://www.mext.go.jp/sports/content/20221011-spt_kensport01-000025410_6.pdf（最終アクセス日：2023/10/3）

4）内閣府男女共同参画局：男女間における暴力に関する調査報告書．https://www.gender.go.jp/policy/no_violence/e-vaw/chousa/r02_boryoku_cyousa.html（最終アクセス日：2022/10/6）

5）松本俊彦：アルコールとうつ・自殺；「死のトライアングル」を防ぐために，岩波書店，2014．

6）前掲3）．

7）警察庁：令和4年中における自殺の状況（令和5年3月14日）．https://www.npa.go.jp/safetylife/seianki/jisatsu/R05/R4jisatsunojoukyou.pdf（最終アクセス日：2023/10/3）

8）厚生労働省：令和元年国民健康・栄養調査報告．https://www.mhlw.go.jp/content/000710991.pdf（最終アクセス日2021/10/18）

9）前掲 3）.
10）厚生労働省：患者調査．https://www.mhlw.go.jp/toukei/list/10-20.html（最終アクセス日：2022/10/7）
11）World Health Organization：Sexual Health. https://www.who.int/health-topics/sexual-health#tab=tab_1（最終アクセス日：2021/10/18）
12）前掲 4）.
13）NHK 放送文化研究所世論調査部：2015 年国民生活時間調査報告書．https://www.nhk.or.jp/bunken/research/yoron/pdf/20160217_1.pdf（最終アクセス日：2021/10/18）
14）前掲 2）.
15）前掲 2）.
16）前掲 10）.
17）前掲 2）.
18）前掲 2）.
19）粟田主一：若年性認知症の有病率・生活実態把握と多元的データ共有システム，地方独立行政法人東京都健康長寿医療センター・東京都健康長寿医療センター研究所．https://www.tmghig.jp/research/cms_upload/20170401_20200331.pdf（最終アクセス：2021/10/18）
20）厚生労働統計協会編：国民衛生の動向 2020/2021，68（9）：98，2021.
21）厚生労働省：食生活指針．https://www.mhlw.go.jp/file/06-Seisakujouhou-10900000-Kenkoukyoku/0000129379.pdf（最終アクセス日：2021/10/18）
22）厚生労働省：「健康づくりのための身体活動基準 2013」及び「健康づくりのための身体活動指針（アクティブガイド）」について．https://www.mhlw.go.jp/stf/houdou/2r9852000002xple.html（最終アクセス：2021/10/18）
23）厚生労働省：健康づくりのための睡眠指針 2014．https://www.mhlw.go.jp/file/06-Seisakujouhou-10900000-Kenkoukyoku/0000047221.pdf（最終アクセス日：2021/10/18）
24）厚生労働省：令和 4 年労働安全衛生調査（実態調査）．https://www.mhlw.go.jp/toukei/list/dl/r04-46-50_gaikyo.pdf（最終アクセス日：2023/10/3）
25）厚生労働省：事業場における労働者の健康保持増進のための指針．https://www.mhlw.go.jp/content/000616337.pdf（最終アクセス日：2021/10/18）
26）厚生労働省：労働者の心の健康の保持増進のための指針．https://www.mhlw.go.jp/hourei/doc/kouji/K151130K0020.pdf（最終アクセス日：2021/10/18）

参考文献

・松本俊彦：アルコールとうつ・自殺；「死のトライアングル」を防ぐために，岩波書店，2014.
・高橋祥友編著：自殺を防ぐ診療のポイント，中外医学社，2013.
・高橋祥友：中高年自殺；その実態と予防のために，筑摩書房，2003.
・服部祥子：生涯人間発達論；人間への深い理解と愛情を育むために，第 2 版，医学書院，2010，p.109-176.
・厚生労働統計協会編：国民衛生の動向 2022/2023，69（9），2022.

第 4 章

健康障害をもつ成人にかかわる際の基本的な視点

この章では

- 成人期にある人々が健康障害をもつことの社会的な意味を理解する。
- 健康生活を支える人間関係の形成と発達の過程を理解する。
- 健康生活を支える人間関係を構築する技術・理論を理解する。
- 患者の権利と権利擁護の意義とその方法を理解する。
- 患者・家族の意思決定支援と看護者の倫理的立場を理解する。
- 危機状況にある患者・家族への支援の方法を理解する。
- 成人期にある人々への健康学習支援の特徴を理解する。

I 成人期にある人が健康障害をもつことの意味

1. 成人期にある人々と社会

成人期にある人々は，個人としての成熟の時期にあるとともに，一人の社会人として成長を遂げ，家族や職場や地域において責任のある役割を果たすようになるプロセスを経る。人々は，それまで育ってきた家庭から離れ，経済的かつ精神的に自立した生活を開始するとともに，新しい家族を形成して愛を育み，次世代を育てる。また，職場においては，仕事仲間との人間関係を形成しながら，自己の職責を務める。経験を積み重ねると，次世代の人材を育成する役割を担(にな)うことも多い。地域社会では，自分が住んでいる地域の活動に参加し，近隣の人々との関係を広げながら地域住民としての役割を果たしている。

そのため，成人期にある人々の健康は，社会の多様な側面から影響を受ける。たとえば，家族の人間関係や職場の労働環境，地域の安全環境や社会福祉体制および国の経済状況などが，広く成人期にある人々の心身両面に影響を与えている。

これらは，健康障害の引き金となることもあれば，健康増進への活動につながることもある。同時に，社会人として様々な役割を果たしていることから，成人期にある人が健康障害に至ると，それは個人や家族の生活のみならず，職場および地域社会に大きな影響を与える。

2. 成人期にある人々のヘルスプロモーションと社会

成人期にある人々の健康の保持増進（ヘルスプロモーション）のためには，身体的・心理的・社会的，また精神的にも良好な状態を保つことが重要となる。それは日々の生活のなかで健康増進の取り組みを続けることであり，食事や身体活動，睡眠やストレス管理，労働と休息のバランスおよび人との絆(きずな)や生きがいを保ち続けることなどが含まれる。

1 成人期の健康障害の課題

一方で，成人期にある人々が健康障害に至ったときは，個人としてのみならず，家族・職場・地域社会の一員として，健康回復と健康管理に向けて，実に多くの対応に迫られる。医療機関への受診が必要になると，まず自分が引き受けている多くの役割を調整して受診の時間をつくり出さなくてはならない。入院治療が必要な場合は，入院期間中の自分の役割をだれかに肩代わりしてもらう調整をしなければならない。

病状によっては，このような調整ができないまま，急性期の治療に入ったり，継続的な外来治療が必要となったり，治療に伴う強い有害事象がもたらされたりする。長期にわたる治療によって，体力と精神力が減退するなどから，仕事の内容を変更しなければならない状況も起こり得る。

現代社会は，企業間の競争が激しく，かつ効率化が求められることもあり，成人期の人々は元気で精力的に仕事をすることが期待されることが多く，病気治療のための労働時間短縮や休暇取得は望まれないこともある。また，病気についての社会的偏見やスティグマも皆無ではない。

2 成人期の健康の意義

成人期の人々による社会への貢献は，国の経済力への貢献を含め，極めて大きなものがある。そのため，成人期の人々の健康障害においては，健康回復と健康管理のための対応をしながら，仕事を続けることのできる体制が必要である。健康障害のために長期にわたって働けないようなことがあれば，それは社会の大きな損失となる。治療が必要な人々を医療機関や家庭に長くとどめたり，退職に追い込んだりするのではなく，治療をしながら仕事を続けられる環境を社会が整えることによって，個人としての成熟および社会人としての成熟，さらに社会の成熟が可能になる。

このように，成熟期にある人々が健康管理をしながら様々に働けることは，それ自体が社会の貴重な財産なのである。

Ⅱ 健康生活を支える人間関係の構築

1. 健康生活を支えるための基本

1 健康管理の基本

成人期にある人々の健康管理は，本人が健康の意義を認識し，健康に向けて様々な取り組みをすることが基本となる。日常生活における心身両面の健康管理を継続するとともに，定期的に健康診断を受け，診断結果を的確に認識し，健康管理のために必要な行動につなげることが重要となる。

これらの過程に携わる看護職者は，人々が受診しやすい健康診断の仕組みを整え，健康診断への勧奨を行い，診断結果に関する理解を促し，必要な健康行動につながるように支援する。

また，人々が医療機関を受診したときには，不安なく検査や治療が受けられるように，その必要性と方法について十分な説明を行う。入院治療が必要な場合は，治療が効果的に行われるように支援するとともに，退院後にどのような治療を継続する必要があるかを説明し，各種の調整を図る。さらに，病気の慢性状況のために長期にわたる治療が必要な場合には，日常生活のなかでどのように健康管理を続けていくのかを考えることができるように支援する。

2 健康管理の支援者

これらの支援は，地域や企業の保健師，診療所の看護師，病院の外来あるいは病棟の看護師，退院調整看護師，訪問看護師，および認定看護師や専門看護師などの諸活動として行われ，多職種の連携のもとで，個人・家族を中心とした保健医療福祉チームとして実践される。

専門職者は，いずれの場面で支援する場合にも個人・家族が健康についてどのように考えているか，これまでどのような健康管理をしてきたか，どのような生活や人生をこれから続けたいと思っているかをとらえながら支援することが重要となる。そのため，看護職者は，①健康管理に関する十分な知識と技術，②個人・家族が自分たちの思いを表現することができるようなコミュニケーション技術，③個人・家族の健康学習を支援するための健康学習支援技術あるいは健康教育支援技術，をもっていることが求められる。

ここでは，これらの専門的知識・技術の基盤となる人間関係形成とコミュニケーション技術について考える（健康教育技術および健康学習支援技術については第5章「成人の健康状態に応じた看護」を参照）。

2.健康生活を支える人間関係の構築

看護職が看護の対象となる人々に専門的な支援をする場合，その人々との良好な関係が形成されていること，あるいは良好な関係が形成されつつあることが基盤となる。トラベルビー（Travelbee, J.）は，最初の出会いから信頼関係を形成するまで，いくつかのプロセスがあることを示している[1)]。

1 健康を支える人間関係形成のプロセス

❶人間関係形成のプロセス

人間関係の形成は，人が人に対してどのような姿勢で接しようとしているかによって，形成される関係が異なるものとなる。トラベルビーは，看護における人間関係の形成について，①出会い，②絆（きずな）の構築，③共感，④同感，⑤ラポールの形成という5つのプロセスを移行していくとしている（図4-1）。

「出会い」の位相では，人と人が出会うことによって，互いのなかに人間としての個性を感じながら，しだいに「絆の構築」をする。看護職者は，相手の気持ちを感じとることができるようになり「共感」の位相に，さらに，その人の役に立ちたい，苦悩を和らげたいという「同感」の位相に至る。

さらに絆が深くなると，相互に信頼できる関係となり，このような状態が「ラポール」（親密な信頼関係）の位相である。健康を支えるためには，看護状況のなかでラポールが形成されている，あるいは形成されつつあることが必要となる。

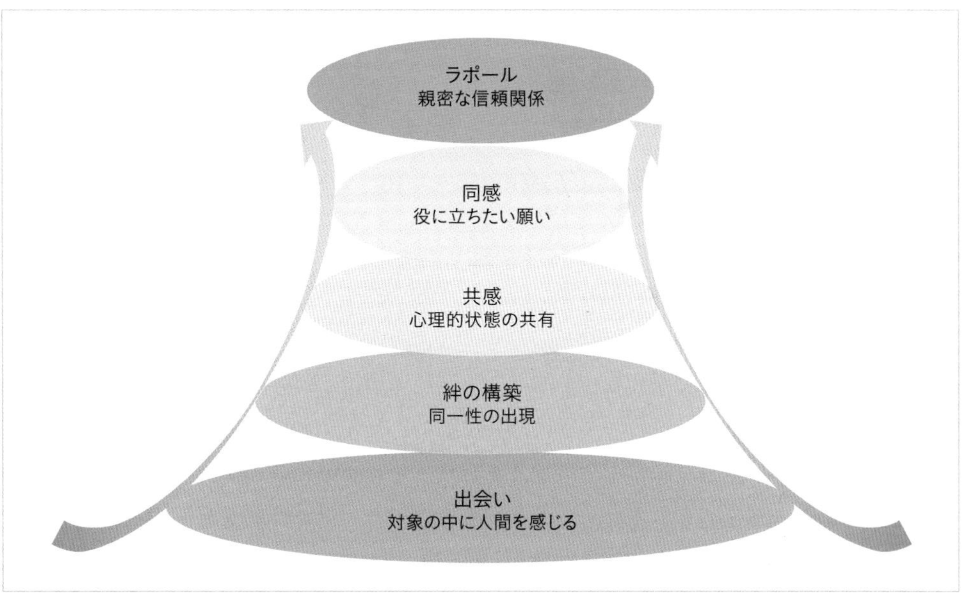

図4-1 トラベルビーによる人間関係の形成プロセス

❷ "苦難のなかに意味を見いだす" 存在

トラベルビーは，フランクル（Frankl, V. E.）[2), 3)] の考え方の影響を受けており [4)]，"苦難のなかに意味を見いだす" ことの支援ができる存在として看護職を考えている（Column「フランクルとロゴセラピー」参照）。

このような支援をするためには，人の思いを聴くことができ，その人の思いに沿うこと

Column フランクルとロゴセラピー

第２次世界大戦中にユダヤ人であるフランクルは，家族と共にナチスの収容所に収容され，過酷な日々を送ることになる。家族はそれぞれの状況で死を迎えるが，フランクルは生還するまで，これらの愛する家族とのこころの会話をもち続ける。

収容されている人々の深い悲しみと苦しみ，過酷な状況においても人間が見つけるほんのかすかな喜びなどが，フランクルの繊細で穏やかな言葉で書き著わされた。それが時代を超えて読み継がれている『夜と霧』[2),3)] である。

この書には，残酷で醜（みにく）い人間の姿と，慈愛にあふれる尊い人間の姿の両者が，それぞれの立場を超えて描き出されているとともに，極めて過酷な状況においても，人間のこころと人間としてのあるべき姿を見失うことなく生きることのできる人間の魂の強さも描かれている。

私たちがこの書を手にするとき，一人の人間としてどのように生きようとしているのかを問われる。精神科医であるフランクルが生還後に提唱したのが，人間はどのような状況においても "生きる意味を見いだす" という「ロゴセラピー」*の考え方である。

＊ロゴセラピー：生きている意味を見いだすことを支援する心理療法。フランクルが創始した。

ができなければならない。人は自分の思いを言語的かつ非言語的に伝えるため，看護職者は言語的・非言語的コミュニケーションをとおして伝えられる思いを感じとることができなければ，人間関係の形成には至らない。この点について次に考える。

2　健康を支える人間関係形成のためのコミュニケーション技術

❶人が思いを表現できる環境づくり

健康を支える人間関係を形成する場合に第一に大切なことは，健康に関して人々が何かを質問したいとき，あるいは何か話をしたいときに，その話をすることができる雰囲気があるかどうかである。心配なことがあるときに，そのことを切り出すのはだれにとっても大変なことである。私たちは自分が気になっていることを言語化するとき，「あのう……」という言葉のなかに複雑な思いを込める。それは，どのように表現すれば自分の思いを伝えることができるかという不安であったり，このようなことを聞いてもよいものだろうかという懸念であったりする。この「あのう……」という言葉のなかに，あるいはその人の表情に，何を感じることができるかで，その後の展開はまったく違ったものになる。

たとえば，病気をもつ人々は，自分が病気の管理だけで大変な思いをしていることを話し始める。毎日の生活のなかで病気の管理を続けることが，思いのほかつらいこと，でもそのつらさをだれに話しても自分が思うほどには理解されないこと，自分の訴えよりも客観的な検査結果が信頼され「もっと気をつけるように」と受診のたびに言われたり，良好でないと自分は感じるのに「悪いところはない」と言われたりすること，これらのことを話し始める。

このような話を，人々がいつ語ることができるか，そしてそれを聴く看護職者がその語りに，どのように沿っていけるかが重要なポイントとなる。看護職者がつくり出す雰囲気や，看護職者がもっている聴く技術，話を聴く部屋の様相や座る位置などとも相まって，聴く環境の一部となる。そのようにしてできた環境には，評価的・指示的・管理的な雰囲気は存在しない。そうではなく，温かい・護（まも）られている雰囲気，そしてだれもが人として尊重される雰囲気が存在する。

❷人が人を支える姿勢

健康を支える人間関係の形成は，人が言語的・非言語的に語り始めることを支えることから出発する。それは人の語りに耳を傾ける者がいることによって可能となる。

(1) 諸理論からの理解

人の語りを聴くことについては，すでに多くの看護理論でカウンセリングの技術が取り上げられている。また，病気をもつ人々の生活を理解しようとするときには，その人のあるがままの姿を知るために，現象学的立場に立った理解の方法も可能である。

ホール（Hall, L. E.），トラベルビー，パターソン（Paterson, J. G.）とズデラド（Zderad, L. T.），ワトソン（Watson, J），ベナー（Benner, P. E.），コービン（Corbin, J.）とストラウス（Strauss, A. L.）といった理論家は，看護において人が人を支えることに関する重要な提言をしている。

また，カウンセリングの創始者であるロジャーズ（Rogers, C. R.）の考え方は，人と人が治療的な関係になることに関して深い洞察を提示している（Column「ロジャーズによるカウンセリングの姿勢」参照）。

（2）ロジャーズの3条件

ロジャーズが示す聴く人（治療者）としての3条件には，①自己一致性（congruence），②無条件の肯定的配慮（unconditional positive regard），③感情移入的な理解（共感的理解：empathic understanding）がある。

語る人（クライエント）は自己不一致の状態にあり，傷つきやすく，不安の状態にあるのに対して，聴く人は自己一致の状態にあり，全体的統合をもっているという条件が必要であるとされている。このためには，聴く人は自分が不安であるときに，そのことを認め，自分の心情をごまかすことなく，自分でそれに付き合っていく体験が必要である[5)～8)]。

自己一致性とは，聴く人が自分について気づいていることであり，関係のなかで自由かつ深く自己自身であり，現実の体験がその自己意識によって正確に表現されることを意味する。

無条件の肯定的配慮とは，どのような状況にあっても語る人に積極的に配慮をすることであり，語る人の体験のすべての側面を，その個人の一部として温かく受容することを意味する。限定条件や評価という視点は含まれない。

感情移入的な理解（**共感的理解**）とは，“あたかも自分のことであるかのよう”に感じとることである。「自分が同じ立場だったらつらいだろうな」とか「自分も同じような体験のときに，つらかったな」などではなく，自分がそこに登場することなく，相手の感情を体で感じることを意味する。自分がそこに登場すると，自分の体験との付き合いが始まるた

Column

ロジャーズによるカウンセリングの姿勢

カウンセリング技法の創始者であるロジャーズは，1902年に米国の都市シカゴの近郊で生まれた。農場経営をしていた父親の影響を受け，農学を志すが，その後，牧師の道へと進むべく人文科学を学び始める。

人間にかかわることが一つの専門領域として成立し得ると認識したロジャーズは，臨床心理学と教育心理学を学びながら，ニューヨーク市の児童相談研究施設の研究員となり，その経験を基盤に「クライエント中心療法」（Client-Centered Therapy）を1951年に著す。

「クライエント中心療法」は後に「パーソンセンタード療法」（person centered approach）ともよばれるが，「個人が成長するのを援助し，それによって現在および将来の問題に，より統合された対処ができるようにすること」を意味し，クライエントの全人格的な「経験しつつある世界」を尊重する姿勢に基づく。

このロジャーズの考えは，多くの学問領域に影響を与え，看護学においても人間関係形成およびコミュニケーションについて考える基盤の一つとなっている。

めに，相手の感情にうまく付き合っていけなくなるといわれている。

これらの基盤に流れているのは，個人の価値や意義を認め尊重することや，人が本来的にもつ“力”への信頼である。すなわち“個人の人生を決めるのはその人自身である”という考えであり，周囲の人はそのことを支援することだけができるという姿勢である。それは「人は人に何かを指示するもの」ではなく，「人は人が自ら進む道を見つけることを支える」という姿勢でもある。

❸「語り」を聴く技術

人の語りを聴くことの重要性は“傾聴（けいちょう）（listening）”として紹介されることが多いが，傾聴は聴く人の熱意だけでできるものではない。人の語りを聴くためには，先に示した“人が人を支える姿勢”を基盤として，温かい雰囲気のなかで，人の語りに積極的な関心を向けて，一言一言をていねいに聴くことが必要となる。

そのためには，基本的なかかわりの技術（座り方，聴く姿勢，視線，声の質），相づちと励まし，開かれた質問と閉ざされた質問，言い換えと要約，および感情への反映と事柄（ことがら）への反映などの多様な技術が必要となる。

（1）基本的なかかわりの技術

まず，落ち着ける部屋に，それぞれが座り，聞きやすい声で話が始められる。聴く人である専門職者から話を始めるときは，部屋のドアをノックするように“こころのドアをノック”する必要がある。人が人を支えようとするとき，どのような場面においても，ずかずかと人のこころに入るようなことはしてはならない。

たとえば「……についてお話をおうかがいたいのですが，よろしいでしょうか？」とか，「もし，よろしければ……についてご説明しようと思いますが……」など，相手の都合をうかがうように“こころのドアをノック”するのである[9)]。そのようにして話が始まると，その後は相づちや励ましなどで支えられ語りが続いていく（図 4-2）。

（2）開かれた質問と閉ざされた質問の技術

看護職者が医療機関などで問診をとるとき，「いつから痛みがありましたか？」とか「動悸はありましたか？」などのように，状況を明確にするために，限定した応答を求める問いかけをすることがある。この場合の応答は「昨夜からです」とか，「はい」「いいえ」などとなる。その一方で，「最初に診断されたときにどのように思いましたか？」とか「ご家族の様子はどのようでしたか？」などのように，「はい」とか「いいえ」の応答を求めるのではなく，本人が話したいと思っていることを話すことができるような問いかけをすることもある。

前者が“**閉ざされた質問**（closed end question）”であり，後者が“**開かれた質問**（open end question）”である。

健康に関する話は，明確にしなければならないことと，なかなか言葉にできないことなどが複雑に存在することから[10)]，看護職者にはこの2つの問いかけを，それぞれの状況に合わせて用いることが求められる。何が起こったかを明確にする場合には「閉ざされた

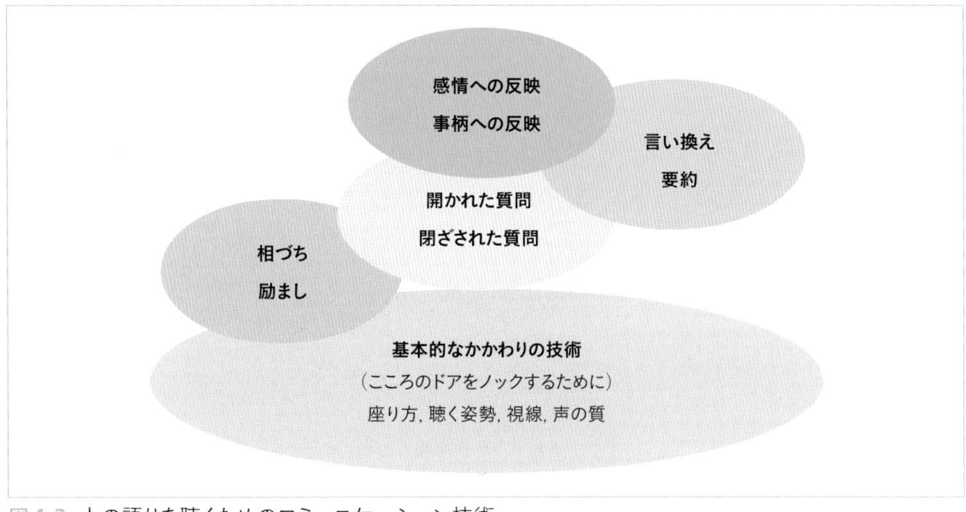

図4-2 人の語りを聴くためのコミュニケーション技術

質問」が，状況を広くとらえる場合やその人の思いに焦点を当てる場合には「開かれた質問」が，多く用いられる。

これらを状況に応じて用いることができるためには，ロールプレイ（語る人と聴く人）などで，自分の話したいことが「開かれた質問」と「閉ざされた質問」によって，どのように話すことができたか，あるいは話すことができなかったかを体験しておくことが重要である。

(3) 言い換えと要約の技術

人は他者からの支えがあると，その人のペースで語り続けることができる。そのようななかで，その人が語った内容を少し違った言葉に置き換えて，その人にフィードバックする方法（言い換え）や，語られた内容を少しまとめてフィードバックする方法（要約）がある。

たとえば「……について説明を受けたのですが，その説明を信じていいのでしょうか？」という患者・家族の語りの内容について，「……についての説明を受けて，何か信じられない思いをしているのですね」などのように，「言い換え」をすることができる。

また，「1週間前くらいから，おなかが痛くなって，それで，そうそう食事も食べられなくなって，自分はいいと言ったのですが，家族が言うもんで……，一度近くの診療所に行ったのですが，痛みが治まらなかったので……」という語りの内容について，「いまお話しいただいたことは，……ということでしょうか」と，短くまとめて「要約」することができる。

これらは，いずれも「語りを聴いている自分はこのようにとらえたが，それで間違っていないですか」と語っている人に確認することを可能にし，同時に「あなたの語りに耳を傾けています」ということを相手に伝えてもいるのである。

言い換えや要約された内容が伝わると，語っている人は，その内容が自分の伝えたいことをとらえていれば「そう，そうなんです」と了解し，さらに語りを進め，そうでなければ「そうではなく……」というように応答し，さらに詳細に語られていくことになる。そのようにして相互の理解が深まり，人間関係が形成されていく。

(4) 事柄への反映と感情への反映の技術

私たちが話をするときは「……が起こった」とか「……のような状況だった」などの“事柄(ことがら)”として話されることが多い。そのため，それが起こったときの思いであるとか，その状況をどのように感じたかなどについては，事柄の話の陰に隠れてしまっていることがある(図4-3)。

しかし，健康を支える人間関係形成においては，事実として何が起きているのかという

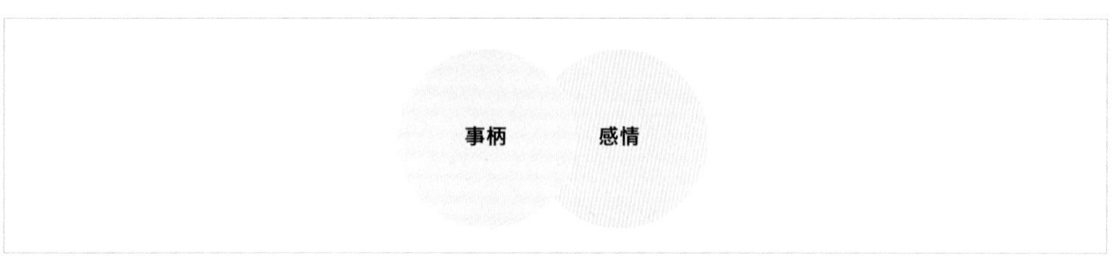

図4-3 事柄と感情

Column

事柄への反映と感情への反映の技術

医療機関を受診したAさんに，B看護師とC看護師が対応している状況から「事柄への反映」と「感情への反映」の技術について考えてみよう。

〔B看護師との対話〕

Aさん：検査値が高いんです。もう入院です。

B看護師：担当の先生から入院と言われたのですか？

Aさん：今日は言われていないけど，次は必ず言われると思う。

B看護師：次の受診はいつですか？

Aさん：次？　次は1か月後です。きっと入院になります。

■B看護師は検査値が高かったという事柄と入院という事柄に焦点を当てて会話を続けている。この場合は対話が豊かになる方向は見えない。

〔C看護師との対話〕

Aさん：検査値が高いんです。もう入院です。

C看護師：今日の検査値が高かったんですね。心配そうですね。

Aさん：そうなんです。ああ，きっと入院になると思う。

C看護師：検査値が高かったので，入院が必要なのだと……。

Aさん：そう。それを防ごうと一所懸命やってきたのに。

C看護師：入院を防ごうと一所懸命していたのですね。

Aさん：そのとおりです。わかってくれますか？　夜は食べないようにして，階段を使うようにして……。難しかったことと言えば……。

■C看護師は，検査値が高くて心配しているAさんの感情に焦点を当てて対話を続けている。それによって，Aさんは自分の思いが伝わっていると感じることができ，対話が豊かに発展している。

出典／平岡蕃，他：対人援助；ソーシャルワークの基礎と演習，ミネルヴァ書房，1988，を参考に作成.

“事柄”も重要ながら，その事柄の背景にあるその人自身の思いや家族の思いもまた重要なのである[11)]。語られている事柄の背景にある“感情”に焦点を当てることによって，語る人は自分が聴いてほしかったことは，実はこのことだったと気づくことさえある（Column「事柄への反映と感情への反映の技術」参照）。そして，自分はその事柄について，このような思いをもっていたのだと自ら発見するのである。

(5) コミュニケーションの構造

このようなことが生じるのは，人が人を支えるコミュニケーションは，図4-4のように語る人から聴く人にのみにメッセージが伝わるのではなく，図4-5のように語る人自身（図中オレンジさん）においても自分からのメッセージが伝わり，それに自ら応答し（自己フィードバック），聴く人自身（図中グリーンさん）においても自分からのメッセージがフィードバック時に伝わり，それに応答しているからである。このことによって，私たち人間は，だれかに語ること，だれかが自分の話に耳を傾けてくれることによって，自分の感情を知り，自分がどのような方向に進みたいと思っているかに気づくのである。そのため，語りを聴いてくれる人がいない場合には，前に進むことができなくなってしまうことさえある。

たとえば，病気である自分について他者に語ることができれば，人は，その病気に対する自分の感情に気づくことができ，病気を包摂（ほうせつ）した自己のアイデンティティの確立が可能になる。その一方で，病気であることについて他者に語ることができなければ，病気についての自分の感情に気づくことができず，病気である自己のアイデンティティの確立が困難となり，明日から健康に向けてどのように対応していけばよいのかさえ思いつかないこ

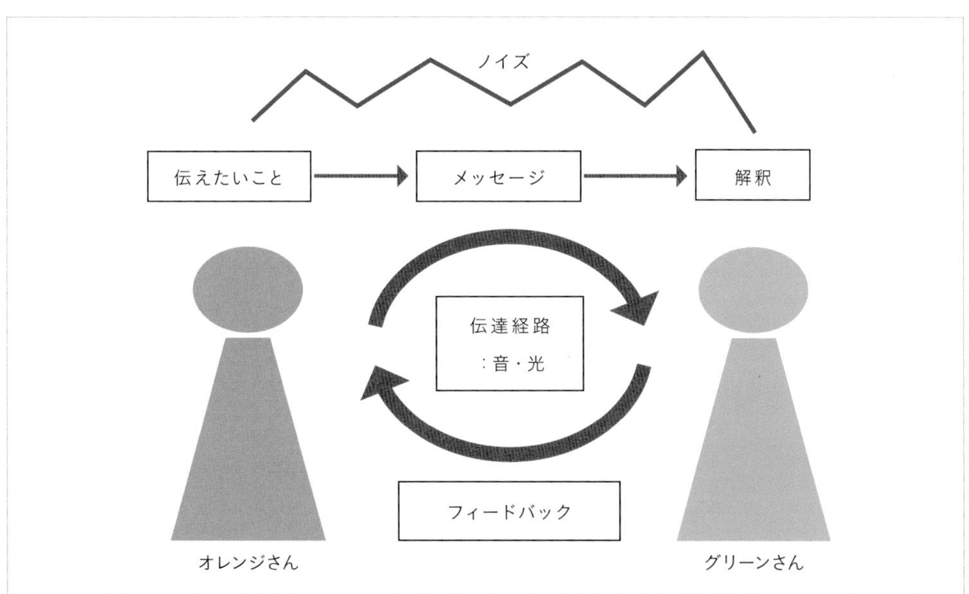

オレンジさんは，グリーンさんに伝えたいことを言葉（音）や表情（光）などの伝達経路を経て，メッセージとして発信する。グリーンさんは，そのメッセージを受け取り，解釈し，応答する（フィードバック）。
このようなコミュニケーションの基本構造においては，常にノイズ（音が伝わらないなど）が発生するため，“伝えたいこと”と“解釈”が同一である保証はない。そのため，フィードバックが重要となる。

図4-4 コミュニケーションの基本構造

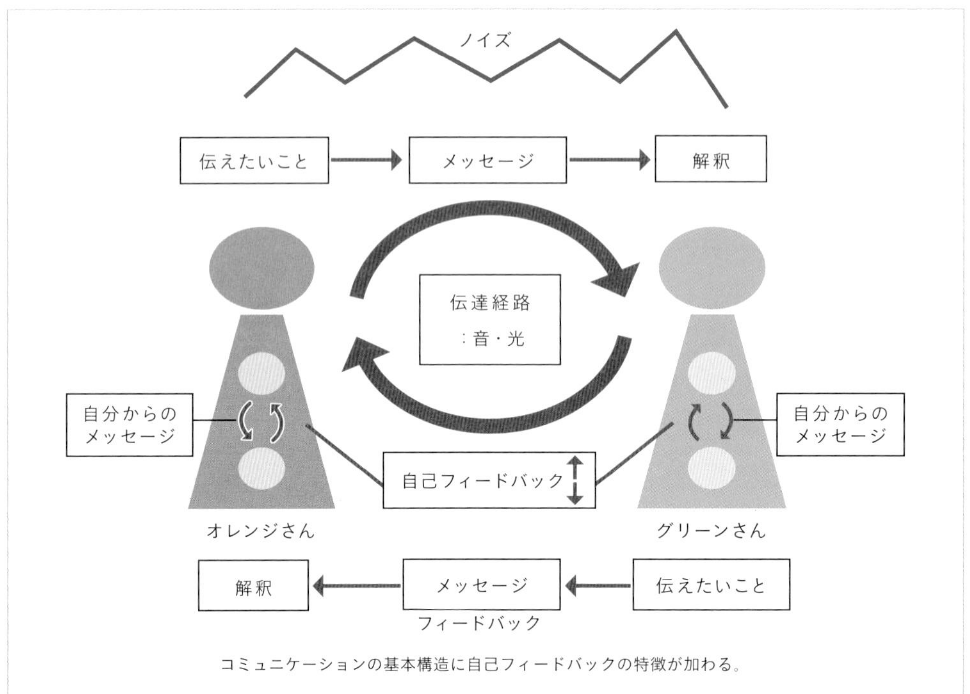

コミュニケーションの基本構造に自己フィードバックの特徴が加わる。

図4-5 人が人を支えるコミュニケーション構造

とがある。それゆえ，個人と家族のかたわらにいることができ，個人と家族の語りを聴くことのできる看護職者は，個人と家族がどのような健康状態にあっても，明日からの生きかたを支えるという大きな役割を担（にな）っているのである。健康障害の状況では，他者への「言いづらさ」を生じることがあるので，専門職者は理解しておくことが重要である[10), 12)]。

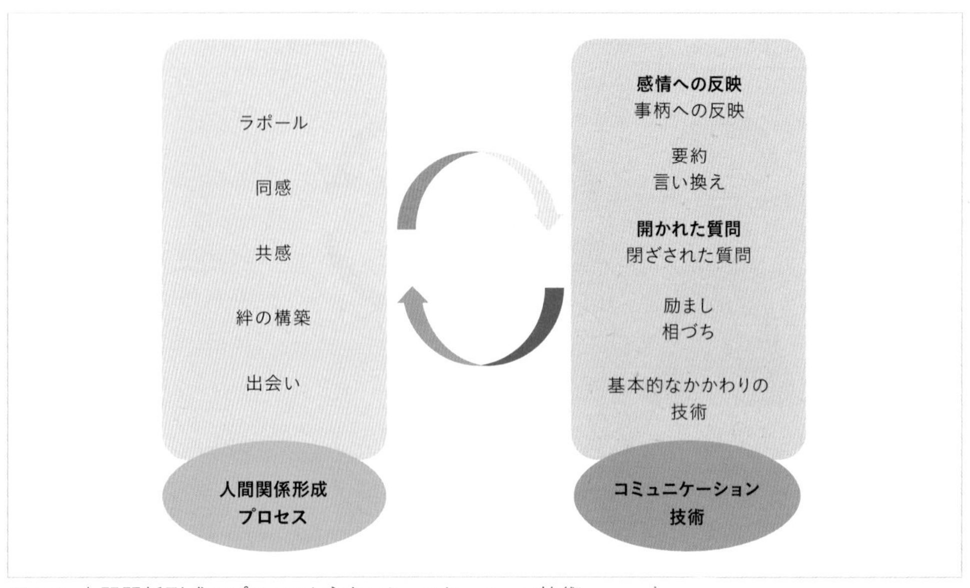

図4-6 人間関係形成のプロセスと主なコミュニケーション技術

❹かかわりの技術の発展による多様なインタビュー技法

人間関係の形成とコミュニケーション技術の関係を示すと図4-6のようになる。人間関係のどのような位相においても，これらの技術が用いられるが，「開かれた質問」や「感情への反映」が落ち着いて用いられるような状況では，人と人の絆(きずな)がいっそう深くなっていく。

このように，語りを聴くコミュニケーション技術は，状況に応じて発展を続け，健康領域において用いられている技術には，モチベーショナル・インタビュー[9)]（Column「モチベーショナル・インタビューの基本構造」参照），エンパワメントインタビュー，ライフストーリーインタビューなど[13)]がある。これらはそれぞれの援助場面の特性に応じて活用することができる。ただし，基本的な聴く技術を身に付け，幾度となく体験し，自分の技術の振り返りをしてから，これらのインタビュー法に進むことが必要である。

健康の支援において，人は自分の気持ちを表現することができれば，その経過のなかで，

Column

モチベーショナル・インタビューの基本構造

モチベーショナル・インタビューはロジャーズの考えから発展したものであり，健康行動に向けた支援に活用されている。

専門職者は共感を表現し（a），目標とするところと現状の相違を共に明らかにする（b）。

状況を変えることは，多くの場合に抵抗が生じるので，抵抗は取り除くのではなく，付き合う姿勢をもつ（c）。そして常にセルフエフィカシー（自己効力感）を支える（d）。

注：モチベーショナル・インタビューについては，黒江ゆり子，他：クロニックイルネスとMotivational Interviewing；病いとともに生きる方策を発見するために，岐阜県立看護大学紀要，6（1）：p.63-70，2005を参照。

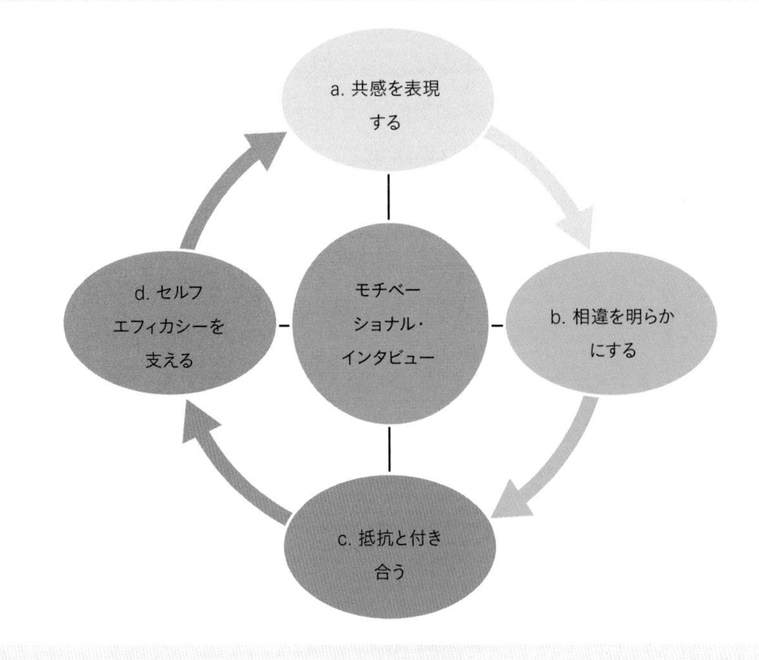

①自分がどのように健康を管理してきたのか，②これからどのように管理していきたいのか，③自分には具体的に何ができるのか，④自分は何を続ける気があるのか，何を続ける気がないのかに思い当たる。

それは一般的に「どうしなければならないのか」ということではなく，自分が自分の生活を調整するために「自分で何ができるか」ということである。どんな結論が出るとしても看護職者が一般的な価値観ではなく，その人にとっての価値を支えることができれば，その人は次から次へと新たなアイデアをもつことができる。

もし，看護職者が最初からその方法は一般的には効果的ではないと考えるとすれば，新鮮で創造性に富んだアイデアが出る可能性は，ほとんどなくなってしまう。

人は健康に関して，①自分の生活に合った，②自分にできる方法を，③自分で見つけるのである。それは時間がかかったとしても，支える人がいれば見つけることができる可能性は高い。その人のことを最もよく知っているのは，その人自身であり，人は自分のことを自分で決める力をもっている。だからこそ，人と人が場所と時間を共にし，そのなかで肯定的な配慮を経験することができれば，人は経験のなかに変化した自己を発見することができるということを，私たち看護職者は忘れてはならない。

III 患者・家族の意思決定を支える

近年，医学・医療技術の急速な発展により，がんなどの悪性疾患や原因不明で治療が困難を極める難病においても，治療の選択肢が広がりを見せている。一方で，そこでは長期にわたって病気といかに付き合っていくかが大きな課題となっている。

人々が病気と共に生きていくなかで，①いつ，どこで，どのような治療を受けるのか，②職業や家庭生活との両立をどのように図っていくのか，③介護が必要になったら，だれが担当するのか，④退院後の療養の場所をどこにするのか，⑤最終的にどのような最期を迎えたいのかなど，人生の様々な局面において患者・家族は多くの決断を迫られる。

診断や治療の選択肢が広がっていくなかで，利用者である患者・家族は，病気そのものの症状のみでなく治療による有害事象や次々と生じる日常生活の制約，経済的問題など多くの問題を抱えながら，様々な選択肢から自分にとって最も適切なものを選択するという困難な状況におかれる。また，専門化・高度化した医療は，受け手である患者・家族には理解されにくいが，緊急の判断を要する場合も多く，患者・家族の意向が十分に確認されないまま，治療法の選択が医師などの医療者側にゆだねられることもある。

一方，近年のインターネットの発達により，一般の人は受診している病院やかかわっている医療従事者以外からも様々な健康情報を容易に手に入れることができるようになった。そのため，医療の受け手である患者・家族は，情報の多さから，かえってどのように判断していいかわからないという混乱も生じている。一人ひとりが，その人の望む最善の医療を受けることができるように，患者・家族の意思決定を支えることは，看護職の重要な使命である。

ここでは，患者の権利，意思決定，患者の権利擁護（アドボカシー），インフォームドコンセント，意思決定支援，さらに本人が意思決定できない場合の代理意思決定や，意思決定にかかわる家族の支援について解説する。

A 患者の権利と権利擁護（アドボカシー）

1.患者の権利：人としての尊厳を守る

第2次世界大戦後，医学・医療技術の急速な発達により結核などの感染症は克服され，さらに人口の高齢化や生活水準の向上と相まって，日本における主要な健康問題は急性疾患から慢性疾患に移行してきた。

多くの病気が治療可能となっていくなかで，病気の診断や治療にかかわる難しい判断は，医師が行うことが当然のことのように考えられるようになっていった。このような考え方はパターナリズム（父権主義）といわれ，病気に苦しむ患者・家族の心の負担を軽くするという一面もあったが，患者・家族には十分な説明がなされず，毎日服用する薬のこともほとんど知らされないといった問題も生じていた。

国際的には，戦時下の非人道的な人体実験あるいは先端的な医学研究における同意のない実験的治療などに対する反省から，人権の確立が叫ばれるようになった。1980年代には，患者は単なる治療の受け手ではなく，尊厳ある一人の人間として尊重されなければならないということが明確に認識されるようになった。1981年の第34回世界医師会総会において採択された**患者の権利に関するリスボン宣言**（1995年と2005年に修正，2015年に再確認）には，良質の医療を受ける権利，（病院や医師に関する）選択の自由の権利，自己決定の権利，守秘義務に対する権利，尊厳に関する権利などの患者の権利が掲げられている[14)]。

患者の権利の中心的なものの一つは**患者の意思決定権**であり，医師・病院の選択，治療法・療養の場の選択の自由が認められている。また，様々な選択に関して患者自らが決めるという**自己決定の権利**が保障されている[15)]。

2.医療の場における意思決定

1 意思決定とは

人は日々，様々な場面において，何らかの選択を行いながら生活している。**意思決定**（decision making）とは，一般的に「何らかの目的を達成するための行動の選択についての決定」[16)]を意味している。意思決定は，個人だけでなく企業や組織においても，その活動を考えるうえで非常に重要な事柄（ことがら）であり，経営学などビジネスの分野でも論じられてきた。

個人の日常生活行動は，ほとんど習慣的に繰り返されているため選択が意識されることは多くないが，目的とすることに対して複数の選択肢がある場合には意思決定を迫られることになる。たとえば，休日に家族でドライブを兼ねて食事に出かける場合を考えてみよう。通常は，予算，家族の希望，料理の質，所用時間，店の雰囲気，周辺の環境などを考慮して，いくつかの候補があげられ，そのなかから最善のものが選択される。

意思決定とは，単に選択の部分のみを指すのでなく，問題を確認・分析すること，複数の選択肢をあげること，そのなかから最善の解決策を選択し実施・評価するという一連のプロセスから成り立っている。目的とされる望ましい状態と現実との隔たりが問題として確認され，考えられる複数の選択肢から目的を達成するために一つの解決策を選択するという決定がなされ，行動に移される。

2　医療の場における意思決定

❶お任せ医療から患者主体の医療へ

病気になると，今まで当たり前のように繰り返されてきた日常ではなく，まったく新しい状況に遭遇することになる。患者とその家族は，病気の診断，入院，治療，退院後の療養生活などの過程において，病気に伴う多くの決断を迫られる。

医療の場においては，病気の診断と治療は医師の役割ということもあり，長い間，病気になったらすべて医師に任せるという，いわゆる「お任せ医療」の状況にあった。しかし，患者の権利が広く認識されるようになり，治療法の選択や療養の場の選択に関して，医療の受け手である患者・家族の意思決定が重視されるようになってきた。

❷医療の場における意思決定の3つのタイプ

医療の場における意思決定は，だれが決めるかによって，①パターナリズムモデル，②協働的意思決定モデル，③情報を得た意思決定モデル，の3つのタイプに分類される（表4-1）[17]。

臨床場面での意思決定のプロセスは，一般的には医師から病気の診断・治療・見通しなどについて必要十分な情報の提供がなされ，患者の疑問に答えながら，よく話し合って合意に至る（協働的意思決定モデル）。患者に十分な理解能力があり，主治医のみでなくほかの医師の意見を求めるセカンドオピニオンなど第三者からも幅広く情報を収集し，適切な判断ができる場合には，患者が主体的に決定することも可能であるが（情報を得た意思決定モデル），その結果については患者自らが責任を負うことになる。

表4-1　医療の場における意思決定の3つのタイプ

①パターナリズムモデル（父権主義モデル）	患者・家族の意向はあまり聞かないで，専門家である医師が治療法などを決めるという古くから行われてきた方法。
②協働的意思決定モデル	医師が必要な情報を十分に提供して，患者とよく話し合って決める方法。
③情報を得た意思決定モデル	患者が自ら積極的に情報を収集し，主体的に意思決定を行うという方法。

逆に，救急場面などで命にかかわるような難しい決断を迫られるとき，信頼できる医師にめぐり合って判断をゆだねるということもあり得る（パターナリズムモデル）。医師に難しい決断を肩代わりしてもらうことができれば，結果について患者・家族が負わされる責任が軽減されるかもしれない。

このように，どのタイプがとられるかは，病状や緊急性，患者・家族の状況，医療者の力量などによって様々である。いずれにしても，病気による諸症状・障害を抱え，日常生活のなかで病気を管理していくことは，それまで果たしてきた仕事や家庭・地域社会の役割に様々な影響を及ぼすことになる。そのため，患者・家族が病気やおかれている状況を十分に理解し，納得して決断できるように支援していく必要がある。

3. 患者の権利擁護（アドボカシー）

1　患者と医療者の力関係

病院に入院している患者，あるいは入院に至らなくても在宅で療養生活を送る患者は，日常生活において普通にできていたことができなくなる。他者の助けが必要となった人々は，自分の状況を自分でコントロールできず，自分だけでは何も決められないという非常に弱い立場におかれる。

それに対して，医療を行う専門職は，必然的に患者よりも力をもつことになる。医療者が行う診療行為や看護ケアに対して，患者は受け身とならざるを得ず，自分の考えを十分に表出できない状況におかれるといってよいだろう。

医療現場に生じる問題は，その人の人生や命にもかかわる患者自身の問題であるにもかかわらず，その判断と対応には高度な専門的知識を必要とする。そのため，患者の意向は無視されがちである。それを防ぐために医療者は常に倫理的な視点に立って検討することが求められている。特に患者の最も近くにいる看護職は，常に患者の立場に立って倫理的な視点から問題を考え対応しなければならない。

2　看護師に求められる倫理的視点

看護の倫理に関しては国際看護師協会（International Council of Nurses：ICN）の**ICN看護師の倫理綱領**（1953年採択，その後何回かの改訂を経て2012年に見直しと改訂）に，看護師と人々，看護師と実践など4つの基本領域における倫理的行為の基準が示されている。その前文には「看護師には4つの基本的責任がある。すなわち，健康を増進し，疾病を予防し，健康を回復し，苦痛を緩和することである。看護のニーズはあらゆる人々に普遍的である」ことが掲げられ，さらに「看護には，文化的権利，生存と選択の権利，尊厳を保つ権利，そして敬意のこもった対応を受ける権利などの人権を尊重することが，その本質として備わっている」と宣言されている[18]。

病いに苦しみ困難な状況にある患者は，身体面だけではなく心理的・社会的にも様々な

表4-2　看護職の倫理綱領（日本看護協会, 2021年）

前文

人々は，人間としての尊厳を保持し，健康で幸福であることを願っている。看護は，このような人間の普遍的なニーズに応え，人々の生涯にわたり健康な生活の実現に貢献することを使命としている。

看護は，あらゆる年代の個人，家族，集団，地域社会を対象としている。さらに，健康の保持増進，疾病の予防，健康の回復，苦痛の緩和を行い，生涯を通して最期まで，その人らしく人生を全うできるようその人のもつ力に働きかけながら支援することを目的としている。

看護職は，免許によって看護を実践する権限を与えられた者である。看護の実践にあたっては，人々の生きる権利，尊厳を保持される権利，敬意のこもった看護を受ける権利，平等な看護を受ける権利などの人権を尊重することが求められる。同時に，専門職としての誇りと自覚をもって看護を実践する。

日本看護協会の「看護職の倫理綱領」は，あらゆる場で実践を行う看護職を対象とした行動指針であり，自己の実践を振り返る際の基盤を提供するものである。また，看護の実践について専門職として引き受ける責任の範囲を，社会に対して明示するものである。

本文（一部抜粋）

1. 看護職は，人間の生命，人間としての尊厳及び権利を尊重する。
2. 看護職は，対象となる人々に平等に看護を提供する。
3. 看護職は，対象となる人々との間に信頼関係を築き，その信頼関係に基づいて看護を提供する。
4. 看護職は，人々の権利を尊重し，人々が自らの意向や価値観にそった選択ができるよう支援する。
5. 看護職は，対象となる人々の秘密を保持し，取得した個人情報は適正に取り扱う。
6. 看護職は，対象となる人々に不利益や危害が生じているときは，人々を保護し安全を確保する。
7. 看護職は，自己の責任と能力を的確に把握し，実施した看護について個人としての責任をもつ。
8. 看護職は，常に，個人の責任として継続学習による能力の開発・維持・向上に努める。
9. 看護職は，多職種で協働し，よりよい保健・医療・福祉を実現する。
10. 看護職は，より質の高い看護を行うために，自らの職務に関する行動基準を設定し，それに基づき行動する。
11. 看護職は，研究や実践を通して，専門的知識・技術の創造と開発に努め，看護学の発展に寄与する。
12. 看護職は，より質の高い看護を行うため，看護職自身のウェルビーイングの向上に努める。
13. 看護職は，常に品位を保持し，看護職に対する社会の人々の信頼を高めるよう努める。
14. 看護職は，人々の生命と健康をまもるため，さまざまな問題について，社会正義の考え方をもって社会と責任を共有する。
15. 看護職は，専門職組織に所属し，看護の質を高めるための活動に参画し，よりよい社会づくりに貢献する。
16. 看護職は，様々な災害支援の担い手と協働し，災害によって影響を受けたすべての人々の生命，健康，生活をまもることに最善を尽くす。

出典／日本看護協会：看護職の倫理綱領，2021，https://www.nurse.or.jp/home/publication/pdf/rinri/code_of_ethics.pdf（最終アクセス日：2021/9/13）

脆弱性（ぜいじゃく）をもつ無力な存在である。患者は医療者に対して非常に弱い立場にあり，その権利を擁護すること（**アドボカシー**：advocacy）は，看護師の基本的な使命である。

日本看護協会では，看護職の行動指針として1988（昭和63）年「看護師の倫理規定」が作成され，2003（平成15）年「看護者の倫理綱領」に改訂されたが，その後，社会の変化に応じた見直しがなされ，2021（令和3）年，新たに「看護職の倫理綱領」が公表された。その前文には，看護職は「看護の実践にあたっては，人々の生きる権利，尊厳を保持される権利，敬意のこもった看護を受ける権利，平等な看護を受ける権利などの人権を尊重することが求められる」と明記され，本文1に基本となる人間の生命，人間としての尊厳および権利の尊重，さらに重要な役割の一つとして，本文4に「看護職は，人々の権利を尊重し，人々が自らの意向や価値観に沿った選択ができるよう支援する」ことが掲げられている（表4-2）。

B インフォームドコンセント

患者の権利の確立が叫ばれるようになった1980年代から，欧米では治療法などの選択に関して患者の自己決定権が重視されるようになり，患者が医療者側から十分な情報提供を受けて同意するという「**インフォームドコンセント**」が盛んに議論されるようになった。

1. 医療者主体ではなく患者主体の考え方

インフォームドコンセントは，一般的には「説明と同意」と簡潔に訳され，患者の同意を得るために医療者が十分な説明を行うことのようにとらえられがちである。しかし，本来の考え方は，医師の説明に重きがおかれたものではなく，主体はあくまでも医療の利用者であり，患者・家族が医療者側からの説明を理解し，納得して同意を与えることを意味している。

インフォームドコンセントにおいて基本となるのは，医療者と患者・家族のコミュニケーションである。医療者側からは病状や治療についての専門的な情報を提供し，患者・家族からは今の生活状況や，これからどう生きたいかの希望を伝え，どのような選択が最も良いかを十分に話し合って決めるという姿勢が大切である。

2. 病名告知の問題

インフォームドコンセントの前提として，病名告知がある。特にがんなど命にかかわる疾患の場合，患者に病名を告げるかどうかが大きな問題となる。

わが国では，「がん＝死」と考えられていた時代には，がん告知については患者に与える心理的衝撃を恐れて，患者には告知せず家族にのみ告げるという方針がとられることが一般的であった。最近では，新たな抗がん剤の開発など，がん治療の飛躍的な進展に伴い治療の選択肢が増えてきたため，治療を進めていくうえでも病気そのものや病期などを隠さず説明し，患者の同意を得ることが不可欠となり，基本的には病名を告げる方向になってきた。しかし，どの程度詳細に説明するかに関しては，先に家族の意向を確認して，患者本人には正確な病状や予後が知らされないような状況は，依然として存在している。

患者・家族が納得して最善の医療を選択するためには，まず患者が自分のおかれている状況を十分に理解することが必要であり，インフォームドコンセントは，医師が患者・家族に病状や治療方針を説明するところから開始される。

初診時，入院時，治療開始時など，様々な場面で医師からの病状説明が時間をかけて行われるが，患者からは，がんなどの病名を告げられた瞬間に「頭が真っ白になり後のことはよく覚えていない」という話をよく聞く。あるいは，医師の詳細な病状説明に対してうなずいて聞いている患者に，後で確認すると「難しくてあまりよくわかりませんでしたが，とてもていねいに説明してくれたので，とにかく同意書に署名しました」と言われることも多い。

医師の専門的な説明は患者・家族にはわかりにくく，また，患者は突然の病気に衝撃を受けて落ち着いて話が聞けない状態にある。そのため，できるだけ看護師が同席して患者の立場で話を聞くことが望ましい。

C 意思決定支援

1. 迫られる決断と意思決定の困難さ

人々は病気の診断を受けたときから，治療法や療養する場所の選択など，病気に伴う多くの決断を迫られる。

たとえば，がん治療の現場では，次々と新薬が開発され，高度な手術も可能となって治療の選択肢が広がり，「がん＝予後不良」の病気ではなく，がんと診断されても長期的な生存が可能な時代になってきた。

このことは反面，がん治療に伴う決断を難しくしている面もある。なぜなら家族を支える立場にある壮年期の人々の場合，どの治療法を選択するかの判断は，その治療の成否や治療後の身体的変化など自分自身への影響のみでなく，療養の長期化による仕事への影響や家庭生活への影響なども視野に入れて考えなければならない重い決断となるからである。

様々な事柄（ことがら）を慎重に考慮するためには，十分な情報と時間が必要であるが，十分な心の準備ができないまま短期間で決断を迫られることが多く，患者は苦悩することになる。

一方，自覚症状が乏しい糖尿病などの慢性疾患の場合，壮年期においては，仕事，家事，育児，親の介護などが優先され，医療機関をまったく受診しない人々や治療を中断してしまう人々が数多く存在する。十分な管理ができないまま合併症が進行し，インスリン注射や血液透析などの治療が必要になると，生活の制限は大きくなる。しかし，仕事などの調整が困難で生活を変えることができない場合には，身体的に負担の大きい仕事を続け，さらに病状を悪化させるという深刻な事態になる。そのため，病気の治療･管理というより，その人の生活全体，さらには生き方を含む長期的な視点からの判断が必要になってくる。

(1) 患者･家族への説明が十分かどうか

医療現場における意思決定は，インフォームドコンセント，すなわち医療者による患者･家族への病状や治療についての説明から開始される。そこで提供される情報が十分であるかどうかは，患者・家族の意思決定を大きく左右する。

病名や予後について正確に伝えられていない，医師が考える治療法の説明のみでほかの選択肢には触れない，治療に伴うリスクについて明確に説明されないなど，患者に伝えられる情報が十分でない場合には，患者・家族は適切な判断を下すことができなくなり，自分で決めた結果として生じた状況に納得できず苦しむことになる。

実際に，回復の可能性を信じて受けた大手術の後，急激に体力が低下して外出もままならなくなり「こんなことなら手術は受けないで，残された時間で好きなことをすればよかった」という患者や，喉頭（こうとう）がんの手術を受けた患者で，手術自体は成功しても声が出せなくなり「こんなはずではなかった」など，嘆きの声が聞かれることがある。

(2) どのような人生を送るかという選択

病気に伴う治療法や療養の場の選択は，同時にどのような人生を送るかという選択でもある。医療者が考える最高の医療が，患者・家族にとって常に最善の選択とは限らない。

少しでも長く生きるために，あらゆる手立てを尽くして最高の治療を受けたいと考える患者もいれば，有害事象のある強い治療を受けるよりは，今の体力を温存し好きなことをしたいと考える患者もいる。

患者の意思決定を支援する際には，それぞれの人生に寄り添う気持ちをもって，それぞれの人の考え方・生き方を尊重し，患者・家族が納得できる選択ができるように支援することが重要である。

2. 意思決定支援における看護職の役割

意思決定支援にかかわる看護師の役割は多岐にわたる。基本的には患者の権利を擁護する**アドボケイト**（advocate，擁護者）として，医師による情報提供を補い，患者の理解を助け，必要に応じて医師に対する患者の代弁者や仲介者の役割をとることで患者・家族の意思決定を支えていく。

意思決定にかかわる情報の提供は，一般的に医師から患者への説明として行われる。看護師が同席して一緒に話を聞き，患者の立場で説明内容を確認したり，患者の代弁をしたりすることは，患者の理解を促すうえで非常に重要であり，意思決定を支える第一歩となる。

治療法の選択，退院後の療養の場の選択などのインフォームド・コンセントにかかわる際には，看護師は次のことに留意して患者の理解を促し，患者による最善の意思決定ができるように支援していく。

❶一緒に説明を聞いてもらいたい家族や関係他者がいるかどうかを確認し，同席できるよう調整する。
❷患者の病気や現在の状態に関する理解度や認識を確認する。
❸患者が聞きたいと思っていることを事前に確認し，説明の場においても患者が医師に質問できるよう促すことを心がける。
❹患者・家族は，その場ではなかなか質問できないことが多いので，終了後には患者・家族がどの程度理解したかを必ず確認する。
❺理解が不十分な場合には，何度でも質問していいこと，気持ちが変わった場合には同意を取り消すことも可能であることを伝える。
❻療養生活に関する希望，今後どうしたいかという意向，人生観・価値観などについて確認し，患者が自分の思いを表出できるよう支える。

3.代理意思決定

患者自らが決めるという自己決定権は，その人が十分な理解力や判断力をもっていて主体的な判断ができることが前提となっている。しかし，医療の現場では，救急場面や病状が急変し深刻になった場合，意識状態や認知機能が低下している場合など，患者が自ら判断できない状況が多く存在する。このように自分で意思決定できない患者の場合，家族などが患者に代わって決定することを**代理意思決定**という。

緊急の判断を要する救急場面では，患者は身体的・精神的に正常な判断ができないことが多く，家族は患者の人生を左右する重い決断を迫られることになる。

意思決定の場面では，昏睡状態などで患者の意思がまったく把握できない場合を除いて，どのような場合であっても本人の意思が最大限尊重されるべきである。患者の状態が悪く，いったんは家族が代理で決断することになっても，状態の変化に応じて患者の反応を汲みとるように努める必要がある。

4.意思決定にかかわる家族の支援

1 家族が倒れたときの支援

成人期を生きる人々は，家庭をつくり家族を養い育むという社会的役割をもち，家族のケアを担(にな)う立場にもある。

一家を支える成人は，家族が病気で倒れたり，事故に遭ったりしたとき，真っ先に駆けつけて世話をする。さらに，その後の長い療養生活においても，様々な形で患者のケアを担うとともに，治療法の選択など意思決定が必要な場合には，患者と共に話し合いの場に参加する。

様々な症状・障害に苦しむ患者の世話は，家族にとっては大きな負担であり，家族の生活にも大きな影響を及ぼす。特に終末期や救急場面など，患者の状態が重篤な場合には，家族にも深刻な影響を及ぼす。

家族は，患者の療養生活を支えるケアの担い手であるが，同時にほかの家族員の世話，仕事や社会的活動などの負担がのしかかり，世話をしている家族が倒れることもまれではない。家族は患者の状態の変化によって絶えず揺れ動いている。特に重篤な状況にあって

表4-3 意思決定支援

❶ 本人の意思確認ができるときには，本人と話し合って合意を目指す。
❷ 本人の意思確認ができないときは，家族と本人の意思と最善について話し合い，合意を目指す。
❸ 本人の意思確認ができるときも，家族の当事者性の程度に応じて，家族に参加を依頼する。
❹ 本人の意思確認ができなくなっても，本人の対応する力に応じて本人にも説明し，またその気持ちを大切にする。

出典／石垣靖子，清水哲郎編：臨床倫理ベーシックレッスン：身近な事例から倫理的問題を学ぶ，日本看護協会出版会，2012，p.49，一部改変.

は，家族もまた当事者であり，看護の対象と考えられる。

患者の状態が深刻な場合には，患者の希望や思いだけでなく家族の気持ちや考えも尊重されなければならない。意思決定支援は，患者本人の意思確認が第一であるが，患者と深く結びついている家族も当事者であり，その程度に応じて表4-3のように考えることができる[19]。

2 家族が介護を必要とするようになったときの支援

わが国が超高齢社会となった現在，成人期を生きる人々にとって親の介護は切実な問題である。また，配偶者が病に倒れ介護が必要になることもある。だれが面倒をみるのか，家族の生活はどうなるのか，施設入所や介護保険を利用する場合の経済的な負担など，家族は非常に切実な問題への対応を迫られる。そのため家族の意向が前面に出て，患者本人の意向は無視されることも少なくない。

たとえば状態が悪化して緊急入院した一人暮らしの患者が退院することになったとき，患者からは「自宅に帰りたい」という希望がよく聞かれる。家族は本人の希望をかなえたい気持ちはあるものの，「一人暮らしで患者の安全を守れるかどうかという不安」「介護のために自分自身の生活が脅かされる不安」などの間で揺れ，施設入所や家族との同居など，患者の希望とは異なる様々な選択肢が検討される。世話を受ける立場の患者は，家族の負担を思いやり，なかなか自分の本当の気持ちを表現できないことが多く，簡単には決められないというジレンマに陥ることになる。

患者と家族の判断が異なるとき，あるいは患者･家族と医療者側の判断が食い違うとき，大きな倫理的問題が生じる。このようなときこそ専門家である看護師の支援が必要である。看護師は，十分な話し合いのできる場をつくり，患者・家族が最善の方法を選択できるよう意思決定を支援していくことが求められる。

Ⅳ 健康の危機状況への適応

ここでは，成人期における「健康の危機状況」を，成人期にある人の健康が脅かされる状況であるととらえている。具体的には，身体疾患に伴う症状によってもたらされる身体機能低下や形態の損傷などによって，極めて大きな日常生活様式や身体活動性の変化を引き起こす局面を想定している。

成人期における健康の危機状況への適応を促す際に役立つ理論として,「ストレスとコーピング」および「危機理論」を取り上げる。

A 健康の危機状況

1 危機状況のイメージ

図 4-7 に 3 つの重症身体疾患によって患者が亡くなるまでの 1 年間を例にあげ，病気と共に生きる過程で生じる健康の危機状況のイメージを示した。図中の赤い円が健康の危機状況を示している。多くの場合，健康レベルが低下したときに，入院となったり，頻繁な訪問看護が必要となったりする。看護には，その変化に適応するための支援を行うことが求められる。

図 4-7 のパターン①は，腹部大動脈瘤（だいどうみゃくりゅう）破裂で救命救急センターに運ばれてきたものの，救命できず突然の死を迎えた患者をイメージしている。無症状であったため動脈瘤ができていることに気づかず，いつものように出勤したところ，突然の強度の腹痛を自覚し搬送されたが，そのまま亡くなった例である。

パターン②は，大腸がんの末期で，訪問看護を受けて在宅で亡くなった患者をイメージしている。痛みなどの症状をうまくマネジメントできれば，身体活動性は最期のときが迫るまで維持される場合が多い。

パターン③は，慢性心不全で入退院を繰り返しながら，病院で亡くなった患者をイメージしている。心不全が悪化し入院によって加療すると病状は良くなるが，少しずつ健康レベルは落ちていく。このように，疾患の特徴によって，健康の危機状況は異なる。

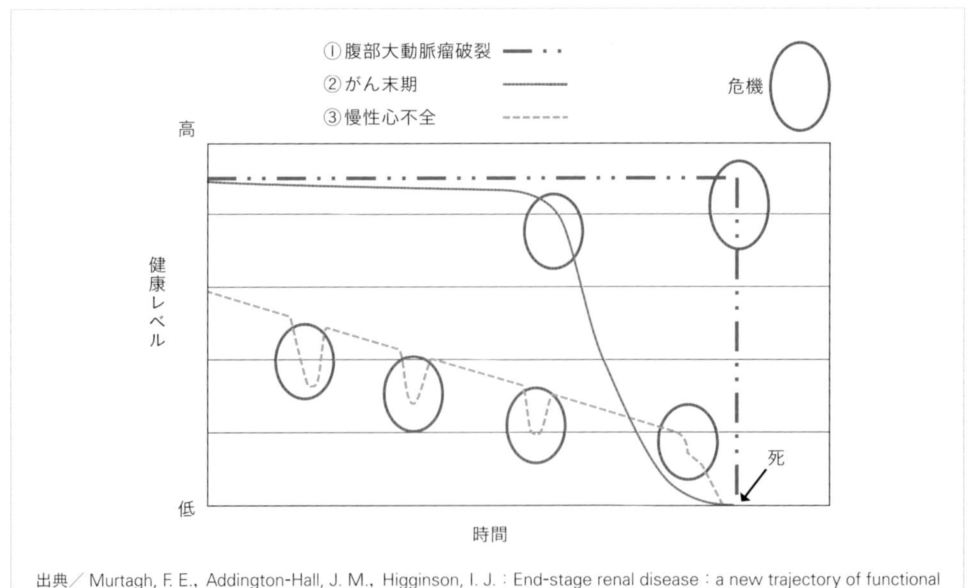

出典／Murtagh, F. E., Addington-Hall, J. M., Higginson, I. J.：End-stage renal disease：a new trajectory of functional decline in the last year of life, J Am Geriatr Soc, 59（2）：2011, p.304-308, 一部改変.

図 4-7 疾患の特徴からみた健康の危機状況のイメージ

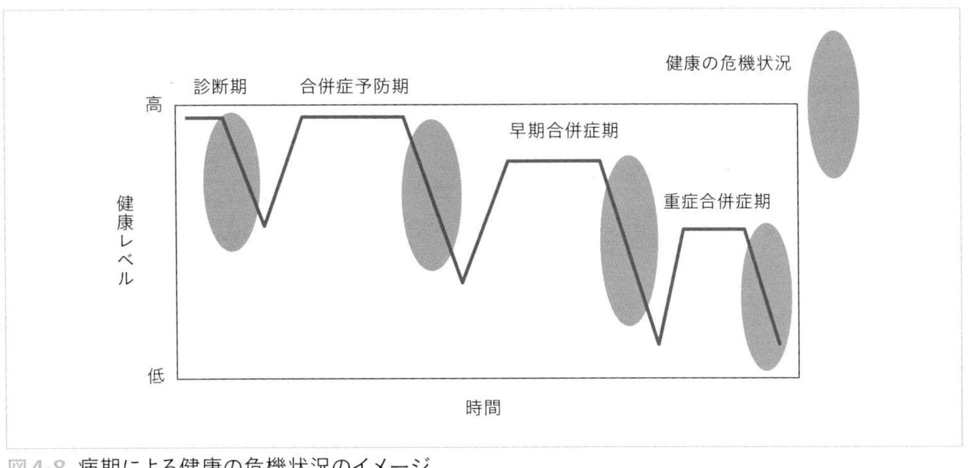

図4-8 病期による健康の危機状況のイメージ

2 病期による危機状況

重症の時期ばかりではなく，診断のときから健康の危機状況が起こる。図4-8は糖尿病患者の病期[20]による健康の危機状況を示した。糖尿病と診断され，治療が始まり，合併症予防を目標とするが，しばらくすると糖尿病網膜症や糖尿病性腎症，糖尿病性視神経障害が現れる早期合併症期を迎え，さらに日常生活に支障をきたすような重症合併症を併発する。それぞれの病期が移行する局面では，患者は健康の危機状況を経験する。がんの例であれば「診断期→治療期→再発期→エンド・オブ・ライフ」と置き換えられる。

このような健康の危機状況の局面において起こる様々な変化に対処し，心理的・社会的に適応するための看護が重要であり，その際には「ストレスとコーピング」や「危機理論」が役に立つのである。

B ストレスとコーピング

1.「ストレス」という言葉

1 ストレスの概念

「ストレス」から思い浮かぶ言葉をあげてみよう。緊張感，疲れ，頭痛，不眠，いらいらなどの身体面や心理面の症状があがるかもしれない。また，「ストレスで眠れなかった」や「友達関係がストレス」や「科目の単位を落としそうなことがストレス」というように，つらいことや様々な身体面や心理面の症状の原因を指すこともある。「ストレスがたまって，お菓子を食べ過ぎた」や「ストレスを発散するために運動した」などというように，ストレスが原因で行動面に現れた反応を指したり，ストレスを軽減したり解消しようとし

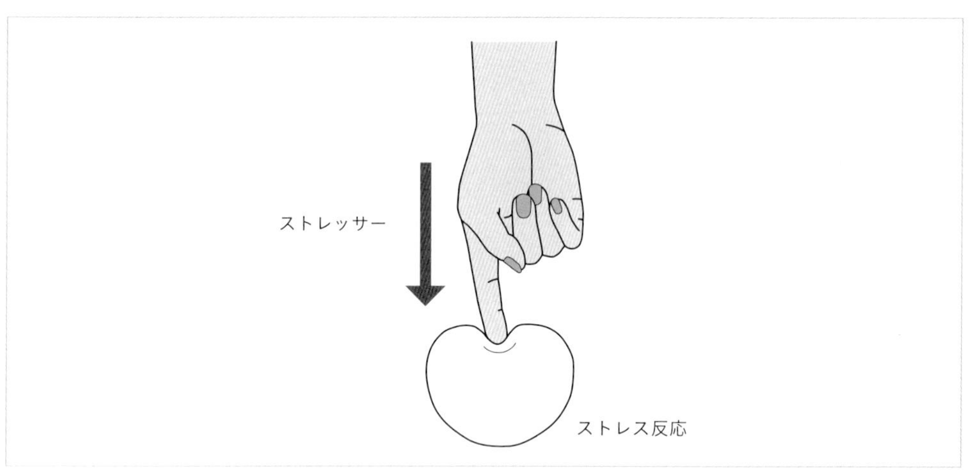

図4-9 ストレス

てとる行動とセットで用いられることも多い。

このように，ストレスは，つらくて苦しいものであり，どちらかというと「ないほうがよいもの」「できるだけ早くに消えてほしいもの」と扱われている。また，ストレスの原因であったり，不調を表す症状であったり，ストレスを軽減する方法などが混在して，単に「ストレス」として一般的に広く使われている。

ストレスは，もともとは工学の用語である。たとえばゴムボールを指で押したときを想定しよう（図4-9）。力を加えるにしたがってボールはへこむが，力を緩(ゆる)めると元の丸いボールに戻る。物質（ゴムボール）に外圧が加わりゆがんだ状態になると，元の形に戻ろうとする反発力が，その物質に生まれるからである。

このような物質がゆがみに反発する状態を，工学ではストレスとよんでいる。つまり「ストレス」という言葉の本来の意味は「物質のゆがみ」であるが，医学や心理学，看護学などメンタルヘルスにかかわる領域では，ボールにゆがみを生じさせる原因となるものを「ストレッサー」，ボールがゆがんだ状態を「ストレス反応」といい，両者を合わせて**ストレス**という[21)]（図4-8参照）。

健康の危機状況にある患者や家族からは，「ストレスだ」「不安だ」「怖い」「ショックだ」「眠れない」「食欲がない」「落ち着かない」などといった言葉や表情などで表される支援が必要な状態が観察されることがよくある。そのような時は，適切なアセスメントを行い，患者や家族が危機状況に適応していけるように支援することが重要である。

2 ストレスの3側面

ストレスは，①心身の安全を脅かす環境や刺激，②環境や刺激に対応する心身の諸機能・諸器官の働き，③対応した結果としての心身の状態，の3側面から構成され[22)]，①は**ストレッサー**，②は**コーピング**，③は**ストレス反応**とよばれている。

「コーピング（coping）」という言葉の原型は「cope」であり，「対処する，こなす，立ち向かう，処理する」といった意味があり，「対処」は一般的には「問題の対処」「発熱の対処」などの表現で日常的に用いられる。したがって，コーピングをストレッサーとストレス反応を媒介するものとしてとらえる場合，ストレッサーやストレス反応とコーピングとを切り分けずに考える必要があるため，「ストレスとコーピング」とセットで説明されることが多い。

以下に，ストレッサーとストレス反応について，それぞれ簡潔にまとめたうえで，「ストレスとコーピング」について解説する。

2. ストレッサーとストレス反応

❶ストレッサー

セリエ（Selye, H.）によれば，ストレッサーには物理的，化学的，生物学的，心理的，社会的なものがある（表4-4）[21]。また，心理社会的なストレッサーは，地震や災害などのような大事件によるカタストロフ（catastrophe），個人にとって急激で大きな人生の変化であるライフイベント（life events），日常の慢性的なわずらわしい出来事であるデイリーハッスルズ（daily hassles）[23]の３つに分散されることもある。

健康の危機状況は，患者や家族にとって大きな変化であり，先行きの心配と共に，検査・処置などもあり，日常でのわずらわしい出来事が慢性的に増えることになる。健康の危機状況そのものと，それに伴う様々なことが，患者や家族にとって大きなストレッサーとなっていることを，医療者はよく理解する必要がある。

❷ストレス反応

ストレス反応は，心理的，行動的，身体的反応として分けて考えると理解しやすい。

心理面の反応としては，精神的な体験を意味し，情動反応と考えることができる。たとえば不安，緊張，いらいら，恐怖，落ち込み，怒り，抑うつ，焦燥，無気力などがよくみられる。

身体面の反応としては，全身倦怠感（けんたいかん）や疲労感，頭痛，肩こり，動悸（どうき），めまい，睡眠障害など自律神経系の症状を中心に，全身にわたる症状が現れる。

行動面の反応としては，それまでの生活行動様式がストレスの影響を受けて変化することをいう。食べ過ぎたり，飲み過ぎたり，余裕がなくなったりする。患者が怒りっぽくなり医師や看護師に暴力をふるったり，家族や同室者と口論したりするなどの行動も，行動

表4-4 いろいろなストレッサー

物理的	温度の変化，音，放射線，照明など
化学的	薬物，炭酸ガス，煤煙，排気ガス，タバコなど
生物学的	細菌，かび，ウイルスなど
心理的	不安，緊張，怒り，悲しみなど
社会的	職場環境，人間関係，過重労働，仕事の責任など

出典／野村忍：ストレスは計測できるか，からだの科学，177：60，1994，一部改変.

面に現れたストレス反応の場合がある。

3. ストレスとコーピング

たとえば，手術を受けるということは，だれにとっても非日常の出来事であり，心理社会的ストレッサーとなるものである。しかし，それがどのくらい「たいへんなことなのか」「つらいことなのか」は，「手術がその人にとってどのような意味をもっているのか」や「その人のおかれた状況」「支えてくれる人の存在」などによって異なる。また，手術については，自分で調べたり，人に聞いたり，その準備をしたり，時には手術のことは忘れほかのことをしたりして，乗り越える努力をする。

このように，ストレッサーとなるものを，どのように受け止め，いかに対処しているかをアセスメントし，適応を促すために，ストレスとコーピングの理論は役に立つ。

看護学においては，心理学者のラザルス（Lazarus, R. S.）[24)，25)]のストレスとコーピング理論が研究や実践の概念枠組みとして用いられており，コーピングモデルの開発や，尺度開発なども行われている[26)]。

看護理論家のベナー（Benner, P.）[27)]は「ストレスとは，人に円滑な生活の営みを可能にしていた意味ないし理解（自己理解および世界理解）に撹乱（かくらん）が生じた結果，危害や喪失，試練が体験され，そこから悲嘆の情が誘発されたり，状況の再解釈や新しい技能の習得が要請されたりする」，そして「ストレスには試練を通じての成長も含まれる」と述べており，ラザルスのストレスとコーピング理論に立脚して，さらに看護理論として深めている。

1 コーピング

ラザルスは，コーピングを「人の資源に負担をかけたり，荷重であると判断される特定の外的または内的欲望を管理するために，常に変化している認知的・行動的努力」[26)]と定義している。

コーピングの定義は，主に特性論と状況論の2つの視点に基づいて行われてきた[24)]が，ラザルスは状況論に立脚してコーピングをとらえている。

❶特性論

特性論は，コーピングを防衛機制，性格特性としてとらえるものであり，どのような状況でも，おおむね同じような行動をとると考えられる。これは「コーピング特性」や「コーピングスタイル」とよばれるものである。個々人の性格や特性は認知や行動の基盤となるものである。したがって習慣となっている典型的なコーピングのしかたは，あらゆるストレスフルな状況に対する認知と行動に影響を及ぼすと考えられる。

しかし，このように特性としてのみの視点でコーピングをとらえた場合，各個人の性質は変化しにくいものであるため，ストレスを低減するために有用なコーピング方法を検討することは難しくなる可能性もある。

❷状況論

状況論では，コーピングは安定した特性的な意味合いでとらえるのではなく，状況によって変化する力動的なプロセスであり，結果ではなく，原因と結果の間に介在する媒介過程であることが強調される。ラザルスはこの立場でコーピングを位置づけている[24),25)]。

ウェンゼル（Wenzel, L.）ら[28)]は，ラザルスのストレスとコーピングのモデルを発展させ，状況論としてのコーピングを「**コーピング努力**（coping effort）」とし，それに影響を与えるものとして「**コーピングスタイル**（性質的なコーピングスタイル：dispositional coping style）」を位置づけ，さらに近年発展したポジティブ心理学の視点でのコーピングを「**意味に立脚したコーピング**（meaning-based coping）」として，それを組み込んだモデルを呈示している。

意味に立脚したコーピングとは，楽観的に受け止めたり，ゴール設定を変更したりすることにより，肯定的な感情を引き起こすものである。楽観的に受け止められると適応が促されることもあり，健康の危機的状況にあっても，患者や家族のもつ力を引き出すかかわりが看護に求められる。

ウェンゼルら[28)]の図を元にストレスとコーピングのモデルを示した（図4-10）。赤い枠で囲った部分が，ラザルスのストレスとコーピングの基本的なモデルである[29)]。

ラザルスのストレスとコーピング理論の主要な要素は，ストレッサーの認知的評価とコーピングである[24)]。認知的評価は，ストレスフルな出来事そのものは，まだストレッサーとして認識されていない「潜在的ストレッサー」であり，それをどのように解釈するかによって，ストレッサーとなるかどうかが決まる，とするものである。そして，ストレッサーと評価されたものに，うまく対応するために行われる努力がコーピングであると位置づけ

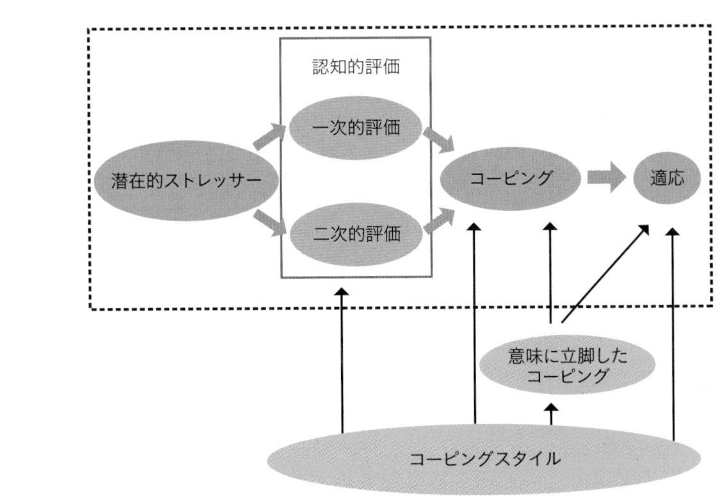

出典／任和子：コーピング理論，佐藤栄子編著：中範囲理論入門，第2版，日総研出版，2009，p.267，一部改変．（Wenzel, L., Glanz, K., & Lerman, C.：Stress, Coping and Health Behavior. In K. Glanz, B. K. Rimer & F. M. Lewis（Eds），Health Behavior and Health Education：Theory, Research, and Practice（3rd. ed.），p.215, C. A.：Jossey-Bass, 2002.）

図4-10 ストレスとコーピング

られる。

2 認知的評価

認知的評価は一次的評価と二次的評価の 2 種類がある。どちらかが重要，あるいはどちらかが先に評価されるというものではなく，相互に関係し合って機能する。

❶一次的評価

一次的評価は，ストレッサーの重要性の評価であり，「無関係」「無害－肯定的」「ストレスフル」の 3 種類に区別される。

「無関係」とは，環境とのかかわりが，その人の幸福にとって何の意味ももたない場合である。

「無害－肯定的」とは，物事の出会いの結果が肯定的であり，良い状態を維持し強化すると思われる場合の評価である。

「ストレスフル」な評価は，さらに「害－損失」「脅威（きょうい）」「挑戦」の 3 種類に区別される。

「害－損失」は，すでに何らかの損害を受けているものであり，「脅威」は，これから「害－損失」を被るかもしれない場合に行われる評価である。「挑戦」は利得や成長の可能性があると判断される場合になされる評価である。

❷二次的評価

二次的評価は，「ストレスフル」であると評価された状況に対して何ができるか，自分でコントロールできるかについての評価である。

コーピングの機能は，大きくは「問題中心」と「情動中心」に分けられる。

問題中心コーピングは，ストレスフルな状況を変化させるために，直接その状況に働きかけたり，積極的に情報を得ようと努力したり，問題解決のために具体的に何かを行うことである。

情動中心コーピングは，ストレスフルな状況を変えることなく，それらについての感じ方を変えたり，考えることを避けたりして，ストレスフルな状況の意味を変化させることである。

二次的評価で，ストレスフルな状況をコントロールできると考えられた場合は，問題中心コーピングが優勢となる。一方，ストレスフルな状況が変えられない，自分ではコントロールできないと評価された場合は，情動中心コーピングが優勢となって機能する。

3 コーピングの対処要因

さらにコーピングは 8 つの対処要因，すなわち「対決的対処」「距離をおくこと」「自己コントロール」「ソーシャルサポートを求めること」「責任の受容」「逃避－回避」「計画的問題解決」「ポジティブな再評価」に分けてアセスメントでき（表 4-5），ラザルスが開発したコーピング尺度である WCQ（Ways of Coping Questionnaire）を用いて測定することができる[22)]。

表4-5 コーピングの対処要因

対決的対処	困難な状況を変えるために積極的に努力をすること
距離をおくこと	その問題は自分との間に距離をおいて問題や苦しみを忘れようとすること
自己コントロール	困難なことを自分のなかにとどめほかの人に知られないようにコントロールすること
ソーシャルサポートを求めること	問題解決のために積極的に援助を求めること
責任の受容	問題の責任は自分にあると考え反省すること
逃避ー回避	ストレスフルな状況がなくなったり奇跡が起こることを願って逃避すること
計画的問題解決	問題解決に向けて計画的に対処し，問題そのものを変化させること
ポジティブな再評価	ストレスフルな状況の見方を変えて，新しい意味を見いだすこと

このように，コーピングの機能はいくつかに分類して説明されるが，ストレスフルな状況に対して1つのコーピングだけが用いられるのではなく，自分が利用可能なコーピングはすべて利用される。あらゆるコーピングをストレスフルな状況に合わせて柔軟に用いることが適応にとって重要である。

「距離をおくこと」や「逃避－回避」にみられるような，感情を否認したり他者と距離をおいたり，病気について考えないようにするコーピングは，短期的には抑うつ状態などのストレス反応を起こすことや，QOLの低下につながる可能性があるので，そのようなコーピングをしている場合は，支援が必要である。

C 危機理論

危機には，エリクソン（Erikson, E. H.）の発達理論に基づいた成長発達上避けることのできない危機（**発達的危機**）と，偶発的に発生する危機（**状況的危機**）がある。これら2つは別にとらえるべきではなく，関連し合っている。病気や死といった状況的危機は，成人期の人々の抱える発達課題に影響するし，発達上の葛藤や危機が病気や死をもたらすこともあるからである。

ここでは，地域における予防精神医学から構築されたカプラン（Caplan, G.）[30]の危機理論を中心に，危機とは何かを説明し，看護実践に有用な危機モデルを紹介する。

1. 危機理論と「ストレスとコーピング」

危機理論には，ストレッサーとなる出来事の知覚や，コーピングが含まれており，前述したストレスとコーピングの理論と極めて近い概念である。

危機理論でいうところの「危機」とストレスとコーピングの理論でいうところの「ストレス」は，同じ範疇（はんちゅう）のものであり，危機はストレスの最も増強した状態である[31]と位置づけられる。さらに，危機は時間的制限があるが，ストレスは時間的制限のないもの[31]とみなすと，わかりやすいだろう。危機は短くて1週間，長くて6～8週間続くといわれているが[30]，あくまでも目安である。

危機理論は危機介入を支え，導くものである。大規模災害やテロの際の心的外傷後ストレス障害（post-traumatic stress disorder：PTSD）の予防や，虐待などにおける精神面の介入など，現在も社会福祉や臨床心理，医療の実践で活用されるが，看護では，救急看護やクリティカルケアの分野で患者や家族のケアに必須とされている。たとえば生命の危機状態にある救急で運ばれてきた患者や家族のケアなどの場面で有用である。このような場面では，特に患者本人はもちろん，家族を含めたかかわりが求められる。

重度の場合には，精神病理の専門家のかかわりが必要であるが，日常の看護場面では，重度になる前の段階で患者や家族にかかわる機会があることから，重篤な危機状態に陥らないように早い段階で介入する役割が看護師に求められる。

2. 危機とは何か

カプランによれば，危機とは「不安の強度な状態で，喪失に対する脅威，あるいは喪失という困難に直面してそれに対処するには自分のレパートリーが不十分で，そのストレスに対処するのに，すぐ使える方法をもっていないときに経験するもの」[28]である。危機は，喪失に伴って生じるという点が重要である。身体機能の喪失や制限，それらに伴って仕事や役職を失ったり，親の役割を果たせないなどの役割の喪失や制限，重要な他者との死別など，患者や家族にとって，病院は喪失体験が繰り広げられる場でもある。

また，危機が発生する本質的因子は「問題の困難さや重要性と，すぐにそれを処理することに利用できる資源との間の不均衡である」[32]という。精神面においても，身体面のホメオスターシス（生体調節機構）と同じように，常にバランスをとろうとする働きがあるが，自分でうまく対処する方法が見つからない状態になることが危機であるといえよう。

カプランは，危機を4つの発達段階でとらえ（表4-6），その危機の特徴をあげている（表4-7）。また，「危機状態になると混乱と動揺の時期がしばらく続き，その間，打開するた

表4-6 危機の4つの発達段階

第1段階	習慣的な問題解決技術が試みられながら，緊張が高まる
第2段階	刺激が続き，ますます不快に感じられるので，対処がうまくできない
第3段階	さらに緊張が高まると，その緊張は強力な刺激となって働き，内的外的資源を動員する。この段階では緊急の問題解決機制が試みられる
第4段階	問題が持続し解決することも避けることもできなければ，緊張はさらに高まり，強い混乱が生じる

資料／カプラン，G. 著，新福尚武監訳：カプラン予防精神医学，朝倉書店，1970，p.44-45. アギュララ，D. C. 著，小松源助，荒川義子訳：危機介入の理論と実際：医療・看護・福祉のために，川島書店，1997，p.24，を参考に作成.

表4-7 危機の特徴

❶ はっきりわかる出来事がある
❷ 危機は通過していくもので，時間的制限がある
❸ 防衛機制が弱くなっているため，ほかからの影響を受けやすい

資料／小島操子：看護における危機理論・危機介入：フィンク／コーン／アグィレラ／ムース／家族の危機モデルから学ぶ，第3版，金芳堂，2013，p.8，を参考に作成.

めの様々な試みがなされる。しかし結果的にある順応がその人のまわりの人にとって最もよい結果をもたらすか，またはそうでないかもしれない」[33]とも述べている。

危機にある患者や家族は，今まで試みたことのないあらゆる方法を試行錯誤しながら，自分なりの方法を見つけようと模索している。また，外部の影響を受けやすい時期であるため，援助を受けやすい側面もある。援助するにあたっては，心身の機能を危機に陥る以前のレベルに回復するか，それ以上の改善を目指してかかわるとともに，その体験が成長につながるようにすることが求められる。

ミラー（Miller, K.）は，危機をもたらす原因となるプロセスには2つの種類があると述べている[34]。1つは，はじめは有効に対処していたが，緊急の状態が長引くことで突然に危機的状態へと陥る「**消耗性危機**」である。もう1つは，通常の対処機制では対応できないような，感情が爆発するほどの突然の環境変化によってもたらされる「**ショック性危機**」である。前出の図4-7に示したパターン①では「ショック性危機」が起こる可能性が高く，パターン②や③では健康の危機状態の際に「消耗性危機」に陥る可能性がある。危機による不適応のハイリスク状態にある時期ととらえ，予防的にかかわることが重要である。

3. 危機モデル

危機理論から，様々な危機モデルが導かれ，危機介入に生かされている。危機モデルは，危機に陥った人がたどるプロセスに焦点が当てられており，その人にとって重大な喪失が引き金となって，危機に陥った人がそれを乗り越え，受け入れていくプロセスを表している[35]。

1 危機プロセス

看護でよく紹介される危機モデルにおける危機プロセスを表4-8にまとめた。危機プロセスを活用して，危機状態にある患者や家族のアセスメントをすることで，危機が長引いて重篤化することを防ぐことができる。このプロセスは避けることを目的とするのではなく，また，順に進むことを想定されたものでもない。多くの人々が，このプロセスを行ったり来たりしながら適応に向かっていくと理解するとよいだろう。

表4-8 危機のプロセス

提唱者	危機プロセス
Shontz, F. C.（ションツ）	最初の衝撃―現実認知―防御的退行―承認―適応
Fink, F. L.（フィンク）	衝撃―防御的退行―承認―適応
Aguilera, D. C.（アギュララ）	均衡状態―不均衡状態―均衡回復へのニード―バランス保持要因の有無―危機回避あるいは危機

*危機プロセスは矢印で示されることが多いが，行きつ戻りつするものであるため，矢印で示していない。
出典／山勢博彰：救急・重症患者と家族のための心のケア，メディカ出版，2010，p.39，一部改変.

2 アギュララの危機モデル

表 4-8 で示した 3 つのモデルのなかで，アギュララ（Aguilera, D. C.）のモデルは“危機の問題解決アプローチ”といわれ，危機あるいは危機回避に至る過程を示し，援助者として問題を解決するための筋道を示している[36)]。アギュララの「ストレスの多い出来事に

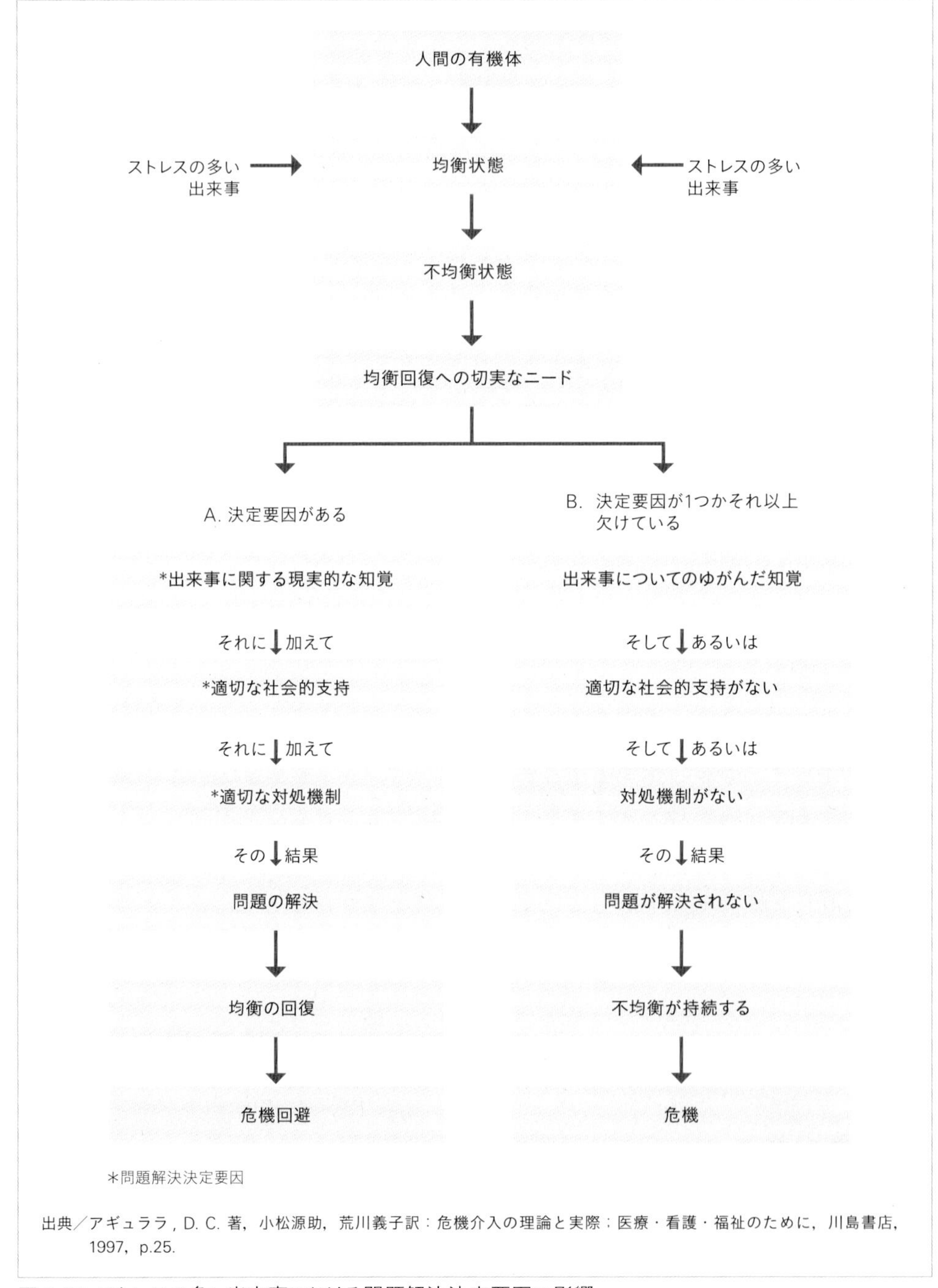

出典／アギュララ，D. C. 著，小松源助，荒川義子訳：危機介入の理論と実際：医療・看護・福祉のために，川島書店，1997，p.25.

図 4-11 ストレスの多い出来事における問題解決決定要因の影響

おける問題解決決定要因の影響」を図4-11に示した。均衡状態に影響を及ぼしているとして「出来事に関する現実的な知覚」「適切な社会的支持」「適切な対処機制」の3つを問題解決決定要因としてあげており，これが適切であると危機を回避できる。したがって，まず，これら3点をアセスメントし，適切でないところについて介入を計画する。

V 健康行動への行動変容：成人に対する健康学習支援

成人の健康障害の原因は様々であるが，成人病の多くは喫煙，アルコール，過剰な食事摂取，運動不足など，健康を損なう行動の習慣が主な原因と考えられる。成人看護において健康障害からの回復や予防を助けるために，健康行動への変容を促す健康学習支援が効果的に行われることは重要である。

ここでは，健康行動への行動変容に有用な概念・理論である自己効力と，成人の学習支援に有用なアンドラゴジーの考え方，患者の行動変化を助けるエンパワメントアプローチについて学習する。

A 自己効力

健康を増進する行動を取り入れ，健康を損なう行動を控えることは難しい。行動を変える必要性を理解していても，習慣化した行動をやめようと決心するのは容易ではない。行動を変える努力をしていても，逆戻りするような誘惑に出会うと，その健康行動を維持することは難しい。

健康行動への変容を促し，さらに，その行動を続ける努力を中断しないようにするためには，その健康行動についての自己効力を高めることが重要な鍵となる。

1. 自己効力とは

1 バンデューラの自己効力

自己効力（self-efficacy）とは，カナダの心理学者バンデューラ（Bandura, A.）が生み出した概念で，「自分がその事態で必要な行動をうまく行うことができる」という個人の確信のことである。社会的学習理論を体系化したバンデューラは，その理論をさらに発展させ自己効力の概念を生み出したのである。

自己効力は期待であり予期であるが，行動の結果の予期（結果予期）ではなく，“行動ができる”という予期である（効力予期）。バンデューラによれば，結果予期はある行動がある結果を導くだろうという個人の推測であり，効力予期はその結果を生じるのに必要な行動をうまく行うことができるという確信である[37]。

バンデューラは効力予期が行動に影響することを明らかにした。

2 効力予期と結果予期の関係

図4-12に示したように，効力予期と結果予期とは区別される[38), 39)]。ある人がある行動を実行するためには，その行動が望む成果をもたらすだろうと考える結果予期に加えて，自分が実際にその行動を行うことができるという確信（効力予期）をもつことが必要である。喫煙を続ければ肺がんになる危険性が高くなる，禁煙すれば肺がんになる危険性を低くすることができる，ということを知っていても，禁煙をうまく行うことができる，という確信がなければ禁煙しようとはしない。

必要な行動をうまく行うことができるという確信（効力予期）の程度が，困難な状況に立ち向かうか否かを決定するのである。効力予期が高ければ，困難な課題も処理できると確信し，障害に直面しても課題を持続する。効力予期が弱ければ，障害に出会ったとき，すぐにその行動をあきらめることになる。

3 自己効力感

自己効力感（perceived self-efficacy）は，望んだ結果を実現するために，必要な行動をとる自分の能力に関する信念である[40]。健康行動における自己効力感は，自分の健康を害する行動を，自分の行動によって変化させる能力をもっているという自信を表している[41]。自己効力感は「実際に成功できる」という予想により場面に対処しようとする努力に影響する。禁煙であれ運動であれ，望ましい健康行動への変容を促すためには「実際に成功できる」という予想をもつことができるようにすることが重要といえる。効力予期が高くなれば，人は多くの努力を払い，障害や嫌悪的経験に直面しても耐えられるようになる。自己効力の信念が強ければ強いほど，健康行動への変容の努力は積極的なものとなると考えられる。

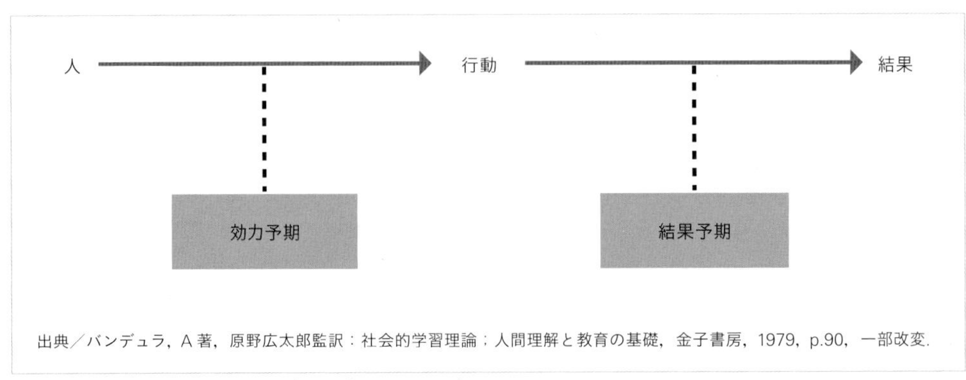

出典／バンデューラ，A著，原野広太郎監訳：社会的学習理論：人間理解と教育の基礎，金子書房，1979，p.90，一部改変.

図4-12 効力予期と結果予期（Bandura, 1977）

2. 効力予期と結果予期がもたらす情動と行動

人間の行動は効力予期と結果予期の 2 つの認知によって様々なものになる[40)]（図 4-13）。健康行動への行動変容においても，その健康行動についての効力予期と結果予期をどう認知するかによって，その人の情動と行動が異なったものとなる。

成人の健康行動への変容を促す健康学習支援を効果的なものにするためには，その成人がその健康行動についての効力予期と結果予期をどのように認知しているかを知り，その人の情動と行動について理解することが必要である。

❶効力予期も結果予期も高い

実行することを勧（すす）められた健康行動について，効力予期も結果予期も高い場合，人は健康回復を期待して，行動変容に積極的に取り組み，自信をもって適切な行動を続ける努力をする。

健康行動への行動変容が成功するためには，その行動が健康上の望ましい結果を導くという確信があり，その行動を行うことができるという強い効力予期をもつことが必要である。

❷結果予期は高いが効力予期は低い

その行動が健康上の望ましい結果を導くことを予期していても，効力予期が弱い場合は，何らかの障害に出会ったときに，すぐその活動をあきらめ落胆する。その行動を実行できない自分を責め，自分にはできないという思いを強くする。行動変容を促し，その行動を続ける努力を中断しないようにするためには，効力予期を高めることが重要である。

これまで何度も失敗し，実行することは無理だとあきらめている場合であっても，達成の容易な小刻みの目標を設定し，成功体験をすることによって，自己効力感を高めることができる。

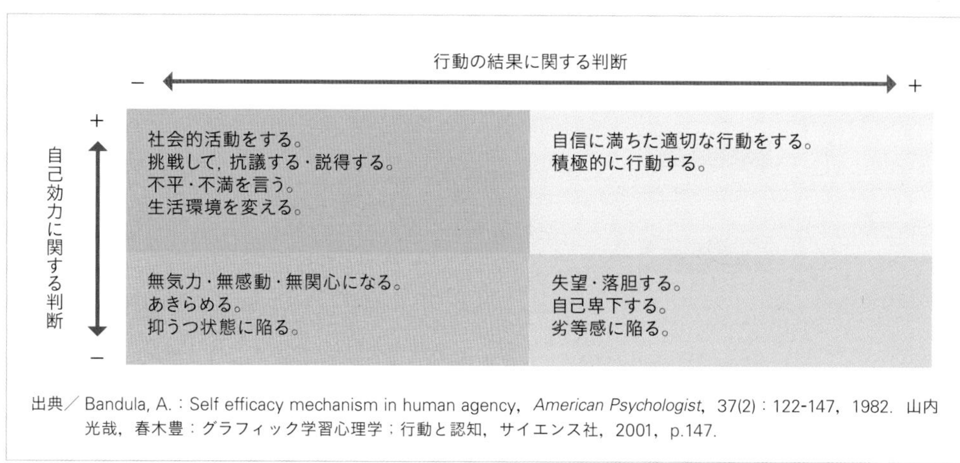

出典／Bandula, A.：Self efficacy mechanism in human agency, *American Psychologist*, 37(2)：122-147, 1982. 山内光哉，春木豊：グラフィック学習心理学：行動と認知，サイエンス社，2001，p.147.

図 4-13　効力予期（自己効力の判断）と結果予期（行動結果の判断）がもたらす情動と行動（Bandura, 1982）

❸結果予期は低いが効力予期は高い

勧(すす)められた健康行動について，結果予期は低いが効力予期が高い場合，人は健康回復への期待をもつことができず，不平・不満を抱くことになる。その行動が健康上の望ましい結果を導くという期待をもてない場合はその行動を選択しない。医療者に勧められた行動であっても，無駄だと思っている行動をしようとは思わない。

実行しても成果を感じられない場合，その行動の結果予期が低くなる。努力しても良い結果が得られないことに対して抗議したり，その行動を勧めた医療者に対して不満を感じたり，不信を抱いたりすることもある。始めた運動やダイエットの中断が起きるのは，すぐに望んだような成果が表れないことで結果予期が低められたことが原因と考えられる。

❹結果予期も低く効力予期も低い

勧められた健康行動について，結果予期も効力予期も低い場合，人は健康回復への期待をもつことができず，無気力になったり，あきらめたり，深刻な場合は抑うつ状態に陥る。

3. 自己効力を高める4つの情報源

バンデューラは，自己効力を高める4つの情報源と，それぞれを誘導する様式を示している[39),41),42)]（図4-14）。

1 遂行行動の達成

自己効力を高める最も効果的な方法は，遂行行動の達成である。遂行行動の達成の体験をとおして，成功するために必要なことを実行できるという確証を得る。成功の体験は，コントロールできるという予期を引き起こし，個人の効力感に強固な信念をつくり上げる。

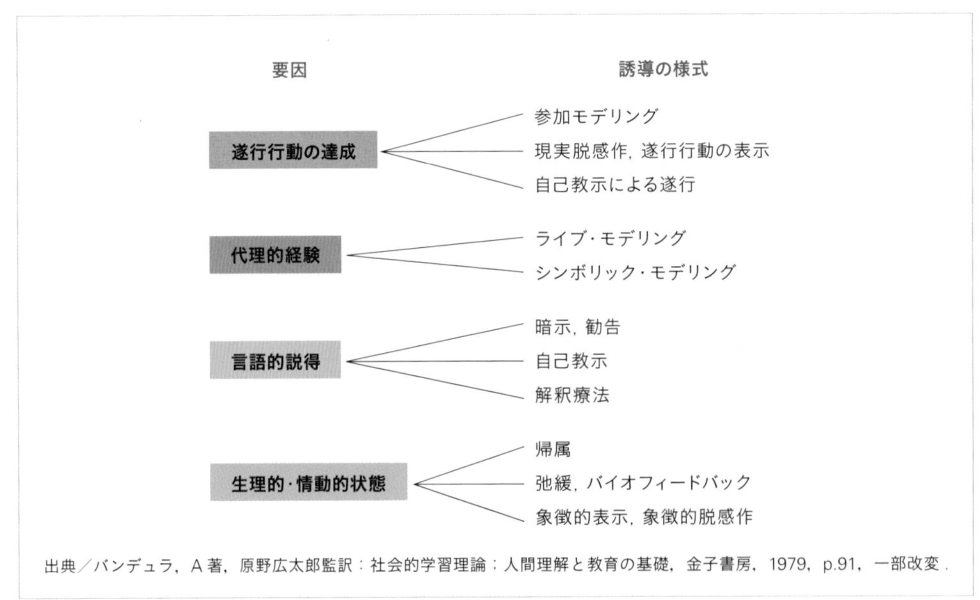

図4-14 効力予期の情報源と誘導様式（Bandura, 1977）

一方，何度も失敗すると効力予期は弱まる。自己効力感が確立する前に失敗すると，効力予期は低下する。自己効力感ができあがった後は，たまに失敗しても否定的な影響を受けなくなる。失敗も，後で一生懸命やって成功すれば，努力が報われる経験となり，効力予期は高められる。自己効力感は，いったん確立してしまうと，関連するほかの場面においても維持されると考えられている。

2 代理的経験

自己効力の信念を強めていくための2つ目は代理的経験である。モデル（見本になる対象）が努力して課題遂行に成功するのを観察することによって，自分も努力すればうまくやれるだろうという予想をもつ。努力しても失敗をした人を観察すると，観察者自身の効力予期は弱まり，その行動への動機のレベルも下がる。

自己効力へのモデリングの効果は，モデルとの類似性に影響される。成人学習者と似ているモデルのほうが代理的経験の効果は高い。

3 言語的説得

自己効力の信念を生み，強めていくための3つ目は言語的説得である。暗示や自己教示など，言葉を用いての説得や励ましによって自己効力は高められる。ある行動を勧められ，その行動を実行する能力があると言われた人は，途中で問題が生じても，自分の弱点についてくよくよ考えないで，自信をもってその行動に多くの努力を傾ける。

しかし，言語的説得による効力予期は弱く，失敗経験が重なると効力予期が減弱する。うまくできなかった経験が重なると，暗示などによって生じていた効力予期は消失してしまう。言語的説得だけで自己効力の信念を強めることは難しい。

言語的説得の効果を持続するためには，説得の現実的な裏付けとなる成功の体験が必要である。医療者の言語的説得を信じて健康行動への変容の努力を始めた人にとって，その努力の結果が期待はずれにならないためには，小さな成功であっても，遂行行動の達成を経験できるプランが重要である。

4 生理的・情動的状態

生理的・情動的状態（physiological and emotional states）は自己効力に影響する。人は自分の能力を判断するとき，自分の生理的・情動的状態がどうであるかに，ある程度頼っている。

❶生理的喚起

人は外的・内的刺激作用によって生じる生理的な覚醒または興奮である生理的喚起（physiological arousal）の状態によって，不安やストレスに対する自分の弱さを判断しており，ストレス反応や緊張を遂行能力が低下しているときの弱さのサインとみなす。体力や持久力を伴う活動では，疲労や苦痛などを生理的な弱さのサインと判断する。

❷情動的喚起

外的・内的刺激作用によって生じる情動的な覚醒または興奮である情動的喚起（emotional arousal）が高いと遂行行動は妨害され，自己効力感が弱くなる。緊張したり，ふるえたり，心臓がドキドキしたりしていると，冷静なときよりも成功を予期する傾向が弱まるのである。

重要なのは，生理的喚起，情動的喚起の強さではなく，生理的・情動的状態を本人がどのように受け止め，解釈するかである。自己効力を高めるには，からだの状態を安定させ，ネガティブな情動傾向を減少させ，からだの状態を正しく把握することが重要である。

＊　＊　＊

健康行動への変容を促し，さらに，その行動を続ける努力を中断しないようにするためには，その健康行動についての自己効力感を高めることが重要である。そのためには，遂行行動の達成の体験をとおして，成功に必要な行動を実行できるという確証を得られるようにすることが必要である。

B アンドラゴジー

1. アンドラゴジーとは

1　アンドラゴジーの定義

アンドラゴジー（andragogy）とは，成人期の学習者の特性を踏まえた成人教育学のことをいう。子どものための教育の考え方を用いても，成人期の学習者のニーズには十分に応えることができない。

アンドラゴジーは，学習支援の対象となる成人の理解を助けてくれるとともに，学習する主体である成人本人の自己理解のためにも助けになると考えられる。アンドラゴジーを成人の学習支援の場面に活用することによって，成人への効果的な学習支援が可能になると考えられる。

2　アンドラゴジーとペダゴジー

andragogy はギリシャ語の andors（成人）と agogos（指導）からなり，子どもの教育学であるペダゴジー（pedagogy）と対置して用いられている。ノールズ（Knowles, M. S.）がこの言葉を用いた当初は，アンドラゴジーを「成人の学習を援助する技術と科学」，ペダゴジーを「子どもを教える技術と科学」と定義していた。その後，アンドラゴジーをペダゴジーモデルと並んで使われる成人学習者の別のモデルとみなすようになった。

つまり，子どもならばペダゴジー的な方法，成人であればアンドラゴジー的な方法と二分するのではなく，学習者の必要に応じて用いる 2 つの方法と考えられている。学習者の年齢に関係なく，ペタゴジー的方法がふさわしい場合，アンドラゴジー的な方法がふさわしい場合があるということである。

▶**4つの考え方**　ノールズによれば，アンドラゴジーは学習者の特性に関する4つの重要な考え方から成り立っている。これらの考え方では，人間が成熟するにつれて次の4つのようになるととらえている[43]。

❶自己概念は，依存的なパーソナリティのものから，自己決定的なパーソナリティのものになっていく。
❷人は経験をますます蓄積するようになるが，これが学習の極めて豊かな資源になっていく。
❸学習へのレディネス（準備状態）は，ますます社会的役割の発達課題に向けられていく。
❹学習の時間的見通しは，知識獲得の後の応用から応用の即時性へと変化していく。それゆえ，学習への方向づけは，教科中心的なものから実践（performance）中心的なものへと変化していく。

2.学習者の特性と実践への示唆

ここでは，学習者の特性に関するアンドラゴジーの4つの重要な考え方についてのノールズによる説明とノールズが示した教育的実践の示唆[43]について紹介し，成人の健康学習支援におけるアンドラゴジーの活用についての示唆とする。

1　学習者の特性に関する1つ目の考え方：自己概念の変化

❶概要

子どもは完全な依存的状態で生まれてくる。子どもが抱く自分自身への最初のイメージは，成人社会によって自分たちの生活が管理されているという**依存的なパーソナリティ**のイメージである。

社会は，子どもの役割を学習者の役割として定義し，子どもの学習者の役割を多少受動的なものと定義している。子どもは，成人が子どもに必要だと考えた情報を受け取って，それを貯蔵するものと考えられている。

成人の自己概念は，**自己決定的なパーソナリティ**のイメージとなる。彼らは自己決定をして，その結果に立ち向かうことができ，また自分自身の生活を管理できるものとして，自分自身を見るようになる。成人期は，自分自身を自己決定的だと認知する時期と定義できる。この時期には，人は他人からも自己決定的な存在として見られたいという深い心理的なニーズをもつ。

成人としての自己概念は，成人教育における問題を生むことにつながる。成人は過去の学校生活のペダゴジー的教育によって，依存的かつ受動的な学習者の役割を条件づけられてきた。その結果，様々な生活の側面では自己決定的な成人であっても，教育場面では依存的な受け身の学習者の役割をとってしまう。たとえば教室の椅子に座った途端に依存的な子どもの学習者に逆戻りして，「先生，教えてください」という態度を見せる。それに合わせて教師がペダゴジー的な教育を行うと，成人学習者は自己決定的でありたいというニーズを満たすことができず，不満や葛藤を抱くという問題が生じるのである。

したがって，成人の学習支援においては，成人が学習者の役割についての新しい考え方（アンドラゴジーの学習者役割）を得られるような準備的経験を，学習プログラム計画に組み込む必要がある。成人は，いったん自分で自分の学習への責任を担（にな）えることがわかったならば，開放感と爽快感を味わい，深い自我関与の伴う学習に参加するようになる。

❷実践への示唆

(1) 学習の雰囲気

成人としての自己概念は，成人学習のための環境の要件とかかわってくる。物的環境は成人がくつろげる快適なものにする必要がある。部屋を堅苦しくないように，成人の好みに合うように整え，視力や聴力の低下を考慮して音響や照明についても配慮する必要がある。

心理的雰囲気はさらに重要で，成人が受容され，尊敬され，支持されていると思える雰囲気づくりが大切である。その場には，教育者と学習者との間に共同探求者としての相互性の精神があり，罰やあざけりの恐れがない表現の自由がある。成人の学習者は教育者と互いに友好的な雰囲気のなかで「おとな」であることを感じることができる。教師と生徒の地位が分化した伝統的な学校の雰囲気とは違って，互いに名前を知っており，個性あふれる個人として評価され尊重される。

(2) ニーズの診断

学習ニーズの自己診断プロセスは次の３段階からなっている。

❶ある課題達成の理想的なモデルに必要な能力や特性のイメージを形成する。
❷そのモデルの能力に対して，学習者が現在の自己の能力のレベルを評価できる診断的経験を提供する。
❸学習者が現段階の能力と，そのモデルに求められる能力との間のギャップを知ることを助ける。

その結果，学習者は「そうありたい」と思う自分と，現在の自分とのギャップに対して不満感を募らせ，それによって望ましい成長に向かうための適切な方向を確認できる。自己改善へのはっきりした方向感覚の伴った現在の不適合状態に対する自己誘導的な不満感の経験は，それ自体が成人学習者の学習動機といえる。

(3) 学習計画への参加

人は，ある決定に参加する程度に応じて「決定にかかわっている」と感じる。アンドラゴジーの技術の基本は，学習計画のプロセスに学習者自身を参加させることである。

学習計画の機能は，診断された学習ニーズから特定の教育目標を導き，目標を達成するために学習経験を計画・実施し，目標が達成されたかどうかを評価することからなる。アンドラゴジーでは学習計画の機能を達成する責任は，学習者と教育者の両者が相互にもっているのである。

(4) 学習の実施

アンドラゴジーの実践では「学習－教授」の場を学習者と教育者との相互責任の場として扱う。教師の役割は教育実践技術の熟達者，情報提供者，共同探求者の役割として再定義される。教師というより，むしろ媒介者，特定の知識・技能に優れた名人というよりは指導者としての役割である。アンドラゴジーにおいては，教師は「人を学ばせる」という意味では，実際に「教える」ことはない。ただ，他者の学習を援助することができるだけである。

成人学習者は，自分の学習の責任を担うとともに他者の学習にも貢献できる。したがって，成人学習者が互いの学習援助への責任を共有できる小集団会議が，アンドラゴジー的な学習状況を活性化する。たとえば，糖尿病患者の食事についての学習会など，成人の健康学習支援においても，小集団会議の形式で行うことにより，共通の学習ニーズをもつ患者が互いの経験を語り合い，互いの学習を援助する責任を共有できることから，アンドラゴジー的な学習状況を活性化することができるのである。

(5) 学習の評価

教師が生徒に成績をつけるという行為は，成人の自己決定的自己概念とは調和しない。学習評価については，アンドラゴジー論では自己評価のプロセスを勧(すす)めている。教師は，成人が自分の学習目標に向かって進歩しているという証拠を，自分で見つけられるように支援する。

評価のプロセスでは，学習者の学習をどう促進あるいは阻害したかという点から，その教育的プログラムの長所と短所について評価する必要がある。成人の健康学習支援の評価も，ほかの局面と同様に成人学習者と学習支援者の相互的な評価であることが必要である。

2 学習者の特性に関する2つ目の考え方：経験の役割

❶概要

成人は，多くの量の経験を蓄積しており，それぞれ異なった質の経験をもっている。成人は自己の経験からアイデンティティを引き出す。成人は自分たちが蓄積してきた一連のユニークな経験という観点から自己定義を行う。成人とは，彼らが行ってきたことそのものなのである。成人は自分の経験によって自己を定義づけるので，自分の経験に深い価値づけを行う。そのため，自分たちの経験が活用されない状況や自分の経験の価値が認められないような場合には，その経験が否定されるというより，人として否定されていると感じてしまう。

このような成人の経験は，学習に対して次の3つの影響を及ぼす。

❶成人は他者の学習に貢献できる。なぜなら，多くの学習機会において彼ら自身が豊かな資源だからである。
❷成人は新しい経験をつなぎ合わせる豊かな経験の基盤をもっている（新しい学習は過去の経験と関連づけていくことで意味づけがされていく）。
❸成人は多くの固定した思考の習癖やパターンを有しており，その点では開放的ではない。

❷実践への示唆

(1) 経験を活用する技法

成人自身が豊かな学習資源であるので，成人学習者の経験を引き出す技法（たとえば集団討議法，事例法，シミュレーション，ロールプレイング，技能訓練，アクション・プロジェクト，実演，セミナー，グループ・セラピーなど）が効果的である。アンドラゴジーでは，伝統的技法（たとえば講義法，割り当てられた読書，パッケージ化された視聴覚教材など）より，参加型で経験開発的な技法が求められる。

(2) 実用的な応用

成人が新しい概念やその一般化について学習する際には，生活経験に基づいて説明できるように導く必要がある。経験学習の転移と行動変容の持続という意味では，学習をどのように日々の生活に応用するのかを計画し，そのリハーサルを行うことも重要である。

(3) 経験の解凍

アンドラゴジーの実践では，クラス，ワークショップなどの系統的な教育活動の初期の段階に成人の固定した思考の習癖（しゅうへき）やパターンを解凍（unfreezing）する経験を組み込む。その経験をとおして，成人は，自分自身を客観的にながめ，固定した先入観から自分の精神を解放でき，新たに経験から学ぶ学習へと進むことができる。

3 学習者の特性に関する3つ目の考え方：学習へのレディネス

❶概要

発達課題は，個人の生涯にめぐりくる，いろいろな時期に生じるもので，各々の発達課題には「学習へのレディネス（準備状態）」があり，それぞれのピークには「教育適時期」がある。成人の各発達段階にも発達課題や学習へのレディネスや教育適時期が存在する。ハヴィガースト（Havighurst, R. J.）は成人期の３つの時期の発達課題を示している[44]（表1-3参照）。成人の発達課題を知ることは，成人の学習レディネスや教育適時期を知ることにつながる。成人の健康学習支援においても，対象の成人の発達課題と学習レディネスについて十分に配慮する必要がある。

❷実践への示唆

(1) 学習のタイミング

成人のある種の学習を計画する際には，その適時期を把握する必要がある。その一連のコースは発達課題に歩調を合わせてタイミングを計る必要がある。たとえば，退職後の生活における健康管理についての学習会は，対象となる成人が定年退職を間近に控えている時期（退職年か前年）に計画するのが適切といえる。

(2) 学習者集団の組織化

発達課題の理解は学習集団を組織化する指針となる。ある種の学習は，発達課題に応じた同質的な集団が効果的である。たとえば，子どもの世話に関するプログラムでは，若い世代の母親集団と思春期の子どもをもつ母親集団を分けて，別のプログラム内容を準備する必要がある。これは若い世代の母親の関心事と思春期の子どもをもつ母親の関心事は異なるからである。

異質的な集団のほうが効果的な種類の学習もある。たとえば，子育てを地域全体で支えていく取り組みの場合，学習会に参加するメンバーは異なる世代の母親と父親，祖父・祖母，異なる職種の関係者，学生ボランティアなど，様々な職業，年齢，地位，性別で構成される。

4 学習者の特性に関する4つ目の考え方：学習への方向づけ

❶概要

成人は子どもとは違う時間的見通しをもっており，それは学習のとらえ方の違いになる。子どもは学習において**延期された応用**という見通しをもっている。子どもの教育は，後の人生で役に立つはずの教科（知識や技能）の蓄積のプロセスであり，子どもは教科中心の枠組みの心構えで教育活動に参加する。

成人は学習に対して**応用の即時性**という枠組みをもつ傾向がある。成人は，現在の自分の生活状況で感じているプレッシャーへの対応という形で学習に参加する。成人にとっての学習は，直面している生活上の問題に取り組む能力を向上させるプロセスである。成人は**問題解決中心的**または**実践中心的**な枠組みの心構えで学習活動に参加する。

❷実践への示唆

(1) 関心事に合わせる

成人の学習の方向づけは問題解決中心あるいは実践中心であるので，成人の学習支援は，その成人の今ここでの関心事に合わせることが必要である。またその関心事に結びついた実践に役立つ学習経験を開発することが重要である。

(2) コースの組織化

成人の学習の方向づけは問題解決中心であるので，学習を組織化する根本は問題領域であって教科ではない。成人向けのコースでは，伝統的な教科内容は解体され，学習者の実用的な文脈のなかで取り扱われる。

(3) 学習経験のデザイン

成人の学習の出発点は，成人が学習に参加したときに頭に描いている問題や関心である。初回のタイトルは「あなたはこのコースに何を求めていますか？」が適切であろう。オープニングの早い段階で，問題関心調査やニーズ診断の演習が行われ，それをとおして参加者は対処したい特定の問題を明らかにする。

成人学習者の特性に関するアンドラゴジーの考え方は，健康学習支援の対象となる成人の理解を助けてくれる。「実践への示唆」として示された具体的な方法は，成人の健康学習支援におけるアセスメント（ニーズ診断）・計画立案・実施・評価の一連の過程に活用することができる。成人に対する健康学習支援を効果的なものにするためには，成人の学習者のニーズに合わせた支援を計画すること，行動変容に取り組む成人自らが主体的に自己決定

表4-9 成人の学習の条件

❶	学習者は学習の必要性を感じている。
❷	学習環境は，身体的なやすらぎ，相互信頼・尊重，相互扶助，表現の自由，差異の受容によって特徴づけられる。
❸	学習者は，学習経験の目標を自分自身の目標であると感じる。
❹	学習者は，学習経験の計画と実践における責任を共有する。そして，それに向けての参加意識をもつ。
❺	学習者は，学習プロセスに積極的に参加する。
❻	学習プロセスは，学習者の経験と関連があり，またこれを活用する。
❼	学習者は，自分の目標に向かって進歩しているという実感をもつ。

出典／ノールズ，M. S. 著，堀薫夫，三輪健二監訳：成人教育の現代的実践；ペダゴジーからアンドラゴジーへ，鳳書房，2002.

的に関与できるようにすることが重要である。

ノールズは，成人学習を促進する学習の条件を提示している（表4-9）。これらの学習条件を整えることによって，成人の学習者のニーズに合わせた支援が可能となる。

C エンパワーメント

エンパワーメントという言葉は，幅広い分野で用いられているが，元は「権利や権限を与えること」という法律用語であった。1960年代の公民権運動やフェミニズム運動などの社会運動や政治的な文脈のなかで用いられるようになり，社会的に弱い人々や脆弱性（ぜいじゃく）を有している人々が，本来の人間としての存在を確立し，自分のもつ力を発揮できるようになるプロセスを意味するようになった。

看護の世界では「個人が自己の生活をコントロール・決定する能力を開発していくプロセス」を意味する用語として注目され，看護における有用な概念と考えられている。

成人の健康学習において，行動変容を試みる成人が無力感を感じることなく努力を続けるためには，エンパワーメントの概念を用いた支援が重要である。

1. エンパワーメントとは

エンパワーメントとは，辞書では「力や権力を与えること，能力を与えること，可能にすること」と定義されている。領域や対象者によって様々に定義されており，共通する明確な定義は定まっていない。

▶ エンパワーメントとパワーレスネス　代表的なエンパワーメントの定義を年代順に示した（表4-10）。セガル（Segal, S. P.）らの定義は，ヘルスプロモーションにおけるエンパワーメントの概念を特徴的に表している。この定義に含まれる「パワーレス」（powerless）とはどのような状態を意味しているのであろうか。エンパワーメントの概念を理解するためにはパワーレスネス（powerlessness）について理解しておく必要がある[45]。

パワーレスネスについて，ウォーラーステイン（Wallerestein, N.）は，「貧困で，低い

表4-10 エンパワーメントの定義

理論家	エンパワーメントの定義
ファネル（Funnell, M. M）（1991）[48]	人が自分自身の生活の質を改善するために，自身の行動と他者の行動に影響する必要性に関する責任を負うことのできる潜在能力を発見し，発展させることである。
ギブソン（Gibson, C. H.）（1991）[47]	人々が彼ら自身の生活をコントロールしていると感じるために，彼ら自身がニーズを満たし，彼ら自身が問題を解決し，必要な資源を動員する能力を認め，促進し，強化する社会的過程である。端的にいえば，人々が自らの健康に影響する諸要因のコントロールを強化することを援助する過程である。
ウォーラーステイン（Wallerstein, N.）（1992）[46]	個人と共同体のコントロールの増大，政治的効力，共同体生活の質の改善，そして社会的公正という目標に向けて，人々，組織，共同体の参加を促進する社会的活動の過程である。
セガル（Segal, S. P）（1995）[45]	一般的にはパワーレスな人たちが自分たちの生活への統御感を獲得し，自分たちが生活する範囲内での組織的・社会的構造に影響を与える過程である。
清水準一（1997）[49]	健康の危険因子である統制感を喪失した状態を，その人自らが周囲と協調し社会へ影響を与えながら積極的に改善していく動きに対して，専門家が援助を行うことにより，地域の健康状態を改善していく試み。

階層で，コントロールできずに，慢性的な困苦欠乏のなかで生活すること」といい，パワーレスネスを経験することそれ自体が，高い罹病率と死亡率への感受性を増加させる幅広い危険因子であること，エンパワーメントがパワーレスネスを減少させ，健康を促進することを明らかにした[46]。つまり，エンパワーメントとは，広く健康の危険因子であるパワーレスネスな状態にある人々が，自分の生活をコントロールする力を獲得してゆくことを支援するプロセスといえる。

看護の領域では，ギブソン（Gibson, C. H.）がエンパワーメントを「人々が彼ら自身の生活をコントロールしていると感じるために，彼ら自身がニーズを満たし，彼ら自身が問題を解決し，必要な資源を動員する能力を認め，促進し，強化する社会的過程である」と定義している[47]。

ファネル（Funnell, M. M.）らは，エンパワーメントを「人が自分自身の生活の質を改善するために，自身の行動と他者の行動に影響する必要性に関する責任を負うことのできる潜在能力を発見し，発展させることである」と定義している[48]。

表現は様々であるが，エンパワーメントはパワーレスネスを感じている人が自らの生活をコントロールする能力を発見し，強めていく過程である。健康行動への変容が必要な成人が，パワーレスネスに陥ることなく自己の潜在能力を発見し，必要な知識や技術を自ら学習し，生活をコントロールする力を獲得してゆく過程はエンパワーメントの過程そのものであり，健康学習を支援する看護師の目指すところである。

2. エンパワーメントアプローチ

アメリカのミシガン糖尿病リサーチ・トレーニングセンター教育委員会のメンバーである看護師のファネルと臨床心理士のアンダーソン（Anderson, R. M.）らは，糖尿病患者の教育にエンパワーメントの考え方を用いている[50]。

表4-11 エンパワーメントモデルと伝統的モデルの比較

患者をエンパワーメントするモデル	伝統的な医学モデル
❶ 成人疾患の多くは生物的・心理的・社会的疾患である。	❶ 成人疾患は身体的疾患である。
❷ 医療者－患者の関係は民主主義的で，専門的意見を分かち合うことを基本にしている。	❷ 医療者－患者の関係は，医療者の専門的意見に基づいた権威主義的なものである。
❸ 問題点と学習ニーズは，たいてい患者により特定される。	❸ 問題点と学習ニーズは，たいてい医療者により特定される。
❹ 患者は問題の解決者でケア提供者とみなされ，医療者の行為は資源の一つとしてみなされ，両者は治療とその成果に関する責任を分かち合う。	❹ 医療者は問題の解決者でケア提供者とみなされ，医療者には診断と治療とその成果に責任がある。
❺ 目標は，患者の情報に基づく選択を可能にすることである。行動的手法は，患者が自らの選択についての行動を変えるのを助けるために使われる。目標達成の不足はフィードバックされ，目標と方法を修正するために使われる。	❺ 目標は医療者からの推奨へのコンプライアンスである。行動的手法は推奨された治療へのコンプライアンスを高めるために使われる。コンプライアンスの欠如は，患者と医療者の失敗とみなされる。
❻ 行動変化は内から動機づけられる。	❻ 行動変化は外から動機づけされる。
❼ 患者と医療者共にパワーがある。	❼ 患者は無力で，医療者にはパワーがある。

注：ファネルらは糖尿病患者教育を前提にしているが，ここでは糖尿病患者教育に限定しない表現で訳している。
出典／Funnell, M. M. et al.：Empowerment：an idea whose time has come in diabetes education, Diabetes Educator, 17（1）：p.37-41, 1991.

ファネルらは，患者をエンパワーメントする教育とそれまでの伝統的な患者教育の相違点を７つあげている（表4-11）[48]。患者をエンパワーメントする教育では，解決すべき問題点と学習ニーズを特定するのは患者自身であり，患者自身が問題の解決者でケア提供者とみなされ，治療とその成果に関する責任は患者と医療者の両方が分かち合う。

このようなエンパワーメントアプローチでは，医療者と患者の役割について大きな見直しが必要である。成人の健康学習支援にエンパワーメントアプローチを用いるには，学習者である成人患者と支援者である看護師の役割についての認識を大きく転換させる必要がある。

1 患者教育に関連するエンパワーメントの重要な概念

ファネルらのエンパワーメントアプローチには，患者教育に関連するエンパワーメントの重要な概念（表4-12）が盛り込まれている[48]。

これらの概念は，成人の健康行動への変容を促す学習支援プログラムにエンパワーメントアプローチを用いる際にも重要となる。

2 エンパワーメントアプローチの３つの主要な原則

アンダーソンらは，患者が自分の行動を変えていくことを援助する方法を提示し，エンパワーメントアプローチの３つの主要な原則を示している[50]。ここでは，健康障害をもつ成人患者の健康行動への変容を支援する方法に用いられるエンパワーメントアプローチの原則として次に示す。

表4-12 患者教育に関連するエンパワーメントの重要な概念

- その人全体を際立たせる
- 不足よりその人の強みを際立たせる
- 学習ニーズを患者が選択する
- 分かち合うか協議した目標を設定する
- リーダーシップと意思決定を患者に委譲する
- 問題と解決について患者自身が決定する
- 失敗を個人の不足としてではなく解決されるべき問題として分析する
- 行動変化のための内的強化因子を発見し強める
- 患者の参加の拡大を促進する
- サポートネットワークと資源を際立たせる
- 健康とウェルネスに対する患者の内在する活力を鼓舞(こぶ)する

❶患者こそが日々の治療におけるコントロールと決断の中心である。
❷医療チームの第一の役割は，健康障害についての最新の専門知識と共に，教育的・心理的援助を供給し，患者が毎日行うセルフケアに関して，よく情報が与えられたうえで決定を下せるようにすることである。
❸成人では，個人的に意味があり自由意思で選択した行動変化なら，実現しやすく，また維持しやすい。

3 患者の行動変化を支援するための6つの質問

❶プロトコール

アンダーソンらは，糖尿病患者の行動変化を援助するためのプロトコール（手順）を提案している[50)]。そのプロトコールは一連の質問からできている（表4-13）。これらの質問は，成人患者自身が解決すべき問題点と学習ニーズを特定し，自分の能力を改善していく行動変化の計画を患者自身で決定することを助けることができる。

表4-13 患者の行動変化を支援するための6つの質問

質問1：あなたにとって，その病気と共に生きる生活のどんな面が一番難しかったり，不満だったりしますか？（そのことについて，もっと話してくれませんか？ いくつか具体例をあげてくれますか？ そんな状況について絵を描いて見せてくれませんか？）

質問2：それについて，あなたはどんなふうに感じますか？（あなたは［感情の種類を挿入，たとえば腹立たしい，悲しい，混乱するなど］と感じるのですか？）

質問3：あなたがその状況をもっと気分よく感じるためには，それをどんなふうに変えたらいいでしょう？（その状況について，あなたは［特別なときを挿入，たとえば1か月，3か月］のうちにどうなればいいと思いますか？ もしあなたが，その状況を変えるために何もしなかったら，どんなことが起こるでしょう？ もし何も変わらないとしたら，あなたはどんなふうに感じますか？）

質問4：あなたは，自分自身のために，この状況を改善するように進んで何か行動を起こそうという気持ちになりますか？（あなたにとって，この状況を良くすることはどれほど大切でしょう？）

質問5：あなたが望む状況に自分をより近づけるため，どんなステップを踏み出せると思いますか？（この問題を解決するために，あなたは何ができそうですか？ 乗り越えなければならない障害がありますか？ あなたを助けてくれそうな人はだれかいますか？）

質問6：この部屋を出てから，あなたが自分自身のために状況を改善する目的でしようと思っていることが何か一つありますか？

出典／Anderson, R. M., et al. 著，中尾一和，他監訳：糖尿病診療のための臨床心理ガイド，メジカルビュー社，1997，一部改変.

質問は，問題をまず特定し，解決へ向かう見地から一定の論理的なつながりに沿って行われる。これらの質問は，成人の健康学習支援にエンパワーメントアプローチを用いるための具体的な手引きとなる。

❷医療者と患者の新しい役割

効果的な支援のためには，医療者も患者も新しい役割が求められる。それぞれの役割に変化が起きれば，患者は治療上必要なセルフコントロールを改善し，双方の自己効力感とケアに対する満足度を強める結果をもたらす[50]。

ファネルとアンダーソンらによって提示されたエンパワーメントアプローチは，健康行動への自己効力を高める支援や，行動変容に取り組む成人自らが主体的に自己決定的に関与できるようにするというアンドラゴジーの考え方とも矛盾しない。

行動変容を促す健康学習支援を効果的なものにするために，支援者である看護師自身が主体的な学習者として，自己効力，アンドラゴジー，エンパワーメントアプローチなどに関する理論的知識とそれらを用いた支援技術および支援者の役割を獲得していくことが必要である。それによって看護師は，成人の行動変化の良き支援者としての役割を担（にな）えるように変化していくことができる。

文献

1）トラベルビー，J. 著，長谷川浩，藤枝知子訳：トラベルビー人間対人間の看護，医学書院，1974.
2）フランクル，V. E. 著，霜山徳爾訳：夜と霧；ドイツ強制収容所の体験記録，みすず書房，1985.
3）フランクル，V. E. 著，池田香代子訳：夜と霧，新版，みすず書房，2002.
4）トメイ，A. M.，アリグッド，M. R. 編著，都留伸子監訳：看護理論家とその業績，医学書院，第2版，2000，p.353-363.
5）佐治守夫，飯長喜一郎編：ロジャーズクライエント中心療法，有斐閣，1983.
6）村瀬孝雄，村瀬嘉代子編：ロジャーズ－クライエント中心療法の現在，日本評論社，2004.
7）ロジャーズ，C. R. 著，畠瀬直子訳：人間尊重の心理学；わが人生と思想を語る，創元社，1984.
8）ロジャーズ，C. R. 著，畠瀬直子訳：人間尊重の心理学；わが人生と思想を語る，新版，創元社，2007.
9）黒江ゆり子，他：クロニックイルネスと Motivational Interviewing；病いとともに生きる方策を発見するために，岐阜県立看護大学紀要，6（1）：63-70，2005.
10）黒江ゆり子：慢性の病いにおける他者への「言いづらさ」に関する看護学的省察，看護研究，44（3）：227-236，2011.
11）平岡蕃，他：対人援助；ソーシャルワークの基礎と演習，ミネルヴァ書房，1988.
12）黒江ゆり子，他：焦点／慢性の病いにおける他者への「言いづらさ」；ライフストーリーインタビューは何を描き出すか，看護研究，44（3），2011.
13）黒江ゆり子，他：慢性の病いとともにある生活者を描く方法とライフストーリーインタビュー；Robert Atkinson の考え方，看護研究，44（3）：247-256，2011.
14）患者の権利に関する WMA リスボン宣言，2005，http://www.med.or.jp/wma/lisbon.html（最終アクセス日：2022/5/30）
15）石崎泰雄：患者の意思決定権，成文堂，2008.
16）宮川公男：意思決定論；基礎とアプローチ，新版，中央経済社，2010.
17）中山和弘，岩本貴：患者中心の意思決定支援；納得して決めるためのケア，中央法規出版，2011.
18）国際看護師協会著，日本看護協会訳：ICN 看護師の倫理綱領（2012 年版），2013，http://www.nurse.or.jp/nursing/practice/rinri/pdf/icncodejapanese.pdf（最終アクセス日：2014/9/15）
19）石垣靖子，清水哲郎編：臨床倫理ベーシックレッスン；身近な事例から倫理的問題を学ぶ，日本看護協会出版会，2012，p.49.
20）Weinger, K., Leighton, A.：Living with diabetes：the role of diabetes education. In Weinger. K et. al eds：Educating your patient with diabetes, Human press, 2009, p.7-9.
21）厚生労働省：ストレス軽減ノウハウ；ストレスとは. http://kokoro.mhlw.go.jp/nowhow/002.html（最終アクセス日：2014/12/6）
22）小杉正太郎：ストレスとは何か，小杉正太郎編著：ストレス心理学；個人差のプロセスとコーピング，川島書店，2002，p.2.
23）野村忍：ストレスは計測できるか，からだの科学，177：59-61，1994.
24）ラザルス，R. S.，フォルクマン，S. 著，本明寛，他監訳：ストレスの心理学；認知的評価と対処の研究，実務教育出版，1991，p.119-142.
25）ラザルス，R. S. 著，本明寛監訳：ストレスと情動の心理学；ナラティブ研究の視点から，実務教育出版，2004，p.123-154.
26）Backer, J. H. et al.：Coping with stress：Programs of nursing research. In Rice, V. H. eds：Handbook of Stress, Coping, and Health：Implications for Nursing Research Theory, and Practice, SAGE Publications, 2000, p.223-263.

27) ベナー, P., ルーベル, J. 著, 難波卓志訳：ベナー/ルーベル現象学的人間論と看護, 医学書院, 1999.
28) Wenzel, L., Glanz, K., Lerman, C.：Stress, Coping and Health Behavior. In Glanz, K. , Rime, B. K., Lewis, F. M. eds：Health Behavior and Health Education：Theory, Research, and Practice, 3rd ed, Jossey-Bass, 2002, p.210-239.
29) 松本千明：医療・保健スタッフのための健康行動理論の基礎；生活習慣病を中心に, 医歯薬出版, 2002.
30) カプラン, G. 著, 山本和郎訳：地域精神衛生の理論と実際, 医学書院, 1968, p.46.
31) 小島操子：看護における危機理論・危機介入；フィンク/コーン/アグィレラ/ムース/家族の危機モデルから学ぶ, 第3版, 金芳堂, 2013, p.7.
32) カプラン, G. 著, 新福尚武監訳：カプラン予防精神医学, 朝倉書店, 1970, p.4.
33) 前掲 28), p.23.
34) Miller, K.：The concept of crisis：Current status and mental health implications, Human Organization, 22 (3)：195-201, 1963.
35) 前掲 31), p.47.
36) アギュララ, D. C. 著, 小松源助, 荒川義子訳：危機介入の理論と実際；医療・看護・福祉のために, 川島書店, 1997.
37) バンデューラ, A 著, 原野広太郎監訳：社会的学習理論；人間理解と教育の基礎, 金子書房, 1979, p.89-90.
38) 前掲 37), p.90.
39) Bandula, A.：Self Efficacy：toward a unifying theory of behavioral change, Psychological Review, 84 (2)：191-215, 1977.
40) バンデューラ, A. 編, 本明寛, 野口京子監訳：激動社会の中の自己効力, 金子書房, 1997, p.232.
41) 前掲 37), p.91.
42) Bandula, A.：Self efficacy mechanism in human agency, American Psychologist, 37 (2)：122-147, 1982.
43) ノールズ, M. S. 著, 堀薫夫, 三輪健二監訳：成人教育の現代的実践；ペダゴジーからアンドラゴジーへ, 鳳書房, 2002, p.33-67.
44) ハヴィガースト, R. J. 著, 児玉憲典, 飯塚裕子訳：ハヴィガーストの発達課題と教育；生涯発達と人間形成, 川島書店, 1997.
45) Segal S. P., Silverman. C., Temikin, T：Measuring empowerment in client-run self-help agencies, Community Mental Health Journal, 31 (3)：215-217, 1995.
46) Wallerstein, N.：Powerlessness, empowerment, and health: implications for health promotion programs, American Journal of Health Promotion, 6 (3)：197-205, 1992.
47) Gibson, C. H.：A concept analysis of empowerment, Journal of Advanced Nursing, 16 (3)：354-361, 1991.
48) Funnell, M. M. et al.：Empowerment：an idea whose time has come in diabetes education, Diabetes Educator, 17 (1)：37-41, 1991.
49) 清水準一：ヘルスプロモーションにおけるエンパワーメントの概念と実践, 看護研究, 30 (6)：453-458, 1997.
50) Anderson, R. M., et al. 著, 中尾一和, 他監訳：糖尿病診療のための臨床心理ガイド, メジカルビュー社, 1997, p.181-191.

参考文献

・隈本邦彦：ナースが学ぶ「患者の権利」講座；アドボケイトになるための25の心得, 日本看護協会出版会, 2006.
・中山和弘, 岩本貴：患者中心の意思決定支援；納得して決めるためのケア, 中央法規出版, 2011.
・厚生省健康政策局総務課監, 柳田邦男編：元気の出るインフォームド・コンセント, 中央法規出版, 1996.
・ラブキン, I. M, ラーセン, D. L. 著, 黒江ゆり子監訳：クロニックイルネス；人と病いの新たなかかわり, 医学書院, 2007.
・フライ, S. T. 著, 片田範子, 山本あい子訳：看護実践の倫理；倫理的意思決定のためのガイド, 第3版, 日本看護協会出版会, 2010.
・寺本松野, 他：IC (インフォームドコンセント)；自己決定を支える看護, 日本看護協会出版会, 1994.
・柳原清子：家族の「意思決定支援」をめぐる概念整理と合意形成モデル；がん臨床における家族システムに焦点を当てて, 家族看護, 11 (2)：147-153, 2013.
・坂野雄二, 前田基成：セルフ・エフィカシーの臨床心理学, 北大路書房, 2002.
・近本洋介：健康学習者の自己効力感／健康教育者の自己効力感, 看護研究, 31 (1)：3-11, 1998.
・野嶋佐由美：エンパワーメントに関する研究の動向と課題, 看護研究, 29 (6)：453-464, 1996.
・安酸史子：糖尿病患者教育と自己効力, 看護研究, 30 (6)：29-36, 1997.
・安酸史子：自己効力を高める糖尿病教育入院プログラム開発への挑戦と課題；6ステップメソッドを適用して, 看護研究, 31 (1)：31-38, 1998.
・山内光哉, 春木豊：グラフィック学習心理学；行動と認知, サイエンス社, 2001.
・吉田亨：健康学習とEmpowerment Education, Health Science, 10 (1)：8-11, 1994.

第5章 成人の健康状態に応じた看護

この章では

- 成人期にある人の健康問題を生活習慣病に焦点をおいて理解する。
- 急性期と慢性期における健康問題の特徴と支援の方法を理解する。
- 慢性期にある人のセルフケアと家族への支援を理解する。
- 成人期にある人が障害をもつことでの生活への影響と，生活の再構築への支援方法を理解する。
- 終末期にある人とその家族のケアを理解する。
- がん治療を必要とする成人のケアを理解する。

I　健康の保持・増進のための支援

1. ヘルスプロモーションとヘルスリテラシー

1　ヘルスプロモーション

ヘルスプロモーションは，人々が自らの健康をコントロールし，改善することができるようにするプロセスである。

世界保健機関（World Health Organization：WHO）は，健康を「完全な身体的，精神的，社会的に良好な状態をいい，単に疾病（しっぺい）あるいは病弱でないということではない」と定義している。健康とは，単に病気をもっているか，もっていないかではなく，心理的社会的な側面も含めた生活の質（quality of life：QOL）としてとらえる必要がある。医療の高度化や人口の高齢化により，病気と共に生きる人が増えてきている。健康と病気は明確に分けられるものではなく，連続体としてとらえることが重要である。

このような健康を保持・増進するための方略（ほうりゃく）が WHO のヘルスプロモーションである。WHO は，1986（昭和 61）年 11 月 21 日にカナダのオタワで開催された第 1 回ヘルスプロモーション国際会議で，ヘルスプロモーションのためのオタワ憲章[1]を提唱した。そこでは，ヘルスプロモーションを「人々が自らの健康をさらにうまくコントロールし，改善していけるようになるプロセス」と定義した。ここでいう健康は「毎日の生活のための資源とみなされるものであって，生きるための目的ではない」としており，健康は人々がより良く生きるため（ウェルビーイング）の手段として位置づけられている。またその活動の目的は「唱道する」「力を与える」「調整する」の 3 つであるとした（表 5-1）。

2　ヘルスリテラシー

人々の健康の保持･増進のための方略として，病んだ個人（sick individuals）からアプローチする**ハイリスク・ストラテジー**（high risk strategy）と，病んだ集団（sick populations）か

表 5-1　ヘルスプロモーション活動の目的とその内容

目的	内容
唱道する（advocate）	政治的・経済的・社会的・文化的・環境的・行動的・生物学的な要因の条件が好ましいものになるように主張する活動
力を与える（enable）	現在の健康状態の差を減らし，すべての人が健康上の可能性を最大限発揮できるように，平等な機会と資源を得ることを保障する活動
調整する（mediate）	政府，保健部門やほかの社会･経済部門，NGO やボランティア団体，地方自治体，産業界，メディアなどの利害関係を調整するような活動

出典／World Health Organization：The Ottawa Charter for Health Promotion https://www.who.int/teams/health-promotion/enhanced-wellbeing/first-global-conference より作成（最終アクセス日：2021/10/4）

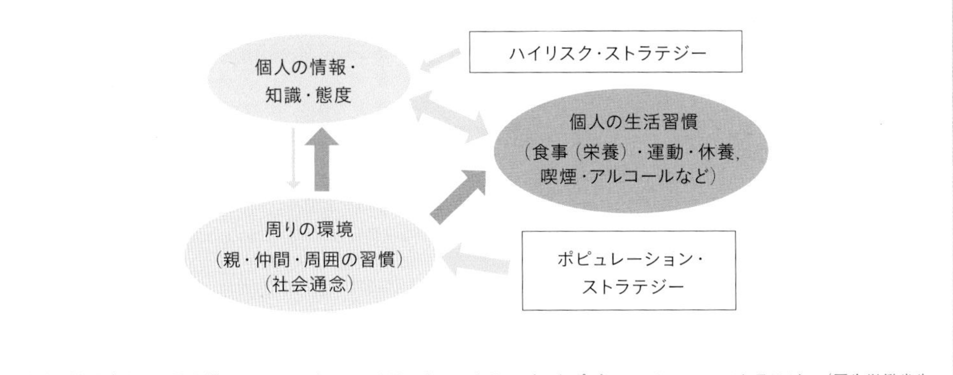

出典／水嶋春朔：予防医学のストラテジー：ハイリスク・ストラテジーとポピュレーション・ストラテジー〈厚生労働省生活習慣病健診・保健指導の在り方に関する検討会（第2回会議）資料〉，2005.

図5-1 ハイリスク・ストラテジーとポピュレーション・ストラテジー

らアプローチする**ポピュレーション・ストラテジー**（population strategy）がある[2]。

図5-1にハイリスク・ストラテジーとポピュレーション・ストラテジーのイメージを示した。たとえば慢性心不全患者を対象に患者教育を行ったり，患者会などのピアサポートを活用して重症化予防をする活動がハイリスク・ストラテジーである。

一方，高血圧の割合の高い地域で減塩キャンペーンを企画し，住民対象の減塩健康教室を開催したり，減塩食を出すレストランを増やす活動がポピュレーション・ストラテジーである。

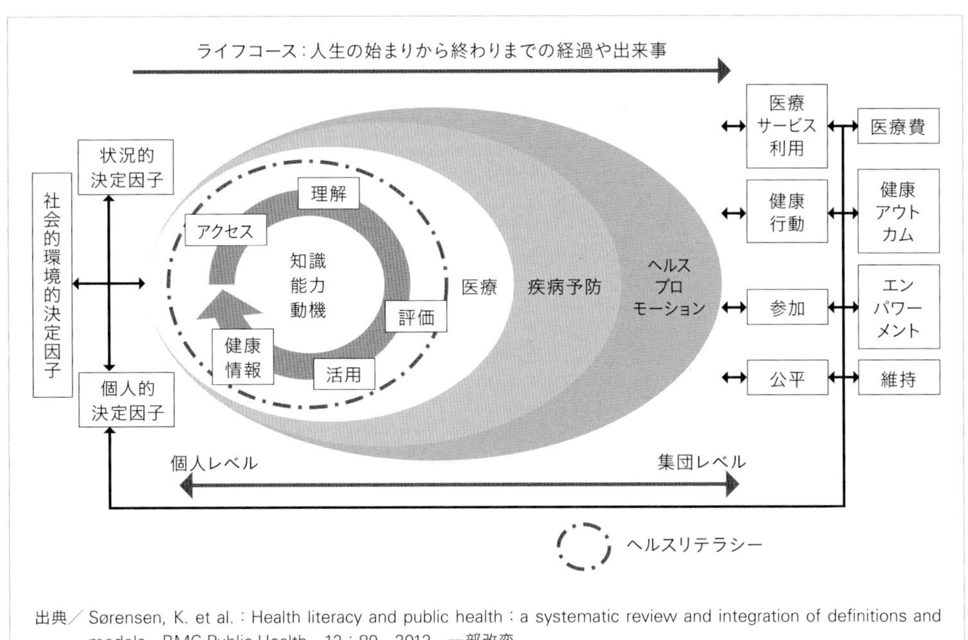

出典／Sørensen, K. et al.：Health literacy and public health：a systematic review and integration of definitions and models，BMC Public Health，12：80，2012，一部改変.

図5-2 ヘルスリテラシーの統合モデル

このようなヘルスプロモーションにおける様々な患者教育や健康教育の成果として，あるいは評価基準となり得るものとして，ヘルスリテラシー（health literacy）が注目されている[3)]。

ソーレンセン（Sorensen）ら[4)]は，**ヘルスリテラシー**を「健康情報を獲得し，理解し，評価し，活用するための知識，意欲，能力であり，それによって，日常生活における医療・疾病予防・ヘルスプロモーションについて判断したり意思決定をし，生涯を通じて生活の質を維持・向上させることができるもの」とし，ヘルスリテラシーの統合モデルを示した（図5-2）。このモデルでも，ヘルスプロモーションは個人レベルから集団レベルまでを対象として，医療や疾病予防を含んだものとしてとらえられている。さらに，ヘルスリテラシーは，ヘルスプロモーションの中心になるものであり，人生の始まりから終わりまでの経過や，環境，生活状況によって変化するものであることが示されている。

2. 健康行動理論

人々が自らの健康をコントロールし，改善することができるように行動するためには，必要な知識の理解と習得や，望ましい態度の形成が必要とされる。このような知識や態度を身につけるための介入やプログラムを実施する際に，行動科学を基盤とする次のような健康行動理論が役に立つ。

1 KAB/KAPモデル

たとえば「インフルエンザを予防するための行動」と問われて，何を思い浮かべるかを周囲の人々に聞いてみよう。多くの人が，手洗いや十分な睡眠とバランスの良い食事を心がける，予防接種をするなどと答えるだろう。家庭で，あるいは幼稚園や小学校で，繰り返しインフルエンザ予防について教育を受けてきているので，これらの知識はかなり広く周知されている。知っているから，外出から帰ったら手洗いをするという行動につながる。

このように，知識（knowledge）の普及が望ましい態度（attitude）を形成し，望ましい行動（behavior）や習慣（practice）をとるようになるという考えのもとに展開されたモデルである[5)]。それぞれの頭文字をとってKAB/KAPモデルといわれ，1950～1960年代に普及した。

しかし，知識を提供したり普及させるだけでは，行動変化に結びつかなかったり継続することが難しいことも多いため，このモデルには限界があるといえる。

2 自己効力理論

バンデューラ（Bandura, A.）[7)]によって1970年代に提案された自己効力理論は，今日，最もよく使われる健康行動理論であり（第4章-V-A「自己効力」参照），健康信念モデルや多理論統合モデル（トランスセオレティカルモデル）や計画的行動理論など，様々な健康行動理論にも組み込まれるようになっている。

表 5-2 自己効力感の情報源とその内容，方法

情報源	内容	方法の例
自己の成功体験	これまでに同じか，似たようなことをうまくできた経験があること	到達できる目標を設定し成功体験をもてるようにする
代理的経験	ほかの人がうまくやるのを見ることで自分でもやれそうだと思うこと	患者どうしの交流をもつ機会をつくる
言語的説得	「あなたならできる」と人から言われること	「あなたならできる」と言葉に出して励ます
生理的・情動的体験	その行動をすることで生理的状態や感情面で変化が生じること	行動をすることで「気持ちいい」「楽しい」という感覚がもてるようにする

自己効力理論では，人はある行動が望ましい結果をもたらすと予測し（結果予期），その行動がうまくできるという自信をもつとき（効力予期），その行動をとる可能性が高くなると考える（図 4-12,13 参照）[7]。この「その行動がうまくできるという自信（効力予期）」を**自己効力感**といい，これを高めることで行動を始めたり，継続しやすくなる可能性がある。

自己効力感が高まるのは，4 つの情報源があると考えられている[7]。したがって，これら 4 つの情報源を使って，健康に良いと思われる行動をとるように患者に働きかけるとよい（表 5-2）。

3 健康信念モデル

健康信念モデルは，疾病に対する脅威(きょうい)があり，行動変容による利益が障害より上回ると本人が認識したときに，人は健康に良いとされる行動をとるようになる，というモデルであり，1970 年代に普及し，現在も広く利用されている。

健康信念モデルには 6 つの主な概念がある（表 5-3）[6]。さらに，これらの概念を含んだ健康信念モデルを図 5-3 に示した。なお，自己効力感は近年，健康信念モデルに含まれるようになった[6]。これは，当初の健康信念モデルでは健康診断や予防接種などの 1 回限りの単純な行動が想定されていたが，糖尿病などの慢性疾患に活用されるようになり，行動の変容や継続することが難しい食事や運動，禁煙などの習慣化した行動に焦点を当てるようになったため，従来のモデルでは適用しにくくなったからである。

このモデルを利用する場合，表 5-3 に示した 6 つの概念をアセスメントし，認知された脆弱(ぜいじゃく)性や重大性を高め，“障害が利益よりも上回る”と実感できるようにかかわる。脆弱性や重大性を強調することは，疾病に対して脅威を感じるようにすることであるが，患者に恐怖感を植えつけてしまうことにもなる。

たとえば，糖尿病患者に「食事療法を守らなければ，目が見えなくなったり，透析が必要になったり，足を切断することになる」と伝えた場合，怖くなって考えないようにしたり，受診をすることすらできなくなってしまう場合がある。恐怖感を感じるように仕向けることが目標ではなく，行動を起こし，継続できるようにすることが重要である。そのために行動の障害よりも利益が上回るような方法を一緒に考えるなど，「自分にもできる」

表5-3　健康信念モデルの6つの概念と内容

概念	内容
認知された脆弱性	ある疾病に罹患しやすいという信念 　診断の受容，再罹患の予測，病気全般の脆弱感
認知された重大性	ある疾病に罹患することは重大であるという信念 　死亡，障害，痛みなどの臨床的結果 　仕事，家庭生活，社会とのかかわりのなかの社会的結果
認知された利益	行動をとることによって脆弱性や重大性が軽減するという信念
認知された障害	行動をとることによって障害があると感じる信念 　金銭的負担などの物質的コスト 　痛みや副作用，不快感などの身体的・心理的コスト 　時間的コスト
行動のきっかけ	教育，症状，メディア
自己効力感	人がある結果を生み出すために必要とされる行動をとる自分の能力に対する信念

資料／Glanz, K., Rimer, B. K., Lewis, F. M. 編，曽根智史，他訳：健康行動と健康教育：理論，研究，実践，医学書院，2006，より作成．

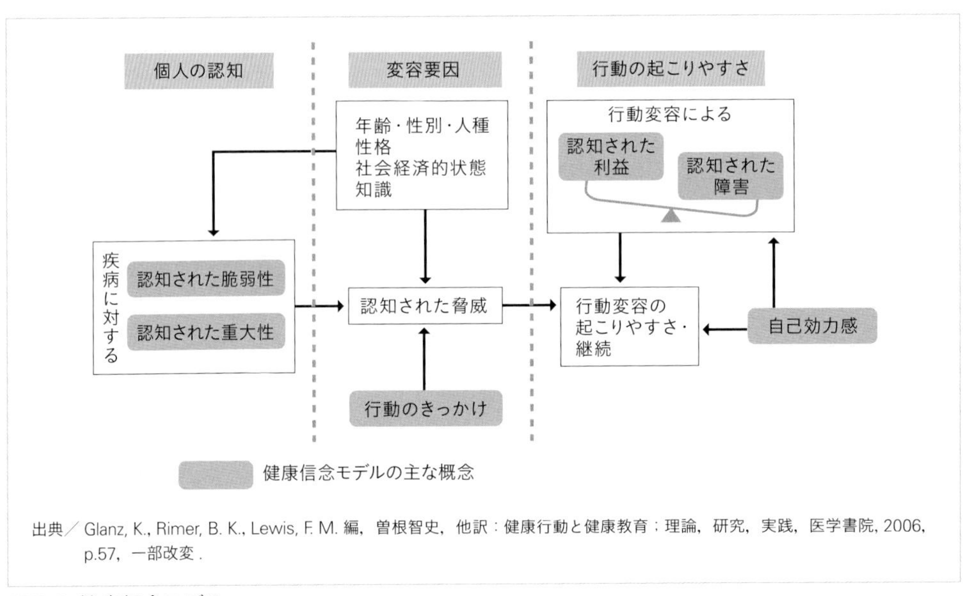

出典／Glanz, K., Rimer, B. K., Lewis, F. M. 編，曽根智史，他訳：健康行動と健康教育：理論，研究，実践，医学書院，2006，p.57，一部改変．

図5-3　健康信念モデル

という自己効力感が高まるようなかかわりが求められる。

4　多理論統合モデル（トランスセオレティカルモデル）

多理論統合モデル（トランスセオレティカルモデル：trans theoretical model）は，喫煙や肥満，運動不足など不健康な習慣的行動を時間的変化でとらえ，様々な既存の理論を統合して有効な介入を示したものである[6]（図5-4）。プロチャスカ（Prochaska）ら[8]は，多理論統合モデルの4つの構成要素として，「変化ステージ」「意思決定のバランス」「自己効力感」「変

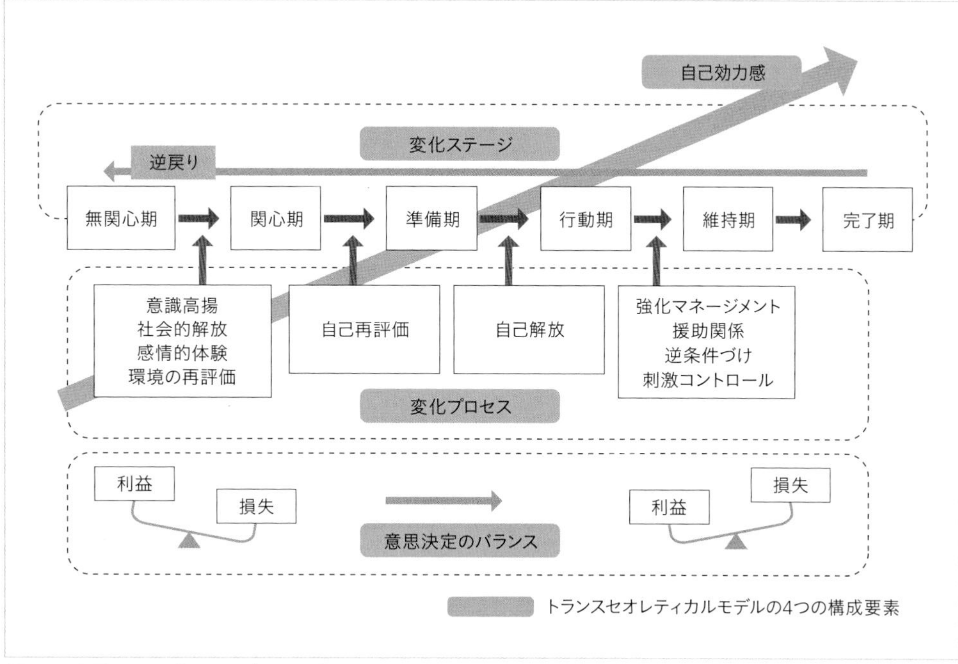

図5-4 トランスセオレティカルモデル

化プロセス」をあげている。

「変化ステージ」は人の行動が変わり，それが維持されるには6つのステージを通ると考える（表5-4）。これらのステージは必ずしも順番に上がるとは限らないし，途中からどこかのステージに入ったり，戻ったり，やりなおしたりすることもある。

「意思決定のバランス」は，変化ステージが低い段階では利益より損失を感じているが，ステージが進むにしたがって，利益をより感じるようになるといわれている。また，「自己効力感」は，変化ステージが進むほど高くなる。

「変化プロセス」は，それぞれの変化ステージが上がる際に有用な介入方法である[6]。変化プロセスには，意識高揚（不健康な行動をしている理由やその行動がもたらす結果などについて認識を高めること）や自己再評価（不健康な行動を行う自分または行わない自分の自己イメージを認知的・感情的に再評価する）といった感じ方や考え方にアプローチするものと，強化マネージ

表5-4 変化ステージの定義

変化ステージ	定義
無関心期	6か月以内に行動を変えるつもりがない時期
関心期	6か月以内に行動を変えるつもりがある時期
準備期	1か月以内に行動を変えるつもりがある時期
行動期	行動を変えて6か月以内の時期
維持期	行動を変えて6か月以上の時期
完了期	逆戻りの心配なく，行動が定着した時期

注：完了期を省略して5つのステージで示されることもある。

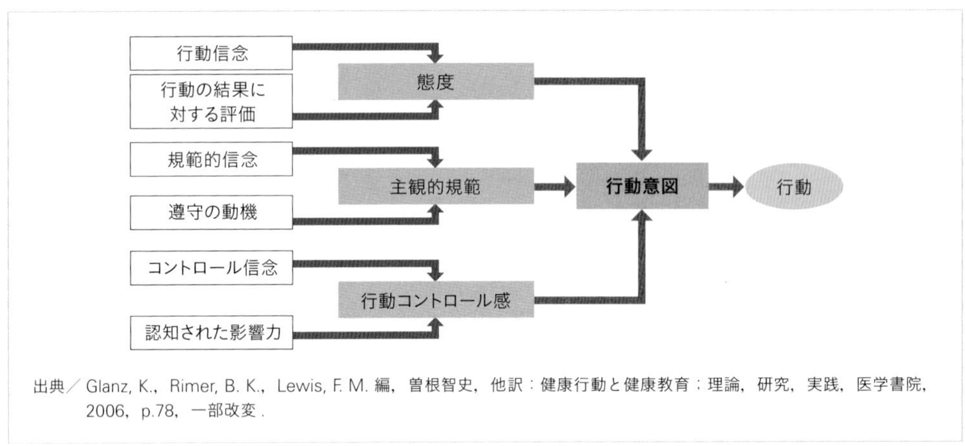

出典／Glanz, K., Rimer, B. K., Lewis, F. M. 編，曽根智史，他訳：健康行動と健康教育：理論，研究，実践，医学書院，2006，p.78，一部改変．

図5-5 計画的行動理論

表5-5 計画的行動理論の概念と内容

概念		内容
行動意図		やる気
態度		行動に対して前向きな気持ち
	行動信念	その行動がある結果をもたらすという信念
	行動の結果に対する評価	その結果に高い価値をおく
主観的規範		行動をとることに対する周囲の期待に従おうとする気持ち
	規範的信念	周囲の人が行動をするべきと思っている
	遵守の動機	その気持ちに従いたい
行動コントロール感		その行動をとることは簡単だと思う気持ち
	コントロール信念	行動に必要な技術や資源をもっている
	認知された影響力	それらが行動を簡単にしてくれる

メント（進歩を自分自身で褒めたり他人から認めてもらったりする）といった行動にアプローチするものがある。変化ステージをアセスメントしたら，変化プロセスをみて介入方法を考えるとよい。

5 計画的行動理論

計画的行動理論は，行動するには行動意図（やる気）が必要であり，行動意図（やる気）が起こるには，「態度」と「主観的規範」と「行動コントロール感」が必要である[6]（図5-5）。それぞれの概念と内容を表5-5に示した。

3. 生活習慣病の予防と早期発見・治療・合併症予防

1 生活習慣病とは

生活習慣病（life-style related disease）は，特に生活習慣要因に着目して「食習慣，運動習慣，休養，喫煙，飲酒などの生活習慣が，その発症・進行に関与する疾患群」[10]と定義されている。疾病（しっぺい）の早期発見・早期治療という二次予防に重点をおいていた「成人病」

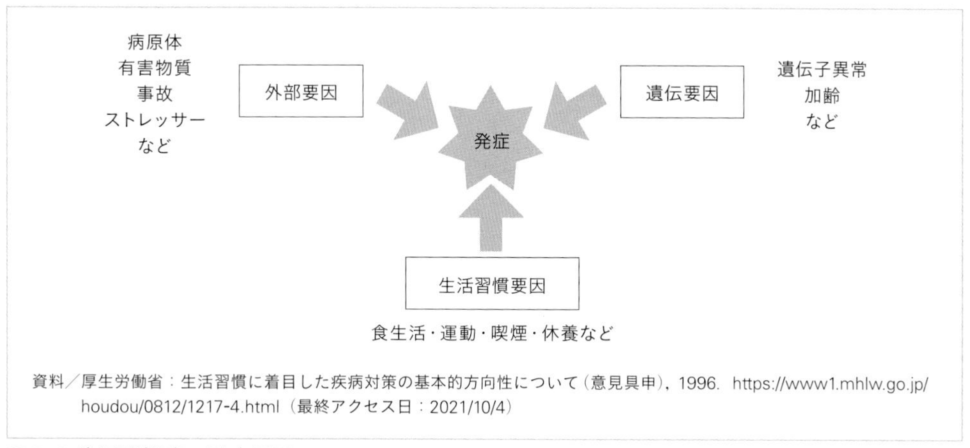

資料／厚生労働省：生活習慣に着目した疾病対策の基本的方向性について（意見具申），1996. https://www1.mhlw.go.jp/houdou/0812/1217-4.html（最終アクセス日：2021/10/4）

図5-6 生活習慣病の発症要因

対策に加えて，生活習慣の改善を目指す一次予防対策を強化するために，1996（平成8）年に当時の厚生省が新たに提唱したものである。

一方，病気の発症や進展には，外部環境要因・遺伝要因・生活習慣要因がそれぞれ深く関連していることが知られている（図5-6）。生活習慣病とはいえ，遺伝要因，外部環境要因の影響は大きいため，生活習慣にのみ原因を関連づけるようにしてはならない。

2 非感染性疾患（NCDs）

生活習慣病は医学用語ではなく，日本においては行政から提唱された疾患群を示す名称である。しかし，これらの疾患群は世界的にも健康を保持・増進するうえで大きな課題となっており，不健康な食事や運動不足，喫煙，過度の飲酒などの原因が共通していることから，生活習慣の改善により予防可能な疾患としてまとめて「**非感染性疾患**（non communicable diseases；NCDs）」と位置づけられている[11]。代表的な疾患は，循環器疾患，がん，糖尿病，慢性閉塞性肺疾患（COPD）であり，高齢化が進んだり，肥満の人が増える社会に向かい，ますますその予防と対策が重要な課題となっている。

WHOは，世界の全死亡の60％以上がNCDsであり，これらを原因とする死亡はますます増えていくと予測しており，この状況を受け，国際看護師協会（ICN），国際助産師協会（ICM），WHOから三者声明が出された（2012年）[12]。この声明には，看護職は好ましい健康アウトカムの達成に向けて人々とコミュニティの力を育てる役割を担うものであり，そのために看護職は十分な教育を受けなければならないし，看護リーダーは政策機関へも積極的関与をして，社会を変えていかなければならないという明確なメッセージが示されている。

3 生活習慣病の予防と各段階における対策

生活習慣病予防は，一次予防（健康づくり），二次予防（疾病の早期発見・早期治療），三次予防（疾病の治療・重症化予防）の３段階に分けられる（図 5-7）。対策は「健康づくり→健康診査→発症予防→重症化予防→合併症重症化予防」と進めることができる。

日本では 2003（平成 15）年に健康増進法が施行された。ここでは「国民は，健康な生活習慣の重要性に対する関心と理解を深め，生涯にわたって，自らの健康状態を自覚すると

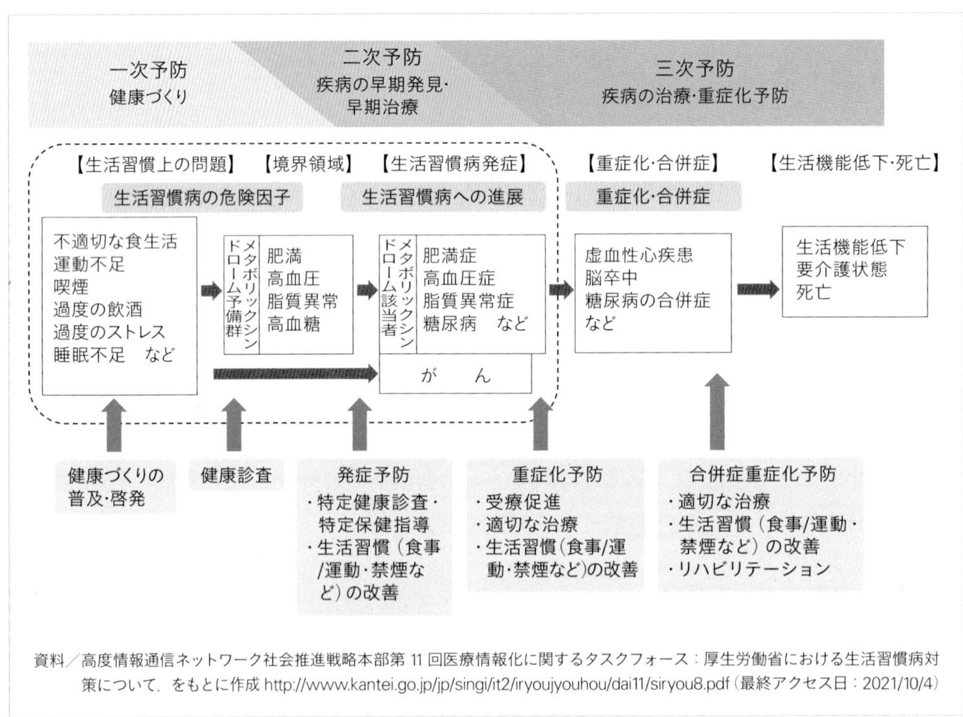

資料／高度情報通信ネットワーク社会推進戦略本部第 11 回医療情報化に関するタスクフォース：厚生労働省における生活習慣病対策について．をもとに作成 http://www.kantei.go.jp/jp/singi/it2/iryoujyouhou/dai11/siryou8.pdf（最終アクセス日：2021/10/4）

図 5-7　生活習慣病予防と各段階における対策

表 5-6　健康日本 21（第 2 次）に掲げられた主要な生活習慣病の発症予防と重症化予防の徹底

	目標項目
がん	❶ 75 歳未満のがんの年齢調整死亡率の減少（10 万人当たり） ❷がん検診の受診率の向上
循環器疾患	❶脳血管疾患・虚血性心疾患の年齢調整死亡率の減少（10 万人当たり） ❷高血圧の改善（収縮期血圧の平均値の低下） ❸脂質異常症の減少 ❹メタボリックシンドロームの該当者および予備群の減少 ❺特定健康診査・特定保健指導の実施率の向上
糖尿病	❶合併症（糖尿病腎症による年間新規透析導入患者数）の減少 ❷治療継続者の割合の増加 ❸血糖コントロール指標におけるコントロール不良者の割合の減少（HbA1c が JDS 値 8.0%〔NGSP 値 8.4%〕以上の者の割合の減少） ❹糖尿病有病者の増加の抑制 ❺メタボリックシンドロームの該当者および予備群の減少（再掲） ❻特定健康診査・特定保健指導の実施率の向上（再掲）
慢性閉塞性肺疾患（COPD）	❶ COPD の認知度の向上

資料／厚生科学審議会地域保健健康増進栄養部会次期国民健康づくり運動プラン策定専門委員会：健康日本 21（第 2 次）の推進に関する参考資料，2012，p.32．https://www.mhlw.go.jp/bunya/kenkou/dl/kenkounippon21_02.pdf（最終アクセス日：2021/10/4）

ともに，健康の増進に努めなければならない」と謳い，国民の責務として健康増進が明記された。これを受けて「21 世紀における国民健康づくり運動（健康日本 21）」が定められた。その後，健康日本 21（第 2 次）が 2012（平成 24）年 7 月に打ち出され[13]，生活習慣病の発症予防と重症化予防の徹底が強調されている。特に，がん，循環器疾患，糖尿病，慢性閉塞性肺疾患（COPD）については，具体的数値目標が示されている（表 5-6）。このような数値目標を設定することは対策を立てるうえで極めて重要であるが，一方，これに向かって一人ひとりが毎日の療養生活をするプロセスはたやすいことではないということを，私たちは理解しなければならない。

ヘルスプロモーションやヘルスリテラシーの理念，健康行動理論を活用して，一次予防から三次予防のどの段階においても，一人ひとりが自分のからだの状態を知り，どのようにすればより健康になれるかを共に考えることが求められる。

Ⅱ　急性期：健康の危機状況への支援

A　急性期にある成人の健康問題をめぐる状況

1. 急性期看護とは

▶ 急性と急性期　「**急性**」とは発病が急で病状の進行が早いことを意味し，「**急性期**」は病状の進行が早い時期を指す。また，「急性期」は病状の進行が早いことに加え，多くの場合，健康レベルが低く，健康状態が回復するか悪化するかが定まらず不安定であり，場合によっては死に至る，もしくは重篤な機能障害を引き起こす時期を表している。

「急性期」と同様に使われる言葉に「**急性状態**」があるが，これは比較的短い期間で危機を脱し健康を回復する場合を示すことが多い状態を表し，そのような点が長期にわたり変化のない病状が続く「慢性状態」と相対する。

「急性期」「慢性期」といった言葉は，疾病になった場合の人間の身体機能の変調が疾病の進行に合わせて，どのような経過をたどるかに焦点をあてた言葉であり，「回復期」や「終末期」も同様の視点から人間の健康状態をとらえた言葉である。

2. 急性状態を引き起こす原因

急性状態は，急性疾患の発症や慢性疾患の急性増悪といった疾病によって引き起こされる場合，または外傷など明確な外的な要因によって引き起こされる場合がある。手術などの身体侵襲を与える医療行為も急性状態を引き起こす外的要因の一つである。また，急性状態を引き起こす要因は一つとは限らず，複数の要因が重なることもある。

▶ **急性疾患の発症**　急性肺炎や急性肝炎，急性心筋梗塞，脳梗塞，胸・腹部大動脈瘤や食道静脈瘤の破裂，劇症肝炎などがある。

▶ **慢性疾患の急性増悪**　慢性閉塞性肺疾患や慢性心不全の急性増悪，喘息の重責発作，糖尿病昏睡などがある。

▶ **外傷，熱傷，中毒などの外的な要因によるもの**　外傷には，交通外傷や転倒・転落などによる頭部から四肢に至るあらゆる部位の外傷による骨折，内臓損傷，神経損傷などが含まれる。また，切創や刺創，銃創も含まれる。

熱傷には，火や熱による熱傷以外に，薬品による化学熱傷，感電や落雷による電撃傷などがある。

中毒には，医薬品や農薬などの化学薬品，フグ毒やキノコなどの自然毒による中毒，急性アルコール中毒，一酸化炭素中毒，急性麻薬中毒などがある。

溺水や誤嚥による窒息などによっても急性状態が引き起こされる。

▶ **侵襲的治療**　開胸術や開腹術など，切開が大きく出血量が多く外界とのバリアの破綻が大きい手術は，生体侵襲が大きい。また，開心術や開頭術といった生命維持に直結する臓器に対する手術は，手術操作が全身状態に与える影響が大きく，重篤な状態になりやすい。

急性期看護と重なる看護の領域

急性期看護と同じく，ケア健康の危機状態にある人々を対象とした看護の領域として，救急看護やクリティカル看護がある。これらの看護の領域は，その対象や内容の重なりがありながらも，それぞれの独自性と専門性を追求している。

救急看護は，救急医療の場において行われる看護であり，救急医療が扱う急病人や事故･災害などで緊急の医療処置や治療が必要とされる人々を対象とした看護である。その特徴としては,時と場所を選ばず突発的に必要とされることや対象の年齢や疾患,重症度を問わないこと，時間的性急さや意識障害患者が多く，患者の情報がごく限られたなかで行われることなどである。展開される場は救命救急センターだけでなく,一般病院の救急外来やプレホスピタルの場にも広がっている。

クリティカルケア看護は，生命危機状態にある患者の看護[1]である。治療の場は限定されておらず，井上は著書のなかでクリティカルケア看護を「あらゆる治療・療養の場，あらゆる病期・病態にある人々に生じた，急激な生命の危機状態に対して，専門性の高い看護ケアを提供することで,生命と生活の質（QOL）の向上を目指す」と定義している[2]。

文献

1)　池松裕子：クリティカルケア看護の基礎；生命危機状態へのアプローチ，メヂカルフレンド社，2003，p.7.
2)　寺町優子：クリティカルケア看護；理論と臨床への応用，日本看護協会出版会，2007，p.2.

3. 急性期の成人患者の特徴

急性期の患者は，疾患もしくは外傷によって身体的危機状況にある。人間の身体的側面，心理的側面，社会的側面は相互に影響し合っているため，身体的危機状況にある場合，心理的・社会的危機状況にも陥るおそれがある。

1　急性期にある成人患者の身体的状況

❶急性状態の原因である疾患もしくは外傷の影響

患者が疾患や外傷によって受ける身体的な影響は，発症した疾患や被った外傷の程度によって異なるが，生命維持機能を有する呼吸と循環を司る臓器である心臓や肺，脳（特に延髄）に障害を受けている場合は，生命の危機に直結する。呼吸や循環の機能に障害を受けた場合，それらの機能を安定させるために行われる治療は，患者の生命維持のためには必須ではあるが，治療そのものによる有害事象や合併症の危険性も高い。

成人期の始まりである青年期は，一般に身体機能が成熟し，安定化する時期であるため，呼吸・循環機能なども安定しており，疾患や外傷から受ける影響からも身体機能は回復しやすい。一方，壮年期，向老期の患者は加齢に伴って身体機能が低下していたり，高血圧や糖尿病などの生活習慣病を既往にもつ人も多くなる。そのため，疾患や受傷により急性状態に陥った場合に，もともと低下している身体機能がさらに低下したり，合併症が引き起こされやすい。

突然の発症や受傷の場合は，患者の身体機能における予備力を十分に把握できないまま，侵襲的治療の実施を判断せざるを得ない場合もあり，突発的な機能不全や合併症の発症にも対応していく必要性がある。たとえば，人工呼吸は非生理的な陽圧呼吸であるため，肺の損傷や呼吸器感染のリスクをもたらす。成人の長年の喫煙や加齢性変化により，気道浄化機能や免疫機能が低下している場合，人工呼吸による肺の損傷や呼吸器感染リスクがさらに高まる。

❷生体侵襲の影響

生体は，多様なシステムを駆使して体内環境を維持する恒常性（ホメオスタシス）の機能を備えている。急性状態を引き起こすような疾患や外傷を生体が受けると，その局所での反応だけでなく，生命を維持するために全身的な生理反応が起こる。これら生体侵襲に対する反応は，急性疾患の発症や外傷，手術など生体が受ける侵襲の原因によらない非特異的な反応である。

侵襲時の基本的な生体反応には，神経・内分泌系反応と免疫系反応がある（図5-8）。

神経・内分泌系反応は，視床下部－下垂体－副腎皮質系の反応と自律神経系の反応が重要な役割を果たし，心拍数や血圧の上昇，高血糖，尿量減少，筋たんぱく・脂肪分解などを引き起こす。

近年明らかになってきた**免疫系反応**であるサイトカイン誘発反応は，障害を受けた局所

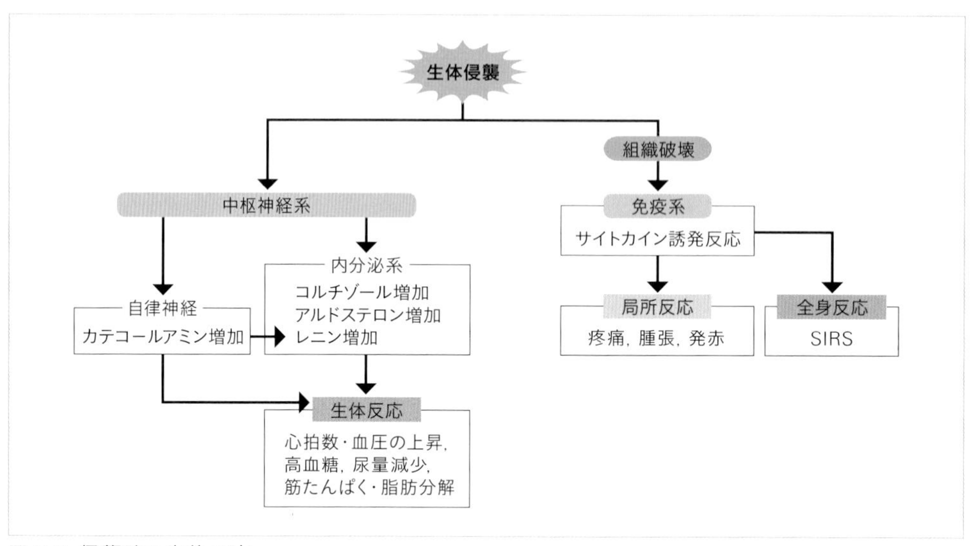

図5-8 侵襲時の生体反応

で産生されたサイトカインによって，局所反応（腫脹，発赤，発熱，疼痛，機能障害）が引き起こされ，障害された組織を修復する反応である。この局所での反応が全身に波及し，全身で炎症反応が起こる状態をSIRS（systemic inflammatory response syndrome；全身性炎症反応症候群）といい，ホメオスタシスが維持できずに多臓器に障害を与えるリスクが高い状態である。

2 急性期にある成人患者の心理社会的状況

❶不安・恐怖

▶ **疾患による不安・恐怖** 急性状態にある患者は，身体状況の急激な変化や，受ける治療，それらによる苦痛などによって，程度の差はあるが多くの人が不安や恐怖を感じている。その内容は，死や重篤な障害に対する不安や，身体侵襲のある治療への恐怖が多いが，漠然とした不安状態から強い恐怖に至るまで，その程度は様々である。

それらの不安や恐怖のため，急性状態にある患者は，自らのおかれている状態を確認したり，冷静に判断したりすることが困難な場合が多い。

▶ **意識状態による増強** さらに，全身状態の悪化や薬物により意識の低下があったり，突然のからだの変化や治療や処置に対して精神的な準備がまったくない状態であることなどから，自分のおかれた状況を十分に認識・評価できないため不安や恐怖が増強される。

▶ **環境による要因** なじみのない治療の場も，患者の不安や恐怖を増強させる要因である。見慣れぬ医療機器に囲まれ，機械音や医療者の声や足音が聞こえ，プライバシーが保たれない環境では，すべてのことが患者にとってはなじみがなく，成り行きが予測できないために不安や恐怖が増強する。

また，突然の発症の場合，自分の治療を委ねる医療者が信頼できるかどうかを判断する材料がないまま，自分の命にかかわる治療を受け入れざるを得ない状況におかれ，不安は非常に強くなる。

▶**機能障害による影響の認識**　特に成人の場合，引き起こされる機能障害の範囲や程度にかかわらず，その障害により社会的役割や地位を脅かされるかもしれないと認識されると，不安が増強する。たとえば手指切断は，生命の危機のリスクは少ないが，手指を使う職業であるピアニストなどの成人であれば，社会的な地位の脅かしと認識され，不安が増強し，その不安に対処できない場合には危機が引き起こされる。

❷怒り

危険にさらされている，あるいは思いどおりにならないといった出来事や事柄，あるいはそれにかかわる人に対して生じる強い負の感情を怒りという。自分に起こった病気や事故，それらによって引き起こされた障害などが理不尽に感じられ，怒りを自分以外の対象に向けることで，自己を守っているともいえる。

成人患者が突然の発症や外傷によって，それまでの自律的な生活から急性状況におかれると，症状や病状，治療や処置によって自由が奪われ，日常生活行動でさえも自分の思うとおりに実施できないことに対していら立ちを感じやすい。

急性状態にある人は関心の幅が狭まり，自己中心性が増大するために退行的依存行動を起こしやすくなり，怒りをコントロールすることが難しく，本来の怒りの対象でなく，身近な人や医療者に怒りが向けられることもある。

❸抑うつ状態

抑うつ状態は，不安と並んで急性期にある患者に多くみられる心理状態であり，気分の落ち込みや感情表出の減少，気力や活力あるいは活動量の低下などが認められる心理的状態である。気力や活力が減退し，精神活動が低下している抑うつ状態は，エネルギーを消耗して疲労状態にある急性期患者にとって，自分の身を守るための反応ともいえる。

しかし，急性状態においてよくある耐え難い苦痛や死が身近に迫る感覚，患者自身が重要と認識しているからだの一部や機能（たとえば乳房・子宮・陰茎など性や生殖に関する臓器，発声機能，運動機能など）の喪失などを原因とする危機状態から回復できないような場合，抑うつ状態が長引き，さらなる健康問題が生じる場合もある。

❹不穏，興奮

不穏，興奮とは，過剰な精神運動興奮によって引き起こされる非合理的な動作のことをいい，ベッドから降りようとする，気管チューブやカテーテル類を引っぱる，医療スタッフに暴力をふるうなどの行動を繰り返す状態として観察されることが多い。

「日本版・集中治療室における成人重症患者に対する痛み・不穏・せん妄管理のための臨床ガイドライン」（以下「J-PAD ガイドライン」と略す）[15] では，不穏の原因として痛み，せん妄，低酸素血症，低血糖，低血圧，アルコールおよびその他の薬物の離脱症状などをあげ，原因に応じて迅速に対応することが推奨されている。

❺せん妄

せん妄とは，急性に発症し，意識，注意，知覚の障害が出現し，日内変動を示す可逆的な認知過程の障害を示す症候群である。脳疾患や脳の機能を低下させる身体疾患，薬物による有害事象などの身体的（器質的）な原因が存在しており，高齢，認知症，男性などの背景因子，入院やICU，身体拘束，活動制限，疼痛（とうつう），過剰な鎮静（ちんせい）などの促進因子が存在することで，せん妄が発症しやすくなる。

せん妄の臨床症状としては，真夜中に朝だと思ったり，病院でなく家にいると思ったりなど時間や場所についての失見当識（しつけんとうしき）が現れたり，いつ入院したのかがわからないなどの記憶欠損がある。また，天井の模様が虫に見えるなどの錯視や，いないはずの人が見えるなどの幻視が現れることがあり，そこから妄想などが生じることもある。興奮したり，暴力をふるったり，そわそわして落ち着かなかったりする**活発型せん妄**だけでなく，活動性が低下し，話しかけても反応しなかったり，傾眠になる**不活発型せん妄**もある。さらに，活発型と不活発型の両者が混合する**混合型せん妄**もみられる。そこで，「J-PAD ガイドライン」では Confusion Assessment Method for the Intensive Care Unit（CAM-ICU：ICU のためのせん妄評価法）などの評価ツールを用いてせん妄を評価することが推奨され，せん妄の予防として鎮静を減らし早期リハビリテーションを実施することを推奨している[15]。

❻ストレスコーピング

急性期にある患者が，自らが置かれている急性状態を危害あるいは脅威（きょうい），挑戦と意味づけることは容易に理解できる。したがって，急性期患者の多くはストレスにさらされているといってよいであろう。

ストレスにさらされていても，状況に応じてうまく自分をコントロールできる場合は，効果的なコーピング（対処行動）が可能であるが，急性期にある患者はその身体状況から感覚・知覚機能が低下しているなど，通常の認知的評価が難しい場合が多い。また，普段では経験しない治療的環境におかれているため，知識や経験を生かすことが困難で，コーピングに活用できる資源は少なく，有効なコーピングがとれないことも多い。

4. 急性期の成人患者をもつ家族の特徴

患者と家族のこれまでの関係性により，患者が急性状態に陥った際に受ける家族の衝撃の程度や内容は異なる。たとえば家庭内役割を分担してきた夫婦の関係，成人した息子と彼を育て上げた両親の関係である場合もある。しかし，一般的に，患者が突然急性状態に陥った場合，患者の家族は大きな衝撃を受ける。患者を失うかもしれないという恐怖心は家族を大きく動揺させる。

患者の病状を説明される場合も，上記のような動揺，混乱の状況にあり，医療者からの説明を十分理解できない家族もいる。また，医療者に「大丈夫ですよね。助かりますよね」など，患者の無事を保証してもらうことを求める言動がみられる。しかし，看護師は患者の生命を保証する言葉を安易に口にするのではなく，家族の力を信じて，家族のそばに寄り添い，事実に基づいた必要な情報を家族が理解できるように支援する。

集中治療の場で見慣れない機器類に囲まれた患者の姿は，家族に無力感を抱かせる。その場合，家族は患者に声をかけたり，触れたりすることにも恐怖心を感じることが多い。家族間のコミュニケーションを取り戻すことができると，その恐怖心は取り除かれ，家族は癒され，家族がもつ力を発揮できるようになる。

B 急性期にある成人患者への治療と看護

1. 急性期にある成人患者への治療

1 ICU（集中治療部）

重症患者においては，24時間継続した集中的な治療・管理が必要とされ，そのような治療・看護が行われている主な場として，ICU（intensive care unit；集中治療部）がある。欧米において，術後回復室や呼吸不全治療室，不整脈集中監視室などが発展し，また，患者を診療科別に分けずに患者の重症度と看護の必要度により病棟を分けるprogressive patient care（PPC）という考え方によりICUが誕生した。

▶ICUの環境　ICUでは呼吸・循環機能，そのほかの臓器機能を補い管理し，その患者の状態を把握するなどのために，多くの医療機器が使用されている。また，緊急にICUの場で侵襲（しんしゅう）的な処置を行うことができるように，無影灯が設置されていたり，ベッドのヘッドボードが取り外せるようになっていたりする。

ICUは24時間をとおしての観察の必要性から，間仕切りのないオープンなスペースとなっている場合が多い。そのため他者からの視線を遮（さえぎ）ってプライベートな空間をつくるにはカーテンやスクリーンを利用するが，当然ながら音を遮断することはできないため，機器の作動音やアラーム音，医療者の話し声や足音に，患者はさらされている。

▶多職種によるチーム医療　ICUは病院の中央部門に位置し，病院内のすべての診療科の医師が出入りし，一人の患者の診療に複数の診療科の医師が当たることも多い。さらに，薬剤師や臨床工学技士が専属で常駐するICUも多く，多くの職種がチームを組んで患者の治療にあたり，チームがうまく機能するために看護師がリーダーシップをとることもある。

2 手術療法

急性状態に陥った患者に対し，その治療として緊急手術を行う場合と，手術侵襲（しんしゅう）をできるだけ小さくするように準備がなされたうえで予定手術を行う場合がある。

▶緊急手術　緊急手術は，生命や機能喪失への危険が迫っている状況で行われる場合が多いため，当然，強い不安が生じやすい。また，手術のメリットとデメリットについて十分に患者自身が吟味する時間，能力に制約がある場合も多く，インフォームドコンセントが困難なこともある。身体面においても，手術侵襲（しんしゅう）や麻酔侵襲に各臓器が耐えられるか否かの諸検査を十分に行う時間がとれなかったり，麻酔導入時の誤嚥（ごえん）を予防するための絶食や腸内容物による術野の汚染を予防するための腸管洗浄など，手術リスクを減らすための身体的準備が行えなかったりするため，緊急手術は予定手術よりリスクが高い。

▶ **予定手術**　予定手術の場合は，手術侵襲を最小限にするための準備や術前検査によって最も適切と考えられる術式や術後管理方法が選択されるが，手術操作や麻酔により大きな身体的侵襲を受けることには変わりなく，人為的に引き起こされた侵襲から患者が回復できるようなケアが重要である。

▶ **術前の援助**　入院日数の短縮化に伴い，手術や麻酔の適否や方法を決めるための術前検査が外来で行われるようになり，手術前の入院期間は短くなっている。外来の時点で術前オリエンテーションを開始し，患者が術後の経過を理解して，落ち着いて手術が迎えられ，術後合併症の予防行動をとれるように支援する。

▶ **術後の援助**　手術を終えた患者は，麻酔から覚醒（かくせい）したばかりで傾眠状態であったとしても，最大の気がかりである手術の成否を医師からなるべく早期に伝えられる必要がある。また，術後は創部痛や長時間の同一姿勢による腰背部（ようはいぶ）痛，術中の体位による関節痛，ルート類による拘束感など，様々な苦痛がある。痛みは呼吸を浅くし，体動を制限してしまうなど回復に悪影響を及ぼす。疼痛（とうつう）の程度を把握し，鎮痛薬を適応すべきかどうかの判断を行い，医師と相談し，適切に鎮痛薬を使用できるようにする。また，安楽な体位の工夫やマッサージ，ルート類の位置を調整するなど不快感や苦痛を減らすように援助する。

術後の主な合併症としては，呼吸器合併症，循環器合併症，術後出血，術後イレウス，術後感染，縫合（ほうごう）不全，深部静脈血栓症などがあげられる。看護師は，それぞれの合併症を早期に発見するための観察，予防のための援助を行う。術後の必要以上の安静は呼吸器合併症や術後イレウス，深部静脈血栓などの合併症リスクを高めるため，患者が早期に離床して活動が開始できるように支援する。

▶ **日帰り手術**　日帰り手術とは，入院したその日に手術を受け，手術当日もしくは翌日に退院できる手術を指す。以前は局所麻酔下による小手術などが対象であったが，近年では全身麻酔下でのヘルニア手術や胆石手術なども多く行われている。

日帰り手術は，術前，術後を在宅で過ごすため，術前の心身の準備，術後のモニタリング，症状管理を患者と家族が担（にな）うこととなる。そのため，患者と家族のセルフケア能力を高めるための教育的支援が非常に重要となる。また，電話での問い合わせに24時間対応できる，電話で患者の状態を確認できる，などの体制が必要である。

▶ **患者の意思決定**　リスクの高い手術や機能障害を伴う手術を勧められたとき，患者の多くは心理的危機状態に陥る。患者は心理的危機状態のなか，適切に情報を理解し手術を受けるか否かを自ら判断し，納得したうえで意思決定を行う必要がある。近年の在院日数短縮化の流れを受け，手術適応についての医師の説明が外来で実施されるようになり，外来が手術に関する意思決定支援の中心的な場になっている。

3 救急医療

急病や事故，災害，または慢性疾患の急性増悪（ぞうあく）といった原因で健康状態が急激に悪化した人々に対して，緊急に何かしらの医療行為を行うことを**救急医療**という。したがって，救急医療施設だけでなく，一般病棟や外来，診療所も救急医療の場となる。また，在宅や学校，企業などあらゆる場所で救急患者が発生する可能性があり，健康管理を担う医療スタッフが対応するだけでなく，その場に居合わせた人が救急処置を行う場合もある。

▶ **救急医療機関** 救急医療機関としては，傷病者の重症度に応じて，初期（一次），二次，三次の救急医療機関があり，これらの救急医療体制は都道府県が作成する医療計画に基づき整備が進められている。第三次救急医療機関は，緊急性・専門性の高い脳卒中や急性心筋梗塞など，重症外傷などの複数の診療科領域にわたる疾病など，幅広い疾患に対応して，高度な専門的医療を総合的に実施すること，その他の医療機関では対応できない重篤患者への医療を担当し，地域の救急患者を最終的に受け入れること，救急救命士などへのメディカルコントロールや，救急医療従事者への教育を行う拠点となることが求められている[16)]。

▶ **救急患者と自己決定** 救急患者は突然の発症や受傷に動揺，混乱している場合が多く，患者が安心できる対応が必要である。そのためには，まず身体的な苦痛症状の訴えを医療者がしっかりと受け止め，可能な限り苦痛を緩和し，患者が適切な診療を受けていると感じられることが重要である。また，救急の場においても看護師は可能な限り患者の自己決定を支援するが，患者が治療や処置を十分に理解して考える時間が限られる，もしくはその能力が低下しているため，治療や処置の実施を医療者の判断に委ねざるをえない状況が起こり得る。たとえば手足の切断などの，患者のその後の人生に大きな影響を与える医療行為の実施判断など，医療者に心理的負荷がかかることもある。

2. 急性期にある成人患者への看護

1 生命の維持

急性状態においては，生命維持に直結する呼吸・循環機能を維持するために治療が適切に行われているかどうか確認し，管理することが看護師に求められる。また，突然の呼吸停止や心停止の際に心肺脳蘇生などの救命処置がスムーズに行われる必要があり，心肺蘇生の手技が確実に実施できるだけでなく，薬剤や機材をいつでも使用できるように準備しておくことや，急変時に人員をどのように確保するのかをマニュアル化しておくことも必要である。心肺蘇生には，心停止などに遭遇した場合に，その場に居合わせた人が緊急に行うべき一次救命処置（basic life support；BLS）と，一次救命処置に引き続き医療従事者によって行われる二次救命処置（advanced life support；ALS）がある。

2　安全な治療実施を援助する

急性状態にある重症患者は，様々な経路から多くの薬物が使用され，多くの医療機器も使用される。薬物や治療機器の使用には事故が発生するリスクが伴う。重症患者は予備力が低下しているだけでなく，呼吸・循環動態に直接作用する薬物や医療機器を使用しているために，いったん事故が起こると患者の生命や病状に大きな影響を与える。たとえばカテコラミン製剤の持続点滴によって心拍出量を維持している患者では，カテコラミン流入量のわずかな変化が患者の循環動態に大きな影響を与える。また，患者の状態が刻一刻と変化しているなかでは，観察を怠ることは事故に直結する。

治療の指示を出すのは医師であるが，その多くを実施するのは看護師である。そのため，医師の指示を正確に理解し，実施することはもちろんのこと，患者の状態の変化をとらえ，医師からあらかじめ出された指示が，実施する時点で適切であるかどうかを，そのつど判断する必要がある。そのためには，看護師はその治療の効果や作用，副作用を理解し，患者の状態を正しくアセスメントする能力が求められる。

3　呼吸機能の維持

呼吸とは，気道を経て肺胞内に空気を取り入れ，細胞内で酸素を使ってエネルギー生成を行うまでの一連の過程であり，生命維持の基本的機能である。呼吸機能の停止は生命の危機に直結し，呼吸機能障害による呼吸困難感は人に死の恐怖と不安をもたらす。

呼吸機能の低下は生命の危機に直結するため，呼吸機能を担(にな)う臓器の障害が改善するまで，呼吸機能を部分的・全面的に代替する方法として，酸素療法や人工気道の確保，人工呼吸器や人工肺が使用される。患者がもつ呼吸機能の改善を待って，それら呼吸機能を代替する方法からスムーズな離脱を支援するケアが必要である。また，精神的・身体的安静により酸素消費を減らし，回復のために酸素が十分活用できるようにする。

▶ **人工気道の確保**　人工気道には，気管挿管や気管切開などがあり，これらを導入する処置は予定して行われるが，救急やICUの場で急激な呼吸機能の変調により予定外に行われることも少なくない。これらの処置がスムーズに行われない場合は，低酸素状態が続くなどのリスクが高くなる。看護師は必要な器具をそろえ，気管チューブが挿入しやすい体位を患者にとらせるなどの準備を行い，短時間で安全に処置が行われるように介助する。

処置時の苦痛の軽減のために，一時的に薬剤で鎮静(ちんせい)を図られることが多く，意識回復時に気道内の異物感や失声の状態に気づき，患者がパニックを起こすことがある。したがって，呼吸状態の管理だけでなく，意識・精神状態も含めた観察を行い，患者の不安や興奮を軽減して呼吸を整える援助を行う。

▶ **人工呼吸器装着中の患者の看護**　人工呼吸器は患者のガス交換を維持し，呼吸仕事量を減らすために，換気を部分的もしくは完全に補助する。また，人工呼吸器の使用により呼吸困難感を緩和する。

しかし，人工呼吸は生理的な胸腔内陰圧が消失し，陽圧換気となるため，静脈環流減少や肺の圧外傷などの悪影響が起こり得る。機械トラブルやミスが生じることもあるため，看護師は人工呼吸器に関する知識と技術を習得し，合併症やトラブルの予防と早期発見に努め，合併症やトラブル発生時に対応する。また，生命の維持に直結する呼吸を機械にゆだねていることによる恐怖や不安，機械の装着による拘束感，声によるコミュニケーションができないことなど，患者の身体面のみでなく心理・社会面にも大きな影響を与えることを理解し，援助する。

4 循環機能の維持

▶ **ショック** 身体の各臓器への血流が滞ると各臓器で酸素欠乏が起こり，各臓器を構成する細胞が損傷を受け臓器障害を引き起こす。循環機能の低下が著しく，臓器や組織への血流・酸素の供給と需要のバランスがくずれた状態がショックである。

ショックの症状としては，低血圧，頻脈，頻呼吸，乏尿，意識障害，混乱，不穏などがみられるが，ショックは原因によって症状の出方が異なる。心筋梗塞などの心機能の急激な低下によって生じる**心原性ショック**，大量出血などによる**循環血液量減少性ショック**，肺血栓塞栓症など血管の閉塞によって生じる**閉塞性ショック**，敗血症やアナフィラキシーショックなどによる**血液分布異常性ショック**がある。

心原性ショック，循環血液量減少性ショック，閉塞性ショックは，低血圧がみられ，乏尿で示される心拍出量の低下があり，末梢冷感もみられる。血液分布異常性ショックは，心拍出量は必ずしも低下せず，末梢冷感もみられないため，ウォームショック（warm shock）といわれる。

ショック状態が持続すると死亡率が急激に上昇するため，初期段階から酸素や輸液の投与を開始しながら，原因検索して速やかに対処する。

▶ **心機能障害** 心臓は，調和のとれた律動で心筋を収縮させ，弁膜により血流に方向性を与えることで，全身へ血流を送るポンプ機能を果たしている。そのため，心筋の収縮力が低下する心筋梗塞や，血液の逆流を引き起こす弁不全，心収縮リズムを狂わせる不整脈は，心拍出量の減少，全身性の循環機能低下を引き起こす。心拍出量の減少は，その程度によって，失神や心不全，心原性ショック，急死などが引き起こされる。

心不全は心臓の収縮性が低下し，各臓器に必要な血液が送れなくなった状態である。左心不全では，左心より先の全身への血流が減少し，左心より手前に位置する肺にうっ血が起こり，呼吸困難が生じる。右心不全では，右心より手前の静脈系にうっ血が起こり，肝脾腫大や全身うっ血が起こる。左心不全も右心不全も最終的には両心不全が起こり，その場合は両者の合併した症状がみられる。

▶ **循環機能を維持するための看護** 循環機能が低下すると各臓器で酸素欠乏が生じ，臓器障害が引き起こされる。そのため，少ない心拍出量であっても，全身へできるだけ多くの酸素供給がなされるように，循環機能の低下を補塡するための酸素投与が行われる。経鼻カニューレやベンチュリーマスクを使用するか，重症になると気管挿管や人工呼吸器が装着される。それぞれの方法による酸素投与が効果的かつ安全に行われるように管理する。

また，消費する酸素を減らし，臓器障害を防ぐといった観点から，安静の保持が非常に有効な場合がある。安静とは，体動の制限，仰臥位姿勢，精神面での安静などを意味し，体動による循環，重力に抵抗した循環，交感神経への刺激などによる酸素消費量を抑えることで，脳などの重要臓器に必要な循環血液量を確保すること，心臓の過負荷を防止することを目的としている。

しかし，安静自体が腰背部痛や精神的苦痛を生じさせ，逆に心負荷となる可能性もあり，不必要な制限がないか常に検討する必要がある。

循環機能を担う心臓の機能を補助もしくは代行する方法として，大動脈内バルーンパンピング*（IABP）や経皮的心肺補助法*（PCPS），一時的ペーシング*などの方法がとられる場合があるが，いずれも循環機能に影響を与え，生命の危機を左右する合併症が生じるリスクがあるため，循環動態を十分に把握しながら実施することが必要である。

5 意識障害の評価

意識障害とは，自分を正しく認識し周囲の状況に反応する機能が正常に保たれなくなっている状態である。急性状態にある人は，傷病によって意識障害が引き起こされたり，手術中の麻酔など治療の一環として意識が障害されることがある。

意識障害を引き起こす主な原因は頭部外傷や脳血管障害（脳出血，脳梗塞など）といった脳の病変，低酸素血症や尿毒症，糖尿病昏睡，肝性昏睡などの脳代謝障害，ヒステリーや統合失調症などの心因性の要因がある。脳・神経は意識だけでなく，呼吸中枢や運動中枢の機能や感覚・運動機能など多くの機能を担っているため，意識障害を呈している患者については運動機能などの障害の有無についても同時にアセスメントする。

意識障害の初期や低下の程度が軽度の場合は，傾眠がちであったり，話のつじつまが合わない，同じ話を繰り返すことなどがみられ，障害が進むと混迷，昏睡などの状態となる。グラスゴーコーマスケール（Glasgow Coma Scale；GCS）やジャパンコーマスケール（Japan Coma Scale；JCS）といった意識障害の評価スケールが臨床では活用されており，意識レベルの経時的変化をとらえるのに有効である。

＊大動脈内バルーンパンピング（intra-aortic balloon pump；IABP）：専用のバルーン付きカテーテルを大腿動脈から挿入，胸部下行大動脈内に留置して，低下した左心機能を補助し回復を図る補助循環法。

＊経皮的心肺補助法（percutaneous cardiopulmonary support；PCPS）：一般的に遠心ポンプと膜型人工心肺を用いた人工心肺装置により，大腿動静脈経由で心肺補助を行うもので，重症心不全時や緊急心肺蘇生時に使用されている。

＊一時的ペーシング：経静脈的もしくは開胸術時に電極カテーテルを挿入し，心房または心室腔内の肉柱に楔入させ，体外のペースメーカーから電気刺激を送る。

6 苦痛の緩和

急性状態にある患者は，呼吸困難や全身倦怠感，発熱，不眠，チューブやラインによる拘束感，長時間の臥床による腰背部痛などの身体的苦痛を感じやすい。また，手術後の患者であれば，創の大きさや深さ，部位がその痛みの種類や程度に大きくかかわってくる。痛みによって引き起こされるストレス反応は細動脈血管収縮を引き起こし，組織還流を低下させ，創傷治癒を遅らせるだけでなく，免疫機能を担うT細胞や好中球の働きを低下させる。

急性状態にある患者はコミュニケーションが十分にとれないことにより，適切に身体的苦痛がアセスメントされず十分に対処されにくい。看護師は視覚的なペインスケールを用いたり，忍耐強く患者と意思疎通を図ることで，患者の苦痛の原因が何で，どの程度なのかを継続的に把握して，苦痛を取り去る対処を続ける。ICUでは鎮痛薬として麻薬（フェンタニル，モルヒネ塩酸塩）と非ステロイド性抗炎症薬（nonsteroidal anti-inflammatory drugs；NSAIDs）がよく使用される。

非薬物療法としては，体位の工夫やマッサージ，温罨法，冷罨法も苦痛の緩和に効果的であり，疼痛の原因や種類，程度をアセスメントし，薬物療法と非薬物療法を組み合わせて緩和*する。

7 合併症予防

▶ **治療による合併症の予防** 急性状態にある患者は，医学的な治療なしでは生体機能の安定を維持できない状態であり，医療的処置が必須である。しかし，効果の高い治療であっても合併症や治療に伴う有害事象の危険性がある。

たとえば人工呼吸器関連肺炎*（VAP）は，気管挿管されている気管チューブを伝わって口腔内の病原微生物が気管内に流入したり，胃内容物の逆流による誤嚥により発症すると考えられている。予防としては，ベッドの頭部を起こすこと，気管チューブのカフ脇からの流れ込みを防止すること，口腔ケアを行うこと，痰の吸引時に清潔操作で行うことなどがあり，VAPの予防に看護師が果たす役割は大きい。

▶ **安静による合併症の予防** 急性状態にある患者は，疾患や外傷により身体活動が制限され，治療の目的で安静が強いられる。また，余分なエネルギー消費を抑え，回復のためのエネルギーを確保するため，運動が制限される。しかし，あらゆる臓器は使用され適度な負荷がかかることで機能が維持されている。そのため，長期の活動や運動の停止は，

＊薬物療法と非薬物療法を組み合わせて緩和：米国集中治療医学会による「ICU成人患者の痛み・不穏・せん妄管理のための診療ガイドライン」（Clinical Practice Guidelines for the Management of Pain, Agitation, and Delirium in Adult Patients in the Intensive Care Unit）では，早期の鎮痛対応を行い，過鎮静を防ぎ，せん妄リスクの高い薬剤を避け，早期離床と睡眠促進を戦略的に進めていくことの重要性を示している。

＊人工呼吸器関連肺炎（ventilator-associated pneumonia：VAP）：気管挿管により人工呼吸開始48時間以降に発症した肺炎。

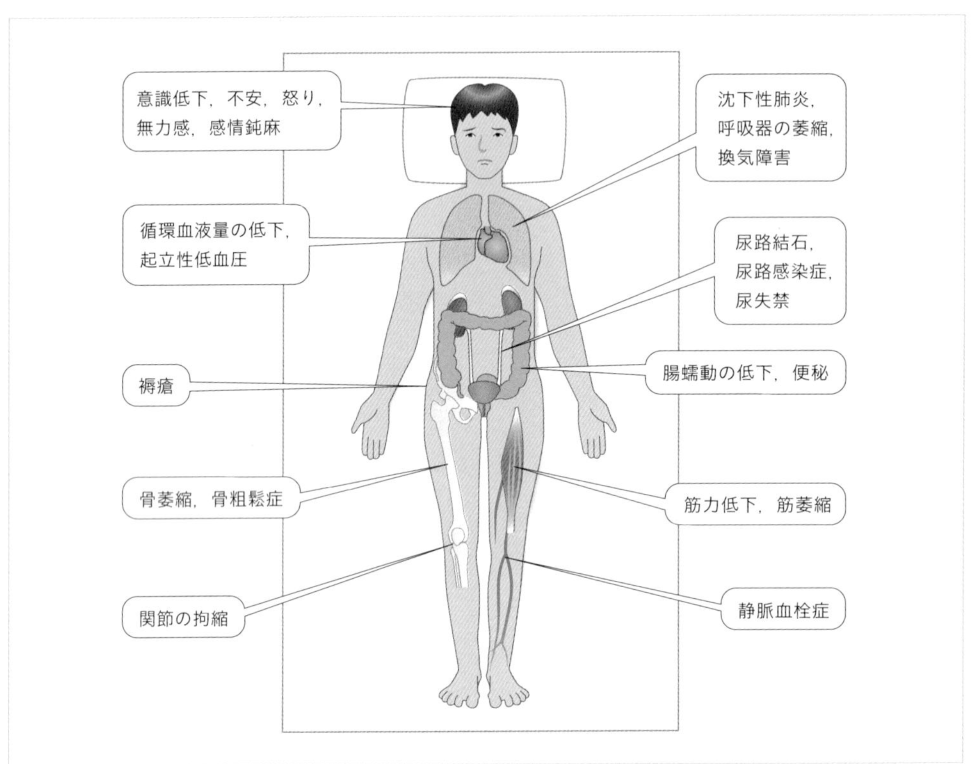

図 5-9 安静による弊害（廃用症候群）

筋力の低下だけでなく，様々な臓器や器官の機能低下を招き，疾患が治癒（ちゆ）し救命できたとしても，患者の QOL を低下させる危険性がある。

安静による弊害としての廃用（はいよう）症候群には，筋萎縮（いしゅく），骨萎縮，関節拘縮（こうしゅく），褥瘡（じょくそう），静脈血栓症といった局所的な症状と，心肺機能低下，起立性低血圧，消化器機能低下といった全身的な症状，意欲低下や感情の鈍麻（どんま）といった精神的な症状がある（図 5-9）。

安静による弊害を減らすためには，治療上必要な安静の程度を見極め，その範囲内で生体の機能を最大限維持・増進できるように援助する。循環動態や呼吸状態をモニタリングしながら，人工呼吸器や各種チューブ類の固定を確認したうえで，臥床（がしょう）患者への体位変換や他動運動，ベッドのギャッチアップ，起座位など，身体活動を拡大し，患者の自立した日常生活への復帰を目指す。

8 感染予防対策

感染の広がりを防止するうえで最も重要なのは，医療従事者の手洗いである。迅速（じんそく）な手指消毒が必要な場合は，アルコール含有手指消毒薬を使用する。血液・体液・排泄物に触れる場合，損傷のある皮膚や汚染器材に接触する場合はディスポーザブル手袋を着用する。看護師の手指が媒介経路とならないよう，手袋は患者ごとに，また，不潔操作と清潔操作の間で交換する。

急性状態にある患者は，侵襲による免疫能の低下，ドレーンやカテーテルの挿入による感染経路の多さから，感染のリスクが高い。抗菌薬の使用によって常在菌叢が変化することなどにより，防御機能がさらに低下しており，感染症が重症化しやすい。

▶ **口腔ケア**　急性期にある患者は絶食や経口挿管などの影響により，唾液の分泌低下があるため口腔内の自浄作用が低下しており，粘膜損傷も起こしやすい。不快感の除去，口腔内の細菌数を減少させるためにも，口腔ケアは毎日行われる必要がある。歯垢や舌苔の除去には歯ブラシが最も適しているが，患者の口腔粘膜の傷つきやすさなどから綿棒や口腔ケア用のスポンジブラシを使用することも考慮するなど，個々の患者に合った方法を検討する。

人工呼吸器関連肺炎（VAP）の予防のためにも人工呼吸中の患者に口腔ケアを実施する。しかし，気管挿管をしている場合，洗浄液の気管への流れ込みや気管チューブはずれなどのリスクが伴う。気管チューブのカフ圧を高めにし洗浄液が気管内に流れ込むことを防ぎ，洗浄液を吸引しながら行う，気管チューブの挿入位置の確認を行うなど，リスクを回避する方法で口腔ケアを行う。

9　日常生活支援

❶栄養管理

急性期には，侵襲に対する防御や損傷した組織修復のためにエネルギー需要は亢進する。したがって，栄養補給が適切でないと，たんぱく異化などが進み，身体構成成分が大量に消費されてしまう。その結果，創傷治癒遅延，免疫能の低下，貧血などが生じ，心身の回復に悪影響を与える。

急性状態にある患者の多くは経口摂取だけでは必要な栄養がまかなえず，中心静脈栄養や経管栄養が用いられることがある。中心静脈栄養では，水分や電解質の投与量を厳密に管理でき，糖質や脂質，アミノ酸などの組成も管理できるため，患者の心臓，腎臓，肝臓などの機能に即して調整ができる。しかし，長期にわたって経静脈栄養を行うことは，消化管の機能低下や消化管粘膜の萎縮だけでなく，敗血症や多臓器障害の一因である腸内細菌の異常やバクテリアル・トランスロケーション*を引き起こす。したがって，できるだけ早く経管栄養，さらに経口摂取に移行することが望ましい。患者の好みを取り入れるなど食欲を増進させる工夫を行い，食事をとる姿勢や動作による疲労を最小限にするなどして，経口摂取量を増やせるように支援する。

❷清潔の保持

急性状態にある患者は，その病状や治療によりセルフケア能力が著しく低下している。

***バクテリアル・トランスロケーション**：熱傷，出血性ショック，腸閉塞，中心静脈栄養，抗菌薬投与，長期の経静脈栄養による消化管上皮の萎縮などにより，通常腸管に常在する細菌が腸管を超えて生体内へ侵入する現象。バクテリアル・トランスロケーションにより生じる細菌の血中への流入は敗血症の原因となり，致死的になる場合がある。現在のところ，最も効果のある予防法とは経腸栄養を早期に開始することである。

しかし，発汗や創部からの血液や滲出液，ベッド上での排泄などにより，皮膚は汚れやすく，ガーゼやチューブ類の固定，浮腫や湿潤により皮膚が脆弱になっている。褥瘡のリスクも高く，感染の機会も増える。したがって，清潔の保持は確実に行うべき必要なケアである。

また，皮膚を清潔にするための清拭や部分浴による皮膚への刺激は，患者に心地よさを感じさせ，回復意欲を引き出すことにつながる。看護者は細やかな観察と的確な判断で安全の確保を行いながら，患者の心地よさを意図してケアを計画する。

呼吸・循環動態が不安定であったり，治療上必要な運動制限などがある場合，どのような方法で清潔ケアが可能であるかを検討する。清潔ケアが循環動態に影響を与えてしまう場合には，安全にケアできるような必要に応じた人員を確保したり，体の各部に分けて清潔ケアを行うなどの方法を検討する。

清潔ケアの実施によって，治療のためのチューブやラインが抜け落ちたり，接続がはずれたりすることがないよう，ルートにはゆとりをもたせ，固定を確認して行う。

ケアの前・中・後は，モニタリングを必ず行い，前胸部の清拭時に心電図モニターの電極をはずす場合も，すぐに新しい電極につけかえモニタリングを再開する。患者の気分不快や寒気などにも十分配慮し，状態が悪ければすぐに中止する判断が必要である。

❸排泄の援助

治療上の体動制限などで，ベッド上で排泄を行わなければならない場合，患者は腹圧をかけにくい姿勢や看護者や同室者への気兼ねから，自然排尿・排便が困難となることが多い。排泄行動に人の手を借りることは，非常に苦痛を伴うことを看護者は十分理解し，いつでも快い態度で排泄援助を行い，患者の排泄の間隔をとらえて排泄の機会をつくる。

排便時の努責や浣腸による排便は，収縮期血圧を著明に上昇させる。血圧上昇を避けたい心筋梗塞患者や脳血管障害患者では，便の性状を軟らかめにコントロールし，自然排便ができるようにする。

また，急性状態にある患者の多くは，正確な尿量測定の必要性などから，膀胱留置カテーテルが挿入される。その際，蓄尿バッグ，カテーテル，膀胱が一続きとなるため，蓄尿バッグ内の尿を膀胱に逆流させないことが重要である。蓄尿バッグの排液部は無菌的に取り扱い，蓄尿バッグを常に膀胱より低い位置に置く。長期にカテーテルを留置すること自体が尿路感染の原因となるため，その必要性がなくなりしだい速やかに抜去する。

❹活動と休息

急性状態にある患者は，24時間をとおして治療が継続され，夜間であってもからだに取り付けられたルート類が取り去られることはない（図5-10）。また，ICUのような治療の場ではベッドサイドでモニターや医療機器が作動し，間仕切りのないオープンなスペースで医療者が立ち働く。緊急の入室や他患者の急変によって，夜間であってもICU内が慌ただしい状況に陥ることもあり，静穏な環境に保つことは難しい。そのため，患者は昼に活動し夜に休息するという1日のリズムが失われ，睡眠障害を起こしたり時間の感覚を失う。睡眠障害は免疫能の低下や創傷治癒の遅延をきたすだけでなく，せん妄の誘因ともなり得る。

夜間の睡眠を確保するためには，照明やモニター音は最低限必要な量とし，薬剤ポンプのアラームは鳴る前に対応する。看護師が慌ただしく立ち働く足音や会話は患者にとっては騒音であるだけでなく，自分の状態の危機を連想させることを認識し，立ち居振る舞いに注意を払う。

入眠時には患者のこれまでの生活で行っていた，歯をみがく，ラジオを聴くなどの入眠儀式があれば取り入れ，眠りやすい体位や室温に調整する。部分浴やマッサージなどを行い，筋緊張を緩和することも効果的である。

日中は，できるかぎり自然光を受けることがサーカディアンリズムの確保には有効であるため，可能な限り自然光を取り入れ，経口による食事がない場合でも起床時には顔や手を温タオルで拭いたり，うがいをするなどして一日のリズムをつくる。患者から見える位置に時計を配置し，時間感覚を失わないようにすることも大切である。

10 心理・精神的支援

▶ **患者の尊厳への配慮**　急性状態にある患者は自らがおかれた状況に不安や恐怖を感じており，その不安を緩和するには，自らが十分に適切な医療を受けていると感じられ，患者自らが主体的に目の前の医療者に自分の治療を任せていると感じられることが重要で

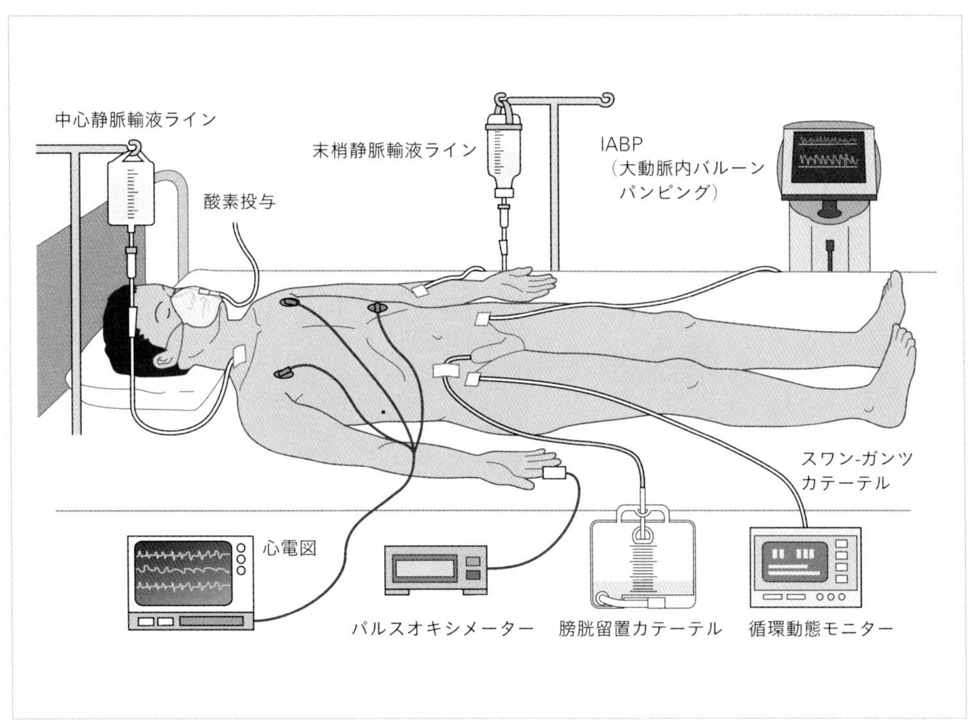

図5-10 ICU入室患者の状態

ある。患者は，医療者の力を借りなければ，生命維持や日常生活を送ることさえできないと感じることで強い無力感を抱くのである。

したがって，生命維持や日常生活の支援を医療者が実施するにあたっては，患者自らの意思や嗜好を確認しながら実施し，患者自身が尊重されていると感じられるかかわりを強化することが必要である。

▶ **意思決定への配慮** 集中治療や救急医療の場面では，患者は一般的には専門的知識をもたず，また意識状態が清明でないことが多く，自らの治療やケアの実施に対しての判断が困難であり，医療者主導で治療・ケアが決定されていく。その決定に際し，看護師は患者の人間性や個人の価値観への配慮を怠らずに，擁護者の役割を果たさなければならない。

医療者は患者自身ができるだけ治療について理解し判断できるように説明をしたうえで，患者の意思を確認し，それができない場合は，患者の家族など患者の意思を最大限代弁できる人に了解を得る。それが望めない場合は，医療者が自分自身の倫理に従って患者の治療を決定していかなければならない。

看護師は，患者やその代弁者が治療を十分に理解しているか，患者にとって最善の判断ができる状況かを確認し，患者・家族の疑問が解決でき，よく考えられるように支援する。治療方法を医療者で決定しなければならないときも，患者の擁護者として患者の生命だけでなく人間性を重視した決定となるように努める。

▶ **身体抑制への配慮** 急性期医療の場では，生命維持のための気管チューブの挿管や機器が使用されている場合に，意識状態が低下している患者自身の行動で生命が危険にさらされないように，やむを得ず身体抑制を行う場合がある。治療上の都合で抑制を行うことは，人間の尊厳に反する行為であることをよく認識し，危険防止という理由をつけ，十分な対応をせずに身体抑制を行っていないかを常に考えなければならない。

やむを得ず抑制を行う場合でも，患者・家族へ十分な説明を行い，了解を得て，最も効果的でかつ苦痛の少ない方法を検討する。

3. 急性期にある患者の家族の体験と看護援助

家族のだれかに重大な健康障害が生じるということは，その家族にとって大きなストレスである。急性期にある患者の家族は重要他者を失うかもしれないといった予期的悲嘆を引き起こしたり，患者に代わって重大な意思決定が課せられたりと，様々な困難に遭遇する。

患者が家族内の中核的メンバーであり，家庭生活の意思決定，経済基盤や育児，介護，家事などの家族内役割を担(にな)っていた場合，その家族員が急性状態に陥ることは，そのほかの家族員全員の生活に大きな影響をもたらす。家族はセルフケア機能を有しているため，看護師は家族が本来の主体性を発揮し，危機を乗り越えることを支援する。

また，医療の場は家族にとってなじみにくい場であり，無力感を感じやすい。そのため看護師は，医療の場の案内人としての役割を果たす必要もある。

患者が意識障害に陥っていたり，人工呼吸下であった場合，家族間のコミュニケーションが困難となる。家族が情緒的に支援し合うためには，家族間の対話を促す必要がある。家族が患者に寄り添い，会話ができるように，まずは看護師が患者と家族の間の対話を取りもち，プライバシーの保てる環境を提供する。

患者の病状や家族関係などで家族のニーズは変化するため，個々の家族のニーズをとらえる必要がある。重症患者の家族の代表的なニーズとしては「情報を得る」「患者の近くにいる」「安心すること」などが知られている。また，家族は医療者によって自分自身がケアされることに重きをおかず，患者が適切に尊厳をもってケアされることを強く望む。看護師は，家族が患者の状況や受けている治療・ケアを理解できるように十分なコミュニケーションをとる。

4. 事例で学ぶ急性期にある成人患者の看護：急性心筋梗塞を発症した壮年期の男性

A 氏は 30 代後半の男性。この 1 年間，新しく立ち上げた会社の運営を軌道に乗せるために，妻と 2 人の子どもを他県に残し，単身でアパートに暮らしながら，休みもなく働く毎日を送っていた。

1 発症, 緊急入院へ

❶経過

▶ **入院時の経過**　前日深夜まで仕事をして，深夜 1 時から入眠した A 氏は明け方 5 時頃に胸痛で目覚め，自分で救急車を要請して病院に搬送された。病院で急性心筋梗塞と診断され，緊急の経皮的冠動脈形成術により再灌流が得られたが，心機能が十分でなかったため IABP（大動脈内バルーンパンピング）が開始され，CCU に入室した。

A 氏は左鼠径部に IABP のカテーテルが挿入され，右鼠径部にスワン - ガンツカテーテル，右頸部に中心静脈ライン，左前腕に末梢静脈ライン，膀胱カテーテル留置，そのほか心電図モニター，酸素マスクが装着された状態で，仰臥位で横になっていた。

看護師が胸部の不快感を尋ねると，目を閉じたまま「ずいぶん楽になりました」と答えるのみで，言葉数は少なかった。血圧や心拍数は徐々に安定し，看護師は定期的に薄い枕をからだの下に置くなどして，安静臥床による苦痛の軽減に努めた。

▶ **家族との面会**　午後になり，妻が病院に到着し，面会を行った。面会の最中，モニター上で血圧と心拍数の低下がみられ，気分不快と冷汗の症状が出現したため，面会を短時間で切り上げた。

面会後，看護師が涙ぐんでいる妻から話を聞くと「夫は大丈夫でしょうか。たくさん機械がついていて，やっぱり重症なのですね。子どもがまだ小さく，私が夫を十分助けてあげることができなかったので……。ずいぶん無理をさせていたのかもしれません……」と話した。看護師は，①妻が子どもたちを妻の母親にあずけてきたこと，②妻の母も持病があり，長くは子どもたちをあずけられないこと，③しばらくは夫のアパートに泊り，毎日面会にくることを確認した。加えて，A 氏の治療や看護は 24 時間責任をもって医師や看護師が行うこと，急性期を乗り越えれば，妻が子どもの世話に戻ることができることを伝えた。

▶ **患者の訴え**　入院当日の夜，A 氏は看護師の訪室で目を覚ます様子がみられ，看護師がベッドサイドに近づくと，「今は会社が大事なときで，自分が休んでいられない状況なんです。明日も大変なはずです。いつ退院できるんでしょうか」と話した。

看護師が，身体の回復のためには，今はからだを休めることが大切であることを説明すると，無言で目を閉じた。翌朝になると，さらに「仕事のことが心配で仕方ないんです。今，仕事で失敗すると，とても困るんです」と仕事の話をし始め，不整脈の出現がみられた。

その日の医師と看護師とのカンファレンスで，A 氏が安心して療養するための支援について検討がなされ，A 氏に仕事の心配をすること自体が心臓に負担をかけていることを理解してもらうこと，仕事をまかせられる人との面会を設定し仕事の采配について相談してもらうことを計画した。

▶ **B 氏との面会**　A 氏は，会社を共に立ち上げた仲間である副社長の B 氏と面会した。面会前に看護師は，仕事の心配をしたり興奮すると血圧が不安定になり，不整脈が出現しやすく心臓の回復を妨げることを A 氏に説明し，B 氏との面会ではあまり興奮しないことと，気分不快などが出現したら，すぐに看護師を呼ぶことを約束してもらった。また，看護師は，面会中は A 氏の様子とモニターを同時に観察した。

B 氏と 20 分ほどの面会を終えた後，A 氏は「副社長の B 氏と話せて少し安心しました。B 氏も大変だと思いますが，もうまかせるしかないと思うことにしました」と看護師に話した。

❷社会的役割，家族役割を喪失することへの不安

壮年期にある人々は，家庭においても社会においても重要な役割を担（にな）っていることが多く，それらの役割を十分に果たすことによって自己を充実させていく。

▶ **社会的な役割**　A 氏は心筋梗塞という生命の危機的状況にありながらも，会社の社長という社会的役割，家族の経済的安定を支える役割を喪失することに対して強い懸念を示している。突然の病気や事故は，生命の危機や身体的な障害をもたらすだけでなく，成人期の人々がこれまで培（つちか）ってきた社会での役割や地位の喪失を引き起こすことがあり，それらの喪失に対する不安や恐怖は精神的安寧（あんねい）を障害し，回復を妨げる可能性がある。

医療者は心筋梗塞によって引き起こされる生命の危機から回復させる支援だけでなく，A 氏にとっての働くことの重要性を理解し，A 氏が社長としての役割を維持・調整できるように支援する。

▶ **家族内での役割**　成人期にある患者は家族内でも重要な役割を担っているため，患者の家族は，家族内の重要メンバーを失うかもしれない，患者が家族内の重要役割を担えな

くなるかもしれないといった不安を強く感じやすい。A氏の妻も，夫の予後や生命について不安を抱いている。妻が必要以上に不安を増強させることがないよう，看護師は妻の不安やその対処法についても把握し支援する。

また，A氏の妻は幼い子どもを母親として養育するという役割をもつことに加え，夫の発症により，自宅から遠く離れたなじみのない場所で重症の夫を支えるといった，新たな役割を担うことが求められる。看護師は妻を情緒的に支援するだけでなく，心理的にも身体的にも妻の負担を軽減する援助を提供し，2つの役割を調整して担うことができるように支援する。

2 症状の安定と患者の心理状況

❶経過

CCU入室2日目に，A氏の心機能は安定し，IABPも終了した。A氏は「放っておけば死んでしまうところだったんですね。ここで，じっと考えていると，これまでの自分の不摂生がいけなかったんだって思えてきます」と沈んだ口調で話した。

入室4日目にはベッド上座位が90度まで許可され，食事や歯みがきは自分で行えるようになった。A氏は「なんだかからだ全体に力が入らないというか……おなかも空かないので，食事もあまり食べられません……前はコンビニの弁当2個食べるくらいだったのに……なんだか，仕事もできるようになるのか心配になっちゃって……」と話した。

看護師は，A氏の状態が日に日に安定して回復していること，今後も心臓の機能の回復状態を確認しながら活動を広げていくことを説明し，今後の仕事についても調整しながら十分行えること，A氏の仕事の復帰については医療者も一緒に考えることができることを話した。

❷危機のプロセスからみたA氏の心理

フィンクの危機モデルでは，危機のプロセスを，①衝撃，②防御的退行，③承認，④適応という連続する4つの段階で表している。

A氏は，急性心筋梗塞（こうそく）を発症した直後から言葉少なく，社長として自分を維持しようとする姿勢を持ち続けていた。しかし，徐々に心筋梗塞の発症が自らの生活に与える影響を直視し始め，自己イメージの喪失を体験する承認の段階に移行しつつある。この段階には深い悲しみや苦しみが伴うため，場合によっては，防御的退行の段階に逆戻りしたり，抑うつ状態に移行したりすることがある。患者は家族や医療者といった援助者から支持され，励ましを受けながら，苦しみを乗り越え適応の段階に至る。

III 周術期：手術療法を必要とする成人への支援

A 周術期にある成人の健康問題をめぐる状況

1. 手術療法とは

手術療法は，病気や外傷の治癒（ちゆ），痛みや苦痛などの症状の改善，機能の改善や低下予防を目指して，意図的に生体に侵襲（しんしゅう）を与える治療法である。その方法は組織や臓器を切断，切除，摘出などして，からだに外的損傷を与えることによるものである。薬物や放射線などを主に用いる治療は内科的治療法とされ，手術療法は外科的治療法ともいわれる。

診療ガイドラインでは，それぞれの疾患での**標準治療**や**標準手術**が設定されている。しかし，進行した悪性腫瘍（しゅよう）などにおいては，より高い根治性を期待して，標準手術より範囲を拡大して周囲の臓器も合併切除する**拡大手術**を行うこともある。切除範囲が広くなることで，機能の低下が問題となる。逆に，根治性を維持しつつ機能障害を極力減らす**縮小手術**は，主に早期がんの治療に行われる。治癒を目指すのでなく，症状を緩和し QOL を高める目的で**緩和手術**を行う場合もある。

また，手術の方法としては，病変部位を取り除く切除術だけでなく，欠損した臓器や組織の機能を再生させる再建術や本人や他人の生体組織を利用する移植術，人工組織を用いる置換術なども行われる。

2. 手術による生体への侵襲

1 手術侵襲

手術によって生体が受ける侵襲は，手術操作で行われる組織の切断や切除，組織の喪失，それらに伴う出血や体液喪失，脱水，注射，ドレーンの挿入・留置，絶食，疼痛（とうつう），不安，恐怖など様々である（図 5-11）。

麻酔は手術操作による自律神経反射や筋収縮，疼痛，恐怖による反応を抑制できるが，麻酔自体も侵襲となり得る。周術期をとおして，多種多様なストレッサーが絶えず生体を刺激し，生体の内部環境の安定状態を大きく乱す。そこで，乱された内部環境を回復するための生体反応が奮起する。その中心的な反応は，**神経・内分泌系反応**と**炎症反応**である[17]。

2 手術侵襲からの回復過程

手術侵襲によって乱された生体の内部環境は，一連の神経・内分泌反応や免疫系反応に

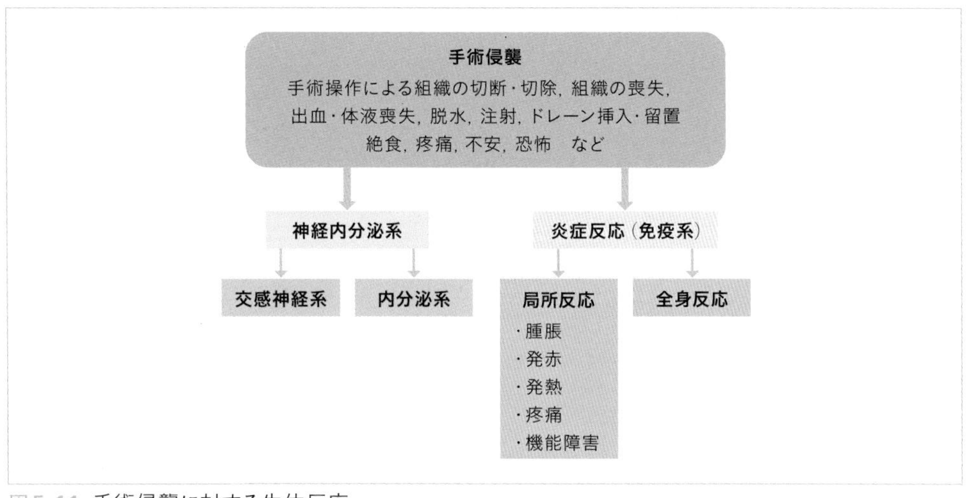

図5-11 手術侵襲に対する生体反応

表5-7 手術後の回復過程（ムーア）

相			時期	生体反応と患者の様子
異化相	第 1 相	傷害期	手術開始～ 4 日間	●内分泌，代謝，循環器系の変動が最も大きい。 ●水・Na が体内に貯留し，尿量が減少する。尿中 K 排泄が増加する。 ●耐糖能の低下による高血糖 ●体たんぱく異化亢進，脂肪分解亢進によるエネルギー使用 ●患者は自発的な体動が少なく周囲に無関心な様子である。
	第 2 相	転換期	第 1 相後 1～ 3 日間	●体温や脈拍が正常化し，循環動態が安定する。 ●内分泌・代謝の変動も正常化に向かう。 ●体たんぱく異化の軽減 ●耐糖能の正常化 ●腸蠕動の回復 ●患者は周囲に関心を示すようになり，会話も多くなる。経口摂取が可能となる。
同化相	第 3 相	筋力回復期	第 2 相後の数週間	●内分泌・代謝の変動は消失する。 ●失われた体たんぱくの合成が行われ，脂肪分解は抑制されて体重も回復に向かう。 ●患者は食欲や体動がより活発になり，歩行が可能となる。
	第 4 相	脂肪蓄積期	第 3 相後の数か月から数年	●体たんぱくの増加は一定量で低下し，体脂肪の増加によって体重が増加する。 ●患者は日常生活・社会生活に復帰する。

よって正常化していく。手術後の生体反応と回復過程については，侵襲の大きさや個々の生体の予備力によって反応の程度や時期に違いはあるが，ムーア（Moore.F.D）が明らかにした 4 つの相で示される過程（傷害期，転換期，筋力回復期，脂肪蓄積期）が一般的によく知られている（表 5-7）[18]。

3 術後の創傷治癒

手術によって人為的に創をつくる場合，消毒されたメスで切開することで，細菌侵入の

表5-8 主な術後合併症

循環器合併症：術後出血，不整脈・心筋虚血，心不全，深部静脈血栓症，高血圧　など
呼吸器合併症：無気肺，肺炎　など
消化器合併症：イレウス，急性胃粘膜病変　など
術後感染：手術部位感染（SSI：surgical site infection），カテーテル関連感染症，尿路感染症　など
縫合不全

危険性を減らし，切開の断面に凹凸（おうとつ）を作らないことで，創傷治癒が円滑に進む。

手術操作によって創が生じると，まずは血小板の活性化や凝集により数時間で止血が図られる。止血後は，創周囲の毛細血管やリンパ管からの滲出液（しんしゅつえき）が貯留する。滲出液中の白血球により細菌や壊死組織の貪食（どんしょく）が起こる**炎症期**が術後3日目頃まで続き，新しい組織が作られる**増殖期**が術後3週間頃まで続く。さらに，増殖した新しい組織が補整され強化される**成熟期**が数か月から1年以上続くといった創傷治癒（ちゆ）過程をたどる[19),20)]。

4 術後回復を阻害する要因

❶術後合併症

麻酔や手術侵襲（しんしゅう）により生体は呼吸，循環，消化などの機能が低下するため，術後に合併症が引き起こされる危険性がある。術後の早期回復のためには，術後合併症を予防することが重要である。

主な術後合併症には，循環器合併症，呼吸器合併症，術後イレウス，縫合（ほうごう）不全，術後感染，術後せん妄などがある（表5-8）。

❷術後疼痛

手術では，生体にメスを入れることで組織損傷や末梢（まっしょう）神経損傷が起こるため，疼痛（とうつう）が避けられない。手術操作によって引き起こされる痛みは急性疼痛であり，強度としては最大級である。さらに，創部痛だけでなく，留置されたドレーンによる痛み，組織の炎症による痛み，同一体位や長時間の圧迫による痛みなどが複合している。

また，疼痛は苦痛を与えるだけでなく，呼吸抑制や消化管運動抑制，抑うつなどを引き起こし，術後の回復に悪影響を及ぼす。

術後疼痛は術後の経過とともに軽減し，術後2～3週間で強力な鎮痛は必要なくなるが，術後6か月経過後も疼痛を含む不快症状が持続する場合もある[21),22)]。

3. 周術期とは

手術前期（術前，preoperative phase），**手術期**（術中，intraoperative phase），**手術後期**（術後，postoperative phase）の3つを合わせた時期が周術期である。

手術前期は，手術が決定し，その準備を始める時期として説明されることが多いが，看護援助の観点からすると，手術を受けるかどうかを患者が思い悩む時期も含めて手術前期ととらえることが適切だと考えられる。したがって，手術の必要性が患者に認識された時

点から手術室に入室するまでが手術前期であり，手術室に入室し，手術を受け，回復のための病室に移送されるまでが手術期，心身が回復し社会復帰に至るまでが手術後期の期間と位置付けられる。

近年の入院期間の短縮化により，手術前期では，外来通院しながら在宅で過ごし，手術前日に入院することが多くなっている。また，病院の機能分化が進んだことから，術後の急性期を乗り越えた後は，社会復帰に向けた支援を担う回復期リハビリテーション病棟に転院する場合もある。周術期の支援を提供する場が広がり，人々が適切な支援を継続して受けるためには，病棟や施設を越えた医療専門職の協働や連携が必要である。

4. 周術期の成人患者の特徴

1 手術に対する期待と不安

❶手術に対する期待

手術を受ける必要が生じるということは，現在あるいは将来において生命や生体機能低下の危機，苦痛，症状，生活上の支障があるということであり，人々はそれらの回避を期待して手術を受けることを決断する。人々がどのように手術の目的をとらえているかによって，手術に対する期待は影響される。手術に対する期待は，手術が成功するかどうかの不安と密接に結びついているため，生命や障害の危機が目前に迫っている場合には，極めて大きな期待と不安が同時に生じる[23)]。

自覚症状がない早期のがんに対して手術が行われる場合は，がんに関する知識や認識の違いによって手術に対する期待が異なるであろうし，すでに症状による苦痛や生活上の支障があり，それらを改善する手術を受ける場合は期待が過剰になることもある。期待の内容や程度は様々だが，手術を受ける人々は手術に対して必ず何かしら期待をもっていて，その期待があることで，侵襲の高い治療を受ける決断が行われている。

❷手術に関連した不安と対処行動

期待がある一方で，不安や心配，恐怖といった感情も程度の差はあるが存在する。手術に関連する不安や心配は，手術が成功するかどうかだけでなく，表5-9に示すように手術に関連する様々な事柄に対して生じる。成人患者の場合，仕事や子育てなど社会における役割を果たせなくなるような機能障害や術後の回復期間が長期化することで社会生活に影響を与えることに対する不安や心配が生じやすい。

術前患者が抱く不安は，自分がどうなるのか事実を知りたいというニーズと安全の保障を得たいというニーズを生じさせる。これらのニーズから術前患者は情報を収集し，不安をコントロールしようと努める。

情報化が進む現代では，インターネットを通じて病気や治療に関する情報を収集することが当たり前になりつつあるため，アクセスする情報やその情報を選別する能力の違いによって，患者が利用する知識には差が生じている。適切な知識が適切に解釈されると，手

表5-9 手術に関連する不安や心配

• 手術が成功するかどうか	• 術後の状態・経過
• 手術に伴う事故	• 他者や機器にからだをコントロールされること
• 全身麻酔を行うこと	• 傷跡，外見の変化，手術による自己概念の変化
• 痛みが生じること	• 術後の機能障害
• 手術や入院による生活への影響	• 家族の心配，家族への影響

術に向けて主体的に取り組む行動につながるが，必要十分な情報が得られなかったり，適切な解釈がなされなかったりする場合には，不安の増強や過度な悲嘆，都合のよい解釈から楽観的な見通しをもつことにつながる。

2 周術期患者のセルフケア

全身麻酔下で手術を行う場合，患者は意識を消失し，鎮静（ちんせい）・筋弛緩（しかん）状態におかれる。体温調整機能の抑制による体温低下，無動による同一部位の長時間の圧迫や血流のうっ滞などが起こり得るが，無意識の危機回避行動や反射までも消失しているため，自分の安全・安楽を守ることがまったくできなくなる。したがって，全身麻酔下の患者の安全は医療者にすべて委ねられているといえる。

麻酔から覚醒（かくせい）した後も患者のセルフケア行動は術前と比べて大幅に制限されている。その主な要因は呼吸循環機能の低下による呼吸苦や気分不快，麻酔薬による悪心（おしん），様々な疼痛（とうつう）といった身体的苦痛，点滴やドレーン，モニタリングのためのルートなどによる動きの制限，創傷の安静や血圧上昇予防のための活動制限などである。

術後の経過とともに，患者のセルフケア行動も増加していくが，合併症発症や疼痛緩和が不十分の場合，離床が遅れ，セルフケア行動の回復も遅れる。さらに，離床の遅れが長期化すると筋萎縮（いしゅく）や関節拘縮（こうしゅく）など廃用（はいよう）症候群が引き起こされ，セルフケア行動の回復がさらに遅れる。

手術の種類によっては，術後に新たなセルフケアを獲得する必要が生じる。たとえば，胃切除術後のダンピング症候群を予防するために食事のしかたを身につけたり，直腸切断術で造設した人工肛門に関するセルフケアを獲得したりする場合などである。

5. 周術期の成人患者をもつ家族の特徴

家族員の手術は，家族全体に大きな影響を与える。特に成人患者の場合，経済面や子どもの養育にかかわる主要な役割を果たしていたり，家族内の情緒的かつ中心的な存在であることが多いため，成人患者の手術は家族員全員の生活にも大きな影響を与える。家族員は患者と共に手術の決断に悩み，手術の衝撃を共に乗り越える存在であり，患者本人と同様に，情報を得たい，安心したいというニーズをもっている。特に，手術中や術後のクリティカルな状態にある時期は，家族のみが病状説明を受けたり，治療や処置に関する決定を患者の代わりに行ったりすることもあり，患者以上に心理的負担がかかることもある。

患者にとっても，家族は治療に関する意思決定に大きな影響を与える存在である。患者は家族内の役割や家族員との関係性から家族員や家族全体への影響を考慮して，手術実施や実施時期，手術方法などを検討する。術後においても，身体的苦痛の強い時期に離床に取り組み，術後の機能障害による生活変容に取り組むための情緒的な支えを家族とのつながりから得る成人患者は多い。

B 周術期にある成人患者への看護

1. 術前の看護

❶手術決定にかかわる意思決定支援

手術の必要性が医師から説明される場合，手術が必要とされる状態であることや手術によってもたらされる利益とリスクなど，自身の生命や今後の生活に大きな影響を与える複数の情報が同時に提供される。これらの情報は患者に脅威（きょうい）を与えるため，まとまった論理的思考が困難になることが多い。

看護師は，医師が説明する場に立ち合い，患者の反応を観察し，衝撃の大きさをとらえる必要がある。看護師は，患者が説明を理解できるよう補足したり，情報を整理したりすることを支援するが，大切なことは，患者が看護師を援助者として認識できるようにすることである。説明直後には，疑問や具体的な気がかりを想起できなくとも，時間が経つと多くの疑問や気がかり，不安が生じてくる。患者の心理的準備が整ったときに情報が提供できるように，疑問が生じたときにどのように行動すればよいかを伝えることは重要である。

手術の決定を判断するためには複数の選択肢を吟味する必要がある。手術を実施するかしないか，いつ行うか，どのような術式で行うかなど，それぞれの選択肢のメリットとデメリットを整理して患者が自分の価値観に照らし合わせて検討できるように，看護師は正しい情報を患者にわかりやすい形で提示し，情報の理解や解釈を確認しながら，患者が情報を整理するのを支援する。

❷手術を受ける患者のアセスメント

術前には予定術式や麻酔方法を考慮して，検査データや現病歴，既往歴などの情報収集やフィジカルアセスメントを行い，呼吸・循環・代謝・栄養・内分泌（ぶんぴつ）・血液凝固などの機能状態，心理・社会的な状態についてもアセスメントし，術後に生じる問題を予測する。また，手術前に中止する必要のある薬物の常用，義歯，絆創膏（ばんそうこう）に対する過敏症，褥瘡（じょくそう）発生や転倒リスクについても確認する。

❸手術に向けての教育支援

術前オリエンテーションは，術前に患者・家族に術後の流れについて説明し，手術に対する不安や恐怖を軽減し，手術に主体的に取り組む心構えをつくることを目的としている。

その内容は，①手術日や時間など手術そのものに関すること，②術前のスケジュールや必要物品など手術に向けた準備に関すること，③創の場所や装着されるルート類や疼痛(とうつう)とその対処方法などの術後の状況と術後の回復経過に関すること，④合併症予防のために必要な術前の準備と術後の過ごし方などである。

術前は呼吸器合併症予防のため，**禁煙**と**呼吸訓練**に取り組めるように教育する。また，術前から創部痛を想定した排痰法や体位変換の方法を練習しておく。また，**早期離床**の必要性と方法について理解をしてもらうことで，術後の主体的な離床を支援する。

2. 術中の看護

手術室では，患者が最良な状態で手術を受けることができるために，手術にかかわる多職種がチームとなって，それぞれの役割を果たしている。なかでも看護師は，**器械出し看護師**と**外回り看護師**として役割を分担して手術を支援する[24]。チームは円滑な手術遂行とともに，患者の安全・安楽の保証を目指す（表5-10）。

❶手術室入室から麻酔導入までの看護

手術室の入室から麻酔が導入されるまでは，患者の緊張や不安が強い時期である。看護師は目線を合わせて挨拶し，一つ一つの処置についてわかりやすい言葉で説明し，患者を一人にせず，安心感を与える。また，患者誤認を防ぐために患者自身に名乗ってもらい，患者の確認，手術部位の確認は患者と複数の医療者で行う。

麻酔導入時は患者の状態が不安定となるため，安全に円滑に処置が進むように，麻酔科医を介助する。体位固定は，患者の体形や皮膚の状態，関節可動域などを確認し，術者が手術操作を行いやすく，褥瘡や神経障害を生じない方法を工夫し，必要に応じて体圧分散，マットや皮膚保護剤などを使用する。

❷手術中の看護

手術中は患者の状態を経時的に観察する。手術中は体温が低下しやすいため，加温装置を使用して体温管理を行う。器械出しや外回りそれぞれの役割を果たす。

❸麻酔覚醒から手術室退室までの看護

麻酔覚醒(かくせい)時は患者の状態が不安定で，事故も起きやすい。看護師は患者のそばに立ち，

表5-10 手術室看護師の役割・業務

	役割・業務
器械出し看護師	術前に患者情報を評価し，手術に必要な器械，器材を準備し，提供する。器械出し看護師は単に器械を手渡すだけではなく，術中は手術野からの情報を評価することで，先を予測し，必要な器械・器材をタイミングよく術者に手渡し，常に安全かつ円滑な手術を術者と共に展開する。確実な滅菌物の提供，体内遺残防止，針刺し切創防止に努める。
外回り看護師	患者が手術医療を安全に受けることができるように，手術に関わる各職種間の調整役を担う。また，術後患者の回復が順調な経過をたどるための看護を提供する。さらに患者の代弁者となり患者を擁護する役割を担う。術前術後の病棟訪問，室内の準備，室温の調整，心理的援助，体温管理，手術体位固定，急変時の対応，麻酔の介助，手術看護記録，申し送りなどを行う。

出典／松沼早苗，他：日本手術医学会誌，34（Suppl.）：S37-S47，2013-09，をもとに作成.

患者から目を離さず，麻酔科医の介助を行う。バイタルサインや意識を観察し，意識の回復とともに言葉をかけ，手を握るなどして，患者に安心感を与える。

手術室退室時は手術室での最終的な覚醒状態や身体状態を確認し，術式や麻酔法，術中の経過，術中に行った看護について病棟看護師に申し送る。

3. 術後の看護

❶術直後の受け入れ

手術室から病棟に移動した時点では，患者は麻酔から半覚醒の状態であることが多く，呼吸循環動態も安定していない。患者に安心感を与えるためにも，穏やかな調子で言葉をかけて，患者の反応を観察し，意識状態や呼吸循環状態を確認する。術後出血など術直後に生じる合併症の早期発見に努める。深呼吸を促し，掛物などで体温調整を行い，疼痛や悪心(おしん)に対処する。また，苦痛のない姿勢に整えるなど安楽に過ごせる援助を行う。

❷ 全身状態の観察

術直後から24時間は，15分～1，2時間の間隔で全身観察を行う。観察項目を表5-11に示す。

❸ 術後疼痛マネジメント

術後痛の強さには，手術からの経過時間と身体活動が大きく影響する[25]。

術直後は，安静にしていても強い痛みがあるため，持続的に鎮痛薬を投与できる硬膜外(こうまくがい)鎮痛法や神経ブロック法を行い，疼痛増強時は静脈内投与法を用いることが多い。痛みの評価は患者の訴えを待つのでなく，定期的に行う。事前に疼痛増強時の対策を主治医と相談しておき，増強時には早急に対応できるようにしておく。

離床開始後は体動時痛に対処するために自己調整鎮痛法（patient-controlled analgesia；PCA）が推奨される。PCAは鎮痛の要求から投薬までの時間が短く，自己投与できるため，患者は安心感を得られるが，使用方法についての教育が必要である[26]。

退院時および退院後は強力な鎮痛は必要なくなるが，疼痛(とうつう)が長期に持続する場合は，経口内服薬の定期使用もしくは頓用(とんよう)での自己管理を支援する。

表5-11 術直後の観察項目

	観察項目
意識状態	麻酔からの覚醒状態，呼名反応，開眼，会話，指示動作
呼吸	呼吸数・深さ・パターン，異常呼吸，呼吸音，気道閉塞，動脈血酸素飽和度，動脈血ガス分析
循環	血圧，脈拍，心拍，不整脈，末梢冷感，チアノーゼ，浮腫，水分出納バランス，胸痛，気分不快，動悸
消化器	胃管からの排液の量と性状，悪心，嘔吐，腸蠕動音
疼痛	痛みの訴え（痛みの強さ，場所，性質，持続時間），表情，バイタルサイン，疼痛部位の出血や炎症反応，鎮痛薬使用状況
創部・ドレーン	創部出血，ドレーン排液の量と性状，ドレーン挿入部位，閉塞
輸液管理	薬剤名，点滴速度，ラインの閉塞，刺入部の出血や炎症反応，テープ固定
尿	時間尿量，性状，尿比重，出血，尿糖，尿ケトン体

❹回復を促進するケア

疼痛緩和を図りながら，適切な休息と活動を支援することが重要である。患者のからだと心の状態をアセスメントし，食事，排泄，清潔などの生活行動機能の回復状態を見極め，患者の日常生活行動を増加させていくことが身体機能の回復につながる。

呼吸器合併症の予防としては，術前から禁煙や効果的な深呼吸や排痰方法を教育し，術後は疼痛を緩和し，深呼吸を促し，気道の加湿や体位ドレナージを用いて排痰を援助する。仰臥位より座位や立位では1回換気量が増加し，気道浄化や無気肺の予防につながるため，離床を早期に進めていくことが重要である。

深部静脈血栓の予防においても，術中から弾性ストッキングの着用や観血的空気圧迫法を行うが，早期に歩行を開始することでリスクが低減される。

❺術後の機能障害に対するケア

がんの手術のように患部を切除する場合，その周囲の正常な組織も併せて取り除くため，取り除かれた組織の機能が失われることになる。

たとえば，頭頸部がんの手術では，外見上の障害のみならず，嚥下や発声の機能，上部消化管の手術では消化吸収機能，下部消化管では排泄機能，性機能などが障害される可能性がある。したがって，術後に機能障害がもたらされた場合は，残された機能を維持・向上するためのリハビリテーションや，失われた機能を補完するための新たな方法の習得，生活様式の変更などに取り組むことが求められる。看護師は，術前に手術によって起こり得る機能障害とその対処について患者と話し合っておく。術後には，機能障害の程度を患者と共に確認し，機能障害に対する対処法について情報を提供する。また，入院中だけでなく，退院後も患者がリハビリテーションや生活の再構築に取り組めるよう，教育的支援を実施する[27)]。

4.外来での看護

手術を受ける成人患者の多くが家庭生活や職業生活への復帰を目指して，手術に取り組んでいる。より侵襲の少ない縮小手術が行われることも増えた一方で，入院期間が短縮化し，具体的な社会復帰への道筋の目途が立たないまま退院することになるため，外来での支援は重要である[28),29)]。外来時の短い時間のなかにおいても，日常生活のなかでの困りごとに加え，職場復帰に向けての心身の準備状況や，仕事内容の調整などの職場との相談状況についても話を聞き相談に乗る。

また，がんの術後の場合，外来で術後病理診断結果が伝えられ，その後の治療方針が話し合われることが多い。患者にとっては，最も気がかりで重大な情報が伝えられる場となるため，事前にどんな情報をどのように伝えるのかを医師と検討する。看護師も結果説明の場に同席し，患者の様子を観察しながら，医師との対話を支援できるようにする。診断結果や治療法の選択肢などに対する理解の程度や，心理状態について把握し，患者の意思決定を支える。

5. 事例

事例／Aさん　50歳代女性
50歳代の夫と大学生と高校生の娘と4人暮らしで，週に3回程度，朝5時から10時まで配食サービス会社でのパートタイム勤務をしている。

❶手術前の状況

先月からふらつきと黒色便がみられ受診したところ，上部消化管内視鏡検査で，胃体中部小彎の隆起からの出血が確認され，細胞診で腺がんであることが診断された。貧血に対する治療を行った後，いったん退院し，胃全摘手術の予定日の前日に再度入院した。

看護師はAさんに手術のオリエンテーションを行うために訪室し，まずは手術に対してどのような思いを抱いているか話を聞いた。Aさんは「がんと聞いてショックだった。前から疲れやすかったり，ふらついたりしていたが，更年期障害だと思っていて，受診が遅くなったことが悔やまれる。でも，手術できるのだから，がんばりたい。娘たちも協力してくれるので，なんとか治して，下の娘が就職するまでは元気でいたい」と話した。

❷手術の概要

- 術式；胃全摘術，麻酔；全身麻酔＋硬膜外麻酔，手術時間；4時間30分，麻酔時間；5時間30分。
- 術中の状態：血圧110～140/60～80mmHg，心拍数70～100回/分で経過し，出血量は240gであった。
- 挿入されたチューブ類：経鼻胃管，左横隔膜下ドレーン，膀胱留置カテーテル，右鎖骨下静脈からの中心静脈ライン，末梢静脈点滴ライン，硬膜外カテーテル。

❸術後の状況

手術室からの帰室後，呼びかけに対して開眼し，握手の指示に従う様子は確認できたが，すぐに閉眼し，入眠した。血圧130/80mmHg，心拍数80回/分，呼吸数12回/分で，横隔膜下ドレーンからは血性排液が少量流出し，創部からの出血の増加はなかった。

帰室から30分ごとに状態観察を行っていたが，3時間後に表情が険しくなり，血圧上昇がみられ，創部痛の訴えがあった。医師の事前指示であった鎮痛剤の静脈投与が行われ，30分程度で改善された。看護師は，Aさんが入眠できるように，からだの向きを変えて安楽な姿勢に整えた。

術後1日目は朝から創部痛増強の訴えがあったが，鎮痛剤投与によって改善されたため，看護師はベッド上で全身の観察を行いながら，清拭と寝衣交換を行った。その後，ベッドをヘッドアップした姿勢で気分不快がないことを確かめた後に，歩行してみることを提案したが，Aさんは「からだがだるくて，動けそうにない。もう少し休みたい」と話したため，様子をみることにした。午後に家族が面会に訪れ，家族と談笑する様子が見られた。看護師は，経過が安定したことを家族にも伝え，Aさんには予防的に鎮痛剤を投与した後に室内を歩行してみることを再度提案したところ，「やってみる」と受け入れ，点滴台を持ちながら室内を歩行することができた。術後2日目以降，離床は順調に進み，循環器合併症や呼吸器合併症のリスクは低下したと判断できた。

術後3日にはドレーンからの漿液性の排液が1日50mL程度になり，抜去した。創部は感染の徴候はみられず，術後4日目にドレッシング剤をはずし，術後8日目に全抜糸となった。

食事は，術後3日目から流動食が開始され，Aさんは「あまり食欲はないけど，食べたほうがいいよね」と分割食を摂取していたが，術後5日目の食後にダンピング症状が出現した。Aさんは，「どれくらい食べたらいいのかわからない。このまま食べられないのはつらいし，時間が経てば食べられるようになるのかな」と不安を表出した。看護師は，食事を30分以上かけてよくかんでゆっくり食べることなどダンピング症候群に対する基本的な食事指導を行うとともに，徐々に食事量を増やしていく方法について入院中に一緒に考えていくことを約束した。その後の食事では，食事量や時間と食事後のダンピング症状の有無を看護師と一緒に確認しながら，食事形態を常食まで戻すことができた。Aさんは，退院前には「ヨーグルトや豆腐のように食べやすいものは大丈夫だけど，お肉は控えめにしたほうがいいみたいね。ゆっくり食べて，おなかの様子をみてデザートは後にする。食べ過ぎたなと思ったら，ゆっくり歩くといいみたい」など，自分なりの対処法について考えていた。

❹退院後の状況

Aさんは，術後12日目に退院し，退院1週間後の外来受診の際に看護師と面談した。Aさんは，「今日，病理検査の結果が出て，再発予防のために抗がん剤治療をすることを先生から聞きました。だから，まだ完全に安心ってわけじゃないんですけど，治ると思ってがんばろうと思います。退院後，家では食事の準備をするのが大変で，実家の母に手伝いに来てもらっています。食事は家族と同じ内容だけど，1食分を2回に分けて食べています。退院してすぐにみんなと食事した後，食べ過ぎちゃって苦しくなったんだけど，その後は家族にも注意してもらうようにしているので，大丈夫です」と話した。

Ⅳ 成人患者の回復期への移行

本節では，急性期を脱し回復期へ移行していく成人患者の回復過程と社会的役割への復帰について解説する。患者の疾患や状態によっては，急性期の後に，疾患をもちながら，また障害を抱えながら療養を行う慢性期へと移行することもある。そのため，すべての患者の治療がこの時期で終了するわけではなく，継続的な治療を必要とする人もある。その詳細については，本章-Ⅴ「慢性期：健康生活の継続への支援」を参照してほしい。

1. 急性期からの一般的な回復過程

急性期からの一般的な回復過程は，たとえば術後においては，傷害相，転換相，筋力回復相，脂肪蓄積相といった経過をたどる（表5-7参照）。急性期はほぼ傷害相にあたり，そこから脱する患者は転換相・筋力回復相に移行していく。

▶ **傷害相**　傷害相では，筋たんぱくの分解や糖新生，体脂肪分解といった異化が中心である。患者は，自発的な体動も少なく，周囲にあまり関心を示さない。重度外傷や広範囲熱傷，敗血症など高度侵襲を受けた場合には，かなりの長期間にわたってこの時期が持続する。

▶ **転換相**　転換相は傷害相から筋力回復相への移行期であり，それまで身体的な苦痛や安全の欲求への関心が高まっていたが，時間の経過とともに身の安全を確認し，社会復帰や人間関係に関心が移行していく。循環・呼吸動態は落ち着き，活動の拡大が段階的に進められる。しかし，患者は創部痛や倦怠感，点滴などのチューブ類による動きにくさを感じ，意欲的に活動できないことがある。

そこで，この時期には体動時の疼痛を緩和し，チューブ類による事故への対策を講じることに加え，患者が自らのからだをどのように感じているのか，動くことに対する心配の原因についても十分に聞き，回復意欲を引き出しながら行動拡大を進めていく。

▶ **筋力回復相**　筋力回復相では日常生活は自立し，行動範囲はさらに拡大し，職場復帰など，急性期・周術期以前の患者本来の生活に戻っていく。近年の在院日数の短縮化により，この時期にすでに退院し，自宅で回復を進める患者も増加しており，自宅において患者自らが創傷の管理やリハビリテーションを行う場合もある。

また，急性状態を引き起こした傷病やその治療によっては，患者の日常生活を変化させなければならない状況も多い。たとえば，急性心筋梗塞発症後の患者は低下した心機能に合わせて生活を変化させる必要や胃の全摘出術を受けた患者は胃がないからだに合わせて食生活を調整する必要がある。

2.社会的役割の復帰

急性期を脱して筋力回復相を迎えた成人患者は，体力を回復させ，日常生活に戻り，職場に復帰し，以前の社会的役割を取り戻していく。しかし，疾患や治療により身体機能の一部が喪失・低下した場合，日常生活には大きな影響がなくとも，仕事に大きな影響が生じる場合がある。たとえば，営業職で働く人が人工肛門造設術を受けた場合，ストーマ装具内に排泄された便によるにおいが気になって商談が困難になったり，外出先のトイレでの便の廃棄が困難で外回りの仕事ができなくなったりする。場合によっては，部署の変更や退職せざるを得ないこともある。

成人にとって，仕事は経済的な自立や社会的安定のためだけでなく，自己実現の手段でもあるため，これまでと同様に仕事ができなくなった場合は自己概念にも影響を及ぼし，誇りや自信を失うなどの危うさを伴う。

しかし，生命の危機を乗り越えた経験から，人は自己の成長に向けて新たな価値観や健康観を築く可能性をもつ。たとえば，それまで仕事一筋で家庭生活を顧みなかった人が生命の危機的状況を乗り越えた後に，家族や健康の大切さに気づき，自らの人生を見つめなおすこともある。

急性期・周術期を経て，機能障害や機能低下が生じた人々への看護介入は，社会資源の活用によって機能障害による生活のしにくさを軽減するとともに，価値の転換が成し遂げられるように心理的支援を行う。

V 慢性期：健康生活の継続への支援

A 慢性期にある成人の健康問題をめぐる状況

現代社会における医療の特徴を考えてみると，1900年代後半における医療技術のめざましい進歩によって，生命維持装置などの医療機器が発達し，多種類の医薬品が続々と開発され，高度医療発展の時代を迎えた。そして急性疾患に伴う生命の危機的状況の多くが克服されるようになり，医療技術の進歩から私たちは多くの恩恵を受けた。しかし，生命の危機的状況を脱した後に，個人・家族がそれぞれの元の生活に戻れるかといえば，必ずしもそうではなく，慢性的状況に移行することも多い。

特にわが国は超高齢社会に至るとともに生活習慣の変化などにより，慢性疾患に罹患(りかん)する人々が増加し，2020（令和2）年「患者調査」によれば，脂質異常症401万人，高血圧性疾患1511万1000人，糖尿病579万1000人，心疾患（高血圧性のものを除く）305万5000人，脳血管疾患174万2000人（主要傷病別総患者数）となり[30]，このような疾患だけで国民の10％以上が罹患していることになる。

これらの疾患においては，長期にわたる病状管理が必要となり，食事や身体活動および薬物管理や症状管理などを毎日の生活のなかで継続することが個人・家族に求められる。このような背景のなかで，地域社会における慢性の病(やま)いと共にある生活について考え，看護のありかたを考えることは極めて重要である。

1. 病いのクロニシティ（慢性性）とは何か

1 急性疾患と慢性疾患

急性疾患の多くは急激に発症し，病気の経過に伴って生じる様々な徴候や症状がみられる。また，急性疾患は比較的短期間で終結し，回復や以前の活動状態への復帰，あるいは死という転帰をとる。

一方，慢性疾患は不明瞭な状態が続くとともに，単一のパターンというものがなく，突然に発症したり知らない間に進行したり一時的に症状が増強したり，あるいは長期にわたって症状がみられず寛解期(かんかいき)が持続するなど，多様である。また，“急性期を脱したという幸運”を感謝するものとしてとらえるなど，個人のアイデンティティの一部となることも多い[31]。

急性と慢性でこのような違いがあるとすれば，これまでのように急性状況を脱するためのケアだけでは対応できず，慢性の特性を十分にとらえたケアの提供が求められる。そのため，急性疾患から慢性疾患のケアパラダイム（ケアについての認識枠組み）への転換が必要であり，「慢性」の特性をとらえたケアパラダイムの理解が必要となる（図5-12）。

2 クロニックイルネスとは

▶ **慢性とは** 「慢性」という状態を明確にすることは，なかなか困難である。慢性とは，

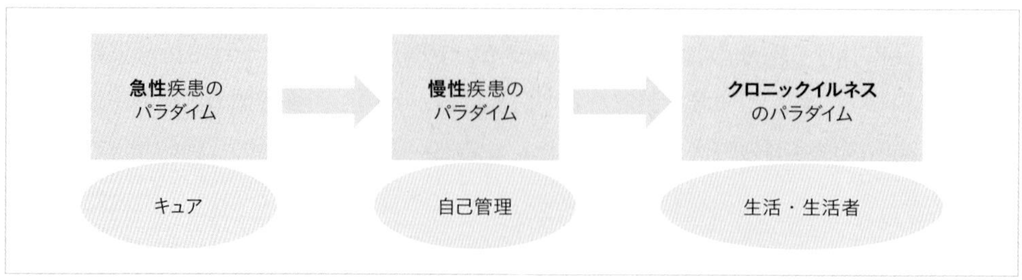

図5-12 ケアパラダイムの移行とケアの焦点

たとえば「持続的な医療を必要とする状態であり，社会的，経済的，および行動的に複雑な事態を伴い，それらは意味のある持続的な個人の参加あるいは専門職者のかかわりを必要とする」[32]，あるいは「医学的介入によって治癒（ちゆ）しない状況であり，病気の程度を減少させ，セルフケアに対する個人の機能と責任を最大限に発揮するためには，定期的なモニタリングと支持的なケアが必要である」[33] などと説明されている。

これらの説明は，1950年代における慢性疾患についての「正常からのあらゆる損傷あるいは逸脱であり，次の状態が一つ以上含まれる。それらは，永続性，機能障害の残存，不可逆的変化，リハビリテーションの必要性，および長期にわたる管理と観察とケアである」[34] という説明と比較すると，正常との比較はなく「持続的な個人の参加」や「支持的なケア」などが含まれている[35]。

慢性とは，その性質上，決して完全に治るものではなく，また完全に予防できるものでもない。その程度を明らかにすることは，さらに複雑で難しい。たとえば機能障害の程度は，解剖生理学的な重症度によるばかりでなく，その個人にとっての意味によって異なり，若者と高齢者でも病気に伴う制約のとらえ方さえも違うものとなる。すなわち，病気による機能障害の程度やライフスタイルへの影響は，その病気についての本人の知覚を含め，個々人が生活している状況に大きく影響される。「人生は，私たちが最終的には屈服するところの慢性の病気という重荷の集積である」[36] と示されることもあり，急性疾患のように病態生理学的基盤を主として語ることはできない。

▶ **慢性の病いとは**　慢性疾患ではなく，慢性の病（やま）い（chronic illness，クロニックイルネス）と表現するとき，それは慢性の病気と共に生活を続けている生活者に焦点がおかれている。

コービン（Corbin, J.）とストラウス（Strauss, A. L.）は，このような慢性の特性を「クロニシティ（chronicity，慢性性）」と名づけ，「人は若者から高齢者まで，だれもが病気の慢性状況に苦しめられる可能性があり，人はこのような状況の予防を望み，それが不可能であれば慢性状況を管理しようとする。この予防と管理のためには，生涯にわたる毎日の活動が必要であり，その多くが家庭で行われるため，家庭がケアの中心となる。慢性状況におけるケアの焦点は治癒にあるのではなく，「病気と共に生きること」に焦点がある」とし，さらに「慢性の病いにおけるケアの焦点は，『病いと共に生きる方策』を発見することにある」と指摘している[37),38]。

2. 慢性の病いと共に生きる

1　「生活者」にとっての病い

慢性の病いと共に生きることが，どのようなことであるかを考えようとする努力は，1990年代から行われている。たとえば，新藤らはシンポジウム「自立への支援を見直す―生活者の視点からセルフケアの過程を考える」の内容について報告し[39]，将来の看護のために，患者を「病衣を着た人」としてではなく，「家族があり，社会での地域があり，心配を抱え，生きがいをもった人」としてとらえることの重要性を示している。これは看護において生活者と表現することの意味について考えるものでもあった[35),40)]。

このシンポジウムでは，病気をもって日常生活を送っている3人の人々が発言し，病気を知ること，仲間との交流，死の誘惑，医療者との信頼関係および地域の支援システムなどについて語られた。

これらを受けて「生活者として患者もプロであるという理解」が看護には重要であり，生活者として自己管理していくうえでの問題を患者自身が見つけ出し，患者自身の言葉で表現でき，表現できるまで待つ看護師の余裕が大切であることが指摘されている。このように，病いと共に生きることを考えようとしたときに一つの要素となったのが，看護学における「生活者」という概念であった。

❶「生活者」ともう一つの生き方

看護学において「生活者」と表現することの意味について，もう少し考えてみよう。天野は「生活者」は歴史性をもった言葉であるとして，「生活者」という言葉が，いつの頃からどのような意味をもって，どのような人々に用いられてきたのかについて述べている。それによると「生活者」とは，勤労者や消費者などのように行動の形態や属性を示す言葉ではなく，それを超えて特定の行動原理に立つ人々あるいは立つことを目指す人々を指す。その行動原理は，一つには生産・消費・廃棄・環境など，生活が本来もっている全体性を自らの手に掌握することを目指す生活の主体者として，また一つには自立した個人として，ほかの「個」との共同により，それまで自明視されてきた生き方とは別のオルタナティブ（alternative；もう一つの）な生き方を求める日常的な実践者として現れるとされている[41)]。

歴史性をもつ「生活者」という言葉が，それまで自明視されてきた生き方とは別のオルタナティブな生き方を包摂（ほうせつ）するものであるとすれば，看護学において用いられている「生活者」においても，自明視されてきた生き方とは別にオルタナティブな生き方が包摂されていると考えられる。

つまり，看護学においては，看護の対象について考えるときに，「病気をもつ人」としての生き方が，一つの自明の生き方として考えられていたのに対して，「生活者」はそれに対置するものとして用いられる。「生活者」は静的な状態を示すのではなく，悩みながらも自ら問題を見つけたり，長い時間のなかで培（つちか）われた自分の価値観や生活信条に基づいて行動しようとする姿を指しており，生活の全体性を把握する主体として対象をとらえることに用いられている（表5-12）。

「生活者」という言葉を用いた看護文献が増え始めた1990年代後半頃から，医療を提供する医療職者と医療を受ける患者という一方的な関係性のなかで実践活動をするのではなく，それとは異なる新たな関係性のなかで実践活動をする重要性が見いだされたといえる[40)]。

その先駆けとなったのが，慢性疾患の増加に伴う「自立」あるいは「セルフケア」をテーマにした討論であり，あるいは災害における看護活動であった。災害活動後の報告には「暮らし」や「くらし」という言葉が多く用いられた。被災地では医療施設の外で看護職者自

表5-12 自明視された生き方とオルタナティブな生き方

自明視された生き方	オルタナティブな生き方：生活者
●患者としての生き方 ●病衣を着た人としての生き方 ●病気をもった人（体）としての生き方 ●病態をもつ人としての生き方 ●疾患をもつ人としての生き方	●自己管理していくうえでの問題を見つけ出す人としての生き方 ●家族があり，社会での地位があり，心配を抱え，生きがいをもち，様々な思いをもつ人としての生き方 ●病に悩む不安をもつ一人の人間としての生き方 ●生活史をもつ人としての生き方 ●強みや力，価値観や人生観をもつ人としての生き方 ●生活習慣や生活信条（価値観あるいは大切にしていること）をもつ人としての生き方

出典／黒江ゆり子：病いのクロニシティ（慢性性）と生きることについての看護学的省察，日本慢性看護学会誌，1（1）：6，2007，一部改変．

身が悩みながらケアを提供した。多くの苦悩や不安を抱きながら，消え入りそうになる人々への援助を行い，そのようななかでもたくましく生きていこうとする人々の姿を目のあたりにした経験をとおし，看護自体が問われたともいえよう[35)]。

❷差異性と「時間的流れ」

そのようなときに求められたのが，「画一的」な援助ではなく，個々の状況に応じた「差異性」のある援助であった。そして，この「差異性」が人々の生活の場や生き方における独自性であったと考えられる。看護学において「病衣を着た人」や「患者」と表現するとき，そこには画一的な対象理解の姿勢が付きまとう。しかし「生活者」と表現するとき，そこには「一人ひとり」であり，「それぞれ」である対象をとらえようとする姿勢がみられる（表5-13）。

「自分の中にある過去や経験をつきつめ，自分にとってそれがもつ意味を問うことにより思想を形成していく」[42)]のが生活者であるとすれば，生活者はそれぞれが個々の過去と経験をもっていることになり，それらは今の考え方や生き方につながり，そこから差異性と独自性が生まれている。

時間の流れのなかでとらえられる対象としての「生活者」は，看護においていわれ続けてきた「個別性」や「その人なり」につながりながらも，しかしそれ以上に自分の思想を経験のなかから見いだしていく一人ひとりの存在であるという認識が新たに加わったのである。看護学において個人史の考えかた（ライフヒストリー，ライフストーリー）が豊かな支援の提供につながるとされてきたのも，このような認識に基づくものである[43)]。

2 ケアの中心は家庭であるということ

慢性の病（やま）いと共に生活を続けているAさんは次のように語る。

20歳代で結婚し，長男が生まれました。出産後の子連れ通院は大変で，“この病気をやめたい”と，いつも思っていました。その子どもが思春期を迎えると子どもの心の問題で悩むようになりました。私がかたわらにいないと不安を示すようになって，通院がかなり難しくなったのです。自分の治療どころではなくなり，親類に薬を取りに行ってもらったこともあります。でも，病院に行ってもそのことを話すことはできませんでした。事態が深刻であればあるほど，人は人にはなかなか話せない，

表5-13 「生活者」と対置語の特徴

生活者と対置語	生活者	対置語	
		看護	他領域
		病衣を着た人 病気をもった人 患者	民衆，大衆 労働者，消費者
特徴	差異性	画一的	
	「一人ひとり」	集合表象	
	「それぞれ」	「みんな一緒」	

出典／黒江ゆり子：病いのクロニシティ（慢性性）と生きることについての看護学的省察，日本慢性看護学会誌，1（1）：7，2007.

相談できないということを知ってほしいです。
その後，母親の死，父親の死を経験し，今は，人を介して患者会とつながっています。子どもも大きくなりました。今後は，チャンスがあれば若い人々の力になれればと思っています。私にとっての今後の問題は，自分の老後という問題だと感じています。

慢性期における健康生活の継続への支援は，日々の生活のなかで，その人なりの調整がどのように可能かということが重要となる。それは，ケアの多くが医療施設ではなく，家庭など生活の場で行われるからであり，多くの場合，生涯にわたって続けられるからである。そのため，ケア環境としての家庭あるいはケア環境としての職場・学校・地域というとらえかたが重要となる。そのときには，看護の対象である個人・家族を「生活者」としてとらえ，個々の状況に沿ったケアを構築する方向から看護を考えることが重要となる。

B 慢性期にある成人への治療と看護

1. 慢性疾患の治療と看護の特徴

▶ **社会の場での健康管理**　慢性期にある成人は，急性期における生命の危機的状況を乗り越え慢性期に移行し，集中的治療から維持的治療へと変化する。「生命の危機を乗り越えられてよかった。もうこれで大丈夫」という思いを抱くことがある。また，病気に伴う症状がほとんどみられないまま慢性疾患が発症し，健康診断で指摘を受けることもあり，その場合は「症状がないので，まだ大丈夫」という思いにつながる。

しかし，いずれの場合も，その先の健康な人生に向けて，長期にわたる適切な健康管理が必要であり，その多くは医療施設ではなく，家庭などの生活の場や，職場や学校などの身近な社会の場で行われる。

▶ **慢性疾患の治療目標**　慢性疾患の治療は，薬物療法，食事療法，運動療法，あるいは在宅酸素療法や人工透析療法など，多様な治療が長期にわたって行われる。そして，これらの治療は治癒（ちゆ）（キュア）を目指すものではなく，その人なりの日常生活を送ることができ，かつ病状悪化を防ぎ，合併症を予防することを目指すものである。個人（本人）・

家族は，治療に関する十分な知識をもって，治療を継続することが必要となり，治療に関する自己管理（セルフマネジメント）が求められる。そのため，看護職者は，個人・家族が自分たちに必要な自己管理ができるように，その人たちの状況を包括的に診断し，それぞれに必要な教育的支援を的確に提供しながら，長期的に支援することが重要な役割となる。

▶ セルフマネジメント／自己管理の7要素　慢性期における自己管理には，7つの要素が含まれる。それらは，①健康な食，②身体活動，③薬の管理，④症状モニタリング，⑤問題解決（病気に特有な状況への対応。たとえば低血糖対応や喘息発作対応），⑥リスク管理（合併症の予防），⑦心理的適応（病気と生きる），である[44]。

2. 自己管理・生活調整への支援 —臨床健康教育としてのセルフマネジメント教育

慢性期における自己管理・生活調整への支援には，臨床健康教育としての**セルフマネジメント教育**（self-management education；SME）が含まれる。セルフマネジメント教育は，初診時あるいは診断初期から開始され，個人・家族のこれまでの経緯および診断されたときの説明内容，それに対する思いと行動などを把握したうえで，それぞれの個人・家族の状況に適した教育内容が実施される。

1 初期のアセスメント

初診時および診断初期のアセスメントとして重要なことは，症状の知覚あるいは病気の診断から現在まで，どのような健康管理を行ってきたかを把握し，今後の健康生活に向けて，どのような教育的支援が必要かを明確化することである。

「健康診断で検査値が高いと指摘されたが，なんだか面倒で病院には行かなかった」と初診時に看護職者に語る人は少なくない。おそらく，多くの人々が自分の健康について気にしているにもかかわらず，具体的な健康管理行動につながらない状況を体験している。そのため，初診時および診断初期に適切なセルフマネジメント教育を提供することは，その後の健康生活にとって極めて重要である。

初診時あるいは診断初期に重要なアセスメントポイントは表5-14のようである。

表5-14 初診時に重要なアセスメントポイント

❶ 個人・家族は症状の知覚あるいは病気の診断から現在まで，保健医療職者からどのような説明を受け，どのような健康管理をしてきたか。療養生活における困難な事柄と可能な事柄は何であったか。
❷ これまでの病状の推移と現在の状態，および合併症の状態。
❸ 個人・家族は今後の生活においてどのような健康管理をしていきたいと思っているか。
❹ 上記❶～❸を踏まえ，セルフマネジメント教育／支援（self-management education あるいは Support）の7項目：①健康な食，②身体活動，③薬の管理，④症状モニタリング，⑤問題解決（低血糖対応，喘息発作対応など），⑥リスク管理（合併症の予防），⑦心理的適応（病気と生きる）においてどのような内容が必要か，どのような内容を優先すべきかを判断する[45]。

表 5-15　初期アセスメントにかかわるデータ

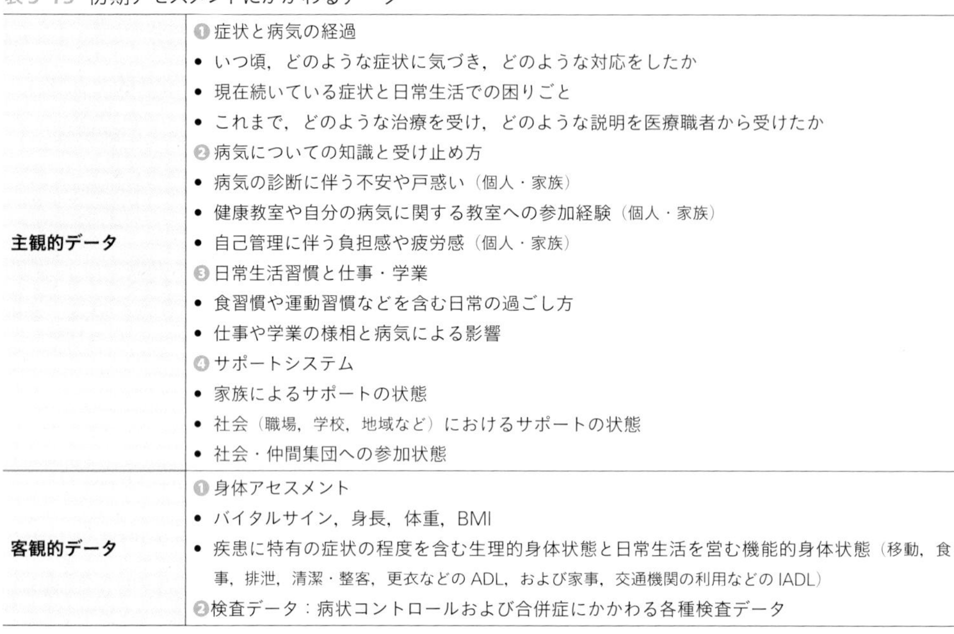

主観的データ	❶症状と病気の経過 • いつ頃，どのような症状に気づき，どのような対応をしたか • 現在続いている症状と日常生活での困りごと • これまで，どのような治療を受け，どのような説明を医療職者から受けたか ❷病気についての知識と受け止め方 • 病気の診断に伴う不安や戸惑い（個人・家族） • 健康教室や自分の病気に関する教室への参加経験（個人・家族） • 自己管理に伴う負担感や疲労感（個人・家族） ❸日常生活習慣と仕事・学業 • 食習慣や運動習慣などを含む日常の過ごし方 • 仕事や学業の様相と病気による影響 ❹サポートシステム • 家族によるサポートの状態 • 社会（職場，学校，地域など）におけるサポートの状態 • 社会・仲間集団への参加状態
客観的データ	❶身体アセスメント • バイタルサイン，身長，体重，BMI • 疾患に特有の症状の程度を含む生理的身体状態と日常生活を営む機能的身体状態（移動，食事，排泄，清潔・整容，更衣などの ADL，および家事，交通機関の利用などの IADL） ❷検査データ：病状コントロールおよび合併症にかかわる各種検査データ

今後の生活に向けた設計は，当然のことながら本人や家族と話し合いながら行う。初期アセスメントに必要なデータ例は表 5-15 のとおりである。

2　臨床健康教育としてのセルフマネジメント教育の方法

❶臨床健康教育における学習の 3 領域

慢性期における臨床健康教育は，学習の 3 領域である①認知領域，②情意領域，③精神運動領域の側面から，統合的に考えることができる。認知領域は「知識」，情意領域は「感情」，そして精神運動領域は「技術」にかかわる学習を意味する[45)]。

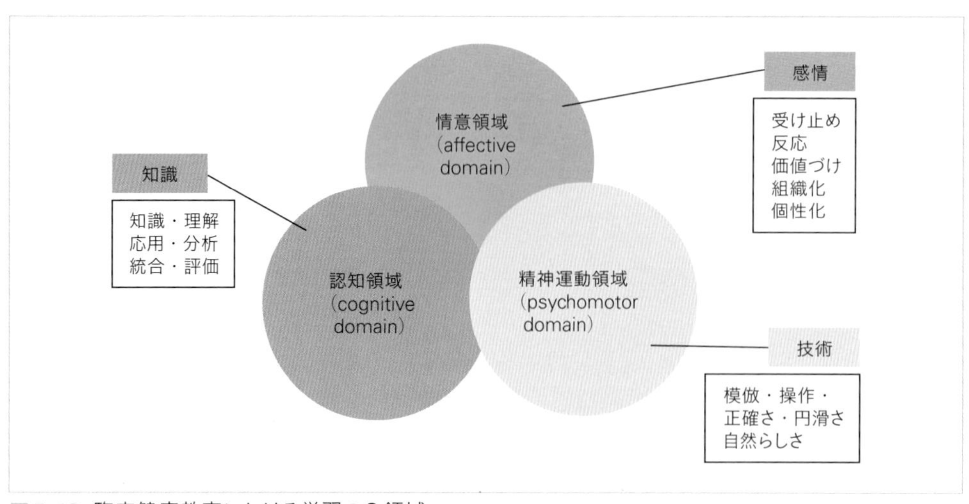

図 5-13　臨床健康教育における学習の 3 領域

多くの臨床健康教育あるいは健康学習支援において，これら3領域の学習は複合的に関連している（図5-13）。たとえば糖尿病に関する学習を考えてみると，インスリン療法について学ぶときは，インスリンの作用についての理解が必要であり（認知領域），実際の注入器を操作できなければならない（精神運動領域）。しかしながら，インスリンの作用を理解するにしても，注射器の操作方法を習得するにしても，インスリン注射の必要性を自分なりにとらえていくこと（情意領域）がなければ学習は進まない。臨床健康教育を進めるためには，対象者のこの3領域の学習がどのように進んでいるのかを確認することが重要である。

健康生活のために，認知領域と精神運動領域として求められている学習が何であるのか，それらを学習する基盤となる情意領域がどのような学習状態にあるかの把握は重要となる[46]。

❷学習の3領域の特性

▶ **認知領域**　認知領域の学習は，知識（情報の想起），理解，応用，分析，統合，評価へと徐々に進む。たとえば「知識」の段階では標準体重や食品の単位交換という用語を知る（用語などの記憶），「理解」では適正な体重と健康な食との関連がわかる（内容の把握），また「応用」「分析」「統合」では自分の生活で食べ過ぎることの多い状況（たとえばストレスを感じたときなど）を把握し，対応策（たとえばストレスの管理方法）を考える。また，「評価」では自分が考えた対応策が食べ過ぎの予防のために，どのくらい効果があるかの判断などが行われる。

▶ **情意領域**　情意領域の学習は，受け止め，反応，価値づけ，組織化，個性化へと進む。たとえば「受け止め」は看護職者が示した食品の単位表を見る（注意を向ける），「反応」は食事療法に関する本を購入する（刺激や現象に対する反応），また「価値づけ」は健康な食が自分の健康にとって重要であるという価値を確立する（信念や態度の一貫性と安定），「組織化・個性化」では生活のなかでの健康な食の優先順位が決定し（優先順位の確立），自分の個性の一部ともなる。

▶ **精神運動領域**　精神運動領域の学習は，模倣，操作，正確さ，円滑さ，自然らしさへと進む。たとえば「模倣」は説明されたとおりに，ご飯の計量を試みて100gを用意する（行為の模倣），「操作」「正確さ」はご飯の計量を毎回自分で実施することにより（繰り返し），その結果として行為の達成効率が高くなり，さらに「円滑さ」として上手（じょうず）に素早くできる（注意深さ，一連の行為の調整や速さ）ようになり，それらが自分のやりかたとして安定したものとなったときに「自然らしさ」が生まれる。「自然らしさ」とは，その人の生活の一部として溶け込んだことを意味する。

▶ **学習の3領域のバランス**　いずれの学習過程も短期間で一挙に進むことはなく，それなりの時間が必要となる。それは本人が考え，試み，納得し，工夫することを繰り返すためであり，臨床健康教育においては，このプロセスを重視することによってこそ，効果的な支援が可能になる（表5-16）。

セルフマネジメント教育は，この臨床健康教育の考えかたを基盤として，自己管理の

表 5-16 臨床健康学習支援における認知領域・情意領域・精神運動領域

領域	学習のすすみかた	例
認知領域	**知識**：情報を想起する。 **理解**：知識を理解する。 **応用・分析・統合**：すでにもっている知識を新しい状況に応用する。全体を部分に分けたり，新たな全体を生成するために，各部分を一つにまとめたりする。 **評価**：特定の目的にとっての価値を判断する。	・標準体重や食品交換の用語を知る。 ・適正体重と健康な食との関連がわかる。 ・自分の生活で食べ過ぎることの多い状況を把握し，対応策を考える。 ・自分の考えた対応策が食べ過ぎの予防に，どの程度効果があったかを判断する。
情意領域	**受け止め**：特定の刺激に注目し，それを持続する。 **反応**：自分の意思で刺激に反応する。 **価値づけ**：特定の行動の価値を認めて，実行に移す。 **組織化**：価値判断に基づいて行動の枠組みを組み立てる。 **個性化**：人生に対する見かたを示すような感情を表現する。	・食品の単位表に目を向け，手に取ってみる。 ・食事療法に関する本を購入する。あるいは健康な食について質問する。 ・自分にとっての食事療法の重要性を感じ，試みる。 ・自分から進んで適正エネルギーの食事の献立を考える。 ・自分の健康管理における食事療法の重要性を表現する。
精神運動領域	**模倣**：指導のもとで目に見える行動を行う。 **操作**：特定の行動を繰り返し行う。 **正確さ・円滑さ**：特定の行動が正確にできるようになる。特定の行動が円滑にできるようになる。 **自然らしさ**（創意工夫）：新しい動作を生み出す。	・説明されたとおりにご飯を計量し，100 g のご飯とする。 ・ご飯の計量を毎日繰り返し行う。 ・適切なご飯量の準備を手際よくできるようになる。 ・容器が変わっても適量のご飯量を的確に見極める自分なりの方法を工夫する。

7つの要素の学習が進むように支援する。

これまでの臨床健康教育およびセルフマネジメント教育は，ともすると認知領域に偏る傾向にあったが，学習は3領域のバランスが保たれて初めて効果的なものとなる。患者・家族の情意領域に目を向けることを忘れてはならない。

3. 自己管理・生活調整への支援―“病みの軌跡”モデル

臨床健康教育の効果を高めるためには，個人・家族を「生活者」としてとらえ，心理・社会的側面を包括した支援を提供する必要がある[40]。技法としては“病（や）みの軌跡（きせき）”モデルの考えかたやインタビュー技法を活用することができる。

慢性状況に活用できるインタビュー技法としては，モチベーショナル・インタビューやエンパワーメント・インタビュー，およびライフストーリー・インタビューなどがある（第4章-Ⅱ「健康生活を支える人間関係の構築」参照）。

ここでは“病（や）みの軌跡（きせき）”モデルについて解説する。

1 “病みの軌跡”モデルの考えかた

“病みの軌跡”モデルでは，慢性の病気は長い時間をかけて多様に変化していく一つの行路をもつという考えがされている。この行路は方向づけたり形づくったり，あるいは調整することができ，病気に随伴する症状を適切にコントロールすることによって行路を延ばすことや，安定を保つことが可能である。

病みの行路が過去になったときに，それは病みの軌跡となり，軌跡には病気に伴う個人の多様な体験が包摂(ほうせつ)されている。

慢性の病気は，病気に伴う症状や状態のみならず，その治療方法もまた個人の身体的安寧(あんねい)に影響を与え，かつ生活史上の満足や毎日の生活活動にも影響を与える。たとえば，病気の治療を受けている場合には，長期にわたって食事療法や運動療法を続けることがあまりにも厳しいと感じることがある。このようなことは治療効果にも影響を与え，結果的に病みの行路に影響を与える[46)〜48)]。

❶軌跡の局面移行と軌跡の予想

“病みの軌跡”モデルには重要な概念があり，軌跡の局面移行や軌跡の予想が含まれる。

▶ **軌跡の諸局面と局面移行**　軌跡の局面移行は，慢性の病気がその行路を経るときの様々な変化を表す。それぞれの局面にはいくつかの下位局面があり，下位局面移行は，病気の行路のなかでは，毎日の絶えざる変化があること，それは続いて起こる可能性があることを示している。局面全体は，上に向かうとき（立ち直り期）と下に向かうとき（下降期あるいは臨死期），そして同じ状態を保つとき（安定期）などがある（表5-17，図5-14）。

▶ **軌跡の予想**　軌跡の予想は，病気の行路に関する見通しを意味し，これには病気の意味，

表5-17　軌跡の諸局面の特性と主な目標

局面（phase）	特性	目標
前軌跡期（pretrajectory）	病みの行路が始まる前。予防的段階，徴候や症状がみられない状況。	慢性の病気の発症を予防する。
軌跡発現期（trajectory onset）	徴候や症状がみられる。診断の期間が含まれる。	適切な軌跡の予想に基づき，全体的な計画をつくり出す。
急性期（acute）	病気や合併症の活動期。その管理のために入院が必要となる状況。	病気をコントロールのもとにおくことで，今までの生活史と毎日の生活活動を再び開始する。
安定期（stable）	病みの行路と症状がコントロールされている状況。	安定した病状，生活史への影響，毎日の生活活動を維持する。
不安定期（unstable）	病みの行路と症状がコントロールされていない状況。	安定した病気のコントロール，毎日の生活活動に戻る。
下降期（downward）	身体状態や心理的状態は進行性に悪化し，症状の増大がみられる状況。	病気をコントロールのもとにおき，機能障害の増加に対応する。
立ち直り期*（comeback）	障害や病気の制限の範囲内で受け止められる生活のありように，徐々に戻る状況。身体面の回復，リハビリテーションによる機能障害の軽減，心理的側面での折り合い，毎日の生活活動を調整しながら生活史を再び築くこと（編みなおし）などがみられる。	行動を開始し，軌跡の予想および全体的な計画を進める。 その人の制限の範囲内で，以前のような生産的で満足できる生活が送れるようになる。
臨死期（dying）	数週間・数日・数時間で死に至る状況。生活史のある人としての統合がなされる。	人としての統合，平和な終結，解き放ち。

*立ち直り期：1992年にストラウスが立ち直り期（comeback phase）を提示したときは下位局面の一つであったが，2001年にコービンが局面に追加した。

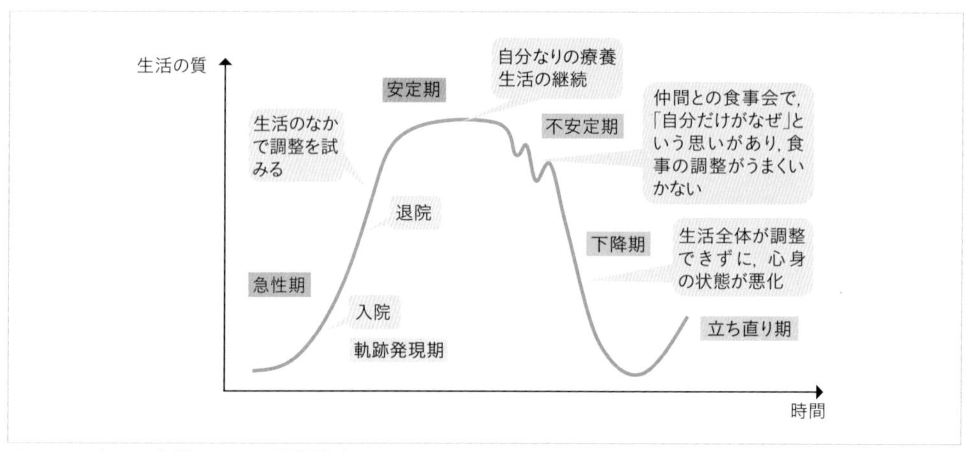

図 5-14 病みの軌跡における局面移行

症状，生活史および時間が含まれる。人々は次のような疑問を抱く。“これから何が起こるのか，どのくらいそれが続くのか，自分はどうなるのか，どのくらいの費用が必要なのか，自分と自分の家族にとっての意味は何か？”と。これらが含まれているのが，軌跡の予想である。

たとえば，病気の診断を受けた人のなかには，その病気が将来の人工透析を意味することもある。この場合，社会参加ができない人生として予想され，この予想は不適切な行為をもたらすことがある。病気とそのコントロールにかかわる医師や看護師，患者および家族は，それぞれ独自に軌跡の予想を行い，どのように方向づけるべきかという考えをもつ。そして，その予想はその人の知識，経験，伝聞，あるいは信念によって異なるものとなる。

重要なことは，医療職者が描いている予想と，患者や家族が描いている予想は必ずしも同一ではないということであり，医療職者のなかでも，医師や看護師それぞれが異なる予想をしていることがあるため，確認することを忘れてはならない。そして，補整が必要なときには，本人自らが補整できるように十分な支援をする。

エピソード：A さんと軌跡の予想

A さんは病気を発症したときに母親から「どうしてこんな病気に」と言われ，母親がもっていた「一生治らない病気」および「重い合併症の出る病気」という予想に影響され，心に重荷を負ったように感じた。そのため，A さんは病気になってからこれまでの十数年間，病気の自己管理がうまくいったという思いを抱いたことがなかった。いつしか「自分は健康ではない」との思いが強くなり，病気の自己管理を負担に感じるようになった。友人との食事を思いっきり楽しめないという思いもあり，食事のコントロールがうまくいかず，薬の管理もできなくなって病状が悪化し，入院となった。

A さんを担当した看護師は話をする時間をもち，今の思いを聴くとともに「健康とはなんだろう」と話し合うことから始めた。病気をコントロールすることによって，健やかな状況が保たれることなどが話し合われた（軌跡の予想の補整）。A さんは少しずつ自分の思いを表現するようになった。そして日常生活においてどのようなことが困難かを相談できるようになり退院となった。その後，それまで記録していなかった食事の記録用紙をもって外来を訪れるようになった（図 5-14）。

表5-18 病気の管理に影響する条件

❶ 資源：人的資源，社会的支援，知識と情報，時間，経済力など
❷ 医学的状態とその管理に伴う過去の経験
❸ 必要なことを実施する動機づけ（モチベーション）
❹ ケア環境とその適切性：家庭あるいは医療施設が，特定の局面にある個人・家族のニーズ充足に適切かどうか
❺ ライフスタイルや信念
❻ 軌跡の管理に携わっている人々の相互作用や相互関係：協力的か衝突的か
❼ 病気のタイプと生理学的状態の程度や症状の性質
❽ 保健医療にかかわる法的・経済的環境　など

❷病気の管理に影響する条件

軌跡の全体的計画が，どのように，どの程度遂行（すいこう）されるかということは，数多くの条件によって異なる。影響を与える条件には，表5-18のようなものがある。

目標を設定するときは，これらの条件を考慮に入れ，必要となる資源を準備し，だれがどのように対応するかを調整し，どんな帰結が期待できるかを明確にする。

たとえば立ち直り期の目標は，その人の制限の範囲内で，以前のような生産的で満足できる生活が送れるようになることにある。生理学的な安定や回復ばかりでなく，「編みなおし」とよばれる個人の生活史上の課題が含まれる（表5-17参照）。

2　〝病みの軌跡〟に基づく支援プロセス（表5-19）

支援プロセスの第1段階は，個人・家族の位置づけおよび目標設定である。「位置づけ」には，過去から現在までの軌跡の局面，現在の局面のなかで経験されているすべての症状や障害，管理のプロセスに参加している人々の軌跡の予想，医学的療養法と選択可能なケアを含む軌跡管理の全体計画と遂行状況，「折り合い」をつけるために家族の各人は，それぞれどこでかかわっているか，日常生活活動を遂行するための調整などが含まれる。

位置づけに基づき目標を設定する。個人・家族は管理プロセスの積極的な参加者であることから目標設定は共同で行い，設定する前に十分な情報提供が必要である。また，目標はそれぞれの局面に適したものでなければならない。

第2段階は，管理に影響を与える条件のアセスメントである。個々の状況における管理を促進する条件や目標に到達する能力の妨げとなる条件を明らかにする。

第3段階は，介入の焦点，すなわち望ましい目標に到達するために操作する条件を明らかにする。軌跡の予想が不十分である場合は，不十分な点を修正することが可能である。

第4段階は，問題になっている条件を操作する段階であり，直接的ケアやカウンセリング，教育，調整などが行われる。

そして，第5段階は，介入の効果の評価である。新たな調整やコーピングが必要なときには，個人・家族はどのように対処できているのか，あるいは新たな状況のなかで懸命に努力しているのか，感情的にも身体的にも動き出そうとするような変わり目にあるのかなどを見極めることが重要である。

表5-19 病みの軌跡における支援のプロセス

支援のプロセス	概要
第1段階 **位置づけと目標の設定**	下記の要素に基づき位置づけを行う。位置づけに基づき目標を設定する。 • 過去から現在までの軌跡の局面 • 現在の局面で経験されている症状や障害 • 軌跡の管理に参加している人々の軌跡の予想 • 軌跡管理の全体的計画 • 「折り合い」をつける*ために，家族などの個々人はそれぞれどこでかかわっているか
第2段階 **管理に影響を与える条件のアセスメント**	管理を促進する条件と目標に到達する能力の妨げとなる条件を見極める。
第3段階 **介入の焦点の明確化**	望ましい目標に到達するためには，どのような条件を操作しなければならないかを明らかにする。また，軌跡の予想が不十分である場合は，補整する。
第4段階 **管理の条件の操作**	直接的ケア，カウンセリング，臨床健康教育および調整（コーディネーション）を行う。
第5段階 **介入の成果の確認**	新たな調整やコーピングが必要なときには，「その人はどのように対処できているのか，新たな状況のなかで懸命に努力しているのか，感情的にも身体的にも動き出そうとするような変わり目にあるのか」を見極めることが重要となる。

*「折り合い」をつける：病気と共に生きていくとき，人は病気に伴う様々な状況と「折り合い」(coming to terms) をつけて生活する。この折り合いをつけるためには，アイデンティティの適応のプロセスが必要になる。このアイデンティティの適応は，病みの行路の変化に伴って何度も何度も行わなければならないため，最終的な状態というより一つのプロセスと考えられている。

コービン（Corbin, J.）とストラウス（Strauss, A. L.）は，“病(や)みの軌跡(きせき)”に関する論述のなかで，慢性におけるケアの焦点はキュア（治癒(ちゆ)）にあるのではなく，「病いと共に生きる方策を発見すること」にあると指摘している。それは，個人・家族の生活がどのようであるか，個人・家族がどのように生きようとしているかを把握することによって可能となる[49]。それゆえ，臨床健康教育における学習の3領域を踏まえ，“病みの軌跡”モデルを効果的に用いるとき，それは個人の内面によびかけるものとなり，「病いと共に生きる方策」が見つけられる可能性が高くなる。そのような支援を看護職から得ることができれば，「なんとかしようと思っていてもできない自分」についても語ることができ，そこから自分なりの方策を探すことが可能になる。

4. 自己管理・生活調整への支援―“病気の不確かさ”理論

1 “病気の不確かさ”とは何か

人は病気になると，どんな病気なのか，どんな治療を受けたらよいのか，治るのか，自分がなぜこんな病気になったのかなど，様々な不確かさに直面し，混乱する。病気とうまく付き合い，状況に適応するには，病気の診断，治療，予後に関連する出来事をとおして出現する不確かさへの対処が鍵を握る。

ミシェル（Mishel, M. H.）[50]は，不確かさを「病気に関連する出来事に対してはっきりと意味づけられない状態であり，それはある出来事について，十分な手がかりが得られないために，うまく構造化したり分類したりできないときに生じる認知状態である」と定義

表5-20 不確かさの種類

- 病状の曖昧さ
- 治療やケアシステムの複雑さ
- 診断や重症度についての情報の不足や不一致
- 疾患コースや病気の予後の予測不能性

し，不確かさは「意思決定者が出来事に明確な価値を割り当てたり，ことの成り行きを正確に予測できないときに起こる」と述べている。また，病気の不確かさは，診断，治療，予後に関連する出来事をとおして出現する不確かさであるとして，「病状の曖昧(あいまい)さ」「治療やケアシステムの複雑さ」「診断や重症度についての情報の不足や不一致」「疾患コースや病気の予後の予測不能性」という4つの不確かさを特定している（表5-20）。

2 不安と不確かさの違い

臨地実習で手術を受ける患者を受け持った学生の多くは「不安の軽減」を看護目標にあげる。しかし，不安の内容を明らかにして，支援できたという学生は少ない。

不安は，「自己の将来に起こりそうな危険や苦痛の可能性を感じて生じる不快な情動現象」[51]と定義されているように，情緒的反応であり，その対象を特定できないために，それを取り除いたり軽減したりできる確実な方法がない。一方，不確かさは，はっきりしない，曖昧であるなどのニュートラルな認知であり，不安の前段階に知覚する状態である。また，それを引き起こす対象をいくつか特定できるため，それらに即した対処ができる。

看護学生の例に戻ると，不安を抱く前に認知している不確かさに着目することにより，「今，何が不安ですか」という問いかけから，「手術の前に，もう少しはっきりさせたいことや知っておきたいことはありませんか」という問いかけに置き換えることができる。この問いかけであれば，「手術後，痛みが出たらどうするのか」「どれくらいで仕事に復帰できるのか」など，患者の疑問や関心事を引き出すことができる。また，それに対して的確な情報の提供がなされると，不確かさが軽減し不安を抱かずにすむ。

3 ミシェルの病気の不確かさ理論

ミシェルの病気の不確かさ理論は2種類ある。診断の前後や急性病の不確かさを説明する「オリジナル理論」と，慢性病の不確かさを説明する「再概念化理論」である[52]。「オリジナル理論」では慢性的に持続し取り除くことができない不確かさと折り合いながら充実した日々を送っている慢性病者の状況を説明できないという批判を受け，再考されてできたのが「再概念化理論」である。「オリジナル理論」に時間軸を加え，慢性病の不確かさと折り合う状況を説明している。

❶オリジナル理論（診断前後または急性状況の不確かさ理論）

「オリジナル理論」[40]はストレスコーピング理論を土台にしている。ストレスコーピング理論[53]とは，ストレスフルな出来事にうまく適応できるか否かは，出来事そのものより，その人の出来事の解釈に影響されることに着目したものである。この理論では，人がストレスを認知すると，まず，無関係，肯定的，ストレスフル（有害，脅威，挑戦）のいずれかに評価し，次にその状況にうまく対処できるかを考え，状況に応じたコーピング（対処）を行い，心理的に安定して適応することを説明している。

「オリジナル理論」はストレスを不確かさに置き換え，不確かさを解釈·評価した後，コーピングを行い，適応するプロセスを表したものである。この理論は3つの主要なテーマ，①不確かさの認知の先行要因，②不確かさの評価，③不確かさに対するコーピングの3つから構成されているため，このモデルを3段階に分けて説明する（図5-15）。

(1) 不確かさの認知の先行要因（第1段階）

病気や治療に関連する不確かさは，最初の段階では「刺激因子」「認知能力」「構造提供因子」という3つの先行要因の影響を受けて認知される。

▶ **刺激因子**　刺激因子は「症状のパターン」「出来事の熟知度」「出来事の一致度」の3因子からなる。

症状のパターンとは，症状の種類，強さ，持続時間，頻度などがあり，これらに一貫性があるとパターンがつかめて不確かさは減る。

出来事の熟知度とは，場所，人，治療などを含む医療環境に，どの程度慣れ親しんでいるかということである。入院を例にとると，入院経験がある場合は，入院についての熟知度が高く，不確かさは減る。

出来事の一致度とは，病気や治療について，自分が予期したことと実際に起きることが，どの程度一致するかということである。治療の効果を例にとると，自分が期待した効果と実際の効果とが一致すると，不確かさは減る。

▶ **認知能力**　認知能力とはその人の「情報処理能力」である。痛み，発熱，栄養不良など

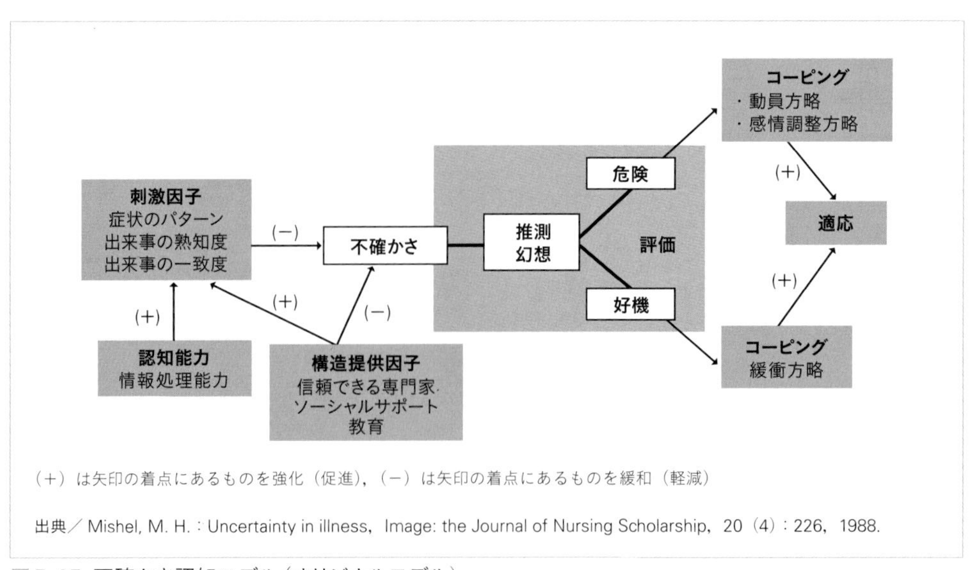

図5-15 不確かさ認知モデル（オリジナルモデル）

の症状に加えて，鎮静薬など使用する薬によっては，注意力を散漫にして不確かさを誘発することがある。

▶ **構造提供因子**　構造提供因子は出来事がどのようなものかという認知図式を提供してくれるものである。「信頼できる専門家」「ソーシャルサポート」「教育」の3因子からなる。これらは患者の不確かさを直接的または間接的に減らす。

医師や看護師など「信頼できる専門家」は，病気・治療に関する専門的な知識や情報を提供して不確かさを直接的に減らすことができる。

家族・友人・知人など「ソーシャルサポート」は，彼らの経験をとおしての知識や情報を提供して不確かさを直接的に減らすことができる。また，彼らが提供する物質的なサポートは，療養環境を整えることで不確かさを間接的に減らすことができる。

「教育」については，教育の機会に恵まれている人では，複雑な治療内容を理解する力があり，不確かさを直接的に減らすことができる。

なお，不確かさは次の「評価」の段階を経るまでは不安や脅威などの情緒的な反応を伴わず，ニュートラル（中立的）な状態として認知される。

(2) 不確かさの評価（第2段階）

不確かさが認知されると，次に評価のプロセスへと進む。評価のプロセスには「推測」と「幻想」があり，「危険」または「好機」のいずれかに評価される。

「推測」は，これまでの自分の経験に照らしてその出来事を評価するプロセスであり，その人なりの根拠に基づく見方である。一方，「幻想」は，不確かさに直面したときに，自分にとって都合が良いように評価するプロセスであり，根拠に基づかない前向きな見方である。

不確かさが危険と評価されるのは，推測のプロセスにより悪い結果が予測されるときであり，好機と評価されるのは，良い結果が予測されるときである。好機という評価は「推測」「幻想」いずれの評価プロセスをとっても起こり得るが，多くの場合は「幻想」から起こる。

(3) 不確かさに対するコーピング（第3段階）

不確かさが「危険」と評価された場合は，不確かさを減らすために「動員方略」と「感情調整方略」という2種類のコーピングが用いられる。

「動員方略」は“直接行動を起こす”“用心する”“情報を収集する”といった方法である。「感情調整方略」は不安，恐れなどのネガティブな感情をコントロールするために用いられる方略であり，“自分を励ます”“出来事に対する見方を変える”“希望的観測をする”などの方法である。なお，感情調整方略は，動員方略では不確かさを減らすことができないときに用いられることが多い。

一方，不確かさが「好機」と評価された場合は，不確かな状態を保持するために，新しい刺激をブロックしようとする「緩衝方略」が用いられる。それは“回避”“選択的無関心”“優先順位の見直し”“中和”という方法である。

不確かさが好機とみなされるのは，多くは死や再発が予想される病気などで，確かであることが，むしろ深刻な結果につながると考えられるときである。つまり，自分はずっと生きていけるという幻想を抱き続けるために，新たな情報は求めず，あえて不確かで漠然とした状況を保持するコーピングを選択する。

なお，不確かさの評価が「危険」または「好機」という，いずれの場合であっても，それに応じた効果的なコーピングがとられると，心理的な平衡（へいこう）を取り戻して現状への適応に向かう。なお，適応とはその人が通常の行動がとれる程度に生物的・心理的・社会的に安定している状態である。

(4) 事例：結婚目前にSLEと診断され，不確かさから将来を悲観したBさん

Bさんは，20歳代中頃，女性，会社員である。結婚を3か月後に控えたある日，突然，高熱と全身の関節痛にみまわれ，受診したところ，自己免疫疾患の疑いで検査入院となった。その結果，SLE（全身性エリテマトーデス）と診断され，ステロイド療法が開始された。聞き慣れない診断名に「SLEって何？」「治らない病気なの」「ステロイドって何？」「結婚はできるの」「仕事に戻れるの」など，様々な不確かさを認知し，医師に疑問をぶつけたが，「完治は見込めず，生涯にわたり続く病気である」と言われたことで，結婚も仕事もだめになるのではないかと，ひどく落ち込み，それ以上，医師に尋（たず）ねることはしなかった。

▶ **アセスメント**　Bさんの受け持ち看護師は，次のようにアセスメントした。BさんにとってSLEは未知のことであり，「完治は見込めず，生涯にわたり続く病気である」という医師の説明を聞いたことで，不確かさを自分の人生にとって「危険」と評価し，将来に絶望している。また，心理的なダメージが大きいため，それ以上，詳しい情報を求めることをやめ，不確かなままでいるという「緩衝（かんしょう）方略」の一つである"回避"ととれるコーピングをしている。

▶ **支援**　Bさんの受け持ち看護師は，SLEによってもたらされる長い慢性状況にBさんがうまく適応できるよう，病気の性質を知って今後の生活をイメージしてもらうため，医師や同病者など「構造提供因子」と話し会う機会を設けた。それによりBさんは，病気のコントロールには努力を要するが，結婚，出産，仕事の継続が可能なことを知り，家族や婚約者，医療提供者などの周囲の力を借りながら，この病気とうまく付き合っていこうと思えるようになった。

❷ 再概念化理論（慢性状況の不確かさ理論）

「再概念化理論」は慢性病のように生涯にわたる不確かさを説明する理論であり，カオス理論を土台にしている[54]。

カオス理論で不確かさを説明すると，不確かさは一つのゆらぎとみなされる。慢性病では「症状の不確かさ」「医学的な不確かさ」「日常生活の不確かさ」などの不確かさが複合し，ゆらぎが増幅するため，慢性病者は心理的に不安定となり混乱する。しかし，混乱しつつも医療提供者や家族・友人との相互作用を繰り返すなかで，そのゆらぎが臨界点（りんかいてん）に達すると，再び安定を取り戻し，自己組織化（自己変容，自己成長）を遂げ，人生に対する新

しい見方を形成する。

人生に対する新しい見方とは，何事にも絶対ということはなく，世界は不確実であるという前提に立つ，確率論的な思考である。慢性病者が新しい見方に立つと，不確かさを人生における自然なリズムとして受け入れられるようになり，人生の選択肢が広がり，人生において何が重要かということについて再評価できるようになる（図 5-16）。

(1) 慢性病の不確かさの特徴と分類

慢性病の不確かさは，診断，治療，回復などの出来事に関連しており，「症状の不確かさ」「医学的な不確かさ」「日常生活の不確かさ」があるが，日常生活活動に影響を及ぼし，生活のより広い範囲を巻き込むという特徴がある。

▶ **症状の不確かさ**　症状のパターンがつかめない，または症状が何を意味するのかがわからないという不確かさである。具体的には，痛みなどの症状があっても深刻なものなのか，様子をみてよいのかわからない，再燃と寛解の予測がつかない，症状が一定しない，経過が読めない。症状がどれくらい続くのかわからないなどである。

▶ **医学的不確かさ**　診断が確定しない，または複数の診断名をつけられる。病気の経過に関する見通しが立たない，治療の効果がはっきりしないなどの不確かさである。また，このような状況にあると，周囲から怠けているのではないかと思われ社会的な信用を失い，自分自身も医学的治療を信頼できないという事態に陥りやすい。

▶ **日常生活の不確かさ**　慢性病の経過や慢性病が日常生活に及ぼす影響に関する見通しが立たないなどの不確かさである。

(2) 人生に対する新しい見方の形成に影響する要因

人生に対する新しい見方の形成に影響する要因としては，「これまでの人生経験」「身体的状態」「社会資源」「医療提供者」の４つがある。

▶ **これまでの人生経験**　慢性病の持続する不確かさのなかで人生を肯定的に受け止めるには，成熟に伴う就職や結婚といった発達危機や，重大な病気や重要他者の死などといった状況危機に，どのように対処してきたかということが影響する。これらの危機を肯定

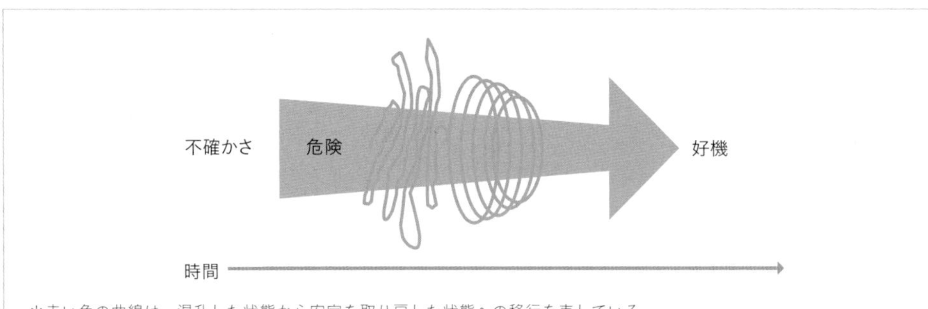

＊赤い色の曲線は，混乱した状態から安定を取り戻した状態への移行を表している。

出典／Bailey, D. E. Jr et al：Uncertainty in illness. Marriner-Tomey, A., Alligood, M. R. eds.：Nursing Theorists and Their work, 5th ed, Mosby, 2001, p.562. with permission from Elsevir.

図 5-16 慢性病の不確かさ（再概念化モデル）

的に乗り切ってきた人は，慢性病の不確かさをうまく人生に統合することができる。

▶ **身体的状態**　痛みなどの症状が強く，不安定な状態では，不確かさを人生に統合するのが難しくなる。

▶ **社会資源，医療提供者**　家族や友人などの「社会資源」と医師や看護師などの「医療提供者」が，慢性病の不確かさに混乱している人に対して，「何事にも絶対ということはない」という確率論的な見方で支援することで，その人が複数の代替案や選択肢をもてるようになり，不確かさを再評価し，「危険」から「好機」へと変化させることが可能になる。

たとえば，がんの再発を強く恐れている人に対しては，再発は必然ではなく，起こらないこともあるということに目を向けさせることで，再発を極度に恐れて生活を縮小するのではなく，定期受診で再発の徴候をモニターしながら，充実した日々を送るという選択肢の提案ができる。

(3) 不確かさとの付き合い方

慢性病の不確かさを人生に統合するには，確かさを執拗（しつよう）に追い求めるのをやめ，不確かさを人生の自然なリズムとして受け入れることが必要となる。

「症状の不確かさ」や「医学的な不確かさ」への対処には次のようなものが有効である。

▶ **病気の図式を描き，標準的枠組みをつくる**　病気の経過が正確に予測できない場合は，これまでの経験から自分なりに経過を類推しておく。回復については，自分なりに，これくらいの期間で，これくらいの距離を歩けるようになるなどの目安をもっておく。

▶ **予測できないことの管理**　予測できないことに振り回されないためには，将来より現在に目を向ける。健康を脅（おびや）かす出来事を避けるために，自分なりのルールを決めて，生活を制限する。たとえば感染予防のために人混みを避けるなどである。また，情報に振り回されないように，情報をフィルターにかけ，病気を克服した患者の手記を読むなど，自分にとってサポーティブな情報を選択的に入手するという方法もある。

▶ **希望の維持**　希望をもつことも重要である。不確かであるということは状況が変化することを意味しており，悪い状況は一時的なものであると考える。自分より悪い状況にある人と比較する。自分にとって好ましくない情報を避けるなどである。

また，「日常生活の不確かさ」への対処には次のようなものが有効である。

▶ **日常生活の標準的枠組みをつくる**　健康管理については，処方薬の調整を含めて，自分で決定し計画する。

▶ **肯定的な面に目を向ける**　状況の否定的な面に目を向けない。悪い結果を考えるのをやめる。病気のつらい経験がもたらした利点に目を向ける（家族の絆が強くなった，人生においてほかの価値を見いだすことができたなど）。

▶ **コントロールできる状況を重視する**　日常生活においては，コントロールできることと，できないことを見極めて，コントロールできることに重きをおくようにする。体調の悪い日は休養し，体調の良い日に活動するなどである。

▶ 儀礼的な行動を取り入れる　確かな根拠はないが，自分なりにこれを行えば病気をコントロールできると思っている行動をとる。朝起きたらまず，うがいをする。食事は汁ものから手をつけるなどである。

▶ 不確かさと仲良くする　予測できることやコントロールできることに固執するのをやめ，不確かさや予測できないことを，人生における自然なリズムとしてとらえる。

(4) 再概念化理論でのアセスメントと支援の視点（表5-21）

▶ 不確かさのアセスメント（第1段階）　何に不確かさを認知しているのか：「症状の不確かさ」「医学的な不確かさ」「日常生活の不確かさ」のそれぞれについて，どのようなことに不確かさを認知しているのかをとらえる。

どのような性質の不確かさか：それぞれの不確かさの性質を，①情報の提供などの**具体的手段により軽減できる不確かさ**か，②回復プロセスなど**状況の変化や時間の経過とともに解消できる不確かさ**か，③再発のおそれなど**継続する不確かさ**かでアセスメントする。

▶ 新しい見方の形成に影響する要因のアセスメント（第2段階）　人生に対する新しい見方の形成に影響する「これまでの人生経験」「身体的状態」「社会資源」「医療提供者」についてアセスメントする。これまでの人生における，つらい経験を力強く乗り切ってきているか，身体症状は日常生活に支障ない程度に安定しているか，家族・友人などのソーシャルサポートで互いに支え合っているか，経済的に安定しているか，医師・看護師などの医療提供者を信頼し，わからないことや困ったことについて質問したり相談したりしているか，などである。

▶ 不確かさへの介入（第3段階）　第1段階のアセスメントに基づき，適切な対処法を慢性期にある人と共に選択し，実施に移す。①軽減できる不確かさであれば，情報の提供や具

表5-21 再概念化理論での支援

支援のプロセス	概要
第1段階 **不確かさのアセスメント**	**何に不確かさを認知しているのか** • 症状の不確かさ • 医学的な不確かさ • 日常生活の不確かさ **どのような性質の不確かさか** • 具体的方法で取り除くことができる不確かさ • 状況の変化，時間の経過とともに解消する不確かさ • 継続し，取り除けない不確かさ
第2段階 **人生に対する新しい見方の形成に影響する要因のアセスメント**	• これまでの人生経験 • 身体的状態 • 社会資源 • 医療提供者
第3段階 **不確かさへの介入**	第1段階，第2段階のアセスメントに基づき，慢性期にある人と共に対処法を選択，実施する。 実施に際しては，第2段階の新しい見方の形成を促進する要因を活用する。
第4段階 **介入後の評価**	不確かさは減っているか。不確かさを人生の自然なリズムとして受け入れているか。人生に対する新しい見方の形成に影響する要因がうまく機能しているか。日々の生活は充実しているか。

体的行動により不確かさを減らす，②状況の変化や時間の経過により軽減する不確かさであれば，心おだやかに待つ，③継続し取り除くことができない不確かさであれば，不確かさを人生における自然なリズムであるととらえなおす。実施の際は，第2段階の人生に対する新しい見方の形成を促進する要因がうまく機能するように活用する。

▶ **介入後の評価**（第4段階） 不確かさの原因や性質に応じた対処を選択して実施できたか，人生に対する新しい見方の形成に影響する要因がうまく機能しているか，不確かさを人生の自然なリズムとして受け入れているか，日々の生活は充実しているかなどを評価し，うまくいっていない場合は，慢性期にある人と協働して不確かさの原因や性質に応じた対処を繰り返す。

(5) 事例：結腸がんで不確かさに悩まされたCさん

Cさん，男性，40歳代，会社員である。妻と中学生の子ども2人との4人暮らし。Cさんは17歳のときに父親を亡くし，長男として母や妹を精神的にも経済的にも支えてきた経験がある。

▶ **発病から入院治療までの経過** 便に血が混じっていたため受診したところ，結腸がんと診断された。入院して結腸を20cm切除，リンパ節に転移があったため，再発予防目的で2種類の補助化学療法から1つを選択するよう提案された。本人は，家族との生活を重視して，点滴ではなく経口による抗がん薬を選択して退院した。

▶ **在宅療養，慢性期** 自宅に帰り，仕事に復帰したのもつかの間，抗がん薬の服用が始まると，からだがだるくて仕事がはかどらず，帰宅するとぐったりして寝転んでいることが多くなった。舌がしびれ何を食べても味気ない。「この不快な症状がいつまで続くのか」「この薬は本当に効いているのか」「仕事は続けていけるのか」と，様々な不確かさに翻弄（ほんろう）された。救いは，妻や同僚が自分をいたわり話を聞いてくれることだった。

6か月後，抗がん薬治療を無事終えることができ，からだのだるさが消え，食べ物の味も戻ってきた。しかし，それで安心できたわけではなく，再発のおそれで頭がいっぱいになった。定期受診の際，「抗がん薬が効いているのかわからない」「もし再発したらと思うと，夜も眠れない」と看護師に訴えると，看護師から「心配されるお気持ちはよくわかります。でも，再発は起こることもありますが起こらないこともありますよね。だれも正確な予測はできません。やるべき治療はやったのですから，用心するのは定期受診に任せてみてはどうでしょう」と提案され，「本当にそうだ。再発を恐れて毎日ビクビクして生きるのも楽しく生きるのも，自分次第ではないか」と思えた。

その後，Cさんは妻と一緒にウオーキングサークルに入り，週末には自然豊かな散策コースを歩き，仲間との会話を楽しむようになった。また，その会話をとおして，それぞれが何かしらの悩みを抱えて生きていることが実感でき，再発へのおそれも，生きているからこその悩みだと考えられるようになり，周囲に支えられている自分を幸せだと感じるようになった。

▶ **不確かさのアセスメント**（第1段階） Cさんは再発ということに不確かさを認知している。

これは完全に取り除くことはできない継続する不確かさである。この不確かさとうまく付き合うには，人生に対する新しい見方の形成により「不確かさを人生における自然なリズムである」ととらえなおし，生活に統合していくことが求められる。

▶ **新しい見方の形成に影響する要因のアセスメント**（第 2 段階） Cさんは「これまでの人生経験」において，青年期に父親を亡くし，長男として母と妹を支えるという，つらい状況を力強く乗り切ってきた経験がある。「身体的状態」は抗がん薬による有害事象がなくなり安定している。「社会資源」は家族，職場ともサポーティブで生活には支障がない。「医療提供者」も親身に相談にのってくれるという良い条件がそろっている。

▶ **不確かさへの介入**（第 3 段階） 再発のおそれという継続する不確かさとうまく付き合うには，人生に対する新しい見方の形成により「不確かさを人生における自然なリズムである」ととらえなおし，生活に統合していくことが求められる。Cさんを支援する医療提供者は，看護師が「再発は起こることもありますが起こらないこともありますよね」と返答しているように，何事にも絶対ということはないという確率論的な見方で支援することにより，Cさんの物の見方に幅をもたせ，肯定的なものに転じさせることが可能となる。

▶ **介入後の評価**（第 4 段階） 看護師が何事も正確に予測することはできないという確率論的な見方で，Cさんと会話することで，Cさんの視野が広がり，再発へのとらわれから解放された。また，ウオーキング仲間との会話も，人生に対する新しい見方の形成に役立っており，取り除けない不確かさはあるものの，今を幸せだと実感できている。

VI リハビリテーションを必要とする成人への看護：生活の再構築への支援

A リハビリテーションを必要とする成人の健康問題をめぐる状況

1. リハビリテーションとは

▶ リハビリテーションの定義　リハビリテーション（rehabilitation）の語源はラテン語のrehabilitareという動詞で，これはre-（再び）とhabilis-（適した，ふさわしい）という形容詞に-areという動詞語尾の付いたもので，「再びふさわしい状態にする」ことを意味するといわれている[55]。

リハビリテーションの歴史は長いが，現代のリハビリテーションは，第1次世界大戦による重度障害に直面した戦傷兵の社会復帰が課題となり，職業リハビリテーションとして発展した。

臨床の場では，機能回復訓練を「リハビリをする」と表現されることがあるが，本来リハビリテーションは，次にあげる，1981（昭和56）年に発表されたWHOの定義や，国連総会で2008（平成20）年に採択された「障害者の権利に関する条約」の定義のように，社会参加も含む広い意味である[56]。

▶ 能力低下*（disability）や社会的不利*（handicap）をもたらすような状態（condition）の影響を軽減し，能力低下や社会的不利がある者の社会的統合（social integration）を達成するためのあらゆる手段を包含している。リハビリテーションは，能力低下や社会的不利がある者を環境に適応するように訓練するだけでなく，彼らの社会的統合を促進するために，彼らの直接的な環境や社会へ，全体として介入することを目標としている。能力低下や社会的不利のある者自身，彼らの家族や生活している地域社会もリハビリテーションに関係する諸サービスの計画立案と実行に参加すべきである。（WHO，1981）

▶ 障害者が，最大限の自立並びに十分な身体的，精神的，社会的及び職業的な能力を達成し，及び維持し，並びに生活のあらゆる側面への完全な包容及び参加を達成し，及び維持することを可能とするための効果的かつ適当な措置（障害者相互による支援を通じたものを含む。）をとる。このため，締約国は，特に，保健，雇用，教育及び社会に係るサービスの分野において，ハビリテーション及びリハビリテーションについての包括的なサービス及びプログラムを企画し，強化し，及び拡張する。（障害者の権利に関する条約，第26条，2014）

＊能力低下：歩行困難など，生活上必要な活動を行う能力のいろいろな制限や欠如。

＊社会的不利：職場での役割を喪失するなど，個人に生じた不利益であり，役割を果たすことが制限されたり妨げられたりすることである[57]。

▶ トータルリハビリテーション　定義にあるリハビリテーションの目的を達成するには，医学的な問題に対応するだけでなく，それ以外を含めた包括的なアプローチが必要である。そのために様々な分野が協力して行うトータルリハビリテーションの実施がいわれ，その主な分野としては，医学，教育，職業，社会の4分野がある[58)]。

①**医学的リハビリテーション：**精神的・身体的な各種の能力の適切な向上を図る。

②**教育的リハビリテーション：**障害児に対する特別支援教育など，障害児・者への教育を行う。

③**職業的リハビリテーション：**障害者の職業能力評価や職業訓練，企業の受け入れ支援などをとおして，障害者の就業を支援する。

④**社会的リハビリテーション：**障害者福祉に関する多様なサービスと，それをとおしての社会生活能力の向上を図る。

2. 国際生活機能分類（ICF）

▶ ICFとは　リハビリテーションは障害をもつ人を対象に展開されるが，では障害はどうとらえられているであろうか。障害をとらえるための方法としては，2001（平成13）年にWHO総会で採択された国際生活機能分類（International Classification of Functioning, Disability and Health；ICF）が活用できる。ICFは，1980（昭和55）年にWHOが発表した国際障害分類（International Classification of Impairments, Disabilities and Handicaps；ICIDH）の改訂版である。

▶ ICFの構成要素　ICFのモデルを図5-17に示す。ICFの中心概念は「生活機能と障害」であり，その「生活機能と障害」は，「健康状態」と「背景因子」の相互作用とみなされる。生活機能は「心身機能・身体構造」と「活動」「参加」で構成され，背景因子は「環境因子」と「個人因子」で構成されている。生活機能のそれぞれに問題が生じた状態が障害であり，「心身機能・身体構造」の問題は「機能障害」，「活動」の問題は「活動制限」，

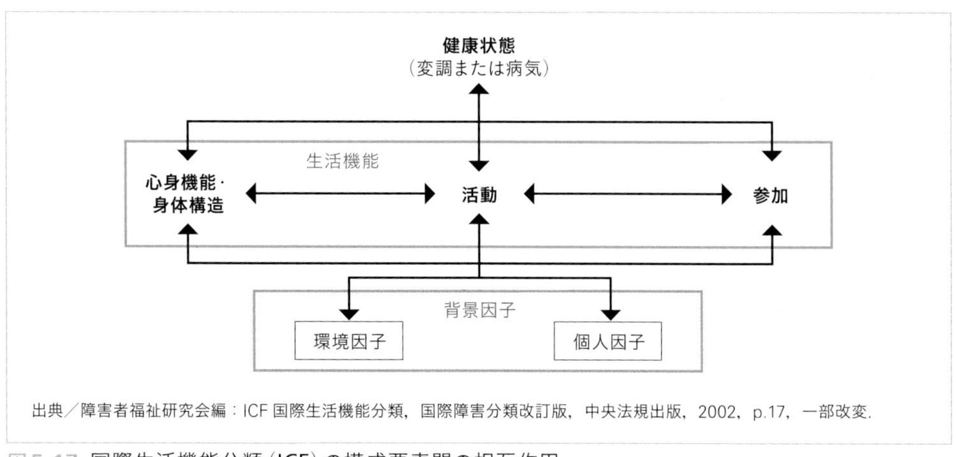

出典／障害者福祉研究会編：ICF国際生活機能分類，国際障害分類改訂版，中央法規出版，2002，p.17，一部改変．

図5-17　国際生活機能分類（ICF）の構成要素間の相互作用

表5-22 国際生活機能分類（ICF）の構成要素の定義

心身機能	身体系の生理的機能（心理的機能を含む）
身体構造	器官・肢体とその構成部分などの身体の解剖学的部分
機能障害（構造障害を含む）	著しい変異や喪失などといった，心身機能または身体構造上の問題
活動	課題や行為の個人による遂行
参加	生活・人生場面へのかかわり
活動制限	個人が活動を行うときに生じる難しさ
参加制約	個人が何らかの生活・人生場面にかかわるときに経験する難しさ
環境因子	人々が生活し，人生を送っている物的な環境や社会的環境，人々の社会的な態度による環境を構成する因子
個人因子	個人の人生や生活の特別な背景。性別や人種，年齢，習慣，教育歴などが含まれる

出典／障害者福祉研究会編：ICF 国際生活機能分類，国際障害分類改訂版，中央法規出版，2002，p.9，一部改変.

「参加」の問題は「参加制約」である。各用語の定義を表 5-22 に示す[59),60)]。

ICF の構成要素は図 5-17 の矢印で示されているように，相互に作用する。そして，「心身機能・身体構造」「活動」「参加」の 3 つの階層には，相互依存性と相対的独立性がある。たとえば相互依存性では，「身体構造」として片麻痺（へんまひ）があれば，歩行困難など活動の問題が生じ，集会への出席などの「参加」に制約を受けることが考えられる。逆に相対的独立性では，たとえ「身体構造」に片麻痺があっても，車椅子（いす）を使用することで「参加」が可能になることが考えられる。

3. 障害の受容

疾患や事故による生活機能の障害は，その機能を失うことによる喪失体験を，障害をもつ人に引き起こす。障害をもつ人が喪失体験からどう立ちなおるのか，そして障害をどう受け入れるのかが問題とされ，考えられてきた。

障害受容に関する研究は第 2 次世界大戦後の傷病者への支援から始まり，1950 年代から 1960 年代にかけて，障害受容の本質を「価値の転換である」とした「価値転換理論」，受容に至る心理過程に焦点を当てた「段階（ステージ）理論」が発表された。日本では上田が 1980 年代に「価値転換理論」と「段階（ステージ）理論」を結びつけた理論を出した[61)]。しかし，1990 年代以降，「段階（ステージ）理論」において，障害をもつ人はショックから適応までの段階を踏むものとみなすと，その過程を経ない人を問題視し，個別性を重視しなくなる可能性や，患者に受容を強制する可能性があるなどの批判が出てきている。

また南雲は，障害受容は本来，障害のために変化した身体的条件を障害者自身が心から受け入れることである「自己受容」と，社会が障害者を受け入れることである「社会受容」の 2 つがあるが，「自己受容」のみが障害受容ととらえられたため，障害受容は障害者個人の問題となり，他人から負わせられる苦しみについて十分に言及されていないとしている[62)]。

障害受容の理論を知ることは，障害をもつ人の理解や援助の方向性を検討する一助になると思われるが，その人の状況を理論に当てはめるものではないし，受容が目指すべきゴー

表5-23 価値の転換の4つの側面

価値の範囲の拡大	自分が失ったと思っている価値のほかに，異なったいくつもの価値が存在しており，それらを自分は依然としてもっているということの情動的な認識。
障害の与える影響の制限	自己の障害の存在は直視しているが，それが自己の存在全体の劣等性というところまで拡大しないように封じ込める。
身体の外観を従属的なものとすること	外見よりも人格的な価値，たとえば親切さ，知恵，努力，人との協力性などの内面的な価値のほうが人間として重要なのだという認識に達するような価値体系の変化。
比較価値から資産価値への転換	他人との比較や一般的な標準との比較で自分の価値を評価するのではなく，自分のもっている性質，能力，それ自体に内在する価値に目を向ける。資産価値に立つ見方。

出典／上田敏：リハビリテーションを考える：障害者の全人間的復権，青木書店，1983，p.209-210，より作成.

表5-24 障害受容の段階（ステージ）理論

理論家	コーン（Cohn, N.）	フィンク（Fink, S. L.）	上田敏
ステージ	①ショック ②回復への期待 ③悲嘆 ④防衛 ⑤適応	①ショック ②防御的退行 ③承認 ④適応	①ショック期 ②否認期 ③混乱期 ④解決への努力期 ⑤受容期

ルというわけでもない。以下に代表的な理論を紹介する（表5-23，24）が，障害をもつ人の心理を理解しようと努めるときは，障害をもつ人が障害をどう受け止めているのか，その心情を思いやり寄り添うことが大切である。

1 価値転換理論

ライト（Wright, B. A.）は，共同研究者であるデンボー（Dembo, T.）の説を発展させた理論を提唱した（1960年）。ライトは，受容の本質は「価値の転換」であるとし，「障害が不便であり制約的なものであることは依然として認識しており，それを改善するための努力も続けているが，今や障害が自分の人間としての価値を低めるものではないものと認識でき，そういうものとして障害を受け入れる（承認する）こと」であるとしている。

価値の転換は，表5-23にあるように，①価値の範囲の拡大，②障害の与える影響の制限，③身体の外観を従属的なものとすること，④比較価値から資産価値への転換の4つの側面がある[63)]。

2 障害受容の段階（ステージ）理論

❶コーン（Cohn, N.）の障害受容モデル（1961年）

時間をかけて喪失を乗り越え，障害への適応に至る過程を，①ショック，②回復への期待，③悲嘆，④防衛，⑤適応の5段階で表している[64)]（表5-24）。

❷フィンク（Fink, S. L.）の危機モデル（1967年）

突然，危機に陥った人が適応に至るまでの過程をモデル化しており，①ショック，②防衛的退行，③承認，④適応の4つの段階をたどるとした[65]。また，危機への介入として，マズロー（Maslow, A. H.）の動機づけ理論に基づいて，危機への介入のありかたを示している。

❸上田の段階理論

上田は，障害の受容は「障害に対する価値観（感）の転換であり，障害をもつことが自己の全体としての価値を低下させるものではないことの認識と体得を通じて，恥の意識や劣等感を克服し，積極的な生活態度に転ずること」であり，受容に至る過程を，各種の研究者の見解から，①ショック期，②否認期，③混乱期，④解決への努力期，⑤受容期の5段階に整理した。また，障害の受容と社会の偏見の克服は相互に影響し合うものであり，障害の受容には周囲の人々の偏見の克服が必要とした[63]。

4. リハビリテーションを必要とする成人期を生きる人と家族の状況

1　成人期に障害をもつ人の状況

前述のように，リハビリテーションを必要とする人は障害をもつ人である。たとえば，成人期を生きる人が，疾患や事故などにより後天的に障害をもつことになれば，障害をもつ人とその家族は，どのような状況になるだろうか。

成人期はセルフケア能力が高く，社会的に自立して生活する存在である。青年期から壮年期，向老期へと，身体的には成長のピークから衰退へと向かう。また，就業や配偶者の選択，出産・育児，家庭や職場および地域社会のなかでの役割・責任の増大，余暇活動の充実，年老いた両親の世話など，各期における生活上の課題もある。

自立しているゆえに自由もある。個人の価値観が反映されたライフスタイルを形成するため，成人期の人々の生活は個別的であり，多様である。そのため，成人期の人々への支援においては，より個別性を重視する必要がある。

このような生活をしている成人期の人が障害をもつと，まず自立して生活することに困難を伴うことになる。食事や排泄など日常的に実行している行動を，他者に依存せざるを得ない状況になることもあり，自分の思うようにできない苦痛や自尊心の低下をもたらすかもしれない。また，困難になった動作の再獲得や，他者に依存することへの適応といった課題も生じる。

将来設計が崩れ，将来に描いていた夢や希望，目標を見失い，絶望することもあるだろう。成人期の人は，家庭や職場において何らかの役割をもって活躍していることも多く，障害による役割の喪失や変更を求められることもある。このような変化で，生きる意欲が低下したり，自尊心が低下したりすることもある。

2　障害をもつことによる周囲への影響

家庭や職場，地域社会における役割や責任のある人が障害をもつことによる周囲への影響もある。

家族の生活も変化するため，家族も自分たちの生活の変化に対応しつつ，家族員の障害を受け止め，支えることになる。障害をもった家族員に対し，自分が支えなければと思ったり，何かできることをしたいと思ったりして，自分に心理的な圧力をかけることもあるかもしれない。生活上の動作に介助が必要になり，共に暮らす家族が介護に関わるのであれば，介護技術の習得が必要になる。そして，介護をする生活が続くことにより，疲労や腰痛など家族の健康問題が生じることもあれば，家族が自身の健康管理が十分できず，慢性疾患などの病気が悪化することもある。主たる生計者が障害をもつことで経済的問題が生じることもあり，役割変更などの問題に対処しなければならない。

このように，障害による生活への影響は大きく，障害をもっての生活に見通しがもてないと，障害をもつ人と家族は共に今後の生活に不安をもつことになる。

B リハビリテーションと看護

1. リハビリテーションにおける看護の機能

リハビリテーションにおける看護の目的は，障害により，生活をこれまでどおりに継続することが困難になった人に対し，その人が生活を再構築する過程を支援することである。

生活の再構築に向けて看護職は，障害をもつ人と家族が障害と向き合い，障害をもちながら，どのように生活を送るか主体的に考えることを支え，自分の価値観が反映された自分らしい生活を築くことができるよう，また，その生活を維持していけるよう，多職種間で協働して支援する。

その過程において看護職は，障害をもつ人の生活全般を健康との関連でとらえ，多様な機能を発揮する。その内容としては，①生命維持や機能障害の回復，苦痛の緩和などの対応に必要な医療処置の実施，②食事や排泄といった日常繰り返される行為の実施にも困難をきたすため，それを補い日常生活を整える援助の提供，③障害をもつ人が障害と向き合い，生活の再構築に向けて気持ちや考えを整理できるよう情緒的な支援の提供，④日常生活動作の再獲得や健康管理に関するセルフケアの獲得への教育的支援，⑤障害をもつ人の生活を支えるために多職種間での協働を推進するための調整などがあげられる。

2. 生活の再構築を必要とする人とその家族の理解

看護職として機能を発揮し，具体的に看護援助を実践するには，障害をもつ人と家族に関する情報を収集し，看護ケアが必要な状態を判断するアセスメントが必要である。

障害をもつ人と家族の生活の再構築を支援するために必要な情報としては，年齢や性別，職業，家族歴，既往歴などの基本的な情報以外に，障害の状態や，障害による影響などの情報を得る必要がある。

1 障害の状態

障害の状態に関する情報としては，①障害の原因，②病状や障害の程度，③残存機能，④回復の可能性・予後，⑤治療方法などがある。

たとえば，病状や障害の程度，残存機能について把握することで，①病状の進行や合併症，廃用症候群，再発などを予防すること，②身体状態の安定を図り機能回復を促進すること，③病状や障害の程度に応じた安全な生活や健康管理を検討することなどが可能となる。

▶ **障害の原因** 障害の原因は，先天性か後天性か，自責によるものか他責によるものかなどに分けられる。その原因によって，障害の受け止めかたなど心理面に与える影響が異なってくる。

▶ **病状や障害の程度と残存機能の把握** 生活の再構築が必要となる障害としては，次に示すような障害が考えられる。

- 脳血管障害や脊髄損傷，悪性腫瘍による四肢の切断などの骨・関節・筋肉・神経の疾患による身体運動機能の障害
- 視覚障害や難聴，平衡感覚障害などの感覚機能障害
- 失語症や構音障害などの言語機能障害
- 虚血性心疾患や慢性閉塞性肺疾患などによる呼吸や循環の機能障害
- 高次脳機能障害などによる精神機能障害
- 嚥下機能障害
- 排泄機能障害

これらについて，その障害の程度や残存機能をとらえる。

具体的には，身体運動機能であれば，徒手筋力テスト，ブルンストローム・ステージなどの評価指標，関節可動域測定，姿勢の保持，歩行状態，持久性などの評価があげられる。

呼吸循環機能では，咳や痰の状態，息切れや呼吸困難の程度（ヒュー・ジョーンズの分類や修正ボルグスケールなどの評価指標がある），呼吸機能検査，動脈血ガス分析などがある。

嚥下機能に関しては，食事中のむせや痰の量と性状，食事時間の延長などの徴候をとらえることや，反復唾液嚥下テスト，改訂水飲みテスト，嚥下造影検査といった評価方法がある。

このように，症状・徴候の観察，自覚症状，評価指標，血液検査，画像検査など幅広く情報を収集して，障害の程度を把握する必要がある。

喫煙や食習慣の偏りなどの生活習慣が心疾患や呼吸器疾患，脳血管障害をもたらし，リハビリテーションが必要な状況になることもある。既往歴についても，経過や病状などをとらえ，再発を予防するための健康習慣の確立につなげていきたい。

▶ **回復の可能性・予後** 回復の可能性や，障害は進行性なのか固定するものなのかによって，援助内容が異なってくるため，今後の予測される経過や予後についても把握する必

要がある。進行性の疾患による障害であれば，その進行予測を含めての生活の再構築となる。

▶ **治療方法**　治療方法については，病状の安定や機能回復に向けて行われている治療を把握し，滞(とどこお)りなく治療がなされるようにする。また，機能回復訓練の内容や想定しているゴール，疼痛(とうつう)などの症状の有無と対症療法，その効果についてもとらえ，円滑に機能回復訓練が進むよう支援する。

2　障害による影響

障害による影響に関する情報収集の視点としては，①心理面への影響，②日常生活への影響，③社会生活への影響がある。

人は毎日生きて活動している。その活動には，生命を維持するためのもののほか，社会のなかで他者とかかわりながら暮らしていくこと，生計を立てること，人生を充実させることが含まれる。障害をもつことにより，それまでの生活の変更を余儀なくされることもあり，生活への影響は大きい。また，障害をもつことにより，今まで自分でできていたことができなくなる体験や役割の変更が求められることがある。先の予測が立ちにくい不安もあり，心理面に与える影響も大きい。

障害による影響をとらえるには，受障以前の生活などについても把握し，受障後何が変化したのか，それに対してどう思っているのかをとらえる。また，機能の回復や病状の進行などにより，今後予測される生活についても考慮する必要がある。そして，その人のもっている力を活用し，その人らしい生活を築くためにも，これまでの人生のなかで培(つちか)われた価値観や問題解決能力などについても，受障以前の生活や現状に対する思い・考えを聴くなかでとらえていきたい。

❶心理面への影響

発言や表情，機能回復訓練への取り組み状況，家族への対応などから，障害をもつ人の障害の受け止めの状況や生活の再構築に向けての意欲，希望，不安，自尊心などをとらえていく。

感情を整理するには，感情を吐露(とろ)する機会があることも重要であり，障害をもつ人の心情の理解に努め，寄り添い，表出しやすい関係を築いていくことも必要である。不安が不眠や食欲低下となって表れることもあるため，日常生活の様子もとらえていく必要がある。

❷日常生活への影響

障害により日常的に実施する行為が困難になることがある。日常生活を送るために必要な援助を検討するために，その行為の実施状況，充足状況を把握する。

▶ **ADLの評価**　**日常生活活動**（activities of daily living：**ADL**）については，日本リハビリテーション医学会評価基準委員会が「ADLとは，ひとりの人間が独立して生活するために行う基本的なしかも各人共に共通に毎日繰り返される一連の身体的動作群をいう。この動作群は，食事，排泄などの目的をもった各作業（目的動作）に分類され，各作業はさらにその目的を実施するための細目動作に分類される」として，「ADLの範囲は家庭における身のまわりの動作（self care）を意味し，広義のADLと考えられる応用動作（交通機関の利用・家事動作など）は生活関連動作というべきであろう」としている[66]。このように，ADLは狭義と広義の意味でとらえられている。狭義のADLは身のまわりの動作（セルフケア）などの基本的ADLとして，広義のADLは調理や買い物，金銭管理，服薬管理などの「**手段的日常生活活動**（instrumental ADL：**IADL**）」としてとらえられている。

ADLの実施状況の評価において，よく使われる指標としては，**バーセル指数**（Barthel Index：**BI**）や**機能的自立度評価**（Functional Independence Measure：**FIM**）がある。共通した評価指標を使用することで，他職種との情報共有や，変化の把握に役立つ。

▶ **ADLの支援**　実際にADLの支援を行う際には，動作の何ができて何ができないのか，どうしてできないのか，動作分析を行う必要がある。そして，何を修正・変更すればその動作を実施できるのか，何を補うことで可能となるのか検討する。

たとえば食事動作であれば，①食事をする場所に移動する，②食事中の姿勢を保持する，③蓋（ふた）などを開ける，④箸（はし）やスプーンなど食事用具を持つ，⑤食器を持つ，⑥食物を持つ・すくう・刺す・切る，⑦食物を口まで運ぶ，⑧食物を口に入れる，といった動作がある。手の巧緻性（こうちせい）が低下し，食事用具を持つことに支障があれば，スプーンの柄を太くして握りやすくする工夫ができるし，片麻痺（へんまひ）により食器を固定してすくうことが困難であれば，滑（すべ）り止めマットを使用することが考えられる。

障害をもつ人が，自分で実施することが難しいことについては，その部分を補うことになる。そのため，ADLの実施状況だけでなく，充足状況もとらえたい。生活をするのは障害をもつ人本人であるため，受障前の生活習慣や希望を確認し，本人の充足感が得られるようにしたい。また，できる限り自立してADLを実施できるように支援するが，それが疲労感や焦燥（しょうそう）感を招くこともある。ADL実施に伴う感情面への配慮も必要である。

心身が安定して日々過ごせるように，健康管理においても日常的に実践することがある。障害にかかわる健康管理は必要であるが，それ以外にも生活習慣病や悪性腫瘍（しゅよう），更年期障害など，成人期の人々に多い健康問題や，かぜやインフルエンザの感染予防などがある。健康意識や，血圧測定などのモニタリング，内服管理などの取り組みについても把握したい。

生活の場でADLを実施するには，それを実施しやすい居住環境であるか，住宅改造の必要性があるか把握する必要もある。居住環境に関しては，間取り，段差の有無，医療機器の使用に電源が必要であれば電源を確保できるかなどの情報収集が考えられる。

❸社会生活への影響

生活を共にする家族の一員が障害をもつことにより，ほかの家族員も影響を受ける。その影響としては，介護の疲労感など身体面への影響，障害をもつ人に対する心配や今後の生活の不安などの心理面への影響，介護や障害をもつ人が担（にな）っていた役割の変更に伴う生活の変化などがあるだろう。家族に関する情報収集の内容としては，表5-25にあげたも

表5-25 家族に関する情報収集の主な視点

家族の生活状況	家族構成，家族員の職業・役割，経済状況，生活習慣，生活リズム，余暇活動
家族の健康問題	既往，治療中の疾患，介護による疲労感，介護により発生した健康問題（腰痛など）
家族の心理的問題	心配，不安，焦り，障害に対する認識
家族の対処能力	家族関係，家族間の協力体制・役割分担の調整 介護に対する意欲，介護技術の習得状況・実施状況，社会資源の活用状況

のがある。

▶ 家計面への影響　障害をもつ人が主たる生計者である場合，家計面への影響がある。また，主たる生計者でなくても，介助に必要な物品の整備や居住環境の整備に，公費の補助を利用できることもあるが，自費が必要なこともある。家計の状況は触れにくい話題ではあるが，障害をもって生活を送るうえで検討が必要なことであるため，医療ソーシャルワーカーなどと協力して，また個人情報に配慮して把握する必要がある。

▶ 役割の変更　障害により，職場や家庭での役割の変更を生じることがある。家庭においては，家族に関する情報収集を行い，障害をもつ人はもともとどのような役割を担っていて，それが障害によりどの程度発揮できなくなったのか，発揮できなくなった役割を家族員がどう代替したのかなどをとらえ，役割の調整が図られ，生活が安定するように支援する。職場に関しては，障害をもつ人の復職に対する思いをとらえ，その思いに沿って対応する。復職にあたっては，業務内容や通勤方法，職場環境，職場の理解などについてとらえ，可能性を探ることになる。

▶ 余暇活動　趣味や楽しみなどの余暇活動も，生活の充実を図るうえで大切であるが，障害により活動が困難になることもある。しかし，たとえば自分が調理した料理を人にふるまうことが好きな人が，全部を自分で行うことは無理であっても，調理に参加したい思いがあるならば，その方法を検討したい。そのためにも，障害をもつ人が受障前に行っていた余暇活動とその実現可能性，行いたい余暇活動，余暇活動を行うための物的・人的資源などの情報を収集する。

▶ 地域環境の影響　地域の活動に参加したり，社会資源を活用したりするには，地域環境の影響がある。自治体によって提供するサービスに違いがあるかもしれないし，公共交通機関の整備状況も違うかもしれない。また，坂道や段差などの周辺環境，大雪が降るなどの気候の影響もあり，外出のしやすさは活動への参加のしやすさに影響する。障害を偏見の目で見られるなど，風土も影響するかもしれない。活動を支援するために，障害をもつ人と家族が生活する地域環境についても把握する必要がある。

3. 生活の再構築の支援方法

生活の再構築の支援方法としては，①心身の状態の安定，②日常生活活動の支援，③社会生活の支援，④障害への適応に関する支援，⑤家族への支援が考えられる。

発症から間もない時期は身体状態の安定が重要であるが，急性期からの回復に伴い徐々に生活範囲を拡大し，障害をもつ人と家族が，障害をもちつつも生活できるという思いをもてるよう支援する。また，その生活を継続できるよう，長期的な視点をもって支援を検討する。

1　心身の状態の安定

心身の状態の安定は，生活を送るうえでの基盤である。生活を送るには，病状が回復・安定すること，機能の回復・維持が図られ生活の範囲が広がること，安定した生活を継続できるよう病状や体調が管理されること，情緒が安定することが必要なためである。

▶ **病状の回復**　からだの回復では，治療が円滑になされるようにし，合併症や安静臥床(がしょう)など身体活動の低下によってもたらされる廃用(はいよう)症候群などを予防することが必要である。表5-26に主な廃用症候群を示したが（図5-9参照），これらに対しては，早期離床や，褥瘡(じょくそう)予防としての体位変換，関節拘縮(こうしゅく)予防としての関節可動域訓練，静脈血栓症予防としての弾性ストッキングの着用などの援助が考えられる[67]。

▶ **機能の回復**　機能の回復に向け，機能回復訓練に集中して取り組めるように苦痛などを緩和し，身体状態の安定を図ることも必要である。たとえば嚥下(えんげ)障害のある人が脱水や低栄養を起こせば，行動するための体力が低下し，訓練の継続が難しくなる。疼痛(とうつう)や疲労などの症状も訓練を阻害(そがい)する。

さらに機能回復・維持に向け，運動や活動の機会を増やし，筋力や持久力を回復することも必要である。

▶ **病状・体調の管理**　病状や体調の管理としては，生活習慣を改善し，脳血管障害などの再発予防に取り組むことや，誤嚥性(ごえんせい)肺炎や尿路感染など障害により生じやすい感染症を予防できるよう，教育的にかかわり，障害をもつ人と家族が自己管理できるよう働きかける。

▶ **情緒の安定**　心理面では，機能回復訓練の成果を感じられず，障害をもつ人とその家族が焦りを感じたり，訓練への意欲が減退したりすることがある。情緒の安定も機能の回復に必要であり，たとえば不安や不満に思っていることがあれば，それを緩和する方法を検討し，また感情を表出できる機会と関係をもつ。

表5-26　主な廃用症候群

身体運動機能	筋萎縮（筋力低下），骨萎縮，骨粗鬆症，関節拘縮
循環機能	起立性低血圧，静脈血栓症，循環血液量の低下
呼吸機能	沈下性肺炎，呼吸筋の萎縮，換気障害
消化吸収機能	食欲不振，腸蠕動の低下，便秘
排泄機能	尿路結石，尿路感染症，尿失禁
精神機能・認知機能	うつ，精神機能の低下，認知機能の低下
皮膚	皮膚・爪の萎縮，褥瘡

2 日常生活活動の支援

▶ **ADL支援の目的**　日常生活活動の支援としては，障害をもつ人がADLを再獲得することを支え，また，困難なADLは補い，充足することがあげられる。ADLの再獲得にあたっては，機能回復訓練にかかわる他職種と共に動作分析に従い，残存機能は活用し，困難な部分は方法の変更やそれを補助する道具の使用を検討する。そして，転倒などの事故に注意しながら，安全な環境で繰り返し実施できるようにする。ADL再獲得の過程では，障害をもつ人が意欲を維持して取り組めるよう，行っている訓練の意味づけを行い，目標を共有する。

困難な部分を介助で補う場合，障害をもつ人は，これまで自立していた行為を他者に援助されることに適応することが求められる。障害をもつ人の心情に配慮し，介助方法について調整を図ること，障害をもつ人が相談や依頼ができる関係を築くことが必要である。また，家族が介助する場合，介助方法の習得を支援する。

▶ **ADLの調整**　獲得したADLや習得したADLの介助方法を，毎日の生活のなかで実施できるよう，日常生活活動の調整も必要である。たとえば在宅において夜間の排泄方法はどうするかなど，今後の生活をイメージし，具体的に実施方法を検討する機会をもつ。現実的にイメージし考えることで，今後の生活の見通しがもて，それが安心感につながるかもしれない。

健康管理行動についても同様に，具体的に今後の生活をイメージして検討する。ADLを実施することや運動を習慣づけるなど，廃用性の変化を予防し，機能を維持する取り組みを継続することも検討したい。

▶ **居住環境の整備**　在宅での具体的な生活を調整することと併せて居住環境の整備も検討する。手すりの設置や段差の解消などの住宅改造や，ベッドやポータブルトイレを設置するなど，ADLが実施しやすいように，また介助もしやすいように整備する。

▶ **社会資源の活用**　住宅改造や福祉用具の利用などでは，社会資源の活用を検討する。ほかにもショートステイや通所リハビリテーションなど在宅を支援するサービスがあるため，利用する意思があるか確認し，利用を検討する。通所サービスなどの介護保険サービスを利用する場合，高齢者が多く，なじめないこともあるため，意向を確認する。

▶ **人的資源の調整**　家族が介護を担(にな)うことになると負担感を生じることもある。家族間の協力の調整やヘルパーの依頼など，人的資源を調整し，無理なく生活を継続できる体制を整える。日々の生活のなかで緊急事態や地震など災害が起こることもある。そのときの対策も検討し，「何かあったらどうすればよいのか」といった不安も緩和する。

3 社会生活の支援

障害により，家族のなかでの役割が変化することが考えられるが，障害をもつ人と家族の思いを傾聴・整理しながら，その変化を受け止め，また，変わらない役割や新たな役割を見いだしていくことができるように支援する。

▶ **経済的問題への対処**　経済的問題に対しては，社会福祉に関する専門職と協働し，活用できる制度などを検討する。生活を送るうえで，保健・医療・福祉サービスの活用を調整していくが，生活を送るなかで障害をもつ人の病状進行や，介護家族の健康問題の出現など，生活の変更が必要になることも生じる。相談窓口を明確化するなど，継続して支援する体制を構築することも必要である。

▶ **外出**　外出については，坂道などの地形や交通機関の問題で外出しづらい，地域で提供されるサービスが十分でなく外出の機会がもてない，人に会いたくないなど，様々な理由で外出をしていないことが考えられる。

外出しない理由を把握し，改善できることは取り組み，活動範囲が拡大するように検討したい。多様な人が共生する場としての地域づくりも課題である。

▶ **労働への調整**　「働くこと」は収入を得る目的もあるが，社会における役割や地位をもつことでもあり，アイデンティティにかかわることでもある（第2章-Ⅱ-A「人はなぜ働くのか（働くことの意味）」参照）。働く意欲があるのに，障害をもつことで働けないという状況ではなく，障害をもつ人も働けるように，また，働くことの問題を抱えながらも無理をして働き，その結果，退職せざるを得ない状況に追い込まれることがないよう，多職種間で協働して職場環境や働き方の調整を図る。

障害者の雇用については「障害者の雇用の促進等に関する法律（障害者雇用促進法）」があり，政策としても取り組まれている。この法律は，以下の措置を総合的に講じ，障害者の職業の安定を図ることを目的としている。2019（令和元）年には，法の一部が改正された。

①障害者の雇用義務などに基づく雇用の促進などのための措置
②雇用の分野における障害者と障害者でない者との均等な機会および待遇の確保，ならびに障害者が有する能力を有効に発揮することができるようにするための措置
③職業リハビリテーションの措置など，障害者がその能力に適合する職業に就くことなどを通じて，その職業生活において自立することを促進するための措置

4 障害への適応に関する支援

障害は様々な喪失体験を引き起こすが，生活を再構築するには，それらの喪失を受け止めて，どう生活していくかを考えていかなければならない。

▶ **自己価値の向上**　障害をもつ人が，何かができることや役割があることに自己価値をおいている場合，障害により何かができなくなり，役割を喪失すると，自己価値が揺らぎ，自尊心の低下を招く。自分自身の価値を感じられなければ，生きる意味を見いだせず，主体的に自分の生活を再構築する意欲ももちにくい。自己価値を高め，自尊心を回復することが，障害の適応への歩みを進める。援助者の態度は，障害をもつ人の自己価値に影響する。援助者がぞんざいな対応をすれば，そのような対応をされる自分自身に価値

を感じられないだろう。常に援助者は，障害をもつ人を尊重する態度で接することが求められる。また，社会生活において役割があることも，社会のなかでの自己の存在価値の自覚になり，自尊心につながるため，社会生活の支援も進めていく。

▶ **感情・考えの整理**　障害という現実に立ち向かうには，現実に直面できるだけの心身の安定が必要である。そのためにも，食事や排泄などの基本的な欲求の充足や安楽の確保，傾聴による感情や考えの整理などの援助を行う。

▶ **生活の見通しを立てる**　現実に直面し，その現実にどう対処していくか検討する過程において，「生活していける」という見通しがもてることは心身の安定に影響する。今後の生活について具体的にイメージして検討することや，適切な情報提供，社会資源活用の調整などを通じて，障害をもつ人と家族が生活の見通しがもてるよう支援する。

▶ **自立への援助**　自立・自律性の感覚の回復を促進することも重要であり，日常生活活動において自立してできることが増えるよう支援する。また，自己決定の機会をもち，その決定や判断を尊重することは，自分で責任をもって考え行動する意欲を高めるだろう。

5　家族への支援

障害をもつ人と共に生活する家族も，役割の変更や家族員の介護などにより生活が変化するため，家族内の役割変更や協力体制を検討し，障害をもつ人と共に暮らす態勢を構築・維持することになる。障害をもつ人との生活を具体的に検討することを促し，その検討のなかで，たとえば家族が仕事に出る日中は障害をもつ人が一人で自宅において過ごすことになるが，どうすればよいのかなど，家族が心配や困難に感じていることの相談にのる。

家族の相談にのり，心配や困難への対応を共に考えるには，家族の心情への理解が前提にある。家族も家族員の障害を受け止めることに大変な思いを抱いている。突然の家族員の障害による混乱，予後や経済面に対する不安，介護技術の習得の困難感，役割変更や介護の負担感などが家族にあることを理解し，感情を表出する機会をつくる。また，休息をとれるようにするなど，負担感の緩和を図る。障害をもつ人と家族の生活は長期にわたることも考えられるため，無理なく生活を継続できるように生活リズムの調整，社会資源活用の調整，家族員の健康管理などの相談にものる。

家族援助の方法については，表5-27が参考になる。

4. リハビリテーションの時期に応じた援助

リハビリテーションを，急性期，回復期，維持期・生活期の3つの時期に分け，サービス提供機関が継続的に連携してリハビリテーションサービスを提供できるようにする必要性がいわれている。

政策的にも，2007（平成19）年施行の第5次改正医療法で，医療連携体制の構築が決められ，地域連携クリティカルパスを通じ，継ぎ目のない医療を提供し早期に在宅生活に復帰できるよう在宅医療の充実を図ることが都道府県医療計画に盛り込まれた。大腿（だいたい）骨頸部（けいぶ）

表5-27 あらゆる対象に共通の家族援助方法

1. 家族成員に対する援助方法	2. 家族成員間の関係性に働きかける援助方法	3. 家族単位の社会性に働きかける援助方法
1）家族成員のセルフケアを促す ❶療養者のセルフケア意識，行動を促す ❷介護者のセルフケア意識，行動を促す ❸その他の家族成員のセルフケア意識，行動を促す 2）認識を深める ❶家族が病状や障害を理解できるように説明する ❷家族の課題と役割を提示する ❸家族に可能なケアを提示する ❹家族の学習過程をサポートする 3）情緒の安定を図る ❶不安な気持ちを受け止める ❷家族の苦労をねぎらう ❸看護者は家族のパートナーであることを伝える 4）意欲を高める ❶家族が行っていることの意義を評価する ❷家族の目標を設定する ❸療養者の良い変化を伝える	1）コミュニケーションを促進する ❶自己表現を促す ❷コミュニケーションの方法を助言する ❸コミュニケーションの場をつくる 2）相互理解を助ける ❶互いに何を望んでいるのかを考える機会をつくる ❷ほかの家族成員の思いを代弁する 3）役割分担の調整を助ける ❶役割分担について考える機会をつくる ❷役割分担について助言する ❸役割分担の方法について評価する 4）情緒的関係性を調整する ❶家族の絆を意識させる ❷情緒的交流の場を提供する ❸時には心理的な距離をおくことを勧める 5）家族の意思決定を促す ❶意思決定に必要な情報を提供する ❷意思決定のために話し合いを勧める	1）生活上の調整をする ❶介護以外の生活の見直しを勧める ❷家族成員の生きがいを尊重する ❸家族の発達課題を達成できているかを評価する 2）社会資源を調整する ❶社会資源を紹介する ❷社会資源の導入についての家族の意思決定を促す 3）環境へ働きかける ❶生活環境を調整する ❷主治医との仲介をする ❸近隣との関係を強化する ❹家族会などの組織を紹介する 4）ケアマネジメント ❶家族に対してケアの窓口となる ❷ケアに必要なあらゆる関連職種と連携をとり，ケア体制を確立する ❸経過に合わせてケア体制を再検討する

出典／鈴木和子，渡辺裕子：家族看護学：理論と実践，第 4 版，日本看護協会出版会，2012，p.150.

骨折や脳卒中など，診療報酬化されているものもある。

時期別リハビリテーションの流れとしては，図 5-18 のようになる[68]。

❶急性期リハビリテーション

急性期リハビリテーションは，発症直後から行われる。この時期は病状が不安定であり，生命が危機的状況にあることが多い。そして，自分で生命維持の活動をできない状態にもある。そのため，身体組織や器官の負担を少なくし，呼吸管理や栄養管理などの援助により，生命維持・回復を図ることが必要である。また，スムーズな回復に向かえるよう，廃用症候群を予防する。

急性期から機能回復訓練は開始されるが，どの程度の運動負荷をかけてよいのか，リスク管理を行いながら実施する。この時期のかかわりが，次の回復期や維持期・生活期のリハビリテーションに影響を与える。

心理面では，突然の障害で，障害をもつ人や家族は現状を認知できず，混乱し，気持ちが不安定かもしれない。その気持ちを受け止め，患者の状態や医療処置など現状について

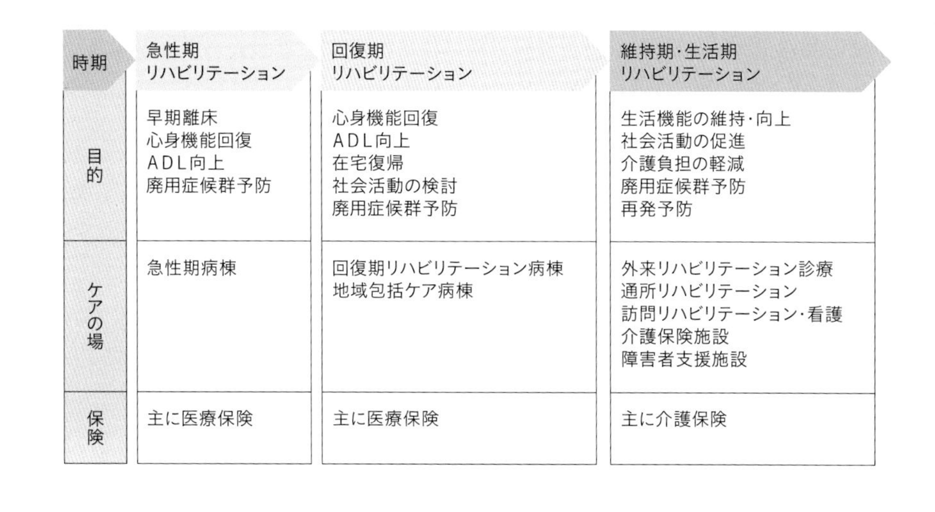

時期	急性期リハビリテーション	回復期リハビリテーション	維持期・生活期リハビリテーション
目的	早期離床 心身機能回復 ADL向上 廃用症候群予防	心身機能回復 ADL向上 在宅復帰 社会活動の検討 廃用症候群予防	生活機能の維持・向上 社会活動の促進 介護負担の軽減 廃用症候群予防 再発予防
ケアの場	急性期病棟	回復期リハビリテーション病棟 地域包括ケア病棟	外来リハビリテーション診療 通所リハビリテーション 訪問リハビリテーション・看護 介護保険施設 障害者支援施設
保険	主に医療保険	主に医療保険	主に介護保険

図5-18 急性期・回復期・維持期・生活期リハビリテーションの役割と機能

の情報をわかりやすく説明する。

発症に伴い，急激な生活の変化も生じる。仕事など対処しなければならないことを整理し，治療に集中できるよう支援する。

❷回復期リハビリテーション

回復期のリハビリテーションにおいては，廃用性の機能低下予防に努めながら，心身機能の維持・回復促進，日常生活行動の再獲得を支援し日常生活を徐々に拡大していく。場としては回復期リハビリテーション病棟において，集中的に実施されることが多い。回復期リハビリテーション病棟は，ADL向上による寝たきりの予防，在宅復帰の促進を目的として，2000（平成12）年に制度化され，回復が見込まれる時期に集中的なリハビリテーションを実施する病棟である。

集中的な訓練で機能回復が順調に進めばよいが，停滞することもあり，障害をもつ人にとっては，自分の障害を突きつけられる体験や，回復への不安や焦り，将来への不安につながることもある。また，活動の範囲が広がり自立してできるか試してみたい思いが生じたり，排泄などの介助に対する遠慮などから歩行が不安定であるにもかかわらず自分で動き，転倒などの事故を起こすこともある。

障害をもつ人の回復への意欲に配慮しながら，①障害をもつ人の現状に対する思いを表出する機会をもつこと，②機能回復訓練状況など自己の振り返りから現実の認識を促すかかわりをもつこと，③ADLや機能回復訓練に対するニーズを把握しつつ障害の状態に応じた現実的な目標を設定・共有すること，④安全にADLを実施できる環境を整備することなどの援助が考えられる。

回復期では，療養の場の決定など今後の生活について現実的に検討することも促される。

病状（予測を含む）の理解を促進したり，自宅環境の整備や介護に関する社会資源の情報を提供したりし，障害をもつ人と家族が熟考して決定できるよう支援する。そのほかにも職場復帰や経済的問題への対応などの課題もあるため，障害をもつ人と家族が検討できるよう支援する。

❸維持期・生活期リハビリテーション

回復期リハビリテーションに続いて行われる維持期・生活期リハビリテーションでは，生活機能の維持・向上を目的に，継続的な機能維持・回復の取り組みを行えるよう，また，障害をもつ人が自立した生活を営み続けられるよう支援する。

獲得したADLを継続して実施することが，機能の維持・回復に有効であるため，障害をもつ人が安全な状況でADLを実施できるように支え，そして社会参加の機会を調整するなど，社会生活の充実を図る。また，家族が介護を担（にな）っているのであれば，生活を継続できるよう介護負担の軽減を図ることが必要である。

なお，維持期・生活期リハビリテーションは主として介護保険により提供される。

5. チーム連携

チームとは，共通の目的や課題をもつ2人以上の集団であり，チームメンバーは，目的の達成や課題の解決に向かって協働する。

障害をもつ人と家族が生活を再構築するには，保健・医療・福祉にわたって対応が必要な，多様で複雑な問題がある。そのため，同一施設内および他機関の保健・医療・福祉の多職種によるチームアプローチが必要である。

▶ **チームアプローチの円滑化**　リハビリテーションにかかわる看護職以外の主な職種としては，医師，理学療法士（physical therapist：PT），作業療法士（occupational therapist：OT），言語聴覚士（speech-language-hearing therapist：ST），薬剤師，栄養士，社会福祉士，介護福祉士があげられる。これらの職種でチームアプローチを円滑に進めるには，まず各職種がそれぞれの専門性を自覚することが必要である。専門性がわかっていないと，他職種との専門性の違いが理解できないため，多職種のなかで専門的な観点で意見を述べることも困難である。また，各職種が利用者中心の価値観をもっていることも重要である。利用者にとっての最善を考えるという共通した姿勢があることで，職種を異にする人々の連携が可能になる。

チームとして障害をもつ人への支援を行う際には，支援にかかわる情報をメンバー間で共有し，かつメンバー間で支援の目的・方向性を共有していないと，統一した支援を提供できない。そして，職種間で話し合うには，各職種の専門性を相互に理解し，その専門性を尊重する態度をもつことが必要で，そうでない場合，話し合いが平行線をたどり成立しないことがある。他職種の専門性が理解できれば，その専門性を生かすネットワークが広げられ，自分の専門性を生かした活動を行うことで他職種からの信頼が得られ，目的に向かった協力関係ができる。

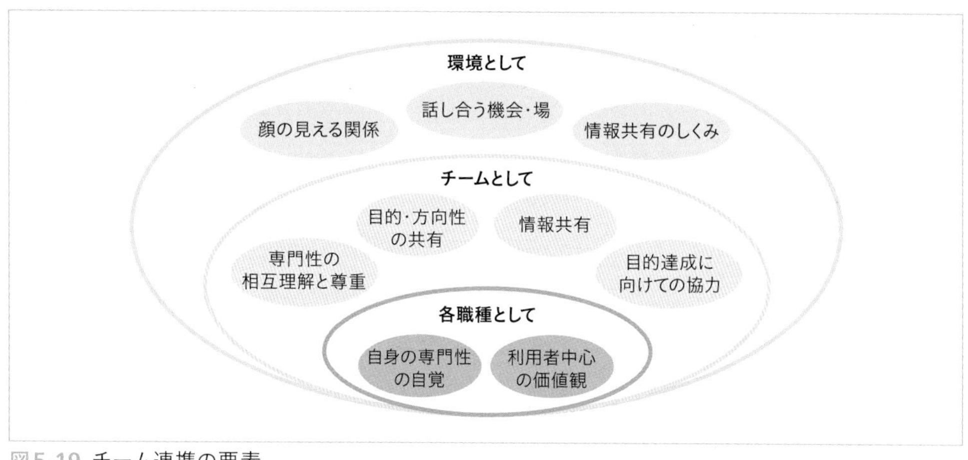

図5-19 チーム連携の要素

チームでの活動を有効に進めるには，記録（電子カルテ，看護サマリーなど）やカンファレンスなどの情報を共有するしくみがあること，方向性や方法を統一するために話し合う機会や場があること，常日頃から他職種や他機関と連絡を取り合うなど，職種間で顔の見える関係をつくることも必要である。

これらをまとめると図5-19のようになる。各職種が専門性を自覚し，利用者中心の価値観をもつこと，チームとしての専門性の相互理解と尊重の態度があり，目的・方向性の共有，情報の共有ができ，目的達成に向けての協力ができ，また，情報を共有するしくみや話し合う機会・場があること，顔の見える関係づくりをすることが，チーム連携に必要な要素として考えられる。

看護職は保健・医療・福祉の場で活動しているため，保健・医療・福祉の場で活動する看護職間での連携・協働も深め，保健・医療・福祉をつないでいくことも重要である。

6. 社会的支援の制度

▶ **医療費・手当** 障害をもつ人と家族を支える制度として，医療費では，①自立支援医療，②同一月にかかった医療費の自己負担額のうち自己負担限度額を超えた額が支給される高額療養費制度，③被保険者が療養のため労務に就くことができない場合に支給される傷病手当金（1年6か月を限度として支給される）などがある。また，障害年金の支給や特別障害者手当，雇用保険の給付などがある。これらの制度を活用するには負担能力などの条件があるため，社会福祉にかかわる専門職と協働して，情報提供などの援助を行う。

▶ **福祉サービス面** 介護保険制度があり，医療保険に加入する40～64歳の第2号被保険者のうち，特定疾病（しっぺい）に罹患（りかん）し，要介護状態または要支援状態にあると判断されれば給付される。そのほかに，2013（平成25）年4月1日から施行された，身体障害者，知的障害者，精神障害者，難病患者，発達障害者を対象とする「障害者の日常生活及び社会生活を総合的に支援するための法律（障害者総合支援法）」や，身体障害者福祉法（身体障害者手帳の交付）などの制度を活用できる。

障害者に対する施策としては，1993（平成5）年に障害者基本法が成立し，同法に基づく，政府が講ずる障害者の自立および社会参加の支援等のための施策の基本計画として，障害者対策に関する新長期計画が位置づけられた。2011（平成23）年の障害者基本法の改正を踏まえ見直され，2013（平成25）年度には第3次障害者基本計画が策定された[69]。

2018（平成30）年からは，共生社会の実現に向け，障害者が自らの決定に基づき社会のあらゆる活動に参加し，その能力を最大限発揮して自己実現できるよう支援することを目的とした，障害者基本計画（第4次）が策定されている。2016（平成28）年からは共生社会の実現を目指した「障害を理由とする差別の解消の推進に関する法律（障害者差別解消法）」が施行されている。

Ⅶ 終末期：人生の最期を迎える人と家族に寄り添う

A 終末期にある成人の健康問題をめぐる状況

人生の最期はすべての人に等しく訪れる。この絶対避けることのできない現実については，だれもが理解している。しかし，わが国が世界トップクラスの長寿国家となり「人生100年」を見据える時代にあって，成人期の人たちの死は，人生を半ばにしての死でもあり，それを受け入れていくには葛藤や苦悩が伴う。また，これまで学んできたように，成人期の人たちは社会や家庭の中心的存在として活躍しているため，成人期の人たちの死は残される人たちにも大きな影響をもたらす。

この章では，成人期における死に関する現状を概観し，人生の最期を迎える人とその家族への看護の役割について考える。

1.成人期の死因の特徴

わが国において成人期にある人たちの年間死亡に占める割合は8.1%（2022［令和4］年）[70]である。死亡原因の第1位は15～39歳が自殺，40歳以降は悪性新生物であり，年齢が高くなるにつれ心疾患や脳血管疾患が上位を占めるようになる（表5-28）。

また，図5-20に示したように，成人期の人たちの6割強が病院・診療所で最期を迎え，自宅は2割弱である。

❶悪性新生物（がん）

日本のがん死亡者はおよそ39万人（2022年）である。成人期（20～64歳）では毎年お

表5-28 成人期の死因（2022［令和4］年）

年齢（歳）	第1位			第2位			第3位		
	死因	死亡数	死亡率	死因	死亡数	死亡率	死因	死亡数	死亡率
15～19	自殺	662	12.2	不慮の事故	196	3.6	悪性新生物〈腫瘍〉	124	2.3
20～24	自殺	1242	21.3	不慮の事故	261	4.5	悪性新生物〈腫瘍〉	144	2.5
25～29	自殺	1153	19.4	悪性新生物〈腫瘍〉	245	4.1	不慮の事故	210	3.5
30～34	自殺	1114	18.3	悪性新生物〈腫瘍〉	481	7.9	心疾患	211	3.5
35～39	自殺	1349	19.5	悪性新生物〈腫瘍〉	976	14.1	心疾患	383	5.5
40～44	悪性新生物〈腫瘍〉	1957	25.4	自殺	1582	20.5	心疾患	744	9.6
45～49	悪性新生物〈腫瘍〉	4372	47.1	自殺	1988	21.4	心疾患	1670	18.0
50～54	悪性新生物〈腫瘍〉	7630	82.4	心疾患	2826	30.5	自殺	2155	23.3
55～59	悪性新生物〈腫瘍〉	11184	140.9	心疾患	3765	47.4	脳血管疾患	2064	26.0
60～64	悪性新生物〈腫瘍〉	17797	242.2	心疾患	5494	74.8	脳血管疾患	2834	38.6

注：1）死亡率は人口10万対。
2）心疾患は高血圧性を除く。
資料／厚生労働省：人口動態統計月報年計（概数）.

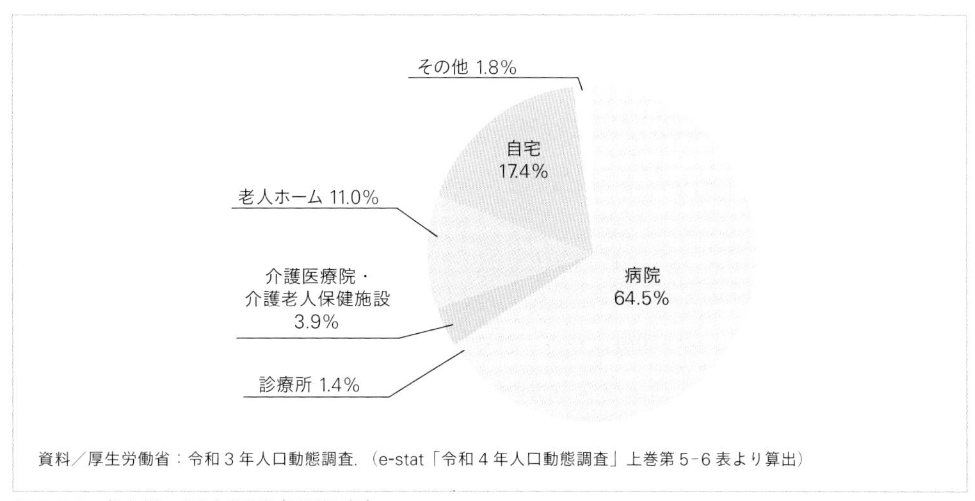

図5-20 成人期の死亡場所（2022年）

よそ24万人（2019年）ががんに罹患し[71]，およそ4.5万人（2021年）が死亡している[72]。死亡原因となったがんの部位と年齢による変化を図5-21に示したが，成人期の男性では消化器系のがん（胃，大腸，肝臓）が，女性では40歳代で乳がん，子宮がん，卵巣がんの死亡が多くを占めている。

がんが国民の生命や健康にとって大きな問題となっている現状から，2007（平成19）年に「がん対策基本法」が策定され，2012（平成24）年からのがん対策推進基本計画では，働く世代のがん患者の支援充実が強化された。さらに2016（平成28）年のがん対策基本法の改正では，事業主はがん患者の雇用継続などに配慮するよう努めることが盛り込まれた。

❷心疾患

心疾患は30歳代後半から死因上位となり，働き盛りの世代を襲う突然死の多くを虚血

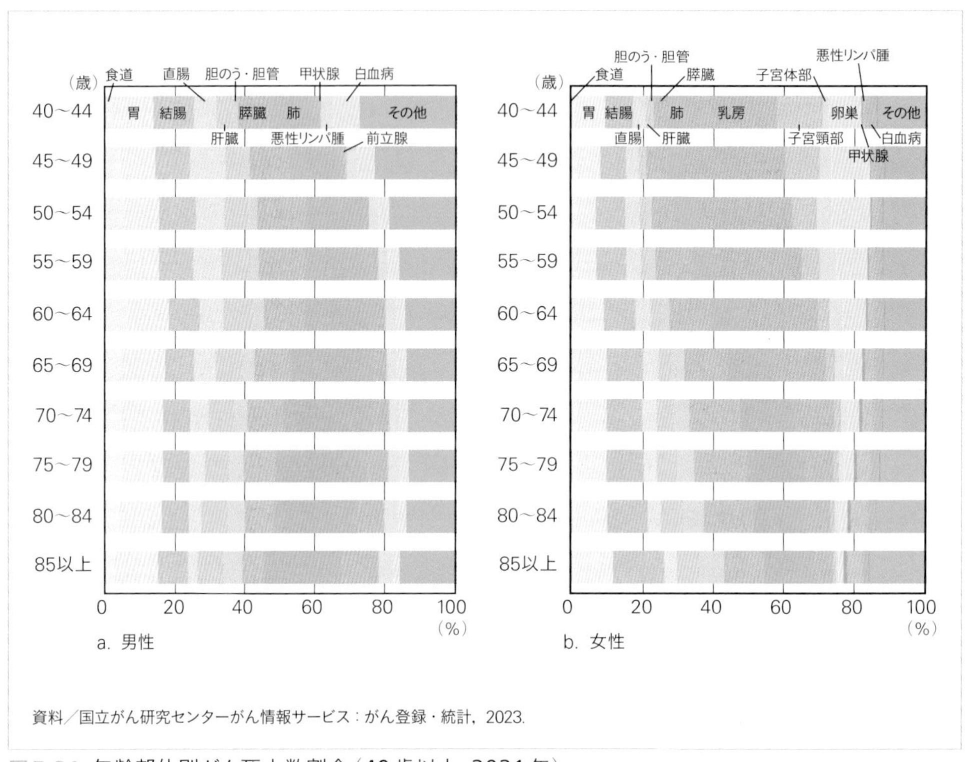

資料／国立がん研究センターがん情報サービス：がん登録・統計，2023.

図 5-21 年齢部位別がん死亡数割合（40歳以上，2021年）

性心疾患などの心疾患が占めている。虚血性心疾患の発症は高血圧，脂質異常症，糖尿病や，喫煙，肥満，ストレス，運動不足などの生活習慣が大きく影響している。

2008（平成 20）年からは生活習慣病予防を目的とした特定健康診査・特定保健指導が開始されており，生活習慣の改善や定期健康診査の受診勧奨などの看護が重要である。

❸ 自殺

わが国では年間 2 万人以上の人たちが自殺で死亡しており大きな社会問題となっている（表 5-29）。このような現状を受け，自殺予防を図ることや残された家族へ支援の充実を図ることを目的とした「自殺対策基本法」が平成 18 年に施行されている。

自殺の原因は，全体としては 1 位が健康問題，2 位が経済・生活問題，3 位が家庭問題[73]であるが，それぞれの原因は単独ではなく，むしろ困難な状況が複雑に関係していることが多い。自殺に至る背景に抑うつやうつ病などの精神的な問題が存在していることが多いことから，自殺を予防していくうえで，早い段階で適切な支援が受けられるように働きかけていく必要がある。また，突然の家族の死によって残された人たちの悲嘆は強く，自責の念や後悔など苦悩を抱え，精神的苦痛が長期化することもある。さらに，健康不安，日常生活上の困難，経済的な問題など多様な問題を複合的に抱えることも多く，家族へのケアも重要である。

表5-29 年齢階級別自殺者数　（単位：人）

	総数	少年	成人							不詳
		～19歳	20～29歳	30～39歳	40～49歳	50～59歳	60～69歳	70～79歳	80歳～	
2022（令和4）年（構成比）	21,881（100.0%）	798（3.6%）	2,483（11.3%）	2,545（11.6%）	3,665（16.7%）	4,093（18.7%）	2,765（12.6%）	2,994（13.7%）	2,490（11.4%）	48（0.2%）
2021（令和3）年（構成比）	21,007（100.0%）	750（3.6%）	2,611（12.4%）	2,554（12.2%）	3,575（17%）	3,618（17.2%）	2,637（12.6%）	3,009（14.3%）	2,214（10.5%）	39（0.2%）
増減数（構成比）	+874 -	+48（0.0）	-128（-1.1）	-9（-0.6）	+90（-0.3）	+475（1.5）	+128（0.0）	-15（-0.6）	+276（0.9）	+9（0.0）
増減率（%）	4.2	6.4	-4.9	-0.4	2.5	13.1	4.9	-0.5	12.5	23.1

資料／厚生労働省自殺対策推進室，警察庁生活安全局生活安全企画課：令和４年中における自殺の状況．

2. 終末期の身体的変化

終末期とは身体的機能が低下し，適切な医療を行っても回復が望めず，死を迎える時期をいう。しかし，発症や受傷してから数時間から数日で急激に死の転帰をとる場合や，数か月の経過をたどって死に至る場合もあり，どのような時間経過をたどるかによって医療的アプローチや看護も異なる。また，数か月の経過をたどって死に至る場合，死亡前数か月前と数日前ではケアも異なる。恒藤は，現実的には患者の生命予後を判断することは極めて難しいとしながら，ケアを考えるための指標として，終末期がん患者の検討結果をもとに，終末期を前期（生命予後６～１か月），中期（予後数週間），後期（予後数日），死亡直前期（予後数時間）の４つのステージを提示している[74]。

3. 全人的苦痛

全人的苦痛（total pain）はシシリー・ソンダースが提唱した概念で，終末期にある患者が経験する複雑な苦痛を表したものである。身体的な側面だけでなく，精神的，社会的，霊的な側面から構成されており，それぞれが相互に影響し合っている（図5-22）。

❶身体的苦痛

ここでは，一定の期間をたどって死に至るがん患者の身体的特徴に焦点をあてながら述べる。

終末期がん患者の主要な身体症状の発現から生存期間を図5-23，日常生活の障害の出現からの生存期間を図5-24で示した。主要な身体症状からの生存期間では，生存期間が１か月以上の場合，痛みの出現率が最も高く，生存期間が約１か月頃から全身倦怠感や食欲不振，便秘，不眠などの症状の出現率が増加する。このような身体的苦痛症状はがん患者の日常生活に影響を及ぼし，生存期間２週間頃から日常生活において，（何とかトイレに行くことが可能な程度の）自力移動についても障害の頻度が高くなり，様々な場面で日常生活動作に援助が必要となってくる。身体的苦痛症状の出現や日常生活に障害が増えていく

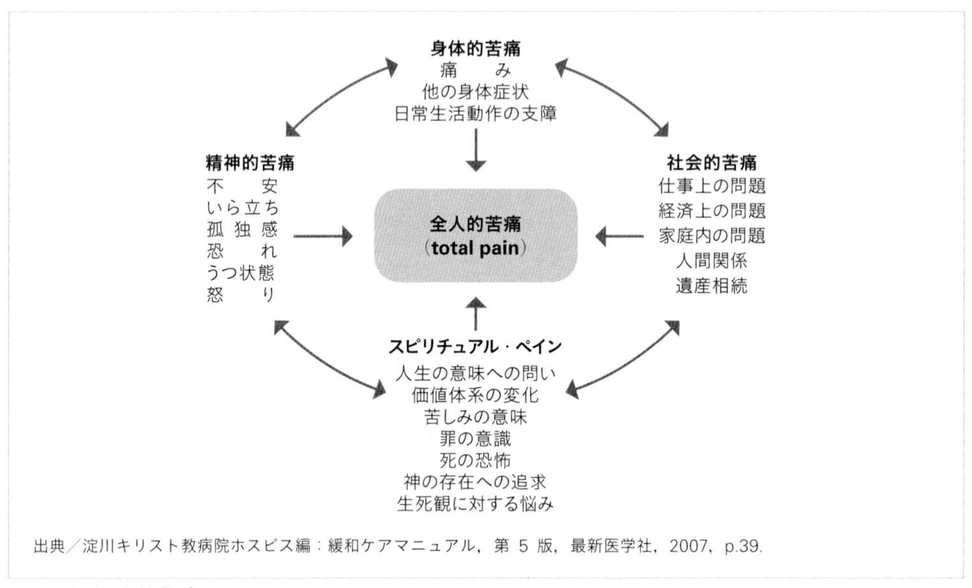

出典／淀川キリスト教病院ホスピス編：緩和ケアマニュアル，第 5 版，最新医学社，2007，p.39.

図5-22 全人的苦痛

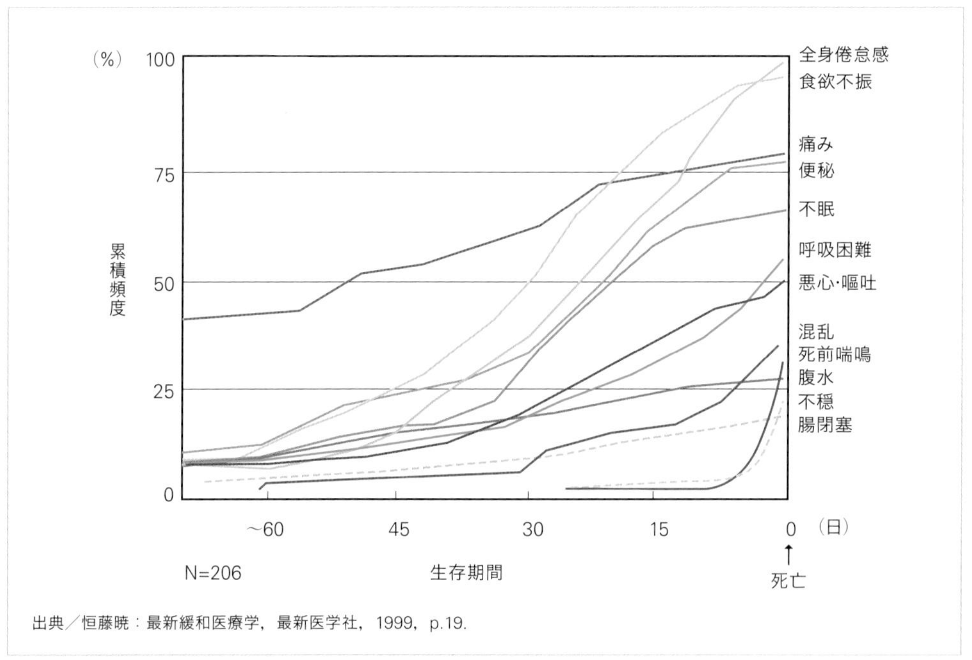

出典／恒藤暁：最新緩和医療学，最新医学社，1999，p.19.

図5-23 終末期がん患者の主要な身体症状の出現からの生存期間

ことで，患者は自身の病状の悪化や死が近づいてきていること感じ，他者の援助を必要としたり，自らの役割が果たせなくなることで，苦悩を深める。身体的機能の低下の受け止めや，受け入れられる援助は患者の価値観によっても異なり，また尊厳にかかわる。苦痛症状の緩和に努めることはもちろんのこと，苦悩を抱える患者に心を寄せ，患者の思いに

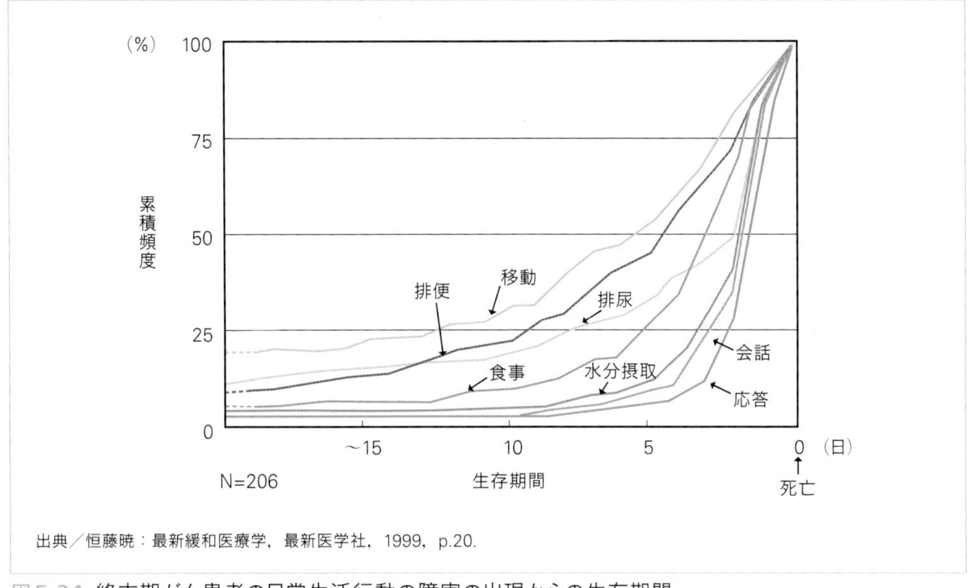

図5-24 終末期がん患者の日常生活行動の障害の出現からの生存期間

十分配慮しながら援助してくことが求められる。

❷精神的苦痛

終末期になると患者に様々な身体症状がみられるようになる。患者はからだの衰弱や苦痛症状によって死期が迫ってきていることを感じ，不安やいら立ちを抱えることも多い。不安は対象のないおそれであり，危険にさらされた自己の存在が脅(おびや)かされたときに起こる情動である[76]。患者は，未知のものである死を前に，これからどうなっていくのか予測できず不確かな状況に身をおくことで不安を感じる。

❸社会的苦痛

社会的苦痛とは，病状の進行によって仕事や家庭の役割を果たせなくなることや経済的な問題，人間関係の問題などである。

成人期の人たちは，社会の中心的存在として活躍し，職場や家庭において多くの役割を担(にな)っている。また，経済的に自立し，家庭における経済的な柱となっている人も多い。そのため，終末期にあって，これまでの役割を果たせなくなっていくことや経済的な問題，また自分自身が亡くなった後の家族の暮らしを思い苦悩を深める。さらに役割を喪失していくことで自己の存在価値をも見いだせなくなることもある。

❹霊的苦痛

終末期にある患者は身体機能の低下などに伴って，自分自身の役割が果たせなくなったり，日常生活の様々な場面において他者に依存せざるを得ない状態になっていくが，患者は，このような体験をするなかで，生きることの意味や目的，自己の存在の意味や価値について深く考えるようになる。

村田は霊的苦痛（spiritual pain，スピリチュアルペイン）を「自己の存在と意味の消滅から生じる苦痛」と定義しており[77]，終末期にある患者が「なぜ自分がこのような病気で苦しまなければならないか」と苦悩し，「私の人生は無駄だったのか」「だれもわかってくれない」といった思いを抱くなど，患者が死と直面するという体験のなかでもつ，人間の深いところにある究極的で根源的な叫びであると述べている。

4. 死にゆく人の心理過程

死にゆく人たちは，大切な人との別れや喪失に対する深い悲しみ，未知なる死への恐怖や怒りなど様々な心理状態を示す。そのため，死にゆく人やその家族をケアするとき，看護師の多くは日々悩みながら向き合っているのではないだろうか。

死はだれにでも等しく訪れるという意味では一般的であると同時に，最も個別的で内面的な出来事であり，概念化された死の過程がどのような死にも当てはまるものではない[78]。しかし，死にゆく人たちの心理過程を学ぶことは，看護師が死に直面し苦悩する人たちを理解し支援を考えるうえで手かがりを与えてくれる。

ここでは，エリザベス・キューブラ＝ロス（Elisabeth Kübler-Ross）の「死の過程の諸段階」を紹介する。この「死の過程」に対しては様々な評価がなされているが，このなかで示されている視点は，人生の最後を歩む人たちを深く理解していくうえでの示唆を与えてくれるだろう。

▶ 死の過程の諸段階　精神科医であるエリザベス・キューブラ＝ロスは約200人の末期患者にインタビューを行い，死に直面した人々の反応を「死の過程の諸段階」として示した[79]（図5-25）。悪い知らせを聞いた患者は，まず「衝撃」の反応を示し，その後「否認」「怒り」「取り引き」「抑うつ」「受容」のプロセスをたどる。これらの段階は順を追って現れ，時には重なりながら，多くの患者は最終段階である「受容」に到達していた。

また，すべての過程を通じて，患者は最期までそれぞれに希望をもち続けていたこと

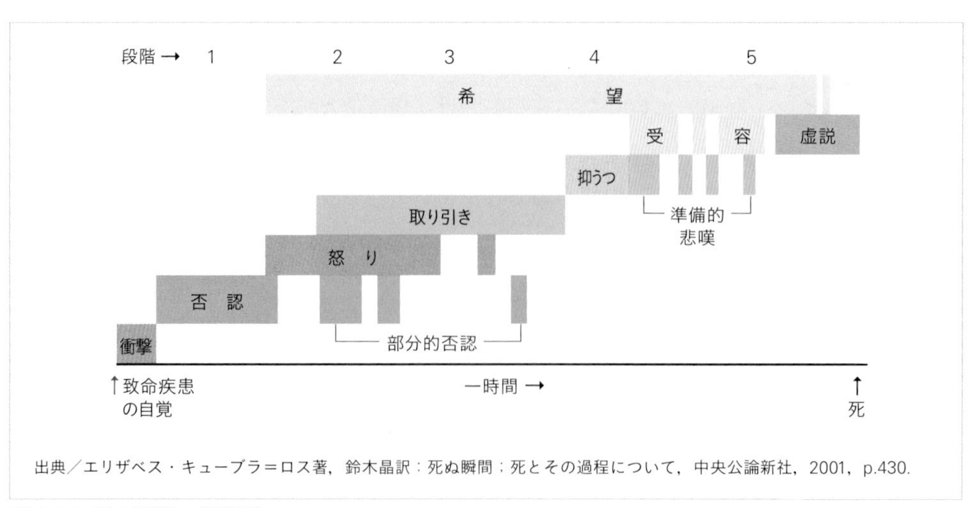

出典／エリザベス・キューブラ＝ロス著，鈴木晶訳：死ぬ瞬間；死とその過程について，中央公論新社，2001，p.430.

図5-25 死の過程の諸段階

を明らかにし，これらの段階は極度に困難な状態に対処するために備わっている精神の防衛メカニズムだと述べている。

▶ **否認**　「否認」の段階では，患者は予期しない圧倒されるような事実を認めないことで，その衝撃を和らげ，自分を脅威(きょうい)から守ろうとする。キューブラ＝ロスは，「否認」は苦痛に満ちた状況に対する健康的な対処方法であるとしている。

▶ **怒り**　次に，患者が事実を理解し始めると，怒り・激情・恨み・憤慨(ふんがい)といった感情が湧き上がる。これが「怒り」の段階である。怒りはあらゆる方向に向けられるが，その怒りは，苦痛のなかで死に向き合っている自分と，健康で生きている人たちという現実のなかで，患者が人々から忘れられていないことを確かめようとする叫びである。そのため，キューブラ＝ロスは患者の怒りを容認していくことが大切であると述べている。

▶ **取り引き**　「取り引き」は避けられない結果を先延ばしにしようと交渉することで，患者は神などに対して「何らかの良い行い」をすることで延命や苦痛の緩和を願う。

▶ **抑うつ**　さらに病状が進行し，体力の低下や様々な症状を自覚し，役割の変更など様々な喪失の体験をする過程で患者は抑うつ状態になる。キューブラ＝ロスは，こうした病状の進行や様々な喪失体験によって引き起こされる抑うつを「反応的抑うつ」とよび，患者の抑うつを改善するためには，抑うつの原因について話し合うことや，時には様々な分野の人たちの支援を必要とすると述べている。その後，患者は永遠の別れに向け心の準備をする「準備的抑うつ」の段階に移行していく。

「準備的抑うつ」は，もうすぐ訪れるであろう愛する人たちとの別れへの準備段階であり，自分自身が死に逝くことの事実を受け入れるためのものである。この段階では，患者は励ましや多くの言葉を必要としない。患者が愛する人たちや愛するものを失っていくことの深い悲しみに浸ることが許され，そばにいる人たちにその悲しみが理解されることで，患者はこれから迎える永遠の別れへの心の準備に専心することができる。

▶ **受容**　そして「受容」では，自分が死を迎えるという運命に対して「抑うつ」や憤り(いきどお)をおぼえることもなくなり，最期の時が近づくのを静観するようになる。苦痛との闘いが終わり，長い旅路の前の最後の休息の時が訪れたかのように感じる。

受容段階の後半，死に瀕した患者は，いくらかの平安と受容を見いだすが，同時にまわりに対する関心も薄れていく。死が間近に迫り，やがて双方向のコミュニケーションが成立しなくなる「エネルギーの喪失＝虚脱（デカセクシス）」に至る。

B 最期まで自分らしく生きることを支える

1. 緩和ケア

WHO は「緩和ケアとは，生命を脅(おび)かす疾患による問題に直面している患者とその家族に対して，痛みやその他の身体的問題，心理社会的問題，スピリチュアルな問題を早期に発見し，的確なアセスメントと対処を行うことで，苦しみを予防し，和らげることで，quality of life（QOL）を改善するアプローチである」[79] と定義している。

終末期にある患者は多面的な苦痛をもち，それらが相互に関連し合っている。緩和ケアとは，身体的な症状をコントロールするだけでなく，患者を全人的にとらえ，統合された存在として支援していくことで患者や家族の QOL の向上を目指すものである。

苦痛を抱える患者へのケアでは，傾聴を土台としてその人の抱える苦痛に共感し理解しようとする態度が重要である。また，患者がどのような状態にあっても慰めと希望を提供できる能力を身につけていくことが必要となる[80]。

2. 意思決定支援（ACP）

1　意思決定支援（ACP）とは

人は日常のあらゆることを自分の意思で決め，その意思に基づいて行動している。そして，医療やケアの提供においては，医療倫理の四原則*に示されているように，本人の意思を尊重することは基本原則となっている。しかし，病気の進行や突然の事故などによって本人の意思決定が困難になったとき，治療やケア，そして人生の終焉（しゅうえん）に関することまでも他者の決定にゆだねることなる。一方，本人の意思が確認できないなかで重大な決定にかかわる人たちは，自分たちが本人に代わって下す決断が本人の意思をくみ取っているのかと悩み，非常に難しい判断を迫られる。

このような課題に対応していくために，近年，人生の最終段階の医療を中心に**アドバンス・ケア・プランニング**（advance care planning：**ACP**）の取り組みが進められている。advance は「前もって」という意味であり，advance care planning を直訳すると「前もってケアを立案すること」となり，頭文字を取って ACP と略されている。ACP の定義は様々であるが，阿部は諸外国の状況を概観し，①患者と医療者や家族などケア提供者が共に行うこと，②意思決定能力の低下に先立って行われること，③プロセスを指していること，の 3 点がほとんどの定義に共通していると指摘している[81]。そして，これらの共通点を踏まえたうえで，片山は ACP の定義を「将来の意思決定能力の低下に備えて，今後の治療・ケア，生活について，本人・家族など大切な人そして医療者が話し合うプロセスである。話し合う内容は，現在の病状と今後の見通しのみならず本人の価値や希望，人生や生活の意向も含む。それらの内容は心身状態の悪化など病状が経過するなかで変化することを前提とし，様々な局面で繰り返し行われるものである」と述べている[82]。

***医療倫理の四原則**：「自律尊重・無危害・善行・公正」の４原則であり，トム・L・ビーチャムとジェイムズ・F・チルドレスが『生命医学倫理の諸原則』で提唱したもの[83]。医療従事者が倫理的な問題に直面したときに，どのように解決すべきかを判断する指針になっている。

2 ACPの特徴と意義

ACPで話し合われる内容は，現在の病状と今度の見通しに基づく治療やケアに関することから，本人の希望や気がかりなことをとらえ，今後をどのように生きたいのか，さらに本人亡き後の家族に望むことなども含み，本人と医療・ケアチームの合意形成に向けた十分な話し合いを踏まえた，本人の意思決定を基本としている。しかし，主体者である本人の考え方は心身の状態やそのときの状況などによって変化する。そのため，〈本人の考えは変化する〉ということを前提に，変化の局面をとらえ，本人の思いや意向を丁寧に確認したうえで，関係する人たちがそれぞれの立場から「本人にとっての最善」について考え，常に本人を中心に話し合いを重ねていくことが重要となる。

話し合いのなかでは，まず本人の価値観や要望などを確認していくが，これによって本人は改めて自分に向き合い，自分の人生にとってかけがえのない人たちの存在や大切にしていることについて気づいていく。そして，自分の人生を振り返り，限りある時間をどのように生きていくか，人生の終焉(しゅうえん)をどのように迎えるのかという大きな課題を考える機会を得る。さらに，話し合いを踏まえた本人による意思決定の実現は，状況が変化しても自分の意向を反映した生活が可能であることの実感につながる。本人の意向に沿った医療やケアの選択は，最期まで自分らしく生きることや尊厳ある生を全うすることに貢献する。

一方，話し合いを重ねることは，本人・家族，医療者をはじめ支援をする人々の間の価値観の共有や相互理解を促進させる。その結果，本人は今後自分が意思決定できない状況になったとしても，治療やケア，そして最期の迎え方について，家族や医療者たちが自分の意思を尊重した決定をしてくれると信頼することができる。また，選択を託される家族や医療者などにとっては，これまでの話し合いの過程に基づき，本人にとって最善だと推測できる決定を導き出すことができる。

3 ACPと関連する用語との関係

ACPと関連する用語として，**アドバンス・ディレクティブ**（Advance Directives：**ADs**）があり，事前指示といわれる。これは，「将来自らの判断能力が失われた事態を想定して，自分に行われる医療行為についての意向を医師らへ事前に意思表示すること」とされている[84]。

事前指示には内容的指示と代理人指示の2つの指示があり，**内容的指示**は現在の医療では治癒(ちゆ)が望めない状態で死期が迫っているときにどのような治療を望み，延命のしかたや生命維持装置などの装着に対する自らの意思を示すもので，それを文書に記したものを一般的に**リビング・ウィル**（living will）とよんでいる。**代理人指示**は，本人が自分で判断できない状況の場合に，医療に対する本人の希望を本人に代わって行う人を定めることである。また，ACPとADsは個々独立しているのではなく，人生の様々な局面で繰り返し行われる「話し合いのプロセス」であるACPの成果としてADsが作成される。

4　最期までその人らしく生きることを支援する

本人が最期まで自分らしく生き，尊厳ある生を全うすることを実現するためには，本人の意思を十分に聴き，それに基づいて家族や医療者などの支援者が「本人の最善」について話し合いを重ねることが重要である。しかし，こうした話を始める時期は，概して本人が人生の厳しい局面に立っていることが多い。そのため，話し合いを始めるうえで，本人は自らの生の限界を，家族は大切な人との別れを意識することになり，考えることさえもつらく，言葉にできないこともある。また，自分の人生の終焉をどう迎えるか，限りある時間をどう生きていくかは大きな課題であり，簡単に結論を出すことは難しく，本人の思いは様々な局面で幾度も揺れる。看護職者は，本人や家族の心情を十分に理解し，揺れる思いに寄り添うことが重要である。同時に，意思決定する当事者の力が発揮できるよう，本人たちの意思決定能力や意向確認に適した状況かを見極め，本人にとって最善の選択ができるよう，必要な情報をわかりやすく提供していく必要がある。

さらに，意思決定の過程では家族をはじめ本人をとりまく人たちが関わることになるが，時に本人が関係者の意向に影響を受け，自らの意思を抑圧して意思決定をする可能性もある。特に本人が厳しい局面にあるときは，今後の家族への影響を思い，自分の意向より家族の意向を優先することもあろう。看護職者は本人と関係者の関係性を把握し，対話のなかでそれぞれの思いを理解しながら，常に「本人にとって最善」の視点で話し合われるよう調整する

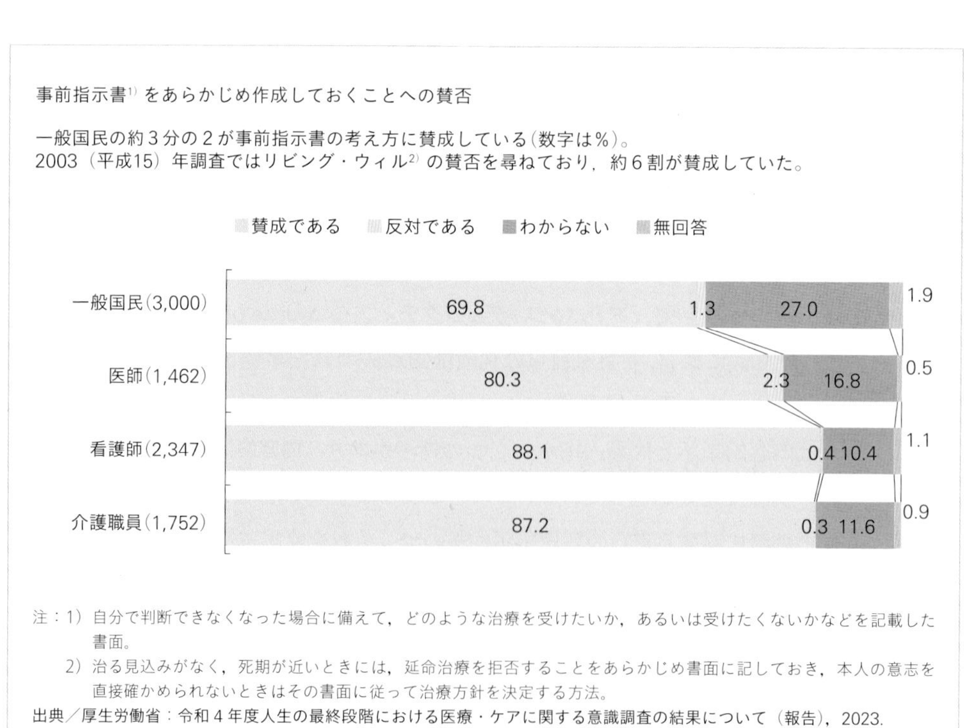

図5-26　事前指示書に関する意識

必要がある。

一方，最期までその人らしく生きることを実現させるために，日常のなかで語り合いの機会をもつ取り組みも始まっている。2023（令和5）年，厚生労働省「令和 4 年度人生の最終段階における医療・ケアに関する意識調査の結果について（報告）」[85] によると，事前指示書を作成することについては，一般国民の 7 割，医療従事者の 8 〜 9 割が賛成との結果が示されている（図 5-26）。

また，近年の度重なる災害の経験や，高齢多死社会の到来などから，生と死に対する国民の意識も変化しつつある。人生をより良く生きるために死を身近な問題として考える「死の準備教育」（death education）も注目され，国も ACP を**人生会議**と称して国民への普及活動を始めている[86]。生と死について話し合うことは特別なことではなく，最期まで自分らしく生き，より良き死を迎えるために大切なことだという風土を醸成していくことが重要であり，そのなかで看護職者が果たす役割も大きい。そのためにも，看護師が自らの死生観を養っていく必要がある。

3. 家族による代理意思決定支援

わが国では，死を「心拍停止，呼吸停止，瞳孔（どうこう）反射の喪失」の 3 徴候によって判定してきたが，1997（平成 9）年の臓器移植法制定と 2009（平成 21）年の改正（表 5-30）を経て，「脳死」も人の死と認められることになり，人の死は 3 徴候と脳死によって判定されている。特に，2009 年の改正では，生前の本人の意思表示がない場合でも，家族が同意した場合は脳死による臓器提供が可能となった。しかし，脳死の判定の対象となる患者は事故や突然の発症による場合も多く，突然の出来事に衝撃を受け動揺している家族にとって本人に代わって判断することは大きな葛藤をもたらすことになる。また，代理意思決定が予期された状況であったとしても，実際にそのときに直面し家族の思いは揺れる。

看護師は家族のこのような苦悩を理解し，患者の尊厳を守り，患者と家族にとって最善の決断がなされるように支援していくという重要な役割がある。苦悩のなかにある家族を心身共に支援し，状況によっては意思決定代理者が本人の意思決定を判断するに適しているか，負担が重すぎないかに留意しながら，常に医療・ケアチームで支援していくことが重要である。

表 5-30 臓器移植法の一部改正の要点（抜粋）

1. 臓器摘出の要件の改正
   移植術に使用するための臓器を摘出することができる場合を次の❶または❷のいずれかの場合とする。

❶ 本人の書面による臓器移植の意思表示があった場合であって，遺族がこれを拒まないとき，または遺族がいないとき。

❷ 本人の臓器提供の意思が不明の場合であって，遺族がこれを書面によって承諾するとき。

出典／日本臨床救急医療学会移植医療における救急医療のあり方に関する検討委員会編：臓器提供時の家族対応のあり方，へるす出版，2011，p.7.

C 家族への支援：大切な人を失う悲しみを支える

1 悲嘆と予期悲嘆

人は人生の歩みのなかで様々な喪失を体験する。愛情の対象などの喪失によって生じる一連の心理過程で経験される激しい悲しみ，落胆や絶望的な情緒的苦しみのことを**悲嘆**という。悲嘆は喪失に対して生じる正常な反応であり，愛する対象を喪（うしな）った後の新しい生活への準備と適応のための段階である。表5-31に悲嘆の反応を示したが，悲嘆の現れ方は個人によって異なる。

また，ウォーデンは悲嘆の作業の課題として，①喪失の現実を受け入れること，②悲嘆の悲しみを消化していくこと，③故人のいない世界に適応すること，④新たな人生を歩み始める途上において，個人との永続的なつながりを見いだすこと，の4つを提唱している[87]。悲嘆のプロセスは苦痛に満ちた体験であるが，それを正しく応え乗り切ることができれば人格的成長の機会となり，この苦悩を克服した人は，以前に増して円熟し，以後の人生における様々な困難にもより円熟した態度で臨むことができるようになる[88]。

また，悲嘆反応は実際の喪失体験に伴うだけでなく，喪失が現実となる前に喪失を予測して，まるで喪失を体験したような心理反応を示す「予期的悲嘆」がある。予期的悲嘆は，遠からず体験するであろう喪失に向け心身の準備をし，その悲しい現実に時間をかけて慣れるという効果があるとされている。また，死別を前に愛する人を喪った後の生活を思い，その後の生き方を考える期間でもある。

悲嘆は喪失に対して生じる正常な反応である一方，情動的な苦痛の対処をはじめとする様々な要因から時として悲嘆反応が延長し，つらく激しい悲嘆反応が持続することで日常生活に支障をきたすような場合がある。このような状態を**複雑性悲嘆**（**病的な悲嘆**）といい，専門家によるグリーフセラピーが必要になる。

表5-31 悲嘆反応

感情の特徴	悲しみ，怒り，罪悪感と自責，不安，孤独感，消耗感，無力感・孤立無援感，ショック・衝撃，思慕，解放感，安堵感，感情の麻痺
身体感覚（身体症状）の特徴	おなかが空っぽな感じ，胸の締め付け，喉のつかえ，音への過敏さ，離人感，息苦しさ，体力の衰え，エネルギーの欠乏，口渇
認識の特徴	死を信じられない，混乱，故人へのとらわれ，故人がいるという感覚，幻覚
行動の特徴	睡眠障害，食欲の障害，うわの空の行動，社会的引きこもり，故人の夢をみること，故人を思い出すものの回避，探し求め名前をよぶこと，ため息をつくこと，休みなく動き続けること，泣くこと，ゆかりの地を訪れ思い出の品を持ち歩くこと，故人の所有物を宝物にすること

資料／ウォーデン，J.W. 著，山本力監訳：悲嘆カウンセリング，誠信書房，2011，p.18-32，をもとに作成.

2 グリーフケア

WHOは，グリーフケアをホスピス・緩和ケアの重要な働きの一つと位置づけている[90]。愛する人を喪った人たちが，正常な悲嘆の過程をたどり，新たな生活に適応できる術を獲得していくためにも，終末期ケアにかかわる看護師が果たしていく役割は大きい。**グリーフケア**における看護師の具体的な支援として，死別前の家族の援助，死別後のリスクの高い遺族のアセスメント，死別後の遺族とのコンタクト，遺族間の相互援助グループの企画や支援，治療的な介入が必要な人への専門家の紹介などがある[91]。また，グリーフケアの活動例として，緩和ケア病棟が中心となって行っている遺族の集いやはがきなどによる状況伺い，死別支援プログラム，看取り後の訪問看護師の自宅訪問などが行われている。

3 予期せぬ死を体験した家族への支援

突然の死によって残された人たちがその事実を受け入れていくことは，予期可能な死の場合以上に難しく，苦悩は深い。ボブ・ライトは著書である『突然の死』の序文において，突然の死はひどい暴力だと述べ，「どのような言葉をもってしても，人間のあらゆる次元で経験されるこの痛みを十分に表現することはできない」と記している[92]。

突然の死の悲嘆の特徴

喪失感の非現実性，自責感・罪悪感の激化，他罰的欲求，公判・裁判システムの影響，無力感・焦燥感・やり残しの課題の出現（個人に言えなかったこと，してやれなかったことなど），（死の意味を）理解したいという欲求

出典／ウォーデン，J.W. 著，山本力監訳：悲嘆カウンセリング，誠信書房，2011，p.198-201，をもとに作成.

また米田は，事故による突然の死に遭遇した遺族は，家族を喪ったストレスに加え，否応なく始まるマス・メディアとの関わり，近隣の人々や遺族間での思いの相異など二次的なストレスが存在することや，突然の事故によって死を看取ることができなかった曖昧（あいまい）性の高い死別が，遺族にとっての死の現実やその後の悲嘆の作業を困難にすると指摘している[93]。突然の死の看取りは多くが救急の場においてなされる。騒然とした場に身を置き，混乱のなかで危機的状況にある家族に対して，看護師は家族の心情に寄り添うことを第一に優先するとともに，必要な情報を適切に伝え，家族が十分に面会できる環境を整えるといった配慮が重要である。また，わが国ではまだほとんど行われていないが，看護師が電話で遺族の健康状態や心理状態を把握し，必要なケアを提供するといった活動を検討していく必要ある[95]。

D 非がん患者の終末期ケアの充実

これまで，わが国では死に関する論議はがんを中心に行われ，緩和ケアもがんを中心に発展してきた経緯がある。その背景には，がんが様々な苦痛を伴う悪性疾患であることや，日進月歩で治療法が開発されても，依然として壮年期～80歳代の死亡原因1位であるこ

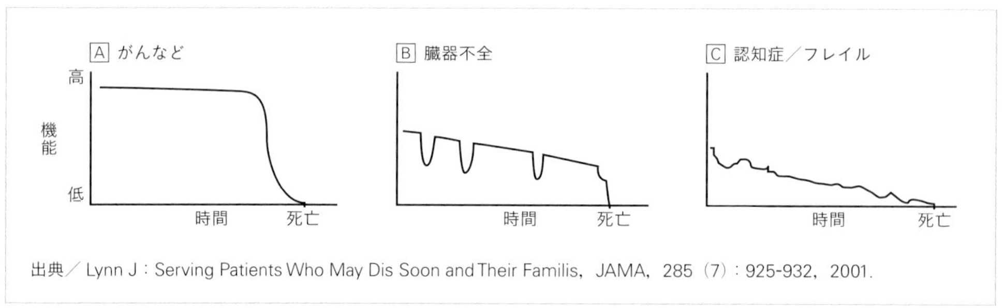

図5-27 機能とウェルビーイングの一般的軌跡

となどがある。一方，高齢者人口の増加などを背景に，非がん疾患患者や高齢者へのケアの充実の必要性が高まってきている。

Lynnらは死に至る軌跡（きせき）を「がん」「臓器不全」「認知症／フレイル*」の3つに分類している（図5-27）。がんは，比較的長い間機能が保たれ，最期の1～2か月で急速に低下するという特徴がある。一方，非がん疾患である心・肺疾患などの軌跡は，急性増悪（ぞうあく）と改善を繰り返しながら，徐々に機能が低下していくため，終末期と急性増悪の区別がつきにくい。また，原疾患の治療が苦痛の緩和につながることもあり，臨死期まで積極的な治療が続けられることも少なくない。谷本は，非がんの慢性病の患者について，医療の進歩などから病状が進行しても新たな治療法や維持療法を受けつつエンド・オブ・ライフを生きることなどから，やがていつか本人にさえもわかりにくいまま死を迎えることが多いとし，非がん疾患患者が最期まで主体的に生きることを支えるケアの重要性を指摘している[99]。

近年，わが国でも，『循環器疾患における末期医療に関する提言』（2010）などをはじめ，各専門領域の学会が非がん患者の医療のあり方の提言を発信しつつある。看護者は医療ケアチームの一員として，医療の動向を把握しながら，非がん疾患患者により良いケアを提供できるよう取り組むことが必要である。

VIII がん治療を必要とする成人の看護

▶ **成人のがん** 今日のわが国で死因の第1位であるがんを年代別にみると，20歳代の青年期においては死因の第3位であり，加齢とともに増加し，40歳代以降の成人期において死因の第1位となっている[100]。しかし，がんが成人にとって重要な健康問題である理由は，主要な死因であるというだけではなく，生活習慣が発症にかかわり，発症前からの生活における「がん予防」の視点が重要になるためである。

さらに，がんを発症した成人は，長期にわたる治療・療養生活を必要とするため，長期的な視点に立って，がんと向き合った生活を考えることが必要となる。

***フレイル**：加齢とともに心身の活力が低下し，生活機能障害や要介護状態，そして死亡などの危険が高くなった状態。

▶ **全人的な苦痛**　がんは身体的な疾患であるが，それに罹患（りかん）することの影響はからだにとどまらない。特に，人生において最も高い機能的状態を有し，自律・自立し，多くの役割を担（にな）う成人にとって，がんに罹患することは，それまで描いていた人生の見通しや目標，自分の生きかたや価値そのものが脅（おびや）かされ，心理的に打ちのめされるような圧倒的な体験となることが多い。

がんに罹患した成人は，死の可能性を突きつけられる心理的苦悩に加え，家庭や地域，職場などで果たしていた社会的役割が揺らぎ，家族をはじめとした親しい人々に負担をかけてしまうことの申しわけなさ，職業生活への支障に加え，医療費をまかなわなくてはならないという経済的問題など，多彩な影響を同時に体験し，その苦痛は全人的ともいえる。

▶ **成人の自律性とがん**　がんの経過は長期にわたり，自律した存在である成人は「がん患者」という無力で受動的な立場で生き続けることはできない。がんの療養生活においても能動的な役割を果たし，自らの人生を主体的に生きるための生活を組み立てなおしていくのである。

▶ **看護の役割**　看護は，長期にわたり，また変化するすべての局面，経過に寄り添っていく役割を担う。その局面は，予防期，発症期，集中的治療が行われる急性期，再発予防のための治療や経過を見守る慢性期，増悪（ぞうあく）期，そして終末期にわたる。また，それは病院だけではなく，家庭，学校，職場，地域社会など，様々な場で展開される。

がんの治療は特徴的であり，強力であるため，治療の理解とそれに伴う身体的看護は重要である一方，がんの告知やインフォームドコンセントが行われるがんの発症期における心理的援助，がんという疾患そのものや，その治療によって生じた影響を踏まえた生活を再構築していく患者と家族のセルフケアを支える援助など，多面的かかわりが成人のがん看護においては大切である。

A がんとその治療

1. がんという疾患の理解

1 がんの病態

がんとは，各種臓器の正常細胞が「がん化」することにより生じる疾患の総称である。正常な細胞は，その細胞が存在する臓器の中で，その組織のルールに沿って成長するが，がん化した細胞は異常な分裂をし，人体の組織のルールを無視して無秩序に増殖してしまう。これが「がん」であり，正常な細胞の増殖をコントロールしている遺伝子の傷によるといわれている[101)]。

がん化した細胞の無秩序な増殖は，①もともとの臓器の機能をむしばみ，破壊してしまう，②周辺の臓器を圧迫・閉塞させたり，さらには周辺臓器内へと浸潤して機能を障害する，③臓器の壁を突き破って播種性に広がったり，血管やリンパ管を通じて遠隔臓器へと転移する，④増殖の過程で正常組織の代謝を傷害する，などの害をもたらし，最終的には人を死に至らしめる。

がんは，がんの細胞が固まり「しこり」をつくるものと，造血器がんのように不定形のものがある。また，発生したもともとの臓器（原発臓器）や細胞の種類，場所によって大きく異なる症状を示すなど，発生率，その発生にかかわる要因，診断のための検査，予後なども，それぞれの特徴をもち，がんを患う人の体験もまたおのおの大きく異なる。

2 がんの疫学

がんが，わが国の死因第1位になったのは1981（昭和56）年であり，その後は現在に至るまで常に1位であり続けている。1900年代は，多くの感染症の治療法や予防法が確立された時代であり，最大の感染症であった結核の激減とともに，わが国の主要死因は脳血管疾患，心疾患，そしてがんとなったのである。

では，がんはほかの死因の減少に伴って第1位に押し上げられたのかというと，そうではない。がんの種類による罹患率，死亡率は変化しつつ，がん全体での患者の絶対数や割合は確実に増加しており，今や日本人の2人に1人が，がんをわずらう時代となり，成人の健康を考えるうえで最重要課題となっている。

3 がんの原因

がん罹患を告げられた患者や家族は，「いったい，なぜ」という問いを繰り返すが，科学者たちもまた，その問いを追求し，正常細胞ががん化する原因について解明がなされつつある。がんは，多くの場合1つの原因によって発生するのではなく，いくつかの要因が組み合わされることにより，その危険性が増すことが明らかになってきた（図5-28）。

正常細胞のがん化は，遺伝子の異常によって生じる。このような異常は，もともとの遺伝子の性質，生活習慣，職業曝露，そしてウイルス感染などが複合的に作用し合った結果

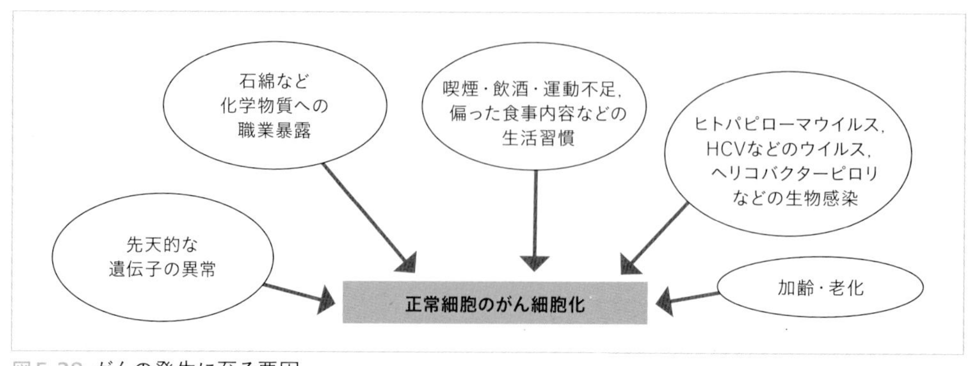

図5-28 がんの発生に至る要因

と考えられている。より詳細な研究が行われた結果，ヒトパピローマウイルス感染による子宮頸がんや喫煙による小細胞性肺がんの発症，肝炎ウイルス感染による肝細胞がんのように，非常に強い因果関係も見いだされつつある。このように，がん発症についての強い因果関係が見いだされたものについては，子宮頸がんワクチン接種，禁煙などのように，効果的予防法が開発，提唱されている。

2. 今日のがん治療の特徴

がんの3大治療法は，手術療法，薬物療法（抗がん薬による化学療法），放射線療法である。このうち，手術療法は長年，固形がん（腫瘤をつくるがん）治療の第一選択であり，今日においても多くの種類のがん，特に初期のがんに対しては最も効果の高い治療法であり続けている[102),103)]。

しかし，進行がんに対するがん治療の動向は「すべてのがんを取り除き根絶することを目指す」というものではなくなりつつある。それよりも「手術だけではなく様々な治療法を組み合わせて治療する」「がんを取りきることより予後やQOLを考慮して最も効果的な治療を選ぶ」という考え方が主流となりつつある。

さらに，がんの医療においては，がんを治すだけではなく，がんと共に生きることを支え，がんに伴う症状を緩和する**緩和ケア**を初期段階から行うことが重要視されるようになった。今日のがん治療における基本的な考え方を紹介する。

1　集学的治療とチーム医療

集学的治療（集学的がん治療）とは，1つの治療方法のみで患者のがんに対応するのではなく，手術の後に抗がん薬の投与を行うというように複数の治療法を組み合わせる治療法のことである。

医師は高度に分化した専門職であるため，外科的治療，内科的治療，放射線治療それぞれの専門家が存在する。集学的治療とは，このような専門家がチームとして協働で治療方針を検討し，治療を行っていくことで，患者に最適な医療を提供しようという取り組みである。そのため医師がチームをつくり，治療方針はカンファレンスなどで話し合って決められる。今日では，医師のみではなく看護師や薬剤師，放射線技師，そのほかの医療職がそれぞれの専門性を発揮し，患者に最適な医療を提供していく**チーム医療**が，がん医療においては欠かせないものとなっている。

2　がん医療における標準治療

がん医療における**標準治療**とは，一般的な用語としての普通で平均的な治療という意味ではない。過去のがん患者の治療や臨床試験のデータという科学的根拠に基づき，現在利用できる最善の治療法であると専門家が合意した推奨される治療法のことである。

標準治療は，がんの種類，進行度，患者の年齢や身体状況などにより細かく決められており，がんの診断のための様々な検査，切除したがん組織の病理検査などは，個別の患者に対し，どの標準治療を選択するかを決定するために用いられる。

標準治療においても集学的治療の考え方が用いられており，手術療法，薬物療法，放射線療法が組み合わされた推奨される治療方針が，がんの種類ごとに診療ガイドラインとして示されている。

3. がんの治療法

がんの3大治療法として，手術療法，薬物療法，放射線療法があることは，すでに述べた。ここでは各療法の概要を述べる。

1 手術療法

がんの手術療法は，腫瘤を形成するがんの組織を直接的に取り除くものである。

▶ 根治手術　がんの治癒を目指し，浸潤性に広がる性質をもつがんの原発巣周囲の正常組織，周辺リンパ節を含めて切除する手術を根治手術という。根治手術は，がん組織をすべて取り除き，がん細胞をゼロにすることを目指しているが，がんがある程度以上広がっている場合，目に見えない細胞レベルのがんまでの切除は難しい。そのため，根治手術は早期あるいは初期段階のがんの適応と考えられている。

▶ 姑息手術　がんをすべて取り除き治癒することはできなくても，がんによる苦痛を和らげることや，からだの負担を考えがんの一部を摘出する手術，バイパス術（進行大腸がんにおける腫瘤切除を伴わない人工肛門造設など）などを姑息手術という。

2 薬物療法

❶がん薬物療法の種類

がん薬物療法（がん化学療法）とは，細胞傷害性抗がん薬，分子標的治療薬，ホルモン療法薬などの抗がん薬を用いた治療法のみならず，鎮痛薬や制吐薬を用いてからだの苦痛の軽減を図る緩和的薬物療法なども含む言葉であるが，多くの場合，細胞傷害性抗がん薬を中心とした薬物療法について用いられる[104]。

がん治療は，がんの存在する部分（局所）のみに治療を集中する「局所療法」（手術療法，放射線療法など）と，からだの全体に対して働きかける「全身療法」がある。

抗がん薬やホルモン療法薬などの薬剤を静脈注射や内服などの方法で投与する薬物療法は全身療法に当たる。全身に働きかけるために，効果も有害事象も全身的なものであり，有害事象のコントロールと緩和が看護の重要な役割となる。

❷がん薬物療法の目的

がん薬物療法に用いられる新しい薬物の開発研究が進み，その効果的な組み合わせや用いかたについても知見が積み重ねられ，がん薬物療法の目的は大きく広がった。今日のがん薬物療法は「がんの寛解・治癒」「がんの転移・再発予防／細胞レベルの転移性がん細胞の根絶」「がんの成長抑制」「がんによる症状の緩和」など多くの目的がある。

3 放射線療法

放射線療法は，手術療法と同じく，がんとその周辺のみを治療する局所治療であるが，手術と異なり臓器を摘出せず温存するため，治療後における高いQOLが期待される。

今日，放射線治療機器，放射線生物学や画像診断技術の発達により，がん組織に放射線を集中し，周囲の正常組織への影響を最小限にすることが可能となり，放射線療法の有効性は高まりつつある。

わが国では，がんの局所療法として最初に手術療法が発達したため，放射線療法を受けるがん患者が50～60%に達する欧米に比較して，25%程度と少ないが近年では急速に増加しつつある。

❶放射線療法の種類

放射線療法には，身体外部から放射線を照射する**外部照射**と，放射線源を直接身体の組織や食道，子宮といった腔(くう)に挿入して治療する**密封小線源治療**（**内部照射**）がある[105]。

放射線療法の約8割が外部照射で行われている。外部照射で用いられる放射線はX線，γ線，電子線などの電磁波と，陽子，炭素イオン（重荷電粒子）といった粒子の流れからなる粒子線の2種類に分けられる。

いびつな形の腫瘍(しゅよう)であっても，周囲の正常組織に及んでしまう線量を可能な限り少なくし，目的の腫瘍に線量を集中させるために，1方向からではなく多方向から線量を調整した照射を行ったり（強度変調放射線治療），照射直前や照射中に画像情報を活用して，ずれを補正できるよう患者が固定されている台の位置の微調整を行う（画像誘導放射線治療）など，様々な装置が開発され用いられている。

❷放射線療法の目的と照射法

▶ **根治照射**　放射線療法を主体として，がんの根治を目指すものが根治照射である。がんには，放射線が効きやすい（放射線感受性が高い）がんと，放射線が効きにくい（放射線感受性が低い）がんがある。放射線感受性が高く，手術的切除によって術後のQOL低下が著しいと見込まれ，照射する腫瘍の周辺に放射線により大きな影響を被りやすい重要臓器がないなどの条件が満たされる場合，根治的照射での治療方針が選択される。頭頸部(とうけいぶ)がん，網膜芽細胞腫，悪性リンパ腫，子宮頸がん，肺がん，食道がん，前立腺がん，皮膚がんが適応となる。

根治的照射には，がん薬物療法が併用されることもある。

▶ **緩和照射**　がんによる症状の緩和を目的として行われるもので，特にがんの骨転移の治療によく用いられる。疼痛(とうつう)の緩和，骨折予防，神経症状の改善において約8割の患者に有効性が認められる。また多発性脳転移に対しても，全脳照射，定位放射線照射が効果をあげている。

▶ **集学的治療における放射線療法**　放射線療法以外の治療法を主体とした場合に組み合わ

成人看護の対象
社会環境と成人の生活
保健・医療・福祉政策
基本的な視点
5 成人の健康状態に応じた看護
継続医療と看護

せて行われる放射線療法がある。例としては，大きな手術範囲が見込まれ，切除が困難な場合，原発（げんぱつ）の腫瘤を小さくし切除可能にすることを目的とした術前照射，腫瘤切除後に周辺組織に微細に残されたがん細胞を死滅させることを目的とした術後照射などである。さらに，造血幹細胞移植など新しい治療において行われる前処置としての全身照射など，放射線療法は様々ながん治療において用いられている。

B がん治療を受ける成人期の患者への看護

がんは慢性疾患であり，がんに罹患（りかん）した患者は，何らかの症状出現から診断，治療，療養，再発など，様々な出来事を体験する。

ここでは，成人期のがん患者の体験と看護の特徴について，乳がん患者の罹患から治療のプロセスをとおして考える。

1. 病気の発見から入院までの看護

1 乳がんに罹患したAさんのがん告知に伴う体験

▶ **自覚症状と受診までの経過**　Aさんは，40歳代前半女性の小学校教員で，夫と子（小学校1年生，4年生）との4人暮らしである。半年ほど前に右胸のしこりに気づき，がんではないかと思ったものの忙しく，受診しなかった。心のなかには「まさか自分ががんであるはずはないだろう」と，「本当はがんではないのか」という気持ちの両方があり，毎晩寝るときに気になってはいたが，不安を打ち消して過ごしていた。

夏休みになり，Aさんは改めて自分のしこりを調べてみた。胸のしこりは触るとごつごつと，はっきりわかるようになっており，頭の後ろで手を組んで鏡を見つめると，皮膚の下にいびつな塊（かたまり）があることが見てとれた。Aさんは前々からインターネットで調べてあった近所の乳腺科クリニックを受診することにした。

受診したクリニックでは，Aさんのしこりを一目見た医師は，すぐさま乳房X線検査（マンモグラフィ）と超音波検査（エコー），さらに穿刺（せんし）細胞診を行った。

穿刺細胞診の結果は1週間後にわかると説明され帰宅したAさんは，自分はがんではないか，死ぬのではないか，まだ小学生の子どもたちはどうなってしまうのか，これからがんの治療が始まったら，仕事や家庭はどうなるのだろうかなど，とりとめなくこみ上げる思いで寝つかれなくなった。

インターネットで調べると，Aさんの受けた検査は乳がんの診断のための検査と一致しており，不安とともに，どうしてもっと早く検査に行かなかったのか，という後悔でいっぱいになった。

1週間後，Aさんは検査結果の説明を受けた。乳がんであり，しこりの大きさは約3cm，腋窩（えきか）リンパ節にしこりが触れるため転移が疑われる，という内容であり，専門病院での検査と治療を勧められ，隣の市のがん専門病院を紹介された。

▶ **治療方針決定と入院までの経過**　Aさんは，乳がん治療のため紹介されたがん専門病院を2日後に受診した。がん専門病院では1週間ほどかけて，①乳房内や周辺へのがんの広がり，②全身へのがんの広がり，③乳がん細胞の性質，を調べるさらに詳しい検査が行われ，結果を総合して再度の乳がん診断とAさんのための治療方針が説明された。

説明された治療方針は，まず手術（乳房温存術＋腋窩リンパ節郭清術）を行う。その後，再発の危険があるため，がん薬物療法を行い，さらに放射線療法，ホルモン療法も行うというものであった。

Aさんはこの説明を了承し，手術まで約半月待つことになり，手術を安全に行うための術前検査を受け，入院中や手術後の仕事や家事についての手配を行った。その間，Aさんは自分が乳がんになった原因は，小学校教員として務めながら家事や子育てを一手に引き受けてきたことや，姑との関係でのストレスではないかと，やり場のない思いを抱いた。

気持ちが落ち込みがちなAさんを支えてくれたのは，職場である学校の教員仲間だった。乳がんの診断名が告げられた段階から，学校には状況を報告していたが，手術が決まったことで，とりあえず1か月の休職を申し出た。最初は上司である教頭にのみに報告していたが，担任しているクラスについて頼みごとをしたり，行事の担当を代わってもらうために，思いきって全教員による会議の場で報告したところ，同僚は温かく支援を申し出てくれた。ある同僚は，自分の家族の乳がんの体験を話し，Aさんの話の聞き役となってくれた。

Aさんは徐々に気持ちが落ち着き，子どもたちへの説明について夫と話し合い，家のことは夫に任せて治療に専念できる心持ちで入院を迎えた。

2　告知に伴う看護

❶Aさんの心理状態のアセスメント

Aさんにとって，自分の乳房の変化から“乳がんの診断”はうすうす予測していたものであり，特に検査の後は，病名を告げられる前から子どもや家庭，仕事のことを心配している。今日では様々なメディアをとおして，がんの情報が身のまわりに多く存在しており，自ら考え判断することが可能な成人においては，病名を告げられる前に自分の病名を予測している人も多い。そのような状況において，医師から診断名をはっきりと告げられることは，衝撃であると同時に，中途半端であった事態がはっきりし，「がんかもしれない」という希望と不安に苦しむ事態に決着がついたものとして，覚悟を決めて立ち向かう重要な一歩ともなり得る。

主婦であり，小学校教員でもあるAさんは，がん罹患をきっかけとした気持ちの揺らぎのなかで，職場の同僚に自分の状況を告げ，協力を求めるという対処を行った。この対処の結果，Aさんは適切なソーシャルサポートを受けることができ，気持ちの落ち着きを取り戻すことができた。

気持ちの安定したAさんは，夫と子どもたちの世話や家庭管理について話し合い，母親役割，主婦役割を夫にゆだね，前向きに乳がん治療に向かう態勢を整えられたと考えられる。

❷がんの診断を受けた成人がん患者の心理

がんの診断を受けたとき，人は自らの人生を，これまでとは違ったものとして見つめ，対処していくことが必要になる。患者にとってがんの診断は，これまでは意識してこなかった自分自身の命と死，その人生にまともに向き合い，今後どのように生きるのかを突きつけられることであり，大きな衝撃をもたらす体験といえる。

がん患者の体験する苦痛は全人的であるといわれる。がんはからだの病気であるが，がん患者になるということは，単に身体疾患に罹患するということを超え，自分の存在そのものが揺るがされ，身体を超えた幅広い苦痛を体験するといえる（図5-22参照）。

がんの診断・告知は，自分が描いていた人生のありかた，もくろみなどを根本から揺るがしてしまうため，がんに罹患した患者は，心理的苦痛，社会的苦痛，そしてスピリチュアルな苦痛を体験することになる。

❸告知を受けた成人がん患者への看護

成人期は，責任ある社会の一員として自立していく青年期，自分なりの職業・家庭生活を管理し社会への責任を果たしつつ変化に適応していく壮年期・向老期からなる[106)]。このような人生において最も自立し，充実した段階にある成人にとって，がんの診断は，これまでに歩み，描いてきた人生の設計，健康な自己概念が突然に害され，失われることを意味する。

充実した時期であるからこそ，その衝撃は大きく，これまで行ってきた通常の対処では乗り越えられない危機となる。そのため，危機モデル（第4章-Ⅳ「健康の危機状況への適応」参照）を用いた介入や，喪失への悲嘆反応を乗り越えるための支援が必要となってくる。

病名の告知前後には様々な検査が行われるが，確定診断や治療方針の決定は，それらの結果を総合的に判断して行われる。そのため，一つひとつの検査についてすぐに説明が行われるとは限らない。検査の結果がわからない状況は，自律し自立した存在である成人にとって，不安なだけでなく不快で耐え難いことでもある。確定診断や治療方針の説明が行われると，今度は内容が十分理解できなかったり，頭ではわかっても気持ちでは受け入れることができないという状況も生じる。

がんという診断結果は非日常であり，自分自身が主体的にコントロールできないため，成人の患者はとまどい，無力感を感じやすい。看護師は，患者の検査のための来院や診察の際には，不安や疑問がないかを問いかけ，寄り添い，患者自身の思いの言語化を励ます。さらに，患者の家族や，そのほかの社会資源についてもアセスメントし，必要に応じて調整を行ったり，同病者の団体を紹介したりする。

2. 周術期の看護

1　Aさんの入院と手術の体験

半月後，予定どおり乳房温存術＋腋窩（えきか）リンパ節郭清（かくせい）術が行われた。術後の痛みは思ったほどではなく，翌日からの歩行もスムーズで回復は早かった。

Aさんは術前に術後のからだへの影響について説明を受けていたが，乳房の一部を切除するだけの手術であるという思いが強かった。しかし，手術後，切除乳房側の腕のリハビリテーションでは思ったより腕が上がらなかった。また，看護師から上肢のリンパ浮腫（ふしゅ）を予防するための生活指導を受けたことで，思っていた以上の手術という治療の影響の大きさに不安を覚えた。

小学校の教員であるAさんは，黒板への板書などで利き腕の右手に負担がかかること，クラブ活動の指導で胸に子どもや物がぶつかることに，どのように対応していったらいいのか不安を感じた。

Aさんの乳房は部分切除とはいえ，がんをしこり周囲の組織と共に切除しており，乳房は明らかな変形をきたしており，Aさんはショックを受けた。退院後，Aさんは夫に変形した乳房を見せたい，受け入れてほしいと感じていたが，入院していた間にたまっていた家の片づけや，いろいろな人との付き合い，術後の疲れやすさなどから，夫と十分に話し合うことができずにいた。

2　手術療法に伴う看護

❶Aさんの術前・術後における心理状態のアセスメント

病名の告知，治療にかかわる意思決定と，次々に生じる重大な出来事において，Aさんの心理状態は揺れ動いたものの，何とか落ち着いて手術を迎えることができた。手術の身体的影響について，術前オリエンテーションを受けていたこともあり，周術期における麻酔の影響や疼痛（とうつう）などを乗り越えた。

しかし術後には，思っていた以上の乳房の変形，機能面での長期的影響がみられた。Aさんは，患側上肢のリンパ浮腫の発症リスクや，その予防のための患肢保護，家庭生活・職業生活上の調整について不安を抱いている。これは，手術により身体像（ボディイメージ）に変化が生じ，それに伴い夫婦間のセクシュアリティの問題，さらには職業における役割遂行（すいこう）の困難などが現実化し，苦悩している状況であると考えられる。

❷成人がん患者の術前・術後の心理的支援：ボディイメージの変化に伴う看護

▶ **成人のボディイメージ**　成人にとって自分のからだは，成長を経て成熟・安定したものであり，なじみがあり，愛着があるものである。成人の身体的な機能は，加齢による緩やかな変化はみられるものの総じて高く，多くは自分を健康で有効で機能的な存在として意識している。このような自己のからだに対する認識，いわゆるボディイメージは，成人においては強い一貫性をもっており，通常の生活においてたやすく変化するものではない[106),107)]。

がんの罹患自体が，成人にとって自分のからだの総合的な健康状態に対するイメージを揺さぶるものであるが，手術という治療法は，さらにはっきりと目に見える形でからだを変化させるため，その影響は非常に大きなものとなる。がんの手術によって体表面に残される創，臓器の切除と，それに伴う機能の変化というからだの変化は，成人に自らのボディイメージの変更を余儀なくさせる。しかし，ボディイメージの変更は，自らのからだの変化を見すえ，理解し，変化したからだを自分自身であると受け入れることであり，大きな苦痛を伴い，時間と努力を要する。

▶ **Aさんのボディイメージ**　Aさんについて考えてみよう。Aさんは小学生の子どもをもつ母であり，主婦であり，妻という存在であり，既婚の壮年期女性として性的・社会的に成熟し，ごく通常の発達状況にあったと考えられる。同時にAさんは，小学校の教員として活発な社会参加を行うという充実した職業生活を送っている。このようなAさんの充実した生活の基盤となっていたのは“夫に愛され，わが子をはぐくんだからだ，母として妻として教師としての役割を担い，果たしている健康なからだ”であり，Aさんの術前におけるボディイメージは，壮年期女性としての自らについて肯定的なものであったと考えられる。

このようなAさんのボディイメージは，乳がん罹患，乳房部分切除というからだに生じた変化により，変更を余儀なくされることとなった。ボディイメージは，自分自身の知覚に加え，周囲の人々との相互作用のなかで形づくられていくものである。乳房というセクシュアリティにかかわる臓器においてボディイメージが変化する状況で，性的なパートナーである夫との相互作用が重要であるのはいうまでもないことであり，Aさんが夫の反応を心配しているのは十分理解できることである。

さらに，Aさんのからだには，乳房の外観変化のみならず，手術の影響によって，右腕に発生する可能性のある問題（リンパ浮腫）を予防するため，生活上気をつけなければならない事柄が発生している。このように右腕をかばって生活しなくてはならない，ということはAさんの家庭や職場での役割遂行にもかかわってくることであり，それを知ったAさんは，がんに罹患するまでのボディイメージを描きなおす必要を感じ，衝撃を受けていると考えられる。

▶ **がん手術後の身体的変化**　多くのがん手術において，術後に外見や機能が変化する。乳がんのように乳房というセクシュアリティにかかわる臓器の外見が変化する場合もあれば，消化や吸収，発語や運動機能が変化する場合もある。これらの変化を受け入れられず，自分自身について「みにくい」「嫌だ」「価値がない」「前とは変わってしまい，もう元の自分ではない」という思いは，心理的に重大な危機をもたらす。

このような状況において，看護は，術前においては生じる可能性のある変化について正確な認識と予期的悲嘆を促すことが必要になる。さらに，術後には衝撃を感じ，変化を受け入れられず，悲嘆に沈むといった反応に対して，温かく寄り添い，体験を共有し，共感する援助が必要である。さらに実際に生じてくる変化に対する適切な対処方法を提供し，変化したボディイメージを受け入れられるように支えていく。

成人は，もともと自立した存在であり，そのことに自尊心を抱いている。そのため，がんによって「自分がこれまでよりも弱く不完全になった」「自らの価値が低下した」と感じることは成人の自尊心を傷つけることであり，いっそうボディイメージの変更を困難にする。看護師は成人としてのその人を尊重し，たとえからだの一部が失われたり変化しても「あくまで，あなたはあなたである」という姿勢で力づけていくことが大切である。

3.意思決定を支える看護

1 Aさんが術後の治療を意思決定していく体験

▶ **術後の治療**　医師は，Aさんの切除したがんの組織を調べた病理診断の結果を踏まえ，①乳がんという病気は早期から小さな転移が全身に広がりやすい性質があること，②Aさんにはリンパ節転移があり細かながん細胞が全身に存在している可能性が高いこと，③年齢的にも若いことから再発予防の治療をしっかり行うべきであることを説明した。医師が勧めた治療は，まず全身に存在している見えないがん細胞を攻撃するために薬物療法，その後，残った乳房，腋窩，胸壁への放射線療法，それが終了したらホルモン療法を行うというものであった。薬物療法は約半年，放射線療法は約1か月，ホルモン療法は10年という説明であった。

Aさんは再発の可能性，今後受けなくてはならない治療の大変さ，そしてその長さに愕然とした。手術終了後のAさんは，手術そのものの影響の大きさは感じていたものの，がんという大きな敵は手術によって自分のからだから取り除くことができた，と感じていた。そのため，再発の可能性を示唆する医師の説明で，再度がんという病気の脅威を突きつけられたことは大変な衝撃であり，今後の治療に悩むことになった。

▶ **薬物療法への不安**　退院後1か月目の外来で，手術創部の治癒が確認され，医師から抗がん薬による治療の開始が告げられた。テレビなどにより抗がん薬に怖いイメージをもっていたAさんは，抗がん薬による治療ではなく，玄米食や気功などによる自己免疫力を高める方法で，がんの再発予防に努めたいと考えるようになっていた。しかし，医師にそのことを告げることはためらわれ，医師が勧める治療を拒否して本当に大丈夫かという不安もあった。そのため，医師には「学校での仕事が忙しいので，抗がん薬での治療の開始は待ってほしい」と告げ，「いつから開始できるか」という医師の問には言葉をにごした。

翌週の受診日，Aさんは「がんは取ったのだし，抗がん薬の治療は怖いので受けたくない」と医師に告げた。医師は厳しい表情で，抗がん薬の治療を受けなかった場合の再発のリスクはかなり大きいこと，受けた場合にはリスクは減少することを説明し，もう一度考えるようにAさんへ伝えた。ほとんど返事をしないまま診察室から出たAさんを看護師が追いかけ，面談することになった。

▶ **看護師との面談**　看護師は，Aさんの気持ちや考えを何でも話すように言った。「抗がん薬による治療を受けたくない」という言葉に，看護師はうなずき，Aさんの考えを否定しないまま，その語りを促した。傾聴の後，看護師は「抗がん薬の治療を受けないという気持ちや決定について，だれかに相談しましたか，ご家族はどうおっしゃっていましたか」と問いかけた。

Aさんは「自分は休職しているが，夫，実母，さらに手術前に相談にのってくれた同僚も多忙であるため，話していない」と述べた。さらにAさんは，乳房の形が変わってしまい夫に見せられないでいること，実母から見舞いのときに「乳がんは遺伝なのかしら，自分はどうだろうか」と言われたことで，「わだかまりがある」と話した。話しながらAさんは泣き出し「もう，どうしたらいいのかわからない」と訴えた。

訴えの間，看護師はそっとAさんの隣に席を移し，背中をさすりながら，時にはうなずき，時にAさんの言葉をかみしめるように繰り返して共有し，Aさんのつらさに共感を示し続けた。

Aさんの言葉が途切れたときを見計らって，看護師は「次回の外来日までの間，いつでも電話で相談してほしい」と告げた。そしてできるなら家族に，あるいは信頼できる人に気持ちを打ち明け相談すること，次回の受診日には家族と同行することを勧めた。さらに看護師は，食欲や睡眠など体調について確認し，下着についてのAさんの質問に答えた。

Aさんとの面談後，看護師は医師にAさんの状況を伝え，翌週の受診日に医師から改めてAさんと家族に説明が行われることとなった。

▶ **家族の支援**　翌週の外来日，Aさんは夫と共に来院し，治療方針について改めて説明を受けた。医師は，Aさんのがんの病理診断結果，これまでの乳がんの研究や臨床データに基づいたAさんに最も適切と考えられる標準治療による治療方針，がん薬物療法を実施したときとしなかったときの再発の確率，2種類の抗がん薬による治療がベストだが1種類にとどめる調整も可能である，といった選択肢について説明した。

Aさんは落ち着いた表情で夫と並んで説明を聞き，夫と代わる代わる質問し，メモをとった。

翌日，Aさんから「がん薬物療法を含め，医師の推奨した治療を受けたい」と看護師に電話があった。Aさんは「夫といろいろと話しました。夫はよくわかってくれました。治療をがんばりますので，よろしくお願いします」と言った。

2 意思決定を支える看護

❶ Aさんの意思決定プロセスのアセスメント

Aさんの乳がん治療の経過において，Aさんが最初に行った意思決定は手術についてである。このときのAさんの意思決定は，心理的な危機状態のなかで医師の勧めに従う形でなされた。告知の衝撃から十分立ち直ることがないままの同意ではあったが，手術を受けることが自分自身に必要であるととらえ，生きるために主体的になされた選択であったと考えられる。

がん薬物療法を受けることについては，Aさんの初めの意思は「ノー」であった。このときAさんは「がんは取った」「抗がん薬による治療は怖い」という理由をあげている。この発言からは，乳がんは初期から微少転移が存在する全身疾患であること，リンパ節転移がみられたAさんの場合，抗がん薬による治療の必要性は高いことが理解されていない可能性がうかがえる。また，「抗がん薬による治療は怖い」という発言は，がん薬物療法に関する正確な理解に基づいていない可能性が考えられる。

Aさんは，抗がん薬による治療の意思決定において，家族や支えになってくれていた同僚と相談はしていなかった。信頼できる相手と話し合えていないということは，重要な問題について冷静に整理することができていない可能性がある。

Aさんが，これらの人に相談できなかった原因の背景には，相談相手の多忙もさることながら，術後のボディイメージの変化の受容には時間が足りず，心理的に不安定であったこと，それに伴うセクシュアリティの問題，さらに乳がんの遺伝に関する不安などがあった。

看護師の介入は，どうしてよいかわからなくなっているAさんの思いの表出を促し，Aさんが話すことで混乱していた心を整理できるように心理的に支えた。さらにこのような援助により気持ちが落ち着いたAさんに対し，成人として主体的に問題に取り組む方法を，尊重の姿勢で提案している。これが家族と話し合ったうえで，Aさんが主体的な選択をすることを促したと考えられる。

❷ 倫理的な意思決定プロセスと看護

▶ **成人への情報提供** 成人のがん患者の治療方針の選択においては，本人の意思に基づくことが倫理的に求められる。しかし，選択の前提として，本人に十分な情報が提供され，それを理解している必要がある。それがなくては，真に倫理的な意思決定が行われたとはいえない。したがって，医師や看護師からの十分な情報提供，わかりやすくかみ砕(くだ)かれた説明が重要である。

納得できる選択を，成人の患者が主体的に行うためには，機械的に情報を提供するだけでは不足である。治療法の選択についての意思決定は患者の権利であるが，自己決定を迫ることは，ともすると患者に「それは私（医師，看護師，家族など）の問題ではない，あなたが決めることだ」と突き放されたと感じさせてしまう危険性をもっている。

▶ **成人への意思決定支援**　患者に温かく寄り添い，思いに共感し，選択を支持する援助が必要である。そのうえで自律・自立した成人として患者の考えを尊重することが，患者が自尊心をもって主体的な選択を行うことを可能にする。

成人の患者が自律した存在であることは，孤立した存在であることとは異なる。患者の家族をはじめとした重要他者とのコミュニケーションを促進し，家族への支援を行うことも重要である。

がんという疾患における意思決定は，ひとたび選択をし終えたらそれで終了するというものではない。意思決定の前には大きな不安や恐怖がつきまとうものであるが，意思決定後にも自分の選択に対するおぼつかない思い，疑問，後悔などが次々と生まれ，それらは全人的苦痛におけるほかの苦痛と相まって，苦しみをもたらす。

さらに意思決定は，診断や再発などの大きな出来事にのみ行われるわけではなく，日々の療養生活のなかで不断に行われ，その人の人生を方向づけている。成人のがん患者が主体的に自らの人生を生きていくために，意思決定への支援は欠かすことができない。

4. 通院治療を受ける療養生活への看護

1　通院治療を受けつつ仕事復帰するAさんの体験

Aさんは，抗がん薬によるがん薬物療法を受けることになった。治療は外来に通院して行い，治療前オリエンテーションを経て，抗がん薬の投与が始まった。

4週間に1回の治療日の送り迎えは夫が仕事を休んで車で同行してくれることになり，Aさんは当日と翌日に年次有給休暇をとり，仕事を続けながら治療を受けることとなった。

▶ **治療に伴う有害事象**　悪心は軽度であったが，治療の進行とともに倦怠感，骨髄抑制が強まっていった。季節は冬へ向かっており，多くの子どもが生活する小学校での業務続行は感染のリスクが大きいとAさんは感じ，毎日体温測定を行い，マスクをつけるなど積極的に感染予防を行った。

なんとか仕事を続けたいと考えていたAさんであったが，様々な有害事象のなかでも脱毛は耐えがたいものだった。治療前のオリエンテーションで脱毛について知ったAさんは，行きつけの美容院の紹介でウィッグを作成し，脱毛が始まる前に髪型を調整するなど，入念に時期に合わせた整容を行っていた。

しかし，実際に脱毛が始まると，学校の子どもたちや周りの人にもわかるのではないかと思い，Aさんは人前に出るのがとてもつらいと感じるようになった。さらにインフルエンザの流行が始まり，感染のリスクが増大したことを感じたAさんは，「仕事は好きだが続けられそうにない」と看護師に相談してきた。

看護師が確認したところ，Aさんは今の状況を正確に理解し，でき得るセルフケアを日常的に行いつつも行き詰まりを感じ，家族ともども今後を決めかねている状況であっ

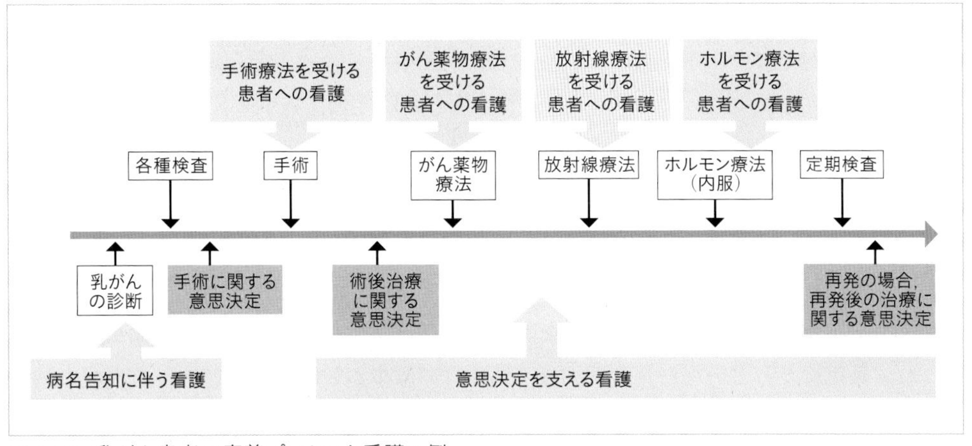

図5-29 乳がん患者の療養プロセスと看護の例

た。そのため看護師は，医師と話し合いのうえ，Aさんの選択を支持する方針を確認し，Aさんに職場に現在の状況を伝え相談することを勧めた。相談を受けた学校の上司は，担任をはずれること，授業時間数を調整することなどを提案してくれたが，それではかえって迷惑をかけると考えたAさんは放射線療法終了までを目安に休職することを希望し，了承された。

▶ **職場復帰と治療の継続**　6か月間の薬物療法が終了し，放射線療法に入った。Aさんは，自宅から手術を受けた隣市のがん専門病院まで，毎日電車で通院して放射線照射を受けた。徐々に皮膚の色が変化し，軽いかゆみが出現したが，休職中であったこと，夏前の季節だったことが幸いし，大きなトラブルなく治療を終えることができた。

放射線療法終了後，ホルモン療法が開始された。内服薬を10年間継続して飲み続ける予定であり，定期受診時にホルモン療法による有害事象と共に患肢の状態，心理状態，生活などの経過観察を行っていくこととなった。

ホルモン療法開始後，Aさんは仕事に復帰し，クラスの担任もするようになった。今のところ有害事象は軽度であり，脱毛は回復し，患肢である右腕についてもリンパ浮腫(ふしゅ)などの障害は生じていない。年に1度，全身の検索を行い，再発や転移が生じていないか検査を行っているが，「自分ががんであったことは，ほとんど忘れている」と言う。

しかし，がんに罹患(りかん)したことで，Aさんの人生観，家族関係は変化した。Aさんは乳がんの患者会に参加し，自分の体験を語り，新たに乳がんに罹患した人を励ましている。夫婦の関係はより信頼が深まり，Aさんは自分ががんによって成長したと感じている(図5-29)。

2　通院治療を受ける成人のがん患者への看護

❶通院治療生活と社会生活の調整を行ったAさんのアセスメント

術後のがん薬物療法を受け入れるという意思決定後，開始された治療において，Aさんは脱毛，骨髄抑制を中心とした有害事象を体験している。骨髄抑制による感染予防に取り組み，脱毛に対してウィッグを作成するなど，有害事象についてあらかじめ心理的にも物理的にも備えていたAさんであるが，実際に生じた脱毛は，人前に出る小学校の教員として，また壮年期の女性として，予想以上につらいものであった。

Aさんのおかれた状況は，乳がん罹患と手術によるボディイメージの変化を体験したうえでの脱毛という，重複したボディイメージの変化を強いられる状況であった。髪の毛は治療終了後生えてくるとわかっていても，その姿で人前に立つこと，周囲に気づかれることは，Aさんの許容の範囲を超えていたと考えられる。これに加え，治療が繰り返されるにつれて重篤（じゅうとく）になっていった骨髄抑制は，白血球の減少から易感染状態を，血小板の減少から易出血状態をもたらすため，肉体的にも激務である小学校の教員であったAさんは，仕事を継続できない状況に陥ったと考えられる。

今日，多くのがん薬物療法を受ける患者が職業生活を継続している。自立した存在である成人の患者は，自分自身のセルフケアによって治療と職業生活の両立を行っていくことになる。Aさんの選択は，一時的に職業生活から撤退し，限られた自身のエネルギーを節約するというセルフケアであったと考えられる。

看護師は，このような選択が，個別の状況に合わせ，十分な情報とサポートを得て，本人の考えや価値観に基づいて主体的に行われるように支える。

今回，Aさんは責任ある成人として，自分自身にも周囲の状況にも，それぞれ配慮したうえで自分なりの選択を行った。

「治療に集中する」という選択を行ったAさんは，ホルモン療法というやや緩やかな治療に入った後，職場復帰を果たした。Aさんは，がんの体験による夫婦関係を含めた対人関係の深まりなど，自らの成長を実感し，がん体験者としての社会活動の拡大も図っており，これはがん治療の経過のなかで獲得したものであると考えられる。

❷通院治療を受ける成人のがん患者への看護

今日，がん薬物療法や放射線療法の多くが外来で実施されている。社会生活と治療生活の調整は，Aさんにみるように成人のがん患者において重要な課題である。患者自身が適切なセルフケアを行い，治療と社会生活を両立できるように，看護は多方面からの援助を行う。

（1）がん薬物療法を受ける成人のがん患者への看護

▶ **治療目的の理解**　がん薬物療法では様々な種類の薬物を用いるが，多くは激しい有害事象をもたらす。近年，これらの有害事象に対しては，制吐薬や顆粒球コロニー刺激因子製剤，抗アレルギー薬を用いて症状を和らげる支持療法が発達し，患者が体験する苦痛は軽減されつつあるものの，皆無とはいえない[108]。

ほとんどのがん薬物療法が一定の間隔で薬物を繰り返し投与する方法で行われ，決められた治療スケジュールで治療を完遂（かんすい）することが，高い治療効果を得るためには何より大切である。そのため，治療を受ける患者自身が治療の意義を十分理解し，強い意思を

表5-32 がん薬物療法を受ける患者に対するアセスメント

治療内容	療法名，使用薬剤（投与量と期間），投与方法（経路）
患者の全身状態	パフォーマンスステータス（PS），身長と体重，バイタルサイン，これまでの治療歴，用いている薬剤，過去の治療歴，生活状況，栄養状態
患者のリスク因子	年齢，合併症とその種類，重要臓器の機能，アレルギー，感染症
治療に対する理解	本人および家族の受け止め方，考え方

もって臨むことが必要となる。

看護師は，患者が治療目的，治療の内容（治療の場所や要する時間，治療回数や期間など），生じる可能性のある有害事象とその対策についてどのように理解しているか，アセスメントする。そして，長期にわたる治療期間をとおし，患者の思いや考え，生活の状況，家族のサポートや家族関係，実際に行っている対処と身体症状について継続的にアセスメントし，問題には早期に対処するように努める。

がん薬物療法に用いられる薬剤には，細胞傷害性抗がん薬をはじめとしてからだに深刻なダメージを与えるものが多く含まれる。そのため，用いられる薬剤とその有害事象，また患者の身体機能がその治療に耐えられるかどうかについてのアセスメントが必要になる。加齢，骨髄・肝臓・腎臓・心臓・肺などの主要臓器の機能低下，糖尿病などの合併疾患，さらに全身状態の不良などは，有害事象が重症となるリスク因子であるため，治療に先立って把握し，治療中も慎重に観察を続けることが必要である（表5-32）。

▶ **抗がん薬投与時のアセスメントとケア**　抗がん薬投与中から直後において注意が必要なのは，過敏症と血管外漏出である。抗がん薬の投与は外来治療室など院内で行われるが，そこでの看護師の観察と早期の対応が重要となる。

- **過敏症**：抗がん薬という異物を投与されたからだは，薬剤のもつ効果や毒性から予測されるものとは異なる，時に激しい生体防御システムの反応（過敏症）を起こし，重篤な状態に陥ることがある。

このような反応は，原因となる薬剤の投与から5～10分以内に生じるものから，30分あるいは数時間，薬剤によっては1日近く経過後に生じる場合もある。

治療開始直後の激しい反応は，身体的な苦痛に加え，心理的にも患者に動揺をもたらす。そのため，あらかじめその可能性を説明し，過敏症の症状を患者自身がモニタリングし，備えることができるように支援する。また，過敏症のリスクが高い患者には，そばに付き添い，状態を見守ることなどが必要である。

- **血管外漏出**：点滴によって投与された抗がん薬を含む薬剤が，血管の外側の皮下組織に漏れ出ると，その周囲の組織は大きな影響を受ける。通常，点滴投与された抗がん薬は血管内で血液と混じり合い組織に供給されるが，それが血管外の皮下組織に漏れ出た場合は，短時間にごく狭い部位に抗がん薬がもたらされるからである。

薬剤が組織障害を引き起こす程度は，少量であっても長期にわたって重大な影響をもたらすものから，炎症などを生じないものまで様々である。最も大きな影響をもたらすものは起壊死性抗がん薬とよばれ，投与にあたっては血管外漏出を起こさないよう細心の注意を要する。

血管外漏出を起こした場合は，できるだけ早く対応することが必要である。そのため，刺入部の観察を頻繁に行うことに加え，刺入部の痛みなどの異常が生じた場合は，すぐに知らせるよう患者に説明しておく。

▶ **有害事象に対するセルフケアの促進**　有害事象（adverse events）とは，医療行為を受けた患者に生じた，あらゆる好ましくない出来事のことで，そのうち薬物療法によって生じたものについては副作用ともよばれる。

先に述べた過敏反応や血管外漏出は，がん薬物療法に伴う有害事象の一つである。それ以外に，薬剤の種類にもよるが，消化器，骨髄，神経，肝臓や腎臓など，有害反応は様々な臓器に，それぞれに特徴的な時期に発現する。

患者ががん薬物療法を予定どおり完遂するためには，これら有害事象を適切にマネジメントし，できる限りコントロールして乗り越えていくことが大切である。今日の成人のがん患者へのがん薬物療法は外来で行われることが多いため，患者は自らのからだの状況を観察，異常に適切に対応していく知識・技術を得て，セルフケアを実践する必要がある。

成人がん患者と家族のセルフケア能力の促進のため，看護師は「治療内容と有害事象」「実際に生じてくる症状の観察方法（セルフモニタリング）」「症状への対処方法」の３点について，指導と生活の見守り，有害事象の発生や対処の状況に応じたセルフケアの指導を行う。

がん薬物療法は，有害事象が生じることを自分のからだで実感しつつ，治療を繰り返しその身に受け，自分自身でその有害事象をコントロールして乗り越えていく必要のある厳しい治療である。

これを何回繰り返せばいいのか，果たして治療はがんに効いているのか，治療によってからだが蝕まれていかないかなどの不安や恐怖によって，多くの患者が治療の意欲をなくしたり，否定的な思いを抱くようになる。家庭や職場での役割を担う成人のがん患者にとって，治療が自分自身のからだはもちろん，生活そのものを破壊していくものと感じられてしまうこともある。

このような反応は決して異常ではなく，むしろ当然であるが，それが過剰なまでに強くなると，“耐えられない”“もう死にたい”などの思いを抱き正常な生活を送れなくなる。専門的な援助が必要になることもあるため，注意深い見守りが必要である。

治療のための来院時はもちろん，電話やそのほかの通信手段を用いて，常に患者とつながりを維持して寄り添い，孤独にさいなまれる患者とその状況を共有・共感し，家族や医療者を含めたチームとして，共に治療を乗り越えていく姿勢が重要である。

(2) 放射線療法を受ける患者への看護

▶ **治療開始にあたっての看護**　Ａさんをはじめ，一般に行われることの多い外部照射による放射線療法では，標的となる部位に，正確な線量を照射することが必要である。実際の治療は通常 20 ～ 30 回に分けて行うことになるため，毎回同じ場所に正確に照射することと，そのための準備が必要になる。

具体的には，治療開始に先立ちていねいに体位を検討し，放射線治療機器の角度調整を行い，皮膚に印（しるし）を付ける（マーキング）などの作業が行われる。狭い治療台に固定された体位で，CT 画像に基づき照射する方向を検討する間，患者は暗い部屋でじっと耐えることになる。そのため，事前に一定の体位で動かないことの必要性を説明し，声かけによる不安軽減を行うなど，安心できる環境調整は看護の重要な役割である。

その後の治療においては，毎日，同一体位で短時間ずつ治療を重ねていくことになるが，休まず予定どおりに通院して治療を行うことの重要性の理解を促していく。

▶ **急性期有害事象への援助**　放射線療法は，照射の部位によって様々な有害事象が生じる。頻度が高いのは皮膚炎・粘膜炎であるが，肺，脳，眼球，生殖器などへの照射においては，特有の有害事象が治療の進行に応じて生じてくる。どのような影響が発現する可能性があるかの知識に基づいて観察を行うとともに，症状を悪化させないための予防的セルフケアを指導する。

看護師は長期にわたる治療期間において患者が気力と体力を維持し，安楽に過ごせるように生活に合わせたかかわりを行っていく。

▶ **晩期有害事象への援助**　放射線療法では急性期有害事象のほか，治療終了後，数週間から数か月経過した後に晩期有害事象が生じることがある。乳がんに対する照射では，晩期有害事象として放射線肺炎の頻度が高い。

晩期有害事象は，放射線による組織の不可逆性変化によるもので，治癒（ちゆ）が困難であることも多い。そのため，治療開始前から晩期有害事象について十分に説明し，理解を促す。また，可能性のある症状を説明し，早期の発見，適切な日常生活での対応について指導・援助を行う。治療終了後も継続的な経過の観察を行っていく。

＊　＊　＊

▶ **A さんのその後**　乳がん患者の A さんの事例をもとに，がんの病名告知から手術療法，がん薬物療法，放射線療法における看護について述べた。

A さんは現在，ホルモン療法薬による内服治療を行っているが，今後も定期検査を実施し，再発や転移の有無を見守っていく必要がある。がんはある意味厳しい疾患であり，多種の治療を乗り越えても治癒に至らず再発することもある。A さんが再発した場合はどうなるだろうか。“がんばって治療をしたのに，なぜ再発したのか”“これまでの治療方法や，定期検査の内容は適切だったのか”などと納得できない思いに駆られ，苦悩するかもしれない。さらには，がんの進行を遅らせたり症状を緩和するための治療が必要となり，最終的に死に至ることになるかもしれない。たとえどのような状況になろうと，看護はがんの体験を経て成長した A さんが，がんと共に生き続けることを支えていかねばならない。

▶ **成人にとってのがん**　多くの成人のがん患者は，がん発症までは自分が健康であるという身体像，自己概念をもち，家庭においても社会においても人生における最も活動的な時期を過ごしている。

このような成人にとって，がんへの罹患(りかん)はまさに晴天の霹靂(へきれき)であり，自分が“がん患者”であること，また，病気と治療のために大切な家庭や仕事における役割を減らすことを強いられ，あるいは仕事のキャリアを妨げられることは耐え難い苦痛である。がんとその治療は身体的な苦痛や不快をもたらすことが多いが，成人においては時に心理的，社会的な苦痛のほうが，身体的なそれより，さらに大きくなるかもしれないことを理解する必要がある。

▶ **治療への意思**　成人は自分自身のことを自分で決める能力と権利をもち，それは何よりも尊重されなくてはならない。治療を受けるか受けないかも，究極的には本人の自由意思にゆだねられる。しかし注意しておきたいのは，成人のがん患者本人が，効果が大きいと考えられる治療を拒否するなど，合理的とはいえない選択を希望してきた場合である。

このようなとき，成人を尊重するとは，本人の言うことを鵜呑(うの)みにすることでも頭から否定することでもない。自分自身の人生を生きている一人の自立した成人が，本当に十分に情報をもち，状況を理解したうえで，本人が納得して主体的にその選択をしているか，ていねいに確認していくことである。そのようなプロセスのなかで患者と信頼関係を築き，がん罹患に始まる苦しい，しかし人間的成長をももたらし得る道のりに寄り添い，全人的に支えることが，成人のがん患者に対する看護の役割である。

文献

1）World Health Organization：The Ottawa Charter for Health Promotion. https://www.who.int/teams/health-promotion/enhanced-wellbeing/first-global-conference（最終アクセス日：2021/10/4）
2）Rose, G. 著，曽田研二，田中平三監訳：予防医学のストラテジー；生活習慣病対策と健康増進，医学書院，1998.
3）中山和弘：ヘルスリテラシーとヘルスプロモーション，健康教育，社会的決定要因，日本健康教育学会誌，22（1）：76-87, 2014.
4）Sørensen, K. et al.：Health literacy and public health：a systematic review and integration of definitions and models, BMC Public Health, 12：80, 2012.
5）吉田亨：健康教育と栄養教育（4）健康教育の評価とヘルスプロモーション，臨床栄養，85（7）：853-859，1994.
6）Glanz, K., et al. 編，木原雅子，他訳：健康行動学；その理論，研究，実践の最新動向，メディカル・サイエンス・インターナショナル，2018.
7）Bandura, A.：Self-efficacy：The exercise of control, W. H. Freeman, 1997.
8）Prochaska. J. O., et al.：In search of how people change；Applications to addictive behaviors, American Psychologist, 47（9）：1102-1114, 1992.
9）松本千明：医療・保健スタッフの健康行動理論の基礎；生活習慣病を中心に，医歯薬出版，2002.
10）厚生労働省：生活習慣に着目した疾病対策の基本的方向性について（意見具申），1996. https://www1.mhlw.go.jp/houdou/0812/1217-4.html（最終アクセス日：2021/10/4）
11）World Health Organization：Noncommunicable diseases：https://www.who.int/news-room/fact-sheets/detail/noncommunicable-diseases（最終アクセス日：2021/10/4）
12）International Confederation of Midwives（ICM）／International Council of Nurses（ICN）／World Health Organization（WHO）：三者声明，2012. https://www.nurse.or.jp/nursing/international/icn/report/pdf/sansha-jp.pdf（最終アクセス日：2021/10/4）
13）厚生科学審議会地域保健健康増進栄養部会次期国民健康づくり運動プラン策定専門委員会：健康日本 21（第 2 次）の推進に関する参考資料，2012. https://www.mhlw.go.jp/bunya/kenkou/dl/kenkounippon21_02.pdf（最終アクセス日：2018/10/31）
14）Barr, J. et al.：Clinical practice guidelines for the management of pain, agitation, and delirium in adult patients in the intensive care unit. Crit Care Med, 41（1）：263-306, 2013.

15）日本集中治療医学会，J-PAD ガイドライン作成委員会：日本版・集中治療室における成人重症患者に対する痛み・不穏・せん妄管理のための臨床ガイドライン，日本集中治療医学会誌，21：539-579，2014.
16）厚生労働省：疾病・事業及び在宅医療に係る医療体制について（平成 29 年 3 月 31 日厚生労働省医政局地域医療計画課長通知（平成 29 年 7 月 31 日一部改正）），2017. https://www.mhlw.go.jp/file/06-Seisakujouhou-10800000-Iseikyoku/0000159904.pdf（最終アクセス日：2022/06/28）
17）出月康夫，他：NEW 外科学，改訂第 3 版，南江堂，2012，p.52-55.
18）再掲書 17），p.55-56.
19）再掲書 17），p.82-84.
20）鎌倉やよい，深田順子：周術期の臨床判断を磨く；手術侵襲と生体反応から導く看護，医学書院，2008，p.73-74.
21）平幸輝，他：術後疼痛の基礎知識，看護技術，61（1）：33-36，2015.
22）板東孝枝，他：術後肺がん患者の退院後から術後 6 か月までの身体的不快症状の実態，日本がん看護学会誌，29（3）：18-28，2015.
23）数間恵子，他：手術患者の QOL と看護，医学書院，1999，p.3-13.
24）松沼早苗，他：手術看護，手術医療の実践ガイドライン，改訂版，2013.
25）再掲書 21）.
26）井上荘一郎：術後患者の鎮痛；鎮静法と鎮痛薬の種類・特徴⑤ PCA，看護技術，(61)1：51-56，2015.
27）森恵子：がん手術患者に対するリハビリテーション看護　リハビリテーション看護の特徴，がん看護，18（2）：235-238，2013.
28）岡本明美，佐藤禮子：胃がん術後患者の社会復帰における主体的取り組み，千葉看護学会誌（14）2：28-36，2018.
29）浅野美知恵，佐藤禮子：消化器がん術後患者と家族員の社会復帰を促進する効果的な外来看護，日本がん看護学会誌 22（2）：23-33，2008.
30）厚生労働省：令和 2 年（2020）患者調査の概況，2022. https://www.mhlw.go.jp/toukei/saikin/hw/kanja/20/index.html（最終アクセス日：2022/10/7）
31）ラブキン，I. M.，ラーセン，P. D. 著，黒江ゆり子監訳：クロニックイルネス；人と病いの新たなかかわり，医学書院，2007.
32）Feldman, D.：Chronic disabling illness：a holistic view，J Chronic Dis，27（6）：287-291，1974.
33）Cluff, L. E.：Chronic disease，function and the quality of care，J Chronic Dis，34（7）：299-304，1981.
34）Mayo, L.：Guides to action on chronic illness．Commission on Chronic Illness，National Health Council，1956.
35）黒江ゆり子：病のクロニシティ（慢性性）と生きることについての看護学的省察，日本慢性看護学会誌，1（1）：3-9，2007.
36）Emanuel, E.：We are all chronic patients．J Chronic Dis，35（7）：501-502，1982.
37）ウグ，J. W. 編，黒江ゆり子，他訳：慢性疾患の病みの軌跡；コービンとストラウスによる看護モデル，医学書院，1995.
38）黒江ゆり子，他：病いの慢性性（Chronicity）における軌跡について；人は軌跡をどのように予想し，編みなおすか，岐阜県立看護大学紀要，4（1）：154-160，2004.
39）新藤京子，他：自立への支援を見直す；生活者の視点からセルフケアの過程を考える，看護，48（3 月臨時増刊号）：194-229，1995.
40）黒江ゆり子，他：看護学における「生活者」という視点についての省察，看護研究，39（5）：337-343，2006.
41）天野正子：「生活者」とはだれか；自立的市民像の系譜，中公公論社，1996，p.7-14.
42）前掲書 41），p.156.
43）黒江ゆり子，他：慢性の病いにおけるライフストーリーインタビューから創生されるもの，看護研究，44（3）：237-246，2011.
44）Mulcahy, K.，他：日本における糖尿病自己管理アウトカム指標の開発研究班訳：テクニカルレビュー：糖尿病セルフマネジメント教育コアアウトカム測定尺度，看護研究，37（6）：457-482，2004.
45）梶田叡一：学校学習とブルーム理論；教育における評価の理論Ⅱ，金子書房，1994，p.153-184.
46）黒江ゆり子：看護師によるアプローチ，内分泌・糖尿病・代謝内科，31（3）：234-242，2010.
47）前掲書 37），p.1-31.
48）黒江ゆり子，他：病いの慢性性（Chronicity）における軌跡について；人は軌跡をどのように予想し，編みなおすか，岐阜県立看護大学紀要，4（1）：154-160，2004.
49）黒江ゆり子，他：クロニックイルネスにおける「二人して語ること」；病みの軌跡が成されるために，岐阜県立看護大学紀要，5（1）：125-131，2005.
50）Mishel, M. H.：Uncertainty in illness．Image: the Journal of Nursing Scholarship，20（4）：225-232，1988.
51）都留春夫：不安〈藤永保編：心理学事典〉新版，平凡社，1981，p.740.
52）Mishel, M. H.：Theories of uncertainty in illness．Smith, M. J.，Liehr, P. R. eds：Middle range theory for nursing，3rd ed.，2014，p.53-86.
53）Lazarus, R. S.，Folkman, S.：Stress，Appraisal，and Coping，Springer，1984.
54）Mishel, M. H.：Reconceptualization of the uncertainty in illness theory．Image: the Journal of Nursing Scholarship，22（4）：256-262，1990.
55）上田敏監：標準リハビリテーション医学，第 3 版，医学書院，2012，p.3.
56）伊藤利之，他編：リハビリテーション事典，中央法規出版，2009，p.3.
57）厚生省大臣官房統計情報部編：WHO 国際障害分類試案（仮訳），厚生統計協会，1985.
58）前掲書 55），p.4-5.
59）障害者福祉研究会編：ICF 国際生活機能分類；国際障害分類改訂版，中央法規出版，2002，p.3-18.
60）上田敏：ICF（国際生活機能分類）の理解と活用；人が「生きること」「生きることの困難（障害）」をどうとらえるか，きょうされん，2005，p.5-43.
61）寺﨑明美編：対象喪失の看護；実践の科学と心の癒し，中央法規出版，2010，p.43-53.

62）南雲直二：社会受容；障害受容の本質，荘道社，2002，p.34-37.
63）上田敏：リハビリテーションを考える；障害者の全人間的復権，青木書店，1983，p.205-211.
64）小島操子：看護における危機理論・危機介入；フィンク / コーン / アグイレラ / ムース / 家族の危機モデルから学ぶ，第 3 版，金芳堂，2013.
65）Fink, S. L.：Crisis and motivation：a theoretical model．Arch. Arch Phys Med Rehabil，48（11）：592-597，1967.
66）今田拓：ADL 評価について，日本リハビリテーション医学会誌，13（4）：315，1976.
67）大内尉義，秋山弘子編：新老年学，第 3 版，東京大学出版会，2010，p.661.
68）日本リハビリテーション医学会監：リハビリテーションと地域連携・地域包括ケア，診断と治療社，2013，p.24-31.
69）内閣府：障害者基本計画，2013．https://www8.cao.go.jp/shougai/suishin/pdf/kihonkeikaku25.pdf（最終アクセス日：2018/10/31）
70）厚生労働省：令和 4 年人口動態統計.
71）e-Stat「全国がん登録」．https://www.e-stat.go.jp/stat-search/files?page=1&toukei=00450173&tstat=000001133323（最終アクセス日：2023/10/4）
72）国立がん研究センターがん情報サービス：がん登録・統計．https://ganjoho.jp/reg_stat/statistics/data/dl/index.html#a7（最終アクセス日：2023/10/4）
73）厚生労働省自殺対策推進室，警察庁生活安全局生活安全企画課：令和 4 年中における自殺の状況．https://www.npa.go.jp/safetylife/seianki/jisatsu/R05/R4jisatsunojoukyou.pdf（最終アクセス日：2023/10/4）
74）恒藤暁：最新緩和医療学，最新医学社，1999，p.25.
75）Saunders, C. et al.：The Management of Terminal Malignant Disease，2nd ed.，Edward Arnold，1984，p.232-241.
76）前掲書 61），p.180.
77）村田久行：スピリチュアルペインをキャッチする，ターミナルケア，5（12）：420-424，2002.
78）大山正博：死にゆく過程；死への準備教育のために〈アルフォンス・デーケン編：死を看取る〉メヂカルフレンド社，2000，p.19.
79）エリザベス・キューブラ＝ロス著，鈴木晶訳：死ぬ瞬間；死とその過程について，完全新訳改訂版，読売新聞社，1998.
80）大西和子，飯野京子編：がん看護学；臨床に活かすがん看護の基礎と実践，ヌーヴェルヒロカワ，2001，p.313.
81）阿部泰之，木澤義之，長江弘子編：アドバンス・ケア・プランニングの基本的考え方と日本における展開，看護実践に活かすエンド・オブ・ライフケア　第 2 版，日本看護協会出版会，2018，p.62-70.
82）片山陽子，西川満則，他編：アドバンス・ケア・プランニングの関連用語と概念定義，本人の意思を尊重する　意思決定支援；事例で学ぶアドバンス・ケア・プランニング，南山堂，2016，p.2-7.
83）トム・L・ビーチャム，ジェイムス・F・チルドレン著，立木教夫，足立智孝 監訳：生命医学倫理，第 5 版，麗澤大学出版，2009，p.16.
84）酒井明夫，他：生命倫理事典，太陽出版，2010，p.6.
85）厚生労働省：令和 4 年度人生の最終段階における医療・ケアに関する意識調査の結果について（報告），2023．https://www.mhlw.go.jp/content/12601000/001103155.pdf（最終アクセス日：2023/10/5）
86）厚生労働省：人生会議リーフレット．https://www.mhlw.go.jp/stf/newpage_02783.html
87）ウォーデン , J. W. 著，山本力監訳：悲嘆のカウンセリング，誠信出版，2011，p.38-54.
88）アルフォンス・デーケン，メヂカルフレンド社編集部編：死を看取る，メヂカルフレンド社，2000，p.257.
89）広瀬寛子：悲嘆とグリーフケア，医学書院，2011，p.42.
90）世界保健機構編，武田文和訳：がん患者の痛みからの解放とパリアティブ・ケア；がん患者の生命へのよき支援のために，金原出版，1993，p.12.
91）前掲書 64），p.328.
92）ライト , B. 著，若林正訳：突然の死；そのときスタッフは，医歯薬出版，2002，p.xiv.
93）米田朝香：突然死による遺族の悲嘆とその向き合い方，看護教育，52（12）：998-1004，2011.
94）前掲書 64），p.45.
95）原田竜三：外来死亡患者家族のメンタルケア，特に注意すべき事柄，臨牀看護，39（12）：1634-1637，2013.
96）人生の最終段階における医療の普及・啓発の在り方に関する検討会：平成 29 年度人生の最終段階における医療に関する意識調査報告書，2018．https://www.mhlw.go.jp/toukei/list/dl/saisyuiryo_a_h29.pdf（最終アクセス日：2019/9/26）
97）厚生労働省：終末期医療に関する調査等検討会報告書；今後の終末期医療の在り方について，2004.
98）アルフォンス・デーケン：新版死とどうむきあうか，NHK 出版，2011，p.224-225.
99）谷本真理子：エンドオブライフを生きる下降期慢性疾患患者のセルフケアのありよう；ケアを導く患者理解の視点抽出の試み，千葉看護学会誌，18（2）：9-15．2012.
100）前掲書 70）.
101）田村和夫：悪性腫瘍のとらえかた；眼でみるベッドサイドの病態生理，文光堂，2005，p.9-44.
102）大西和子：日本におけるがん医療・看護の歩み〈大西和子，飯野京子編：がん看護学；臨床に活かすがん看護の基礎と実践〉，ヌーヴェルヒロカワ，2011，p.4-7.
103）前掲書 102），p.75-80.
104）本村茂樹，他：がん薬物療法の概要〈長場直子，本村茂樹編：がん看護セレクション；がん化学療法〉，学研メディカル秀潤社，2012，p.6-13.
105）内田伸江：がん治療における放射線治療の種類〈井上俊彦，山下孝，齋藤安子編：がん放射線治療と看護の実践；部位別でわかりやすい！最新治療と有害事象ケア〉，金原出版，2011，p.2-17.
106）ハヴィガースト , R. J. 著，荘司雅子監訳：人間の発達課題と教育，玉川大学出版会，1995.
107）ソルター , M. 著，前川厚子訳：ボディ・イメージと看護，医学書院，1992.
108）荒尾晴惠，田墨惠子：スキルアップがん化学療法看護；事例から学ぶセルフケア支援の実際，日本看護協会出版会，2010.

本書の参考文献

・鶴田良介：ICUでのせん妄管理，ICUとCCU，37（10）：749-756，2013.
・高島尚美：病院での外来看護の今；日帰り手術，臨牀看護，32（8）：1205-1211，2006.
・伊藤利之，江藤文夫編：新版日常生活活動（ADL）第2版―評価と支援の実際，医歯薬出版，2020.
・酒井郁子編：超リハ学；看護援助論からのアプローチ，文光堂，2005.
・田村和夫：悪性腫瘍のとらえ方；目で見るベッドサイドの病態生理，文光堂，2005.
・濱口恵子，本山清美編：がん化学療法ケアガイド，中山書店，2007.
・戸井雅和編：乳がん薬物療法，医薬ジャーナル社，2008.
・藤本美生編：放射線治療を受けるがん患者の看護ケア，日本看護協会出版会，2008.
・井上俊彦，山下孝，齋藤安子編：がん放射線治療と看護の実践；部位別でわかりやすい！最新治療と有害事象ケア，金原出版，2011.
・大西和子，飯野京子編：がん看護学；臨床に活かすがん看護の基礎と実践，ヌーベルヒロカワ，2011.
・日本がん看護学会編：外来がん化学療法看護ガイドライン1；抗がん剤の血管外漏出およびデバイス合併症の予防・早期発見・対処，2014年版，金原出版，2014.
・唐澤久美子，藤本美生編：がん放射線治療，学研メディカル秀潤社，2012.
・日本乳癌学会編：患者さんのための乳がん診療ガイドライン，2012年版，金原出版，2012.
・Itano, J. K., Taoka, K. N. 編，小島操子，佐藤禮子監訳：がん看護コアカリキュラム，医学書院，2007.
・竹内登美子：患者体験に学ぶ乳がんの看護，すぴか書房，2007.
・宮下光令：緩和ケアの考え方と非がん疾患の緩和ケアの現状，看護技術，61（7）：20-27，2015.
・一般社団法人日本リハビリテーション医学教育推進機構・一般社団法人日本生活期リハビリテーション医学会・公益社団法人日本リハビリテーション医学会監：生活期のリハビリテーション医学・医療テキスト，医学書院，2020，p.10.
・日本リハビリテーション病院・施設協会編：維持期リハビリテーション；生活を支えるリハビリテーションの展開，三輪書店，2009，p.6.
・厚生労働省保健局医療課：令和2年度診療報酬改定の概要　Ⅱ-7-7　患者の早期機能回復のための質の高いリハビリテーション等の評価，http://www.mhlw,go.jp/content/12400000/000691038.pdf（最終アクセス日：2002/4/10）
・一般社団法人日本リハビリテーション医学教育推進機構・一般社団法人日本生活期リハビリテーション医学会・公益社団法人日本リハビリテーション医学会監：生活期のリハビリテーション医学・医療テキスト，医学書院，2020，p.10.
・日本リハビリテーション病院・施設協会編：維持期リハビリテーション；生活を支えるリハビリテーションの展開，三輪書店，2009，p.6.
・厚生労働省保健局医療課：令和2年度診療報酬改定の概要　Ⅱ-7-7　患者の早期機能回復のための質の高いリハビリテーション等の評価，https://www.mhlw.go.jp/content/12400000/000691038.pdf（最終アクセス日：2021/9/15）

第6章
地域・在宅への継続医療と看護

この章では

- 在院日数の短縮化と成人期にある患者の療養環境のあり方を理解する。
- 入院時からの退院後の患者の生活を見すえた看護の視点の重要性を理解する。
- 成人期にある人の退院支援における課題と具体的方法を理解する。
- 退院支援における多職種連携の重要性と連携のあり方を理解する。
- 医療継続が必要な患者の退院後の看護支援を，事例をとおして理解する。
- 成人期にある患者における家族支援の必要性とその方法を理解する。

I 成人期にある人々の療養の場

A 地域における包括的なケアシステム

1. 国民医療費の高騰と在院日数の短縮

わが国においては急速に少子高齢化が進み，人口動態の変遷とともに国民医療費*は，1990（平成2）年度には20兆6074億円，国民所得に対する比率が5.94％であったものが，介護保険制度が施行された2000（平成12）年度には30兆1418億円，国民所得に対する比率が8.03％となった。さらに，後期高齢者医療制度が施行された2008（平成20）年度

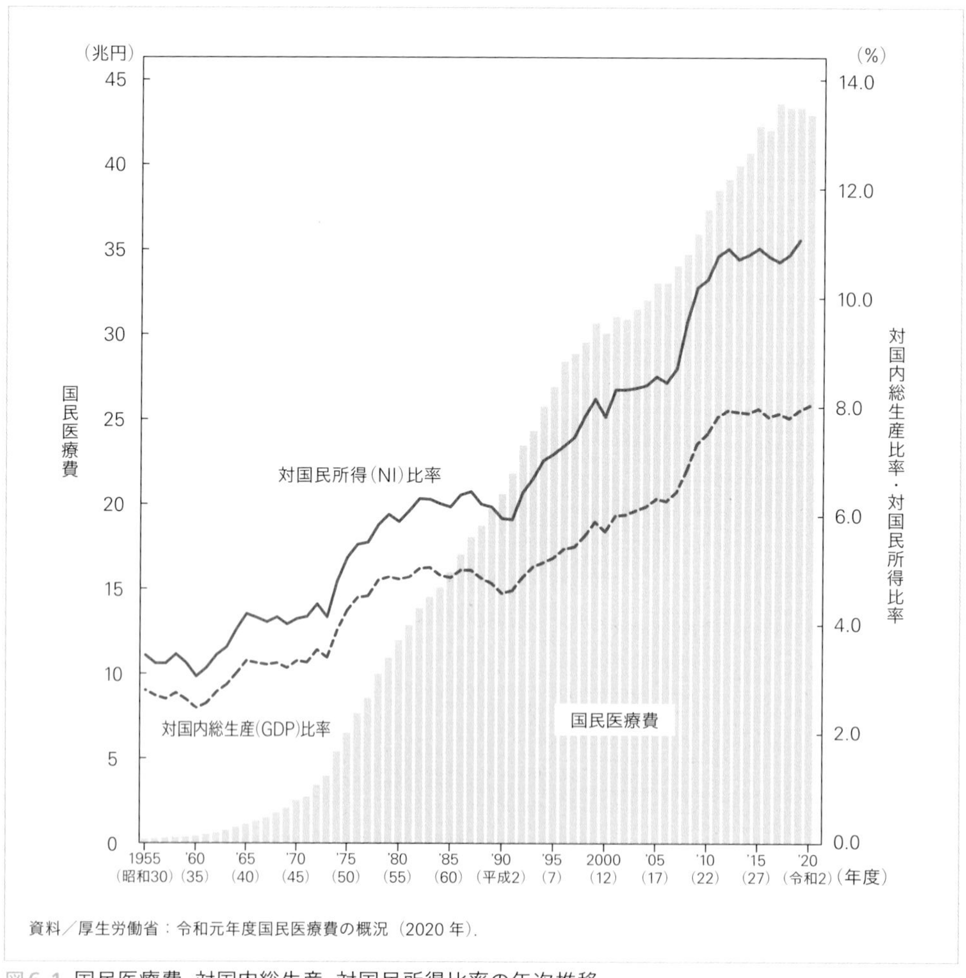

図6-1 国民医療費，対国内総生産・対国民所得比率の年次推移

＊ **国民医療費**：当該年度内の医療機関などにおける保険診療の対象となり得る傷病の治療に要した費用を推計したもの。

には 34 兆 8084 億円，国民所得に対する比率は 9.80％，2020（令和 2）年度には 42 兆 9665 億円となり，国民所得に対する比率は 11.06％（2019［令和元］年度）と増大している[1]（図 6-1）。

高騰する国民医療費の削減のため，医療制度改革により医療提供体制のあり方が見直され，医療機関完結型から地域完結型へと移行され，在院日数の短縮化も図られた。

そのため，患者は医療依存度が高いまま退院となり，退院後の生活に向けた準備期間も短く，生活の調整が不十分な状態で在宅療養へと移行している現状がある。

2. 超高齢社会における医療・介護サービスの統合

わが国の少子高齢化の変遷をみると，1970（昭和 45）年には高齢化率 7.1％ の**高齢化社会**（高齢化率 7％～ 14％の社会）に，1995（平成 7）年には高齢化率 14.6％の**高齢社会**（高齢化率 14％～ 21％の社会）になり，2007（平成 19）年には高齢化率 21.5％ の**超高齢社会**（高齢化率 21％以上の社会）となった。そして，2022（令和 4）年には高齢化率 29.0％になり，国民の 10 人に 3 人弱が高齢者となっている[2]。2025（令和 7）年には，第 1 次ベビーブームの 1947（昭和 22）年から 1949（昭和 24）年までの 3 年間に出生した「団塊（だんかい）の世代」が 75 歳以上の後期高齢者となり，国民の医療や介護の需要がさらに増加することが見込まれている（2025 年問題）。

そこで現在，2025 年を見据え，高齢者の尊厳の保持と自立生活支援の目的のもとで，可能な限り住み慣れた地域で自分らしい暮らしを人生の最後まで続けることができるよう，医療・介護・予防・住まい・生活支援が一体的に提供される「**地域包括ケアシステム**」

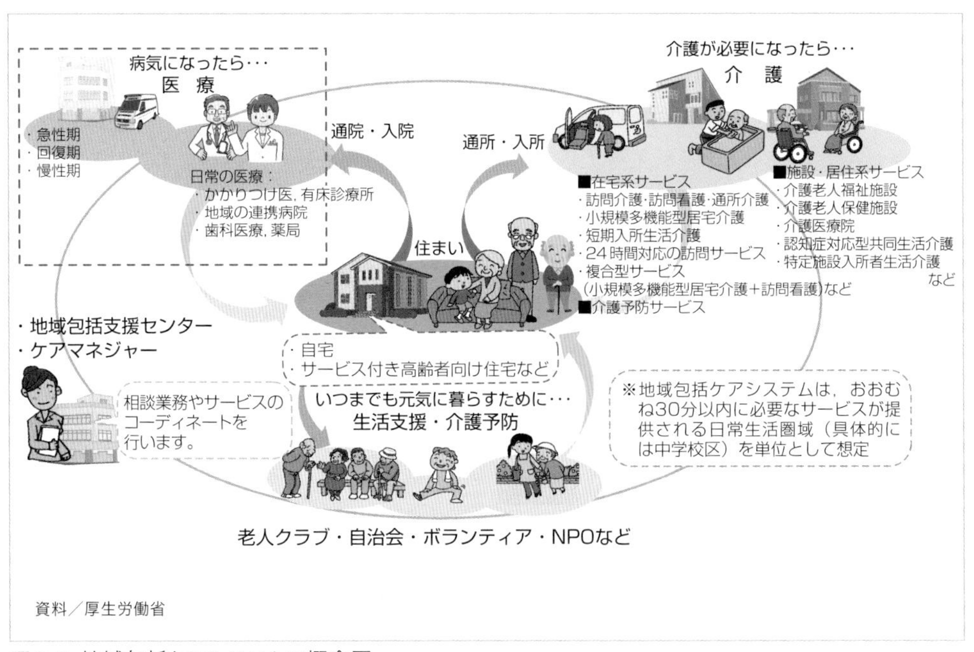

図 6-2　地域包括ケアシステムの概念図

の構築が推進され，医療・介護サービスのネットワーク化が図られている（図6-2）。この地域における包括的な支援・サービス提供体制である「地域包括ケアシステム」は，在宅医療の充実により，どこに暮らしていても必要な医療が確実に提供されることを目指しており，人々は安全で安心な療養生活を続けながらその人らしく生きることができる[3)]。

3. 地域包括ケアシステムの構築に向けた診療報酬の改定

1 地域包括ケアシステムと診療報酬改定

2012（平成24）年度の診療報酬改定では，今後増大する医療・介護ニーズを見据えながら，地域の既存の資源を生かした地域包括ケアシステムの構築を推進し，医療サービスと介護サービスを切れ目なく提供する必要性が示された。「医療と介護の役割分担の明確化と地域における連携体制の強化および在宅医療等の充実」が重要課題に掲げられ，急性期から在宅療養・介護まで切れ目のない包括的なサービス提供に向けた改定が行われた[4)]。

2014（平成26）年度の診療報酬改定では，入院医療・外来医療を含めた医療機関の機能分化・強化と連携，在宅医療などの充実に取り組み，医療提供体制の再構築，地域包括ケアシステムの構築を図ることが基本認識・重点課題として示された。また急性期後の受け入れをはじめとする地域包括ケアシステムを支える**地域包括ケア病棟***が新設された[5)]。

2016（平成28）年度の診療報酬改定では，2025（令和7）年に向け地域包括ケアシステムの推進と医療機能の分化・強化，連携に関する充実を目指し，患者が安心・納得して退院し，早期に住み慣れた地域で療養や生活を継続できるように，保険医療機関における退院支援の積極的な取り組みや医療機関間の連携などを推進するための評価として，**退院支援加算**が新設された[3)]。

2018（平成30）年度の診療報酬改定では，住み慣れた地域で継続して生活できるよう，患者の状態に応じた支援体制や地域との連携，外来部門と入院部門（病棟）との連携などを推進する観点からの評価を充実させた。だれでもが病気になり入院しても，住み慣れた地域で継続して生活できるよう，入院前からの支援を行ったときの評価として**入院時支援加算**（200点退院時1回）が新設された。そして退院支援加算が**入退院支援加算**へと変更され，外来部門と病棟との連携強化による入院前から入院中，退院後の外来や在宅までの切れ目のない支援が評価されることとなった。また退院直後に，医療機関の看護師などが自宅訪問し，患者・家族に療養上の指導を行う場合の**退院後訪問看護指導料**（580点）と，訪問看護ステーションまたはほかの保険医療機関の看護師などと同行し指導を行った場合の**訪問看護同行加算**（20点）が新設された[6)]。

2020（令和2）年度の診療報酬改定では，地域包括ケア病棟の入院患者のうち，自宅か

＊ **地域包括ケア病棟**：急性期後の受け入れをはじめとする地域包括ケアシステムを支える病棟の充実が求められることから，2014（平成26）年度の診療報酬改定において，それまでの亜急性期入院医療管理料を廃止し，急性期後・回復期を担う病床を充実させるため新たな評価として地域包括ケア病棟が新設された。

ら入院した患者の割合が1割5分以上になるよう定められ，地域からの受け入れを促進するよう見直された。在宅で入退院支援の取り組みの推進として，関係職種と連携して入院前の外来での支援をすべて実施し，病棟職員との情報共有や患者またはその家族などへの説明などを行う場合の評価の加算が加えられた。また，地域包括ケア病棟入院料，地域包括ケア入院医療管理料および療養病棟入院基本料について，「人生の最終段階における医療・ケアの決定プロセスに関するガイドライン」などの内容を踏まえ，適切な意思決定支援に関する指針を定めていることが要件とされた[7]。

2022（令和4）年度の診療報酬改定では，入退院支援加算1および2の対象者に，入院治療を行っても長期的な低栄養状態になることが見込まれる人や，ヤングケアラーの介助や介護を受けている人および介助や介護を行っている児童等が追加された。

2 地域包括ケアシステムと入院医療，外来医療，在宅医療

❶入院医療

前述の診療報酬の改定により，入院医療では高度急性期・急性期，地域包括ケア病床・回復期など，長期療養病床などに機能分化が促進され，地域包括ケアシステムの推進に向け入院医療も「地域完結型の」医療体制に変化してきた。

2016（平成28）年の退院支援加算新設により，入院3日以内の退院困難患者の抽出や，7日以内の患者・家族との面談，多職種による早期のカンファレンスが開催されるようになり，病棟に専任の退院支援職員を配置することなどにより，退院支援の積極的な取り組みの推進につながった。そして退院後訪問看護指導料の新設により退院直後に，医療機関の看護師が自宅訪問するか，あるいは訪問看護師と同行訪問し，患者・家族に療養上の指導を行えるようになった。この退院後訪問は，患者・家族の退院後の安全で安心した療養生活につながると同時に，入院中の退院支援の評価も可能になり，退院支援の質向上につながっている。また退院後の療養生活において継続した支援が得られるように医師・看護職員以外の医療従事者との共同指導時や，自宅以外の場所に退院する場合も，退院時共同指導料が算定できるようになったことで，入院医療機関と在宅療養を担う関係機関との連携の強化が推進されている。

❷外来医療

外来医療に関しては，複数の慢性疾患をもつ患者に対して，1人の医師が健康管理や服薬管理などを含め継続的かつ全人的医療を行う主治医機能が評価され，地域包括診療料，地域包括診療加算が算定されるようになった。

2018（平成30）年度の診療報酬改定では，退院支援は入院前からの支援も含めた「入退院支援」と考えられ，外来部門における入院前からの支援が強化された。具体的には，入院の予定が決まった患者に対して外来部門で，表6-1のような支援を行うようになり，入院中の看護や栄養管理などに係る療養支援の計画を立案することや，患者および入院予定先の職員と共有することが求められるようになった。

表6-1 入院の予定が決まった患者に対する外来部門での支援

ア　身体的・社会的・精神的背景を含めた患者情報の把握（必須）
イ　入院前に利用していた介護サービスまたは福祉サービスの把握（該当する場合は必須）
ウ　褥瘡に関する危険因子の評価
エ　栄養状態の評価
オ　服薬中の薬剤の確認
カ　退院困難な要件の有無の評価
キ　入院中に行われる治療・検査の説明
ク　入院生活の説明（必須）

資料／厚生労働省：平成30年度診療報酬改定の概要 1. 個別改訂項目について.

表6-2 退院困難な要因をもつ者の例

- 悪性腫瘍，認知症または誤嚥性肺炎などの呼吸器感染症のいずれか
- 緊急入院
- 要介護認定が未申請
- 虐待を受けているまたはその疑いがある
- 生活困窮者
- 入院前に比べADLが低下し，退院後の生活様式の再編が必要
- 排泄に介助を要する
- 同居者の有無にかかわらず，必要な養育または介護を十分に提供できる状況にない
- 退院後に医療処置が必要
- 入退院を繰り返している人
- 入院治療を行っても長期的な低栄養状態になることが見込まれる
- 家族に対する介助や介護などを日常的に行っている児童
- 児童等の家族から，介助や介護などを日常的に受けている

資料／厚生労働省：令和4年度診療報酬改定の概要 1. 個別改訂項目について.

入退院支援の対象は，自宅などから入院する予定の患者であり，退院困難な要因をもつ者（表6-2）が選定された。

これらの入院前からの支援は，外来部門や入退院支援部門の看護職者によって情報収集され，外来部門で療養支援計画が立案される場合もあり，入院を予定している患者は，入院前から入院生活や入院後の治療過程をイメージすることができることで，安心して入院医療を受けることができる。

❸在宅医療

地域包括ケアシステムのなかで，人々が重度な要介護状態となっても住み慣れた地域で自分らしい暮らしを人生の最後まで続けるためには，より質の高い在宅医療や訪問看護の提供が推進されることが必要となる。2014（平成26）年度の診療報酬改定により，在宅医療を推進するため「機能強化型訪問看護ステーション」が創設され，常勤の看護職員を7人以上（機能強化型1）または5人以上（機能強化型2）配置し，①24時間対応体制による安定的なサービス提供，②在宅でのターミナルケア対応，③重症度の高い利用者への対応などの機能を果たしている。2018（平成30）年度には，地域の医療機関の看護職員の当該訪問看護ステーションでの一定期間の勤務や，地域の医療機関・訪問看護ステーションを対象とした研修，地域の訪問看護ステーションや住民などへの訪問看護に関する情報提供や

相談の実施などの役割を担う訪問看護ステーションが機能強化型3として評価されるようになった。病棟看護師が一定期間訪問看護ステーションで勤務することが可能になったことで，在宅での療養支援の実際を体験し訪問看護師の役割の理解が深まるとともに，病棟にフィードバックすることで，病棟の入退院支援の評価・改善につながり，人材育成の役割も果たしている。また，多様化する訪問看護利用者のニーズに対応し，より手厚い訪問看護提供体制を推進するために，機能強化型訪問看護ステーションの看護職員（保健師，助産師，看護師，准看護師）の割合を6割以上とすることや，精神障害を有する利用者の状態把握をするなど，適切かつ効果的な訪問看護の提供などが推進されている。また医療機関の専門性の高い看護師（悪性腫瘍の患者への緩和ケア，褥瘡（じょくそう）ケア，人工肛門・人工膀胱ケア）による同行訪問も推進され，在宅で医療依存度の高い利用者への看護の充実が図られている。

B 充実した療養生活のための支援

1. 入院前からの入退院支援の推進

1 入退院支援とは

医療サービス利用者は，病気や障害をもつことになっても，自身の望む場所で，望む生活を送りたいとの意向をもつ。医療提供体制が地域完結型へと移行され，短期間の入院期間のなかで，入院中の療養生活から在宅療養へとスムーズな移行を図らなければならない。そのためには，入院前の生活を把握したうえで，退院後の生活を見据えた療養生活上の支援や，在宅で提供される医療・介護サービスとのスムーズな連携が強く望まれており，そこで重要となるのが入院前からの入退院支援である。ここでの退院支援とは，個々の患者・家族の意向に沿った療養生活上のニーズを基盤とし，患者・家族へのケア・教育支援，社会資源の適切な活用への支援などの退院後の療養生活の安定を保障するために行う支援をいう。

入退院支援とは，個人と家族の意向に沿った療養生活上のニーズを基盤とし，入院前から退院後も継続する「その人らしく生きる」ことへの支援である。そして，病気の発症や悪化によって，これまでの生き方からの変更を余儀なくされるなかで，病気や障害をもちながら自分らしく生きる人生へと編みなおしをするための支援であるといえる。そこには個人・家族の意向を踏まえた意思決定支援，退院後の生活に向けた病状管理へのケア・セルフケア自立に向けたケア，患者・家族への教育支援，社会資源の適切な活用への支援が含まれる。

2 入退院支援体制の整備

医療費の高騰による在院日数の短縮に伴い，医療機関の入退院支援は推進され，医療提供体制は変革されてきた。具体的には2008（平成20）年度の診療報酬改定において，退院支援に関連する新たな報酬や加算が新設された。特に療養病床の患者や後期高齢者の患者において，所定の退院支援計画を作成し，退院支援を行うと**退院調整加算**として，「退院支援計画作成加算」および在宅に退院する場合の「退院加算」が算定されるようになった[8)]。その際，施設基準として退院支援部門の設置と，退院支援に関する経験を有する専従の看護師または社会福祉士が1名以上配置されていることが要件として定められていた。それを契機として，退院支援担当部署の整備と専任の退院支援担当看護師（以下退院調整看護師）の配置により，退院支援体制の整備が促進された。その後，2016（平成28）年度から新設された「退院支援加算Ⅰ」の施設基準として，入退院支援業務などに専従・専任する看護師および社会福祉士を配置することや，2病棟に1名以上の入退院職員（看護師または社会福祉士）を配置することが要件とし規定されており，入退院支援部門と病棟との円滑な連携が取れるような体制が整備されたといえる。

患者・家族のニーズを基盤とした入院支援がどの病棟でも受けられるためには，院内全体や各部署における入退院支援の組織的体制の構築が必要となる。また院内の入退院支援に関する委員会において院内全体の入退院支援の課題を明確にして課題解決に向けて検討し，委員会組織で検討された内容が，委員をとおして病棟看護師に共有されることで，個人・家族に必要な入退院支援の看護実践が提供できるようになる。したがって入退院支援に関する委員会組織が充実することによって，院内の入退院支援体制が整備され，入退院支援の質向上につながると考える。

2. 成人期にある患者・家族の意向に沿った療養生活のための社会資源の活用

成人期にある患者とその家族が，病気や障害をもちながらも自身の意向に沿った療養生活を送るためには，適切な社会資源を活用するための支援が必要となる。

社会資源とは，生活上の諸要求の充足や問題解決を目的として利用できる各種の制度・施設・機関・団体および人々の知識・技術などの物的人的諸要素の総称であり[9)]，公的機関や専門職による制度に基づく支援であるフォーマルサービスと，家族，近隣，友人，民生委員，ボランティア，非営利団体（NPO）などの制度に基づかないインフォーマルサービスがある。

成人期において利用される代表的なフォーマルサービスを以下に示す。

1　介護保険制度による介護サービス

在宅療養に向けた社会資源の活用において，成人期にある患者・家族と最もかかわりがあるのは，介護保険制度による介護サービスである。

高齢化の進展に伴う要介護高齢者の増加，介護期間の長期化に加え，核家族化の進行，介護家族の高齢化など介護状況の変化に伴い，社会全体で高齢者の介護を支えるしくみとして2000（平成12）年に介護保険法が施行された。介護保険制度の保険者は，国民に最も身近な行政単位である市町村であり，被保険者より徴収した保険料と公費を財源とし，介護保険制度を運用している。

介護保険の対象者である被保険者は，65歳以上の第1号被保険者と，40歳以上65歳未満の医療保険加入者である第2号被保険者である。成人期にある患者は第2号被保険者であり，介護保険の給付はがんや関節リウマチ，筋萎縮性側索硬化症（ALS）など16の「介護保険法で定める特定疾病」（表6-3）[10]に罹患し，要介護状態，要支援状態にあると判断された場合に給付される。要介護状態は1～5の5段階，要支援状態は1～2の2段階に区分され，要介護認定を受けた後に決定される。

要介護度が決定すれば，利用者が自らの意思に基づいて利用するサービスを選択し，要介護1～5の場合は介護支援専門員（ケアマネジャー）に介護サービス利用計画を作成してもらう。要支援の場合は，地域包括支援センターにより介護予防サービス計画（介護予防ケアプラン）が作成される。介護給付におけるサービスには居宅介護サービス，居宅介護支援，施設サービス，地域密着型介護サービスなどがあり，予防給付におけるサービスには，介護予防サービス，介護予防支援，地域密着型介護予防サービスなどがある[11]（図6-3）。なお，2015（平成27）年度介護保険制度の改正により，要支援者の介護予防サービスの一部（訪問介護・通所介護）が，自治体の**介護予防・日常生活支援総合事業**（総合事業）に移行した。

介護予防・日常生活支援総合事業（総合事業）には，要支援者を対象にした介護予防・生活支援サービス事業とすべての高齢者が利用できる一般介護予防事業があり，地域の実情に応じて多様なサービスを充実し，地域の支え合い体制づくりを推進し，効果的な支援を目指している。

表6-3 介護保険法で定める特定疾病

❶がん（医師が一般に認められている医学的知見に基づき回復の見込みがない状態に至ったと判断したものに限る）
❷関節リウマチ※
❸筋萎縮性側索硬化症
❹後縦靱帯骨化症
❺骨折を伴う骨粗鬆症
❻初老期における認知症
❼進行性核上性麻痺，大脳皮質基底核変性症およびパーキンソン病※；パーキンソン病関連疾患
❽脊髄小脳変性症
❾脊柱管狭窄症
❿早老症
⓫多系統萎縮症※
⓬糖尿病性神経障害，糖尿病性腎症および糖尿病網膜症
⓭脳血管疾患
⓮閉塞性動脈硬化症
⓯慢性閉塞性肺疾患
⓰両側の膝関節または股関節に著しい変形を伴う変形性関節症

※印は平成18年に追加，見直しがなされたもの。
資料／厚生労働省：特定疾病の選定基準の考え方.

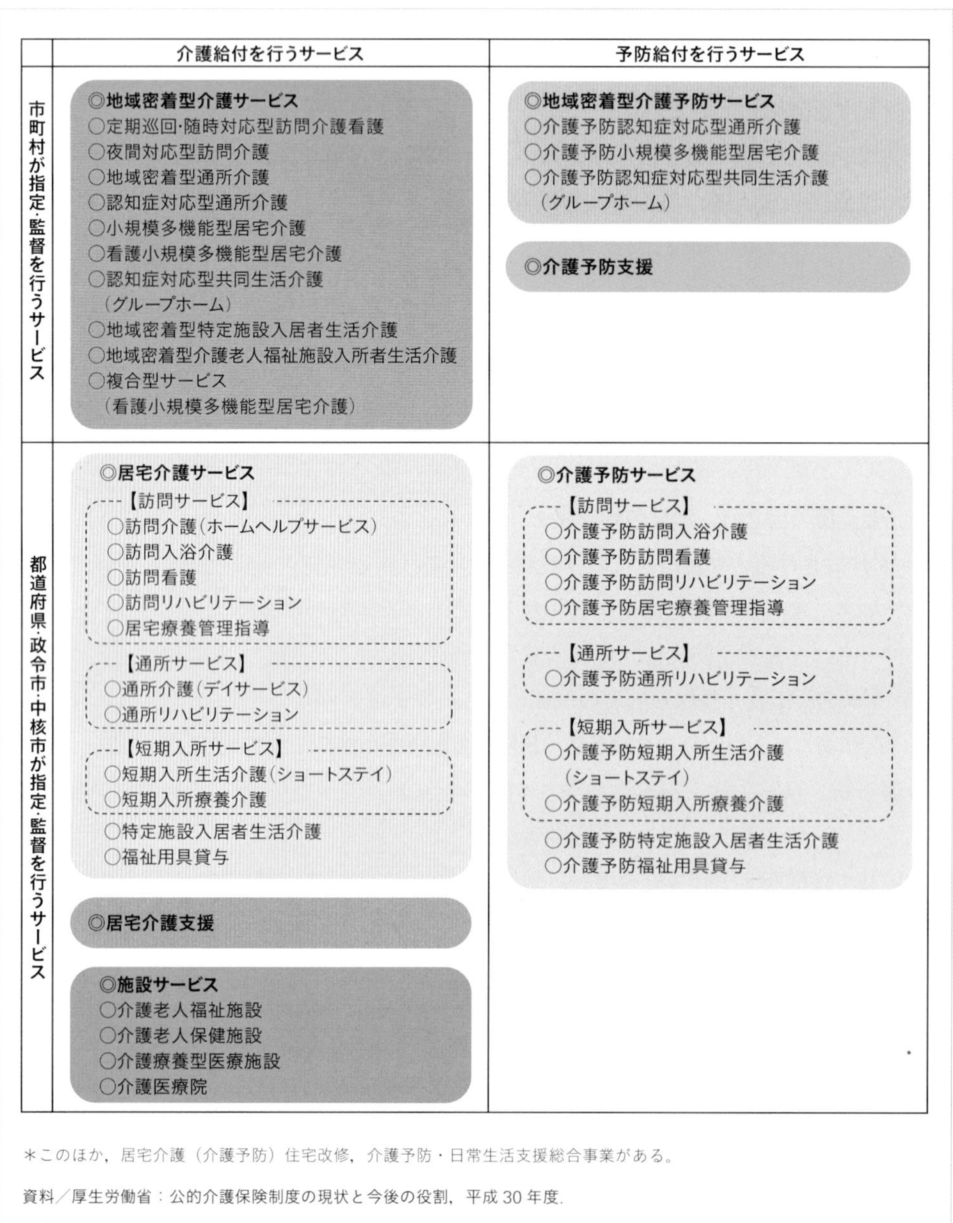

＊このほか，居宅介護（介護予防）住宅改修，介護予防・日常生活支援総合事業がある。

資料／厚生労働省：公的介護保険制度の現状と今後の役割，平成 30 年度.

図6-3 介護サービスの種類

2 障害者総合支援法に基づく介護サービス

成人期にある患者の場合,「介護保険法で定める特定疾病」以外の疾患に罹患した場合は，介護保険による介護サービスの利用はできないことになる。その場合，在宅での安定した療養生活を保障するため，障害者福祉施策による障害者福祉サービスの利用が検討される。

2006（平成 18）年に身体障害者，知的障害者，精神障害者，障害児のすべてを対象とする「障害者自立支援法」が施行され，2013（平成 25）年には難病患者が支援対象として追加され，「障害者の日常生活及び社会生活を総合的に支援するための法律（障害者総合支援法）」に改正施行された。その障害者総合支援法には，介護給付や訓練給付を行う「自立支援給付」と，相談支援を行う「地域生活支援事業」がある。

❶自立支援給付

「自立支援給付」とは，利用者が市町村に申請することで，各区分に基づくサービスが利用可能となる制度である。支援の必要度は，6段階に分けて認定され（区分1～6：段階が高いほど必要度が高い），医師の意見書も含めて，障害者の心身の状況，社会活動や介護者，居宅などの状況，サービスの利用意向，訓練・就労による活動などの評価によって決められている。

たとえば，介護給付には居宅介護（ホームヘルプ），重度訪問介護，同行援護・行動援護，重度障害者等包括支援，短期入所（ショートステイ），療養介護，生活介護，障害者支援施設

表6-4 障害者総合支援法のサービス

給付	サービス名	サービス内容
介護給付	居宅介護（ホームヘルプ）	自宅で，入浴，排泄，食事の介護などを行う
	重度訪問介護	重度の肢体不自由者または重度の知的障害もしくは精神障害により行動上著しい困難を有する人に，自宅で，入浴，排泄，食事の介護，外出時における移動支援などを総合的に行う
	同行援護	視覚障害により，移動に著しい困難を有する人が外出するとき，必要な情報提供や介護を行う
	行動援護	自己判断能力が制限されている人が行動するときに，危険を回避するために必要な支援，外出支援を行う
	重度障害者等包括支援	介護の必要性がとても高い人に，居宅介護など複数のサービスを包括的に行う
	短期入所（ショートステイ）	自宅で介護する人が病気の場合などに，短期間，夜間も含め施設などで，入浴，排泄，食事の介護などを行う
	療養介護	医療と常時介護を必要とする人に，医療機関で機能訓練，療養上の管理，看護，介護および日常生活の世話を行う
	生活介護	常に介護を必要とする人に，昼間，入浴，排泄，食事の介護などを行うとともに，創作的活動または生産活動の機会を提供する
	障害者支援施設での夜間ケア等（施設入所支援）	施設に入所する人に，夜間や休日，入浴，排泄，食事の介護などを行う
訓練等給付	自立訓練	自立した日常生活または社会生活ができるよう，一定期間，身体機能の維持，向上のために必要な訓練を行う。機能訓練と生活訓練がある
	就労移行支援	一般企業などへの就労を希望する人に，一定期間，就労に必要な知識および能力の向上のために必要な訓練を行う
	就労継続支援（A型＝雇用型，B型＝非雇用型）	一般企業などでの就労が困難な人に，雇用・就労の機会を提供するとともに，能力などの向上のために必要な訓練を行う。雇用契約を結ぶA型と，雇用契約を結ばないB型がある
	就労定着支援	一般就労に移行した人に，就労に伴う生活面の課題に対応するための支援を行う
	自立生活援助	一人暮らしに必要な理解力・生活力を補うため，定期的な居宅訪問や随時の対応により日常生活における課題を把握し，必要な支援を行う
	共同生活援助（グループホーム）	夜間や休日，共同生活を行う住居で，入浴，排泄，食事の介護，日常生活上の援助を行う

表6-4（つづき）

給付	サービス名	サービス内容
相談支援	計画相談支援	【サービス利用支援】 障害福祉サービスなどの申請に係る支給決定前に，サービスなど利用計画案を作成し，支給決定後にサービス事業者などとの連絡調整などを行うとともに，サービスなど利用計画の作成を行う 【継続サービス利用支援】 支援決定されたサービスなどの利用状況の検証（モニタリング）を行い，サービス事業者などとの連絡調整などを行う
	地域移行支援	障害者支援施設，精神科病院，保護施設，矯正施設などを退所する障害者，障害者児童福祉施設を利用する18歳以上の者などを対象として，地域移行支援計画の作成，相談による不安解消，外出への同行支援，住居確保，関係機関との調整などを行う
	地域定着支援	居宅において単身で生活している障害者などを対象に常時の連絡体制を確保し，緊急時には必要な支援を行う
地域生活支援事業	移動支援	円滑に外出できるよう，移動を支援する
	地域活動支援センター	創作的活動または生産活動の機会の提供，社会との交流などを行う施設
	福祉ホーム	住居を必要としている人に，低額な料金で，居室などを提供するとともに，日常生活に必要な支援を行う

資料／厚生労働省：障害福祉サービスの利用について．https://www.mhlw.go.jp/content/12200000/000501297.pdf（最終アクセス日：2022/7/10）

での夜間ケア（施設入所支援）などが，訓練等給付には，自立訓練，就労移行支援などがあり，それらのサービスを利用する場合の負担額は所得に応じた応能負担となる[12]（表6-4）。

❷地域生活支援事業

「地域生活支援事業」は，障害者がその有する能力や適性に応じた自立した日常生活・社会生活を営むことができるよう，地域の特性や利用者の状況に応じて，実施主体である市町村などが柔軟な形態により効果的・効率的に実施するものであり，障害児および障害者の福祉の増進を図るとともに，障害の有無に関わらず，国民が相互に人格と個性を尊重し安心して暮らすことのできる地域社会の実現に寄与するものである[12]。

市町村が行う必須事業として，①障害者に対する理解を深めるための研修・啓発，②障害者やその家族，地域住民などが自発的に行う活動に対する支援，③市民後見人などの人材の育成・活用を図るための研修，④意思疎通支援を行う者の養成などがある。

また，都道府県が実施する地域生活支援事業の必須事業として，①意思疎通支援を行う者のうち，特に専門性の高い者を養成し，または派遣する事業（手話通訳者，要約筆記者，触手話および指点字を行う者の養成または派遣を想定），②意思疎通支援を行う者の派遣に係（かか）る市町村相互間の連絡調整など広域的な対応が必要な事業がある[13]（表6-4）。

Ⅱ 成人期にある人々への入退院支援

A 成人期にある患者・家族の意思決定への支援

成人期にある患者・家族にとって，入院期間は人生のなかの一部分であるが，病気や障害により入院に至った際の退院に向けた支援は，その後の患者・家族の人生に多大なる影響を及ぼす。つまり退院支援は，入院前の生活に少しでも近づけるように，そして病気や障害をもちながらも自分で意思決定し，自律した生活が送れるように支援することであるといえる。

看護職者は，患者の生命を尊重し，患者個人の尊厳を尊重し，意思決定に沿った生き方への支援を行う必要がある。個々の患者･家族の療養生活上のニーズを把握するためには，入院早期に患者・家族の入院前の生活や，退院後の生活への意向を確認する必要がある。しかし，患者は自身の変化を受け入れられずにいる場合が多く，また，時間が経てば受け入れられるとも限らない。特に成人期にある患者は，自身の身体的・心理的な変化のみでなく，社会的役割の変化にも直面することになる。家族も同様に，患者の変化を受け入れられず，入院前の状態に戻れるものと思っている場合が多い。看護職者は，他職種との協働により，患者・家族に病状や治療などの理解を促し，それによる患者の状態変化，生活上の変化を正確に把握できるように支援する必要がある。

病状経過のなかでは，患者・家族の退院後の生活に向けた意向も変化していく。そこで看護職者は，患者の退院時の状態・退院後の生活を想定したうえで，患者・家族の意向を確認する機会を複数回もち，患者・家族とともに退院後の生活状況をイメージし，退院後の希望する生活に向け意思決定できるよう支援する必要がある。

B 退院後の療養生活を見すえた入退院支援の方法

入退院支援において，まずは患者･家族を生活者としてとらえ，入退院支援におけるニーズを明確にする必要がある。個々の患者・家族の入退院支援のニーズは病気や障害の程度によって異なる可能性があるが，複数の患者・家族の入退院支援の経過を把握することによって，入院患者に共通する入退院支援におけるニーズを把握することが可能になる。在院日数が短縮化されるなかで，患者・家族の退院後の安定した療養生活を保障するためには，入院早期から退院後の生活を視野に入れ，患者・家族の意向を確認しながら，計画的にケア・教育支援に取り組むことが求められる。

それらの退院支援のニーズを基盤として医療機関の退院支援を充実させるためには，①個々の患者・家族への退院支援の取り組みの確実な実施，②退院支援を担う看護職者の知識・意識の向上のための教育支援，③病棟内・院内全体で質の高い退院支援が実践できるための組織的体制の構築が重要となる。退院後の療養生活を見すえた退院支援の充実のために具体的にどのような取り組みが必要であるのか，例を示しながら以下に説明する。

1. 患者・家族への入退院支援の実施

1 入退院支援の取り組みの確実な実施

ここでは，入退院支援の取り組みの確実な実施に関連する医療提供体制の変化と，それをもとに策定した入退院支援プロセス（以下入退院支援プロセスと示す）について説明する。

❶入退院支援の取り組みの確実な実施に向けた医療提供体制の変化

人口の少子高齢化が急速に進み「団塊の世代」が75歳以上の後期高齢者となる2025年に向け医療提供体制は医療機関完結型から地域完結型へと移行され，医療機関の機能分化・強化と連携，在宅医療などの充実が推進されてきた。2016（平成28）年度の診療報酬改定では「退院支援加算」が新設され，入院3日以内の退院困難患者の抽出や，7日以内の患者・家族との面談，多職種による早期のカンファレンスの開催，病棟に専任の退院支援職員を配置することなどの，退院支援の積極的な取り組みの推進につながった。また退院直後に，医療機関の看護師などが自宅訪問し，患者・家族に療養上の指導を行う場合の「退院後訪問看護指導料（580点）」と，訪問看護ステーションまたはほかの保険医療機関の看護師などと同行し指導を行った場合の「訪問看護同行加算（20点）」が新設された[14)]。

そして，2018（平成30）年度の診療報酬改定では，住み慣れた地域で継続して生活できるよう，患者の状態に応じた支援体制や地域との連携，外来部門と入院部門（病棟）との連携などを推進する観点からの評価を充実させている。だれでもが病気になり入院しても，住み慣れた地域で継続して生活できるよう，入院前から関係者との連携を推進するために入院前からの支援を行った時の評価として「入院時支援加算（200点退院時1回）」が新設された。そして「退院支援加算」が「入退院支援加算」に変更され，外来部門と病棟との連携強化による入院前から入院中，退院後の外来や在宅までの切れ目のない支援が評価されることとなった[15)]。

そして，外来部門と入院病棟の看護師による患者情報の共有が確実に行われ，入院時には，本人・家族の思いを含めた看護計画の立案につなげられることが重要である。退院後も引き続き支援が必要となる場合は，必要な支援が外来でも継続され，地域の専門職との連携が図られることで，患者・家族は住み慣れた地域で継続して生活できると考える。

❷入退院支援プロセスの策定

個人・家族への継続支援の方策として，A. 退院後の生活を見据えた入院時アセスメント・看護実践の確実な実施，B. 退院後の生活に向けた多職種カンファレンスの確実な実施，C. 退院後の生活状況の把握・評価のための取り組みの実施の3つの重要な取り組みを含む入退院支援プロセスを示す（図6-4）。

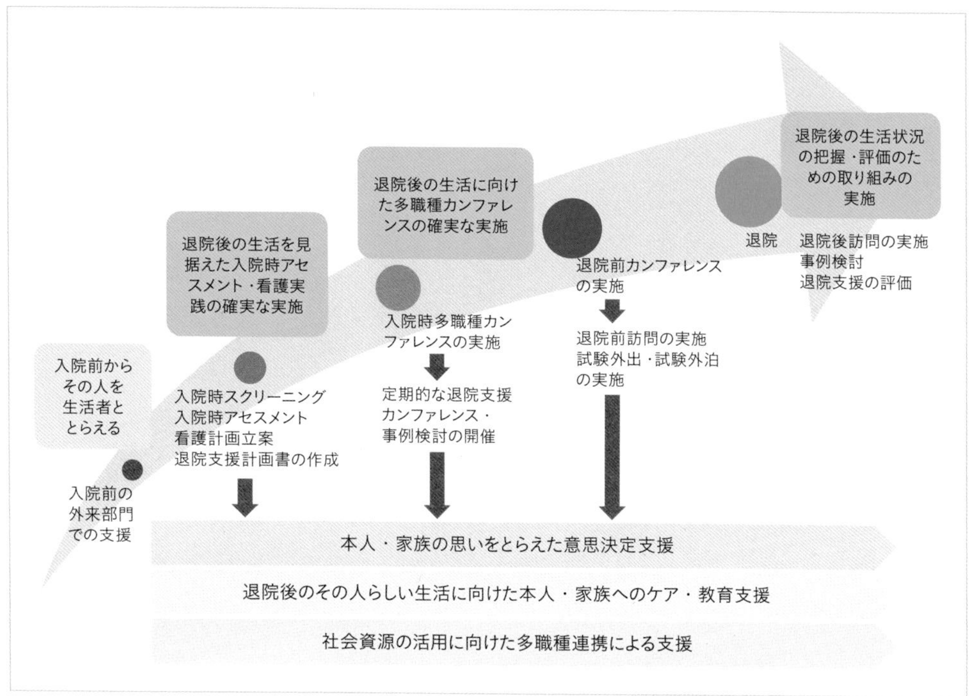

図6-4 入退院支援プロセス

2016（平成 28）年度に新設された「退院支援加算Ⅰ」（2018（平成 30）年度から「入退院支援加算Ⅰ」に変更）の算定に向け，必要な要件や施設基準を満たせるよう整備されたことが入退院支援の充実につながった。たとえば，「入院後 3 日以内に退院困難な患者を抽出」の要件により，入院時のスクリーニングやアセスメントの確実な実施につながる。「入院後 7 日以内に患者・家族と面談し，病状や退院後の生活も含めた話し合いを実施」では，早期より本人・家族から直接意思の確認ができ，退院後の生活を見据えた入院時アセスメント・看護実践の確実な実施につながる。「入院後 7 日以内に多職種によるカンファレンスを実施」することで，本人・家族，看護職，ほかの関連職種が入院早期から目標の共有ができ，同じ方向性で意思決定支援や退院後の生活を見据えたケア・教育支援，社会資源の調整につなげることができ，退院後の生活に向けた多職種カンファレンスの確実な実施につながる。ほかにも介護支援専門員（ケアマネジャー）との連携実績が問われることや，地域の 25 か所以上の医療機関などの職員と，入退院支援部門および病棟の職員（看護師または社会福祉士）が，各連携機関の職員と年に 3 回以上の頻度で対面またはリアルタイムでの画像を介したコミュニケーション（ビデオ通話）が可能な機器を用いて面会し，情報共有を行うことも定められ，地域の関連職種との連携も強化されることにつながる。

また 2016（平成 28）年度の診療報酬改定で新設された「退院後訪問指導料（580 点）」は病院の医師または医師の指示を受けた看護師が自宅などを訪問し，本人・家族に療養上の指導を行った場合に算定され，退院 1 か月を限度として 5 回まで病院の報酬として算定できる。自宅などへの訪問時に，退院後に担当する訪問看護師と同行して必要な支援を行った場合，退院後 1 回に限り訪問看護同行加算として 20 点を加算でき合計 600 点が算定できるようになった。そのため病棟看護師が退院後の本人・家族の生活状況を把握し必要な支援を行うことが可能となり，入院中の入退院支援の評価にもなる。したがって，退院後の生活状況の把握・評価のための取り組みの実施が確実にできるようになったといえる。

そこで，それらの効果的な取り組みを取り入れ，「その人らしく生きる」を支えるために，入院前から退院後までの一貫した支援を確実に行うための「入退院支援プロセス」を考案した（図 6-4）。

2　入院時アセスメントの実施

入退院支援においては，2018（平成 30）年度の診療報酬改定では，外来部門における入院前からの支援が強化された。入院前より本人・家族の生活状況や，病状，社会資源の利用状況，退院困難な要因の有無などが把握される。それらの情報をもとに，病棟看護師が本人・家族を生活者ととらえ，入院時に本人・家族の入院前の生活や退院後の生活への意思を確認し，病状や治療も含めてアセスメントし，退院後の生活を見据えた目標設定・計画立案に結びつける必要がある。

❶入院前の外来部門での支援

入院の予定が決まった患者に対して，外来部門で，a. 身体的・社会的・精神的背景を含めた患者情報の把握，b. 入院前に利用していた介護サービス・福祉サービスの把握，c. 褥瘡（じょくそう）に関する危険因子の確認，d. 栄養状態の評価，e. 服薬中の薬剤の確認，f. 退院困難な要因の有無の評価，g. 入院中に行われる治療・検査の説明，h. 入院生活の説明を行い，入院中の看護や栄養管理等に係る療養支援の計画を立案することや，患者および入院予定先の職員と共有することにより，入院時支援加算（200 点退院時 1 回）が算定できることになった。

入退院支援の対象は，自宅などから入院する予定の患者であり，上記 f．の「退院困難な要因」をもつ者として，悪性腫瘍，認知症，誤嚥性（ごえんせい）肺炎などの呼吸器感染症，緊急入院，要介護認定が未申請，入院前に比べ日常生活動作（ADL）が低下し退院後の生活様式の再編が必要であること，排泄に介助を要すること，退院後に医療処置（胃瘻（いろう）などの経管栄養法を含む）が必要なこと，入退院を繰り返している人が選定され，入院前から入退院支援の必要性が共有されることになった。また虐待や生活困窮などにより，入院早期から福祉などの関係機関との連携が必要な状態の患者や，小児における退院困難な場合も加えられた。

これらは外来部門や入退院支援部門の看護職によって情報収集され，必ず入院病棟の看護職と情報共有される。医療機関によっては外来部門で療養支援計画が立案される場合もある。これらの入退院支援が推進されることで，入院を予定している患者が，入院前から入院生活や入院後にどのような治療過程を経るのかをイメージでき，安心して入院医療を受けることができる。

❷入院時スクリーニング・入院時アセスメント・看護計画立案と看護実践

入退院支援体制が整備されている医療機関の場合は，入院前に退院支援が必要な患者のスクリーニングが行われている場合もある。入院病棟の看護師は，入院時にその情報をもとに改めて本人・家族を生活者ととらえ，退院後のその人らしい生活を見据えたアセスメントを行い，ニーズを明確にする必要ある。そのニーズを充足するための看護計画を立案し，本人・家族の思いをとらえた意思決定支援，退院後のその人らしい生活に向けた本人・家族へのケア・教育支援，社会資源の活用に向けた多職種連携による支援などを行う必要がある。

3 退院支援計画書の作成

退院困難な理由を要している患者に対して，入院７日以内に「退院支援計画書」の作成に着手する。退院支援計画書は，退院についての本人の意向・希望や退院後の生活目標，患者以外の相談者，退院支援で留意すべき主な問題点・課題など，退院予定時期，退院支援内容，退院後の医療の確保に関することなどを記載する欄があり，本人および家族や関連職種と連携して退院支援内容も共有し，退院支援計画を作成した後，本人および家族に文書で説明して，同意する場合は署名してもらい，本人・家族に手渡す。それにより本人・家族，関連職種間での退院に向けた課題や，必要な支援の共有にもつながる。

事例①：退院後の生活を視野に入れた入院時アセスメント

自宅で転倒した患者Ａ氏が緊急入院となった。右橈(とうこつ)骨骨折，右橈骨神経麻痺であった。Ａ氏は50歳代後半の男性である。糖尿病により２年前よりインスリン療法を受けており，１か月に１回，病院の内科外来に通院していた。

Ａ氏は「インスリン自己注射後は覚えていない」と言っており，低血糖による意識障害による転倒と，それによる骨折が推測された。訪ねてきた隣人に，転倒していたところを発見され救急搬送されたが，病院に着いたときには意識は清明になっていた。

病棟では入院48時間以内にＡ氏に対するスクリーニング用紙を用いた入院時アセスメントが実施された。

【入院時アセスメントの内容】

入院時の疾患名は右橈骨骨折・右橈骨神経麻痺および糖尿病。入院形態は緊急入院であり，翌日には橈骨骨折骨接合術が行われる予定である。医師の診断では手術後も橈骨神経麻痺の回復は難しいとのことであった。入院前のADLは自立しており，自営業を営んでいる。妻は亡くなっており，息子夫婦が他県に住んでいる。

本人の思いを確認した際には「右手が使えなくなると何もできない。左手でがんばるしかない。とにかく早く家に帰りたい」と語った。

退院後の生活を視野に入れたアセスメントとしては，以下の４点の支援の必要性が判断された。

❶Ａ氏は右利きであるため，右橈骨神経麻痺の回復が望めない場合，利き手交換の必要がある。そのため利き手交換による生活調整に加えて，左手による血糖自己測定（SMBG），インスリン自己注射などの手技が獲得できるような健康学習支援が必要である。

❷入院前は血糖コントロール不良な状態であったため，入院を機に糖尿病のセルフマネジメント支援を行う必要がある。

❸Ａ氏は一人暮らしであり，退院後の血糖コントロール，自己血糖測定・インスリン自己注射の手技などの確認が行えないため，再度低血糖による意識障害を起こす危険性がある。訪問看護の利用も視野に入れて，退院調整看護師にも支援を依頼する必要がある。

❹Ａ氏は自営業が営めなくなる可能性もあり，可能な限り，継続できる方向で支援する。経済的側面からの支援が必要な場合は医療ソーシャルワーカー（MSW）と連携して支援する必要がある。

2. 患者・家族へのケアと健康学習支援

入院時アセスメント，入院時カンファレンス，患者・家族への意向の確認により，退院に向けた目標が設定され，療養生活に向けた支援が明確となる。退院後の生活に向けた支援内容としては，①患者のADL（食事，排泄，移動，更衣，保清など）の維持向上に向けたケア，②患者・家族への医療的管理（胃瘻（いろう）管理，インスリン注射，吸引，人工呼吸器の管理など）に向けた学習支援，③患者・家族への在宅での生活に向けた学習支援などを行う必要がある。

1　医療的管理に向けた学習支援

医療依存度の高いまま在宅での生活に移行する場合は，患者のADLの自立の程度，家族の介護力などをアセスメントし，習得可能な技術と，習得困難な技術を明確にする必要がある。

習得可能な技術の評価にあたっては，在宅での医療的処置の場面を患者・家族がイメージできるような工夫が必要である。そして習得が可能な手技について検討し，日々の習得度を確認しながら療養指導を進めていく必要がある。たとえば，在宅で吸引器を使用する場合，実際に在宅で用いる吸引器を病室に準備して吸引の練習を行い，家族が吸引器の操作に慣れることで，在宅での吸引が可能になるように促す。

療養指導を行っても習得が困難な技術に関しては，訪問看護師と連携を取り，在宅での継続的な学習支援を依頼する必要がある。

2　在宅での生活に向けた学習支援

患者・家族とともに在宅での生活をイメージしながら，具体的なケア方法を説明する必要がある。たとえば，食事ケアの場合，だれが買い物に行き，食事をつくり，どのような状況でだれが食事介助を行うのかを患者・家族と話し合い，具体的な方法を検討する必要がある。

排泄ケアの場合は，在宅での排泄方法を検討し，トイレでの排泄の場合は家のトイレのつくりや居室との距離を把握し，住宅改修の必要性も検討する必要がある。必要時にはポータブルトイレの介助や，おむつ交換の方法の説明も行う。

歩行や車椅子（いす）移乗に向けたケアなどは，理学療法士とともに退院後の生活状況を検討しながらケア方法を説明する必要がある。

退院後の生活を見すえた患者・家族への療養指導においては，在宅で病院と同じ方法で行うことは難しいことを理解し，訪問看護師とも連携を取りながら，患者・家族が無理なくできる方法を検討することが重要である。

3. 多職種参加のカンファレンスの実施

患者・家族のその人らしい生き方を支えるためには，多職種それぞれの専門性を生かした支援が不可欠であり，同じ方向性で支援を進めるためには退院後の生活に向けた多職種カンファレンスを実施する必要がある。

❶入院時の多職種によるカンファレンス

入院時の多職種によるカンファレンスは，入院7日以内に本人・家族，看護師，医師，リハビリテーションスタッフ，医療ソーシャルワーカー（MSW），薬剤師，管理栄養士などの多職種が参加して開催される。医師から病状・治療方針が説明され，看護師が患者・家族の意思やADLの状況，看護計画などを示し，リハビリテーションスタッフからリハビリテーションの計画が示される。また，管理栄養士，薬剤師などの介入内容も共有し，本人・家族，多職種が同じ方向性で退院時目標を設定し，その目標に向けて多職種が協働して支援を行うことが可能になる。そして多職種カンファレンスを開催するためには，看護師間の情報共有が必要になり，そのためのチーム内のカンファレンスが開催され，それが看護師の退院支援に向けた意識の向上にもつながる。

❷退院前カンファレンス

退院前カンファレンスは，本人・家族，院内の多職種に加えて地域の専門職も参加して行われる合同カンファレンスである。そこでは，在宅における支援の継続に向けた情報共有や，在宅生活上の課題について検討が行われ，社会資源を活用する具体的な支援が検討される。本人・家族にとっても退院後の生活に対する不安が表出できることにより，解決策の検討につながる。多職種による在宅での具体的な支援内容が確認できることにより，在宅での生活のイメージ化にもつながる。

❸退院前訪問・試験外出・試験外泊

退院前訪問は，医師の指示を受けた看護師，理学療法士，作業療法士などと介護支援専門員が退院前に本人とともに自宅を訪問し，退院後の住環境や退院後の生活への適応状況などに課題を見いだし，入院中に課題解決に向け支援することで，退院後の生活への不安の軽減につながる。また，同様に試験外出や試験外泊により，試験的に在宅での生活を送ることで，在宅生活上の課題が明確になり，安心して退院するための対応が可能になる。なお試験外泊時に生活困難な状況になると，かえって在宅への退院が難しくなる場合もあるため，事前に介護支援専門員などと連携を取り，ベッドを設置するなど在宅生活に向けた準備が必要となる。

4.退院後の生活状況の把握のための取り組み

退院後の生活状況の把握・評価のための取り組みとして，退院後訪問の実施と，訪問事例の事例検討による退院支援の評価がある。

❶退院後訪問

退院後訪問により，病棟看護師が退院後に自宅に訪問することで，本人・家族にとっては退院後の療養生活上の不安の軽減につながる。また病棟看護師にとっても，実際に自宅に出向くことで在宅生活のイメージ化につながるとともに，本人・家族の思いを直接聞くことで，本人・家族のその人らしい生活に向けた病棟での支援が在宅療養へと継続され，在宅での生活に合わせて改善される契機となっている。また，病棟看護師と訪問看護師が同行することが評価されるようになったことにより，退院支援へのモチベーションの向上につながる。

❷事例検討·退院支援の評価

訪問事例の退院後の生活状況や患者・家族の思いを含めた事例検討を行うことで，入院中の退院支援の振り返りおよび評価が可能となる。しかし医療機関の退院支援の現状では，必要な患者すべてに退院後訪問が行われているわけではない。そこで，退院後の外来受診時に生活状況を把握したり，訪問看護師や施設の看護職と連携したりして退院後の生活状況を把握し，事例検討を行うことにより，入院時から退院後までの支援内容を振り返ることで退院支援の評価につながる。その際，入退院支援困難な事例だけでなく，円滑な支援につながった事例の検討を行うことも効果的である。

C 入退院支援の組織的体制の構築

入退院支援の組織的体制の構築には，病棟内での入退院支援体制が構築されるとともに，院内全体で入退院支援体制が構築されることが求められる。

1.病棟内での入退院支援の組織的体制の構築

1 看護職の役割

各病棟において，入退院支援の取り組みを実施するためには，入退院支援推進の中核となる看護職者の存在が重要となる。まずは病棟の入退院支援の課題を明確にし，その解決のために取り組む方向性やその病棟に適した方策を検討する。その方策をスタッフ間で共有して取り組み，その経過のなかで効果を評価し，さらにそこで出てきた課題の解決に向けた検討をしながら進めていくことが求められる。

退院支援に関する委員会組織が設置されている場合は，その委員が中核となって課題解決に向けて取り組む。委員会組織のない医療機関では，入退院支援に関する研修会の修了者や，退院支援に関心のある看護職者，あるいは役割として指名された看護職者などが入退院支援の取り組みの中核となる場合もある。

いずれも，病棟のなかで中核となる看護職者が，入退院支援の実践やスタッフ教育において効果的な役割を果たすためには，その中核となる看護職者を育成するための委員会組織や研修会などの知識習得の機会が必要となる。

2 病棟での入退院支援体制の構築

病棟によって退院支援の方法は異なるが，病棟での入退院支援体制の構築には，中核となる病棟看護師と，看護師長･主任，チームリーダーなどの協力者が必要である。そして，病棟で事例検討を行うなかで，アセスメントの方法や在宅療養に向けた患者・家族へのケアと教育支援の方法などを，共に検討する機会をもつことが必要である。

また，看護職者の知識修得のための学習会の開催などに取り組むことで，病棟全体の看護職者の退院支援の実践能力および意識が向上する。そのなかで退院支援の取り組みは継続され，病棟の退院支援の課題が解決できる入退院支援体制が構築される。

2. 医療機関全体での退院支援の組織的体制の構築

院内全体の退院支援の組織的体制の構築のためには，入退院支援に関する委員会の設立および退院調整看護師と病棟看護師とが協働で退院支援に取り組める体制の構築が必要である。

1 退院支援に関する委員会の設立

入退院支援にかかわる委員会組織では，退院調整看護師が中心となり，各病棟から委員が参加している場合が多い。退院支援の充実のためには，委員会において院内の入退院支援の課題を明確にし，その解決のための方策を検討し，各病棟において課題解決に取り組み，さらに委員会で改善に向けた検討をする体制の構築が必要である。

❶委員会の役割

委員会では，病棟の入退院支援の中核となる委員の育成や，院内全体の看護職者の教育支援の役割も担う。

入退院支援に関する教育内容としては，「退院支援の意義」「退院支援のプロセス」「地域の専門職との連携方法」「社会資源の活用」などの知識の修得と，事例検討による実践能力の修得などがあり，委員会が知識修得する機会としての研修会の企画・運営も行う。

そのほかにも委員会の役割として，院内共通の入退院支援における療養指導のマニュアルの作成や，各病棟に即した退院支援プロセスの検討，退院支援の取り組みの改善に向けた検討などを行う。

❷委員会設立の効果

委員会で検討された内容は，各病棟の退院支援委員をとおして共有されることで，看護職者の入退院支援に必要な知識の修得や，看護実践能力の修得の機会となる。したがって退院支援に関する委員会組織が充実することによって，院内の退院支援体制が充実することになる。

2 退院調整看護師と病棟看護師の協働

❶退院調整看護師の役割

退院調整看護師の役割には，入院時アセスメントによる入退院支援の必要性の判断，患者・家族との面談，病棟看護師との協働による支援，院内・院外の多職種との連絡調整，社会資源の活用に向けた支援，院内全体の退院支援の評価，院内全体の看護職者への教育などがあり，地域の医療機関との連携の窓口としての役割も果たしている。

退院調整看護師は入退院支援にかかわる委員会組織の運営の中核となり，院内全体の退院支援においてリーダーシップを取り，多職種を巻き込んだチームを形成し，入退院支援の充実に向けて取り組む。各病棟においては，退院支援カンファレンスに参加し，入退院支援の実践モデルを示すことで病棟看護師への教育支援も行う。

❷病棟看護師の役割

患者・家族の身近にいて退院支援のニーズを最も把握しやすい病棟看護師が主体となって退院支援を進めるためには，退院調整看護師の役割を理解し，必要時に協働して患者・家族への退院支援に取り組める体制が構築される必要がある。

D 看護職者の退院支援に関する意識の変革

入退院支援は，患者・家族の意向に沿い，その人らしく生きるための支援である。しかし，現状では患者と家族の意思決定が異なった場合，家族の意思決定が優先される場面が多くみられる。そこで患者・家族を交えた意思確認の機会を複数回もち，病状説明や退院後利用可能な社会資源に関する情報提供を行い，そのなかで患者・家族が互いに折り合いをつけられるよう支援していく必要がある。

1 入退院支援の事例検討

患者・家族の支援のためには，看護職者が患者・家族の意思決定を尊重する重要性を認識する必要がある。そして退院支援の事例検討を積み重ねることが重要であり，それによって看護職者自身が患者・家族のニーズに沿った支援ができたかどうかを振り返る機会をもつ必要がある。

病棟において具体的な退院支援の方法を修得するためにも，退院支援の事例検討は効果的である。事例検討を行うことで，患者・家族の退院後の生活に対する意向を聴くことの重要性や，退院後の生活に向けた支援を行うために必要な情報，具体的な社会資源の活用方法，地域の専門職との連携の必要性や連携方法などを，退院支援の実際をとおして理解することができる。

2 退院後の生活の理解と対応

また退院後訪問を行い，実際の患者・家族の退院後の生活を把握することも看護職者の意識の変革に向けては効果的であるといえる。患者・家族の意思決定に沿った入退院支援の重要性を理解し，生活者としての患者・家族をとらえる視点を培(つちか)う機会となる。

病棟看護師が患者・家族の退院後の生活の自律に向けた支援を行う際には，退院後の社会資源の活用や，地域の専門職の役割など，退院支援の知識や方法を習得する必要があり，すべての看護職者が学習できるように組織全体としての教育体制の整備が求められる。

退院支援を実践する看護職者の意識の変革のためには，退院支援の事例検討により具体的な支援方法のモデルが示される必要がある。それをもとに病棟看護師は受け持ち患者・家族への退院支援を行い，家庭訪問などで退院後の生活状況を把握することにより，入院中の支援が安心した生活につながっているという成功体験を得ることもできる。それは看護師の退院支援に関する意識を高め，次の退院支援の取り組みへの動機づけになる。

取り組み例：看護師の教育プログラムに退院後訪問や勉強会を取り入れる

B病棟では入職2年目の看護師の教育プログラムに，退院支援を行った患者への訪問を取り入れることを検討し試行した。看護師が新人の時期より退院後訪問を行うことで，退院後の療養生活を実際に確認でき，患者・家族の意向に沿った退院支援の重要性を認識できることを目的とした。

実施後の振り返り（勉強会）では，退院後の生活がイメージでき，在宅での患者の表情の違いを実感したことや，入院中に必要であった支援を再検討できるなど，多くの学びが得られていた。今後も，B病棟では2年目の看護師が自身の受け持ち患者の訪問を行うことによって，入院時から退院後の生活を見通した入退院支援や，退院後の患者・家族の生活をイメージした入退院支援につなげられることを期待している。

E 事例にみる療養場所の意思決定への支援

退院調整看護師と病棟看護師の協働による，療養場所の意思決定への支援の事例を紹介する。

1. 患者プロフィール

患者：Aさん，60歳代，男性

病名：脳出血

既往歴：発作性心房細動，高血圧，脳動脈瘤（コイル塞栓術施行）

家族構成：家族は，妻と長男夫婦，長男の子（2歳）の5人暮らし。長女夫婦は隣市に在住している。入院中は長女と妻が時間をずらし交替で付き添い，付き添い時には夫の回復を願い，録音した孫の声やラジオを聞かせている。

2. 入院までの経過

妻が帰宅するとAさんがトイレで倒れ意識消失しており，A病院へ救急搬送された。A病院で脳出血と診断され，開頭血腫除去術，VP（脳室－腹腔）シャント造設術施行。その後，リハビリテーション目的でB病院に入院となった。

3. 入院後のN氏の状態

- 気管切開部から粘稠痰があり，2～4時間に1回程度吸引が必要である。
- 移動動作は，介助によりリクライニング車椅子に移乗し2時間程度乗車可能である。リハビリテーションでは介助で15分程度の端座位を実施している。
- 排泄は，尿閉があり膀胱留置カテーテルを挿入している。また排便は，便意がなくおむつ内に排泄している。
- 入浴には入浴用リフトを用いている。
- 食事は90°座位で唾液の誤嚥がみられ，経口摂取が不可能な状態であるため胃瘻を造設した。胃瘻による流動食を開始したが，嘔吐と逆流性誤嚥がみられたため，半固形流動食と，とろみ付きの白湯に変更し1日3回注入，内服薬も注入している。歯牙による口腔内の炎症が出現し，歯科治療と口腔ケアを受けている。
- 呼名により開眼するが追視困難で，明らかな意思疎通も困難である。

1 家族の気持ちに寄り添いながらの情報提供

入院時に，退院後の療養場所の意思決定に向けて，家族の要望を確認したところ，長男は母の介護負担を心配し，妻も自信がないということから療養型の病院への転院を希望した。退院調整看護師は，療養型の病院の概要と転院先をリストアップし説明するとともに，在宅サービスを利用した場合の在宅療養生活についても改めて説明したが，家族は在宅療養ではなく転院の意向が強かった。

その後，家族で転院先を選択したものの，実は在宅療養の要望があり，在宅介護ができるか不安であることがわかった。そのため，入院中に在宅介護の準備への支援ができることを再度説明した。利用が想定される訪問診療，介護保険，在宅サービスの内容，それを利用した場合の週間プラン，月間の費用について例示したところ，妻は在宅療養を希望した。

そこで，妻から在宅サービスを利用した在宅療養について，退院調整看護師からの説明をふまえ，妻からほかの家族に説明して，家族全体の意思を確認するように促した。さらに，自宅療養が困難になった場合の入所施設紹介の希望も出され，A 氏の身体状況に対応できる施設の見学を勧めた。

2 退院後を見すえた療養指導の開始

家族が，迷いながらも自宅退院の意思がみられ始めた時期から，病棟看護師により家族の看護･介護技術の習得に向けた指導を開始した。胃瘻（いろう）管理，吸引，清潔援助（清拭，更衣，口腔ケア），おむつ交換・陰部洗浄，膀胱留置カテーテル管理，移乗介助について，主介護者と介護協力者に指導し習得を促した。

退院調整看護師は，半固形流動食による退院後の経済的負担を考慮し，食品の半固形流動食および医薬品の流動食の購入方法と金額について情報提供し，家族に選択を促した。また，選択された流動食の使用方法の指導を病棟看護師に依頼した。

吸引は，在宅用の電気式痰吸引器を貸し出し，病棟看護師が指導を行った。

移乗介助は，担当のリハビリテーションスタッフが中心となり指導を行った。

3 主介護者･介護協力者の確認

病棟看護師は，退院後の療養生活における主介護者がだれになるのか，また家族内での主介護者への支援者はだれになるのかなどの情報収集を行った。主介護者は妻であり，同居する長男夫婦は A 氏の妻と関係は良好だが，長男は日中仕事があり，長男の嫁も幼い子の世話があるため直接的な介護協力は困難であることを把握した。

また，長女は日中のみ介護協力が可能で，長男夫婦との関係も良好であることがわかった。

4　多職種参加の入院時カンファレンスによる退院時期の確認

家族の在宅療養の意思決定を確認後，患者・家族と多職種参加による入院時カンファレンスを開催した。入院時カンファレンスでは，主治医が考える退院時期を確認して，患者・家族や病棟スタッフとで退院時期の目標を設定した。

5　在宅での医療体制と在宅サービスの探索

主に退院調整看護師が中心となって，家族にかかりつけ医の有無や要望を確認し，訪問診療できる在宅医と，受け入れ可能なレスパイトケア*先（通所，短期入所）を探索した。

また，介護保険について説明し，介護保険申請を支援するとともに，訪問診療医と家族の要望を確認し，訪問看護を依頼した。A 氏の状態と家族の要望を踏まえ，居宅介護支援事業所について情報提供し，家族に選択を促した。

6　試験外泊

家族への介護指導がほぼ実施できた時期に，外泊について家族に説明し，外泊の希望を確認した。退院調整看護師は介護支援専門員をとおして，外泊に必要な福祉用具（ベッド，エアマット，スロープ）の提供を福祉用具事業所へ依頼した。また，外泊時の訪問看護利用（1回のみ可能）について家族に説明し利用希望を確認した。

さらに，外泊前カンファレンスを開催し，家族，介護支援専門員，訪問看護師，病棟看護師，退院調整看護師が参加した。主治医の指示と留意事項，現在の A 氏の身体状況，看護状況および家族への指導状況，移乗介助方法と留意点についての情報提供と共有がなされ，訪問看護の訪問時間の決定，福祉用具の搬入日の確認，介護タクシー予約の確認が行われた。

7　在宅で利用する医療物品の調達

在宅での医療処置に必要な医療機器・衛生材料などの準備は，退院調整看護師が中心となり病棟看護師と打ち合わせ，協働で準備を行った。

吸引器については，身体障害者手帳の交付者に対する日常生活用具給付制度の利用の可能性を家族に説明し，手続きを行った。

吸引チューブ，カテーテルチップシリンジ（胃瘻（いろう）栄養用）については，退院後の主治医に依頼し，退院直後の 3 ～ 5 日分は B 病院より提供することとした。また，気管カニューレ，膀胱留置カテーテルなどについても，退院後の主治医に依頼し，アルコール綿やとろみ剤などは自費での購入方法を家族に説明した。

* **レスパイトケア**：乳幼児や障害児・者，高齢者などを在宅でケアしている家族を癒やすため，一時的にケアを代替し，リフレッシュを図ってもらう家族支援サービス。

8　多職種参加の退院前カンファレンスの開催

在宅サービス担当者との情報共有と検討のために，退院前カンファレンスを開催した。この退院前カンファレンスには，患者，家族，クリニック看護師，介護支援専門員，訪問看護師，訪問リハビリテーションスタッフ，デイケア看護師，訪問介護スタッフ，訪問歯科医，訪問入浴スタッフ，福祉用具事業者，B 病院のリハビリテーションスタッフ，病棟看護師，退院調整看護師が参加した。

退院前カンファレンスでは，病状経過と現在の状態および留意事項，看護および家族指導状況と留意事項，リハビリテーションの状況，気管カニューレや膀胱留置カテーテル・胃瘻の交換頻度と時期について情報提供と共有がなされ，退院後のサービス利用内容と頻度について検討された。

9　退院後の生活状況の把握

訪問看護利用日に合わせ,病棟受け持ち看護師と退院調整看護師がA氏の自宅を訪問し,退院後の生活状況を把握した。

A 氏は入院中よりも顔色も良く穏やかな表情であり，妻と長女も入院中に見た硬い表情はなく，とても良い表情をしていた。A 氏の居室は，リビングとキッチンに隣接し両方を見通せる和室に設置され，家事をする，あるいはリビングでくつろぐ家族の気配が感じられる空間となっていた。

夜間は妻がベッドの隣に布団を敷き，A 氏の痰の吸引をしながら休んでいるとのことであった。訪問診療，訪問看護，訪問リハビリテーション，訪問介護，訪問入浴，デイケア，訪問歯科，福祉用具貸与（電動ベッド，エアマット，リクライニング車椅子，スロープ）を利用し，妻の要望により毎日何らかのサービスがかかわっていた。

日中，長女が訪問しているときは，妻に代わって長女が介護を直接行うことや，長女との会話を楽しむことで気分転換をし，同居の長男や長男の妻の協力も得られていた。

困っていることを聞いたところ,「サービスの人に毎日来てもらっているので，特にないです」とは言うものの，肺炎になったときのことを心配していることがわかったため，訪問診療での採血や，ふだんの痰の性状・量で早期発見できることを説明した。

訪問した病棟看護師は入院中に指導した胃瘻栄養と吸引の様子も見ることができた。胃瘻栄養は入院中からスムーズに実施されており，トラブルはなかった。入院中は恐る恐る行っていた吸引は慣れた様子がみられ,「入院中の練習がとても役に立った」と話した。

III　成人期にある人々の退院後の看護

入退院支援は，患者・家族を生活者としてとらえることから始まり，病気や障害をもったことで大幅に変化した生活において，患者・家族の意思決定を促しながら退院後の生活を再構築する支援である。したがって，入退院支援は患者が退院した時点が終着点ではない。医療費削減のため在院日数は短縮化され，入院中も急性期病棟から地域包括ケア病棟や回復期リハビリテーション病棟へと療養の場を移すことが多くなる。

また，医療依存度が高い状態での退院も増え，退院後に医療的ケアが必要となる場合や，慢性疾患により退院後の療養生活において生活調整が必要となる場合がある。それらの患者・家族の退院後の療養生活の安定のためには，地域での適切な医療・介護サービスへと継続する必要があり，地域の多職種とも連携し，チームとなって支援していくことが求められる。

継続的支援のためには，病棟看護師，外来看護師，退院調整看護師が連携・協働し，地域の看護職である訪問看護師，保健師とも円滑に連携できるような「看・看連携」が重要となる。

退院後の患者・家族の意向に沿った療養生活に向けて，患者のADLの自立の程度，医療的処置の方法や，患者・家族の習得状況，家族の介護力，社会資源の利用などについて，病棟看護師と地域の専門職である訪問看護師，介護支援専門員と情報交換を行い，在宅における継続的な支援につなげる必要がある。

1. 外来受診，訪問診療の利用

医療依存度の高い患者の場合は，患者が退院した日から訪問看護が利用できるように調整することが望ましい。そして，在宅療養のなかで定期的に外来受診し，また受診が難しい場合は訪問診療を受けながら，安心して療養生活が継続できるように支援する必要がある。

介護上で支援が必要なことがあれば介護支援専門員と連携をとり，サービス利用を検討する。

また，慢性疾患をもつ患者の場合は，入院中に受けた教育支援が退院後の生活のなかにどのように組み込まれ，自己管理できているのか，生活上の困難な点は何かを，外来受診のときに定期的に把握する必要がある。そして，看護職者は患者の困難な状況が解決できるように，患者・家族と共に解決策を検討し，継続的に支援していく役割をもつ。成人期にある人々にとっては，外来での診療と就労の両立に向けた継続的な支援も重要となる。

2. 地域の看護職との連携による支援

病棟看護師が退院後に患者の自宅へ出向いて支援する退所後訪問が行われている。その際，訪問看護師と同行訪問することは，支援継続の機会へとつながる。患者・家族の退院後療養生活を見すえた退院支援の充実に向けて，訪問看護師との事例検討の機会をもつことも重要である。退院後の患者・家族の療養生活の状況がフィードバックされることで，退院支援の評価につながり，在宅療養に即した病棟での退院支援を検討する機会となる。

そして，退院後の患者・家族を生活者としてとらえることで病棟看護師の退院支援における意識の向上にもつながる。

また，複数の医療機関において，退院支援の充実を目指した看護職者への研修として，病棟看護師による訪問看護ステーションや退院支援部署での実地研修が取り入れられている。

訪問看護ステーションでの実地研修においては，訪問看護師と共に複数の退院後の患者宅に同行訪問することにより，入院患者を生活者としてとらえる視点が培われ，在宅での療養生活をイメージすることにもつながり，病棟での退院支援の振り返りの機会となる。

退院支援担当部署での実地研修では，退院調整看護師の活動の実際をとおして役割を理解することができ，入院時から退院調整看護師と協働して多職種と連携しながら支援を進めていく必要性が理解できる。

また，実地研修の機会をもつことは，病棟看護師と退院調整看護師，訪問看護師との退院支援におけるネットワーク構築の機会となり，患者・家族を継続的に支援する体制の構築につながる。

退院後の成人患者に対する看護として，患者・家族がどの療養の場にいても，必要とする看護が継続して提供される必要がある。そのためには，看護職者が個々の患者・家族への退院支援の重要性を認識し，患者・家族の意向に沿った療養生活上のニーズをとらえ，退院支援の取り組みが確実に実施されることが求められる。そして退院支援を確実に取り組むことができる看護職者の育成，またその看護職者の教育支援を担う病棟内・院内での退院支援の組織的体制の構築に取り組むことが重要であるといえる。

文献

1） 厚生労働省：令和２年度国民医療費の概況．https://www.mhlw.go.jp/toukei/saikin/hw/k-iryohi/20/dl/kekka.pdf（最終アクセス日：2023/10/5）
2） 内閣府：令和５年版高齢社会白書（概要版），2023．https://www8.cao.go.jp/kourei/whitepaper/w-2023/gaiyou/pdf/1s1s.pdf（最終アクセス日：2023/10/5）
3） 厚生労働省：平成26年度診療報酬改定の概要．https://www.mhlw.go.jp/file/06-Seisakujouhou-12400000-Hokenkyoku/0000039378.pdf（最終アクセス日：2021/4/20）
4） 厚生労働省：平成24年度診療報酬改定の基本方針．https://www.mhlw.go.jp/stf/shingi/2r9852000001wp36-att/2r9852000001wp9m.pdf（最終アクセス日：2021/4/20）
5） 厚生労働省：平成28年度診療報酬改定の概要．https://www.mhlw.go.jp/file/06-Seisakujouhou-12400000-Hokenkyoku/0000125201.pdf（最終アクセス日：2021/4/20）
6） 厚生労働省：平成30年度診療報酬改定の概要．https://www.mhlw.go.jp/file/06-Seisakujouhou-12400000-Hokenkyoku/0000197979.pdf（最終アクセス日：2021/4/20）
7） 厚生労働省：令和４年度診療報酬改定の概要．https://www.mhlw.go.jp/content/12400000/000960258.pdf（最終アクセス日：2022/7/10）
8） 厚生労働省：平成20年度診療報酬改定に係る通知等について，2008．http://www.mhlw.go.jp/topics/2008/03/tp0305-1.html（最終アクセス日：2014/10/26）
9） 見藤隆子，他編：看護学事典，第２版，日本看護協会出版会，2011．
10）厚生労働省：特定疾病の選定基準の考え方．https://www.mhlw.go.jp/topics/kaigo/nintei/gaiyo3.html（最終アクセス日：2022/7/10）
11）厚生労働省：公的介護保険制度の現状と今後の役割，2018．https://www.mhlw.go.jp/file/06-Seisakujouhou-12300000-Roukenkyoku/0000213177.pdf（最終アクセス日：2020/10/20）
12）厚生労働省：障害福祉サービスの内容．https://www.mhlw.go.jp/bunya/shougaihoken/service/taikei.html（最終アクセス日：2020/10/20）
13）厚生労働省：地域生活支援事業の概要．https://www.mhlw.go.jp/stf/seisakunitsuite/bunya/hukushi_kaigo/shougaishahukushi/chiiki/gaiyo.html（最終アクセス日：2021/5/4）
14）厚生労働省：平成28年度診療報酬改定の概要．https://www.mhlw.go.jp/file/05-Shingikai-12404000-Hokenkyoku-

Iryouka/0000112306.pdf（最終アクセス日：2021/11/11）
15）厚生労働省：平成 30 年度診療報酬改定．https://www.mhlw.go.jp/stf/seisakunitsuite/bunya/0000188411.html（最終アクセス日：2021/11/11）

参考文献

・藤澤まこと編著：ナースが行う入退院支援：患者・家族の“その人らしく生きる”を支えるために，メヂカルフレンド社，2020.

国家試験問題

1 エリクソン，E. H. の発達理論で青年期に生じる葛藤はどれか。（109 回 PM6）

1. 生殖性　対　停　滞
2. 勤勉性　対　劣等感
3. 自主性　対　罪悪感
4. 同一性　対　同一性混乱

2 禁煙のための問題解決型のコーピング行動はどれか。（95 回 AM41）

1. 病院の禁煙外来を受診する。
2. 喫煙できないイライラを飲酒で解消する。
3. 節煙でも効果は同じと考える。
4. 喫煙したくなったら一口吸って消す。

3 自己管理を行う上で自己効力感を高める支援として最も適切なのはどれか。（104 回 PM76）

1. 自己管理の目標はできるだけ高くする。
2. 必要な知識をできるだけ多く提供する。
3. 自己管理の方法で不適切な点はそのたびに指摘する。
4. 自己管理で改善できた点が少しでもあればそれを評価する。
5. 対象者が自己管理できない理由を話したときは話題を変える。

4 トータルペインで適切なのはどれか。（96 回 AM82）

1. 全人的苦痛としてとらえる。
2. がん患者以外には適用しない。
3. スピリチュアルペインは含まない。
4. 鎮痛薬でコントロールできるものが対象である。

5 成人の身体の特徴について正しいのはどれか。（103 回 AM48）

1. 加齢に伴う聴力の低下は，低音で現れやすい。
2. 青年期は，成人期の中で基礎代謝量が最も高い。
3. 眼の調節力の低下は，硝子体の弾力性低下が原因である。
4. 女性の更年期障害は，テストステロンの分泌低下が原因である。

6 壮年期の特徴はどれか。2つ選べ。 (105回PM85)

1. 骨密度の増加
2. 味覚の感度の向上
3. 総合的判断力の向上
4. 早朝覚醒による睡眠障害
5. 水晶体の弾力性の低下による視機能の低下

7 成人への個別の健康教育で適切なのはどれか。 (100回PM51)

1. 健康管理の達成目標はできるだけ高く設定する。
2. 対象者が実施可能な方法を選択できるように支援する。
3. 対象者の間違った健康管理の方法はすぐに中止させる。
4. 対象者の関心よりも成人一般にリスクが高い問題をテーマとする。

8 成人期において基礎代謝量が最も多い時期はどれか。 (102回AM9)

1. 青年期
2. 壮年前期
3. 壮年後期
4. 向老期

9 一次予防はどれか。 (101回AM37)

1. 労働者のがん検診
2. 精神障害者の作業療法
3. 脳卒中患者の理学療法
4. 性感染症予防のためのコンドームの使用

国家試験問題 解答・解説

1 解答 4

×1：「生殖性 対 停滞」は，壮年期（成人期：中年期）に生じる葛藤である。
×2：「勤勉性 対 劣等感」は，学童期に生じる葛藤である。
×3：「自主性 対 罪悪感」は，幼児後期に生じる葛藤である。
○4：「同一性 対 同一性混乱」は，青年期に生じる葛藤である。

2 解答 1

コーピングの機能は，大きくは「問題中心」と「情動中心」に分けられる。問題中心コーピングは，ストレスフルな状況を変化させるために，直接その状況に働きかけたり，積極的に情報を得ようと努力したり，問題解決のために具体的に何かを行うことである。
ここでは，1は禁煙という問題を解決するに具体的な行動を起こしており，問題中心コーピングであるといえる。

3 解答 4

自己効力とは，カナダの心理学者バンデューラが生み出した概念で，「自分がその事態で必要な行動をうまく行うことができる」という個人の確信のことである。自己効力感は，望んだ結果を実現するために，必要な行動をとる自分の能力に関する信念であり，健康行動における自己効力感は，自分の健康を害する行動を，自分の行動によって変化させる能力をもっているという自信を表している。

○4：自己管理で改善できた点を評価することは，自分の行動によって自分の健康を害する行動を変化させられるという自信へとつながるため，自己効力感を高める支援として適切である。

4 解答 1

全人的苦痛（トータルペイン）はシシリー・ソンダースが提唱した概念で，終末期にある患者が経験する複雑な苦痛を表したものである。身体的苦痛だけでなく，精神的苦痛，社会的苦痛，霊的苦痛（スピリチュアルペイン）から構成されており，それぞれが相互に影響しあっている。

5 解答 2

×1：聴覚機能は20歳代が最も良く，その後，徐々に聴音レベルが低下していく。50歳代頃から電子音や子どもの声のような周波数が高い音の弁別力が低下する。
○2：基礎代謝量は男性が15～17歳頃，女性は12～14歳頃がピークとなり，それ以後は低下する。
×3：加齢に伴う視覚機能の低下は，水晶体の弾力性や水晶体の厚さを調整する毛様体筋の作用が低下し，眼の調節力が衰えることにより生じる。
×4：更年期障害は，卵巣機能の衰退による卵巣からのエストロゲンの分泌低下が原因である。

6 解答 3・5

壮年期の年代区分はおよそ30～60歳頃で，青年期と向老期の間にあって人生で最も安定し，充実した時期である。

×1・2：身体機能は青年期にピークに達し，壮年期に入って徐々に低下しはじめ，特に壮年期後半では老化を自覚しはじめるようになる。
○3：壮年期では，経験や獲得した知識を統合し，物事を理解して処理する能力（結晶性知能）は向上する。
×4：睡眠にかかわるホルモンであるメラトニンが減少する壮年期から，深い睡眠が減っていくが，早朝覚醒は高齢者に多い。
○5：壮年期では，近点距離が遠くなり老視現象が起こるようになる。

7 解答 **2**

×1：達成目標は本人に合った目標を設定する。
○2：健康管理の継続を図るためには，本人が実施可能な方法を選択することが大切である。
×3：本人と十分検討し，メリット・デメリットなどを出し合うのがよい。
×4：本人の関心があるもののほうが受け入れやすい。

8 解答 **1**

基礎代謝量とは，生命維持に必要な心臓の拍動，呼吸運動，体温の維持，腎臓や脳の基礎的な働きなどの最低限の活動に必要なエネルギーである。基礎代謝量は男性が 15～ 17 歳頃，女性は 12～ 14 歳頃がピークとなり，それ以後は低下する。

○1：青年期には，身体が急速に成長するため，成人期のうち基礎代謝量は最も多い。
×2・3：壮年期の基礎代謝量は，青年期よりも減少する。
×4：向老期の基礎代謝量は壮年期よりも減少する。

9 解答 **4**

×1：二次予防である。
×2・3：三次予防である。
○4：一次予防である。

索引

欧文

和文

あ

い

う

え

お

か

き

す

せ

そ

た

新体系看護学全書

成人看護学❶

成人看護学概論／成人保健

2002年11月29日　第1版第1刷発行
2007年 1 月18日　第2版第1刷発行
2007年12月10日　第3版第1刷発行
2013年 1 月11日　第4版第1刷発行
2014年12月25日　第5版第1刷発行
2018年11月30日　第6版第1刷発行
2021年12月20日　第7版第1刷発行
2024年 1 月31日　第7版第3刷発行

定価（本体2,500円＋税）

編　集｜黒江　ゆり子©

〈検印省略〉

発行者｜亀井　淳

発行所｜株式会社メヂカルフレンド社

https://www.medical-friend.jp
〒102-0073 東京都千代田区九段北3丁目2番4号 麹町郵便局私書箱48号
電話｜(03) 3264-6611　振替｜00100-0-114708

Printed in Japan　落丁・乱丁本はお取り替えいたします
ブックデザイン｜松田行正（株式会社マツダオフィス）
印刷｜港北メディアサービス（株）　製本｜（有）井上製本所
ISBN 978-4-8392-3384-6　C3347

000614-013

新体系看護学全書

専門基礎分野

人体の構造と機能❶ 解剖生理学
人体の構造と機能❷ 栄養生化学
人体の構造と機能❸ 形態機能学
疾病の成り立ちと回復の促進❶ 病理学
疾病の成り立ちと回復の促進❷ 微生物学・感染制御学
疾病の成り立ちと回復の促進❸ 薬理学
疾病の成り立ちと回復の促進❹ **疾病と治療1** 呼吸器
疾病の成り立ちと回復の促進❺ **疾病と治療2** 循環器
疾病の成り立ちと回復の促進❻ **疾病と治療3** 消化器
疾病の成り立ちと回復の促進❼ **疾病と治療4** 脳・神経
疾病の成り立ちと回復の促進❽ **疾病と治療5** 血液・造血器
疾病の成り立ちと回復の促進❾ **疾病と治療6** 内分泌／栄養・代謝
疾病の成り立ちと回復の促進❿ **疾病と治療7** 感染症／アレルギー・免疫／膠原病
疾病の成り立ちと回復の促進⓫ **疾病と治療8** 運動器
疾病の成り立ちと回復の促進⓬ **疾病と治療9** 腎・泌尿器／女性生殖器
疾病の成り立ちと回復の促進⓭ **疾病と治療10** 皮膚／眼／耳鼻咽喉／歯・口腔
健康支援と社会保障制度❶ 医療学総論
健康支援と社会保障制度❷ 公衆衛生学
健康支援と社会保障制度❸ 社会福祉
健康支援と社会保障制度❹ 関係法規

専門分野

基礎看護学❶ 看護学概論
基礎看護学❷ 基礎看護技術Ⅰ
基礎看護学❸ 基礎看護技術Ⅱ
基礎看護学❹ 臨床看護総論
地域・在宅看護論 地域・在宅看護論
成人看護学❶ 成人看護学概論／成人保健
成人看護学❷ 呼吸器
成人看護学❸ 循環器
成人看護学❹ 血液・造血器
成人看護学❺ 消化器
成人看護学❻ 脳・神経
成人看護学❼ 腎・泌尿器
成人看護学❽ 内分泌／栄養・代謝
成人看護学❾ 感染症／アレルギー・免疫／膠原病
成人看護学❿ 女性生殖器
成人看護学⓫ 運動器
成人看護学⓬ 皮膚／眼
成人看護学⓭ 耳鼻咽喉／歯・口腔
経過別成人看護学❶ 急性期看護：クリティカルケア
経過別成人看護学❷ 周術期看護
経過別成人看護学❸ 慢性期看護
経過別成人看護学❹ 終末期看護：エンド・オブ・ライフ・ケア
老年看護学❶ 老年看護学概論／老年保健
老年看護学❷ 健康障害をもつ高齢者の看護
小児看護学❶ 小児看護学概論／小児保健
小児看護学❷ 健康障害をもつ小児の看護
母性看護学❶ 母性看護学概論／ウィメンズヘルスと看護
母性看護学❷ マタニティサイクルにおける母子の健康と看護
精神看護学❶ 精神看護学概論／精神保健
精神看護学❷ 精神障害をもつ人の看護
看護の統合と実践❶ 看護実践マネジメント／医療安全
看護の統合と実践❷ 災害看護学
看護の統合と実践❸ 国際看護学

別巻

臨床外科看護学Ⅰ
臨床外科看護学Ⅱ
放射線診療と看護
臨床検査
生と死の看護論
リハビリテーション看護
病態と診療の基礎
治療法概説
看護管理／看護研究／看護制度
看護技術の患者への適用
ヘルスプロモーション
現代医療論
機能障害からみた成人看護学❶ 呼吸機能障害／循環機能障害
機能障害からみた成人看護学❷ 消化・吸収機能障害／栄養代謝機能障害
機能障害からみた成人看護学❸ 内部環境調節機能障害／身体防御機能障害
機能障害からみた成人看護学❹ 脳・神経機能障害／感覚機能障害
機能障害からみた成人看護学❺ 運動機能障害／性・生殖機能障害

基礎分野

基礎科目 物理学
基礎科目 生物学
基礎科目 社会学
基礎科目 心理学
基礎科目 教育学